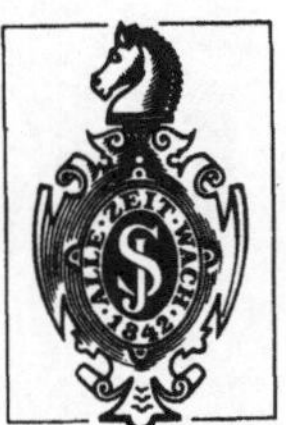

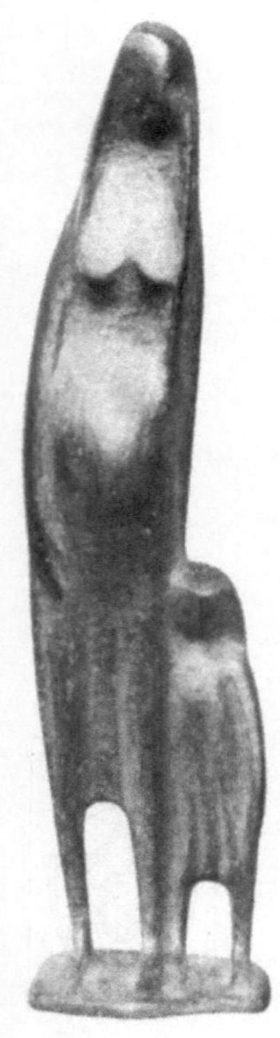

Gießener Gynäkologische Fortbildung 1993

18. Fortbildungskurs für Ärzte
der Frauenheilkunde und Geburtshilfe

Herausgegeben von
Wolfgang Künzel und Michael Kirschbaum

Mit 121 Abbildungen
und 73 Tabellen

Springer-Verlag
Berlin Heidelberg New York
London Paris Tokyo
Hong Kong Barcelona
Budapest

Professor Dr. med. Wolfgang Künzel
Gf. Direktor der Frauenklinik und Hebammenschule
der Justus-Liebig-Universität
Klinikstraße 32, D-35392 Gießen

Dr. Dr. med. Michael Kirschbaum
Oberarzt der Frauenklinik der Justus-Liebig-Unversität
Klinikstraße 32, D-35392 Gießen

ISBN-13:978-3-540-56949-7

Die Deutsche Bibliothek – CIP-Einheitsaufnahme
Giessener Gynäkologische Fortbildung <18, 1993>: Giessener Gynäkologische Fortbildung 1993: mit Tabellen / 18.
Fortbildungskurs für Ärzte der Frauenheilkunde und Geburtshilfe. Hrsg. von Wolfgang Künzel und Michael Kirschbaum. – Berlin; Heidelberg; New York; London; Paris; Tokyo; Hong Kong; Barcelona; Budapest: Springer, 1993
ISBN-13:978-3-540-56949-7   e-ISBN-13:978-3642-78349-4
DOI: 10.1007/978-3642-78349-4

NE: Künzel, Wolfgang [Hrsg.]; HST

Grußwort

Der Kongreßkalender von Demeter verzeichnet für Januar 1993 16 Fort-
bildungsveranstaltungen in Gynäkologie und Geburtshilfe in Deutsch-
land, 6 in Europa und 4 in anderen Ländern der Welt, insgesamt in diesem
Jahr ca. 220 Veranstaltungen in unserem Fach. Eine davon findet in
Gießen statt, zu der sich 10 % der in Deutschland tätigen Gynäkologen
eingefunden haben. Das ist ein Vertrauensbeweis, und ich freue mich, und
bin stolz darauf, daß Sie wieder nach Gießen gekommen sind, Gießen die
Treue halten und das Angebot dieser Fortbildungsveranstaltung durch
Ihre Abstimmung zu Fuß akzeptieren. Herzlich willkommen in Gießen!
Meine Mitarbeiter und ich, wir haben uns bemüht, Ihnen auch im Jahr
1993 eine Fortbildungsveranstaltung mit einem breiten Spektrum an
Informationen aus unserem Fachgebiet anzubieten. Es sollte für die
Arbeit des in freier Praxis tätigen Gynäkologen unter Ihnen von gleichem
Interesse sein wie für die in der Klinik tätigen Kollegen. Das rechte Ver-
hältnis der Themen zueinander zu finden, ist nicht immer leicht. Einige
Kollegen waren so freundlich, den Fragebogen zur GGF 1991 auszufüllen
und ihre Meinung zu äußern. In ihrem Urteil stießen die Vorträge zum
Endometriumkarzinom, zum Mammakarzinom, zur In-vitro-Fertilisa-
tion und der weiblichen Inkontinenz auf breite Zustimmung. Geteilt wa-
ren die Meinungen zu den Störungen in der Frühgravidität, der Ernährung der Schwangeren und der Endoskopie. Ich danke Ihnen für diese
Meinungsäußerung. Sie ist wichtig für die Organisation der folgenden
Gießener Gynäkologischen Fortbildungen.
Ein zentrales Thema der Gießener Gynäkologischen Fortbildung 1993 ist
das ambulante und laparoskopische Operieren. Herr Prof. Semm ist ein
Pionier auf diesem Gebiet. Er hat sich nicht gescheut, neue Wege zu
gehen und sie auch gegen anfängliche Widerstände in der Gynäkologie
einzuführen und durchzusetzen. Frau Dr. Langenbucher vom Bundesmi-
nisterium für Gesundheit ist Ärztin für Frauenheilkunde und Geburtshilfe. Sie wird wertvolle Informationen in der Abenddiskussion zum Struk-
turgesetz im Gesundheitswesen geben.
Die Diagnostik und Therapie der Extrauteringravidität ist ein Thema,
das in den letzten Jahren einem einschneidenden Wandel unterworfen
war. Diagnostik und Therapie haben sich grundsätzlich geändert. Die
minimal invasive Chirurgie und die Grenzen dieser Therapie werden aufgezeigt.

Die Urogynäkologie hat in unserem Fach einen hohen Stellenwert. Wer die Gießener Gynäkologische Fortbildung in den letzten Jahren besucht hat, wird feststellen, daß dieses Thema in Vorträgen und Seminaren immer wieder im Programm zu finden war. Dies geschah mit dem Ziel, die Bedeutung für unser Fach herauszustellen, denn kein Spezialfach ist so stark durch Übergriffe von anderen Fachdisziplinen gefährdet wie die Gynäkologie und Geburtshilfe. Für die unter dem Dach der Deutschen Gesellschaft für Gynäkologie und Geburtshilfe angesiedelten Arbeitsgemeinschaften, die Urogynäkologie ist eine davon, gilt das gleiche. Die Forderung nach Zugehörigkeit einer diagnostischen Methode oder Therapie zu unserem Fach ist aber nur mit einer besseren Kenntnis dieser Methoden oder speziellen Therapieformen zu begründen.

Mit den Referaten zu den Grenzgebieten und den nützlichen Themen verfolge ich das Ziel, Sie mit nicht alltäglichen Dingen unserer täglichen Arbeit bekanntzumachen. Ich möchte aber auch, daß Sie einmal innehalten und über ein Thema wie „Patienten zwischen Fachlichkeit und Menschlichkeit", vorgetragen von Claudio Kürten, nachdenken. Mit Vorträgen zum Ovarialkarzinom und der Abenddiskussion zur Prophylaxe von Neuralrohrdefekten wird die Gießener Gynäkologische Fortbildung enden.

Die Seminare finden wie gewohnt im Klinikum der Universität Gießen statt. In diesem Jahr war es nicht möglich, durch die große Nachfrage alle Wünsche erfüllen zu können. Wir denken aber darüber nach, wie wir das zukünftig ändern können. Mit einer neuen Ausstattung ist es jetzt möglich, operative Eingriffe aus dem Operationssaal in den Hörsaal zu übertragen. Das gilt auch für die sonographischen Untersuchungen aus dem Kreißsaal.

Die Gießener Gynäkologische Fortbildung ist aufgrund ihrer thematischen Breite eine Veranstaltung, die die offizielle Anerkennung auf regionaler Ebene durch die Landesärztekammer Hessen erhalten hat und der auf überregionaler Ebene die Anerkennung als Fortbildungsveranstaltung des Berufsverbandes der Frauenärzte und der Deutschen Gesellschaft für Gynäkologie und Geburtshilfe zuteil wurde. Helfen Sie bitte durch Ihre Kritik und durch Ihre Vorschläge mit, daß der Januar in Gießen auch zukünftig für die fortbildungswilligen Kolleginnen und Kollegen reserviert bleibt. Wir werden unseren Beitrag dazu leisten.

Lassen Sie mich mit Hegel schließen, der da sagte: „Lernen heißt nicht nur mit dem Gedächtnis die Worte auswendig lernen – die Gedanken anderer können nur durch das Denken aufgefaßt werden, und dieses Nachdenken ist auch lernen".

Ich wünsche Ihnen interessante Tage in Gießen.

Wolfgang Künzel

Inhaltsverzeichnis

Mitarbeiterverzeichnis

ALBRICH, W., Prof. Dr. med.
Im Tal 12, D-80331 München
BACHMANN, G.
Zentrum für Radiologie
Klinikstr. 36, D-35392 Gießen
BAUMANN, R., Priv. Doz. Dr.
Zentrum für Frauenheilkunde und Geburtshilfe der Universität
Theodor-Stern-Kai 7, D-60596 Frankfurt/Main
BEHRENS, O., Dr. med.
Frauenklinik der Medizinischen Hochschule Hannover
Podbielskistr. 380, D-30659 Hannover
BENART, W.
Universitäts-Frauenklinik
Hugstetter Str. 55, D-79106 Freiburg
BERGER, R., Dr. med.
Zentrum für Frauenheilkunde und Geburtshilfe
Klinikstr. 32, D-35392 Gießen
BIETZ, A., Dr.
Geb.-gyn. Abteilung St.-Josephs-Krankenhaus
Liebigstr. 24, D-35392 Gießen
BRECKWOLDT, M., Prof. Dr.
Universitäts-Frauenklinik
Hugstetter Str. 55, D-79106 Freiburg
BRÖKELMANN, J., Prof. Dr. med.
Friedensplatz 9, D-53111 Bonn
BRUSIS, E., Prof. Dr.
I. Frauenklinik der Universität München
Maistr. 11, D-80337 München
DOENCH, K., Dr. med.
Dahlmannstr. 12, D-37073 Göttingen
DOLZYCKI, E., Dr.
Universitäs-Frauenklinik
Klinikstr. 32, D-35392 Gießen
EPPEL, W., Dr. med.
I. Universitäts-Frauenklinik Wien
Spitalgasse 23, A-1090 Wien

ESKES, T. K. A. B., M.D., Ph.D., F.R.C.O.G.
Department of Obstetrics and Gynaecology
University Hospital St. Radboud
Geert Grooteplein Zuid 14, NL-6525 GA Nijmegen
FRIGO, P.
II. Universitäts-Frauenklinik Wien
Spitalgasse 23, A-1090 Wien
FURCH, W., Dr. med.
Geburtshilflich-gynäkologische Abteilung
Hochwaldkrankenhaus
Hochwaldstr. 50, D-61231 Bad-Nauheim
GIPS, H., Prof. Dr. med.
Hormonlabor
Max-Planck-Str. 36, D-61381 Friedrichsdorf
GLONING, K.-P., Dr.
I. Frauenklinik der Universität München
Maistr. 11, D-80337 München
GRÜTZMACHER-SAWICKA, IRIS, Dr. med.
Gadderbaumer Str. 14, D-33602 Bielefeld
HERRMANN, S.
Zentrum für Radiologie
Klinikstr. 36, D-35392 Gießen
HOFFMANN, B.
Sexualmedizinische Forschungs- und Beratungsstelle
Hospitalstr. 17/19, D-24105 Kiel
HOHMANN, M., Priv. Doz. Dr. med.
Universitäts-Frauenklinik
Klinikstr. 32, D-35392 Gießen
HUSSLEIN, P., Univ. Prof. Dr.
I. Universitäts-Frauenklinik Wien
Spitalgasse 23, A-1090 Wien
KAMALI, P., Dr. med.
Universitäts-Frauenklinik
Klinikstr. 32, D-35392 Gießen
KAMEL, M.
Universitäts-Frauenklinik
Hugstetter Str. 55, D-79106 Freiburg
KAULHAUSEN, H., Prof. Dr. med.
Frauenklinik, Klinikum Remscheid
Hans-Potyka-Str. 28, D-42897 Remscheid
KISS, H., Dr.
I. Universitäts-Frauenklinik Wien
Spitalgasse 23, A-1090 Wien
KLEINSTEIN, J., Priv. Doz. Dr.
Universitäts-Frauenklinik
Klinikstr. 32, D-35392 Gießen

KÖLBL, H., Univ. Doz.
   II. Universitäts-Frauenklinik Wien
   Spitalgasse 23, A-1090 Wien

KRANZZFELDER, D., Prof. Dr.
   Geburtshilfliche-gynäkologische Abteilung
   Missionsärztliches Institut
   Salvatorstr. 7, D-97074 Würzburg

KRAUSS, T.
   Universitäts-Frauenklinik
   Robert-Koch-Str. 40, D-37075 Göttingen

KÜNZEL, W., Prof. Dr.
   Universitäts-Frauenklinik
   Klinikstr. 32, D-35392 Gießen

KUHN, W., Prof. Dr. med.
   Universitäts-Frauenklinik
   Robert-Koch-Str. 40, D-37075 Göttingen

LAMPERT, F., Prof. Dr.
   Abteilung Allgemeine Pädiatrie, Hämatologie und Onkologie
   Universitäts-Kinderklinik
   Feulgenstr. 12, D-35392 Gießen

LEUCHT, W., Dr. med. †
   Universitäts-Frauenklinik
   Voßstr. 9, D-69115 Heidelberg

LINDEMANN, H.-J., Prof. Dr.
   Michaelis-Krankenhaus e. V.
   Oderfelder Str. 6, D-20149 Hamburg

LOEWIT, K., Univ. Prof. Dr. med.
   Institut für Medizinische Biologie und Humangenetik der Universität
   Schöpfstr. 41, A-6020 Innsbruck

LOOS, W., Priv. Doz. Dr.
   Frauenklinik rechts der Isar der TU München
   Ismaningerstr. 22, D-81675 München

MEERPOHL, H. G., Priv. Doz. Dr.
   Universitäts-Frauenklinik
   Hugstetterstr. 55, D-79106 Freiburg

MÖBUS, V., Dr. med.
   Universitäts-Frauenklinik
   Prittwitzstr. 43, D-89075 Ulm

MÜNSTEDT, K., Dr.
   Universitäts-Frauenklinik
   Klinikstr. 32, D-35392 Gießen

NEULEN, J., Priv. Doz. Dr. med.
   Universitäts-Frauenklinik
   Hugstetter Str. 55, D-79106 Freiburg

OSMERS, R.
   Universitäts-Frauenklinik
   Robert-Koch-Str. 40, D-37075 Göttingen

PETERSEN, E. E., Prof. Dr. med.
Frauenklinik der Albert-Ludwigs-Universität
Hugstetter Str. 55, D-79106 Freiburg
PETERSEN, P., Prof. Dr.
Arbeitsbereich Psychotherapie
Zentrum Psychologische Medizin der Medizinischen Hochschule
Pasteurallee 5, D-30655 Hannover
PETRI, E., Prof. Dr. med.
Frauenklinik im Klinikum
Wismarsche Str. 397, D-19055 Schwerin
KREIENBERG, R.
Universitäts-Frauenklinik
Prittwitzstr. 43, D-89075 Ulm
RAFFAUF, ELISABETH, Dipl.-Psychologin
Bernhardstr. 141, D-50968 Köln
RATH, W., Prof. Dr. med.
Universitäts-Frauenklinik
Robert-Koch-Str. 40, D-37075 Göttingen
REINOLD, E.
I. Universitäts-Frauenklinik
Spitalgasse 23, A-1090 Wien
ROTH, G., Dr.
Geburtshilflich-gynäkologische Abteilung
Kreiskrankenhaus, D-63679 Schotten
SAWODNY, EVA
Zentrum für Frauenheilkunde und Geburtshilfe
Klinikstr. 32, D-35392 Gießen
SCHMITT, H., Fr. Dr. med.
Universitäts-Frauenklinik
Klinikstr. 32, D-35392 Gießen
SCHNEIDER, J., Prof. Dr. med.
Krankenhaus Oststadt
Frauenklinik der Medizinischen Hochschule
Podbielskistr. 380, D-30659 Hannover
SCHUBRING, C., Priv. Doz. Dr.
Abteilung Geburtshilfe und Gynäkologie, Ev. Krankenhaus
Paul-Zipp-Str. 171, D-35398 Gießen
SCHURZ, BRIGITTE
I. Universitäts-Frauenklinik
Spitalgasse 23, A-1090 Wien
SEMM,. K., Prof. Dr. med. Dr. med. vet. h.c., FRCOG, FICS (hon.)
Klinik für Gynäkologie und Geburtshilfe
Klinikum der Christian-Albrechts-Universität
und Michaelis-Hebammenschule
Michaelisstr. 16, D-24105 Kiel
STAHL, ANDREA, AIP
Im Tal 12, D-80331 München

STEEGERS-THEUNISSEN, R. P. M., M.D.
  Department of Obstetrics and Gynaecology
  University Hospital St. Radboud
  Geert Grooteplein Zuid 14, NL-6525 GA Nijmegen
ULRICH, U.
  Universitäts-Frauenklinik
  Prittwitzstr. 43, D-89075 Ulm
VAHRSON, H., Prof. Dr.
  Universitäts-Frauenklinik
  Klinikstr. 32, D-35392 Gießen
WEISS, E., Dr. med.
  Städtische Frauenklinik
  Ludwig-Erhard-Str. 100, D-65199 Wiesbaden
WILLE, R., Prof. Dr. med. Dr. jur.
  Sexualmedizinische Forschungs- und Beratungsstelle
  Hospitalstr. 17/19, D-24105 Kiel

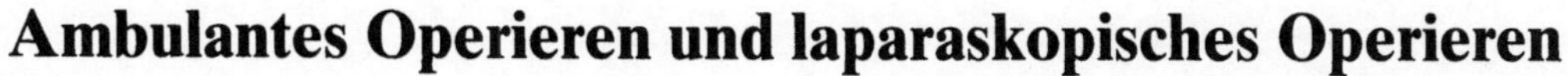

Ambulantes Operieren und laparaskopisches Operieren

Pelviskopische Myomenukleation – ein organerhaltendes operatives Verfahren bei Myomatosis uteri

K. Semm

Einleitung

In den vergangenen Dekaden der gynäkologischen Operationslehre gab der Uterus myomatosus primär keine Indikation zur Operation, sei dies die Totalentfernung der Gebärmutter oder die selektive Myomenukleation.

Ausnahme davon machten nur Myomgeschwulste, die einerseits die Fertilität vermutlich einschränkten oder andererseits zu massiven Verdrängungserscheinungen von Blase und Mastdarm Anlaß gaben. Die Bedeutung der Myomatosis uteri für die Indikation zur Totalexstirpation der Gebärmutter mag daraus abgelesen werden, daß für die etwa 650–800 000 Hysterektomien pro Jahr in den USA und etwa 149 000 Hysterektomien 1990 in Westdeutschland in etwa 40 % die Indikation ein Uterus myomatosus war. Seit 1971 führten wir an der Kieler Universitäts-Frauenklinik etwa bislang 20 000 Pelviskopien (Abb. 1) aus verschiedenen Indikationen durch. Dabei wurden bei 2 800 Patientinnen Myome enukleiert. Von Jahr zu Jahr konnten wir in zunehmendem Maße die Reduktion des Blutverlustes technisch perfektionieren.

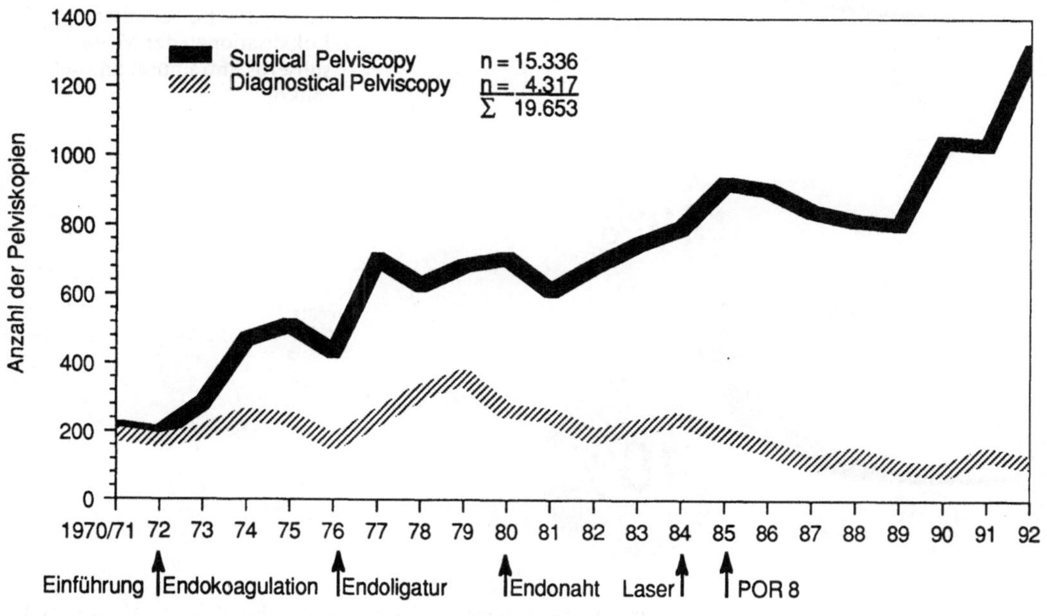

Abb. 1. 22-Jahres-Pelviskopie-Statistik der UKF Kiel 1971–1992

Daraus ergab sich grundsätzlich ein Wandel in der Indikationsstellung der Myomenukleation. Anfangs waren die Berichterstattungen auf wissenschaftlichen Kongressen über die Entfernung bis zu pflaumengroßen, meist subserösen Myomknoten verpönt mit dem Hinweis, die Entfernung solcher Myome geschieht ohne Indikation. Andererseits war aber die Entfernung solcher Myome per pelviskopiam indiziert, da sie ohne physische Belastung für die Patientin durchführbar waren und in vielen Fällen die spätere Totalexstirpation der Gebärmutter nach entsprechendem Wachstum vermieden wurde.

Der Uterus myomatosus ist eines der häufigsten Krankheitsbilder in der Gynäkologie. Etwa 30% aller Frauen entwickeln Leiomyome während der Reproduktionsphase. Für Atiologie des Uterus myomatosus werden genannt: *Klone* mit chromosomalen Aberrationen wie Trisomie, eine familiäre oder rassische Prädominanz und ein besonders ausgeprägtes Wachstum unter Hyperöstrogenämie im Leben der Frau, wobei die relative Hyperöstrogenämie zum Ende der Reproduktionsfähigkeit eine besondere Rolle spielt.

Die Indikation zur pelviskopischen Myomenukleation stellten wir in Kiel 1991

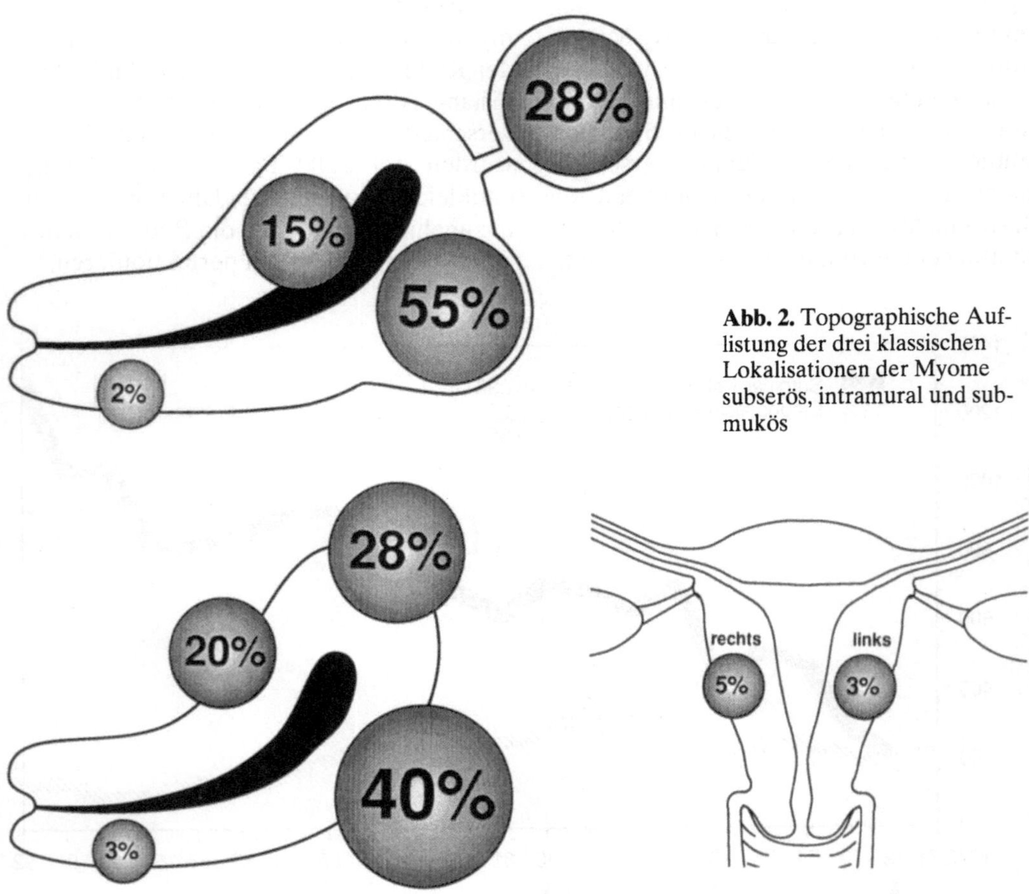

Abb. 2. Topographische Auflistung der drei klassischen Lokalisationen der Myome subserös, intramural und submukös

Abb. 3. Topographische Lokalisation der Myome in bezug auf Vorderwand, Fundus und Hinterwand bzw. Zervix

bei insgesamt 1189 operativen Pelvisko-pien bei 157 Frauen, d. h. in 13,2 % der Pelviskopien wurden Myome enukleiert. Das heißt, jede 8. Patientin wurde konservativ myomenukleiert, anstelle einer üblichen Hysterektomie.

Die topographische Auflistung der drei klassischen Lokalisationen der Myome subserös, intramural und submukös zeigt die Abb. 2. Hierbei liegen die meisten Myome mit 55 % intramural, 28 % sind subserös gestielt und 15 % submukös. Die topographische Lokalisation der Myome in bezug auf Vorderwand, Fundus und Hinterwand bzw. Zervix zeigt Abb. 3. Das häufigste Vorkommen von Myomen finden wir an der Hinterwand.

Die Indikationen (Abb. 4) bei 102 Patientinnen für Myomenukleation war in 38 % Kinderwunsch, in 17 % das intramurale Myom mit Schmerzen, in 11 % machten Myome Verdrängungserscheinungen und in 12 % dysfunktionelle Blutungen.

Nach klassischer Manier operierten wir total per laparotomiam in 27 %, konservativ durch pelviskopische oder hysteroskopische Myomenukleation in 53 % und in 24 % war die fraktionierte Abrasio die allgemeine Methode der Wahl (Abb. 5).

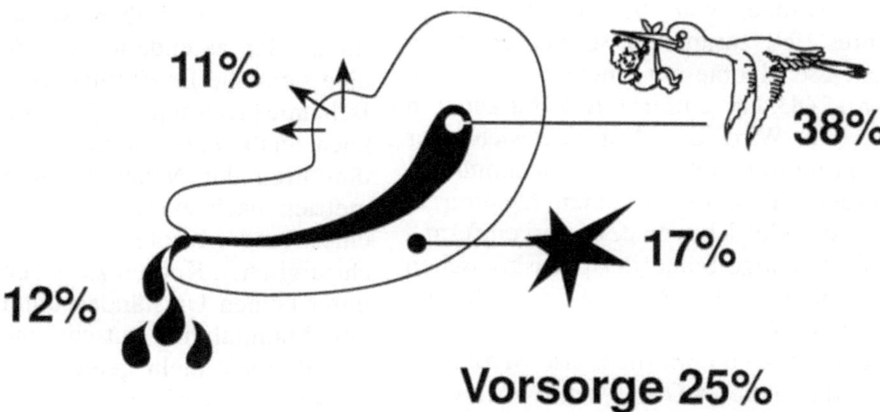

Abb. 4. Indikationen bei 102 Patientinnen für Myomenukleation: 38 % Kinderwunsch, 17 % intramurales Myom mit Schmerzen, 11 % Myome mit Verdrängungserscheinungen, 12 % dysfunktionelle Blutungen

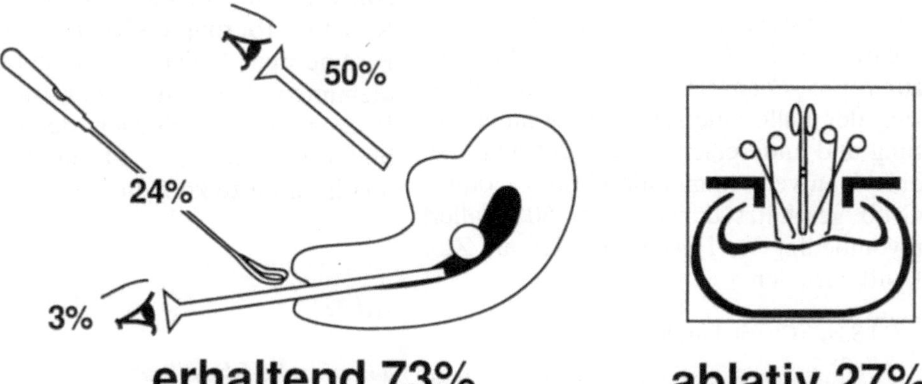

Abb. 5. Wahl der Operationsmethoden

Das Therapie-Spektrum hat sich 1991 dadurch geändert, daß wir begannen, die Hysterektomie pelviskopisch ([1]C.I.S.H. mit [2]C.U.R.T., s. Abb. 26) und seit 1993 vaginal mit C.I.S.H.-Technik ([3]IVH) durchzuführen.

In bezug auf die Größe bei der traditionellen Therapie per laparotomiam bei 101 Patientinnen im Alter von 29–73 Jahren (Mittelwert 46,4 Jahre) waren 51 Myome größer als eine Mannsfaust, 50 Myome bis gänseeigroß. In bezug auf die Paritäten waren 50 % der Patientinnen Nulliparae, 22,5 % Erstparae, 23,5 Zweitparae und nur 1 % Drittparae.

Fassen wir alle pelviskopischen Myomenukleationen von 102 Patientinnen des Jahres 1991 zusammen, so wurden insgesamt 186 Myome mit einem Totalgewicht von 15 483,4 gr. entfernt, d. h. mit anderen Worten: Wird das Normalgewicht der Gebärmutter mit 70 gr. angenommen, wurden durch die Myomenukleation in etwa das Gewicht von 221 Uteri entfernt.

Der heutige Stand der pelviskopischen Technik erlaubt es, Myome bis zu 10 cm – ob subserös, intramural oder submucös lokalisiert – zu entfernen, also Myomgrößen, die in dieser Größe heute noch weltweit die absolute Indikation zur extrafaszialen Totalentfernung der Gebärmutter darstellen.

Greifen wir dem nachfolgenden Bericht zusammenfassend voraus, so dient die rechtzeitige Entfernung von Myomen bis zur vorab genannten Größe in einer Vielzahl der Fälle einerseits zur Organerhaltung und andererseits vermeidet man die eine Frau verstümmelnde Hysterektomie. Grob geschätzt dürfen etwa 50 % aller myombedingten Hysterektomien in Zukunft entfallen.

---

[1] C.I.S.H. = Classic Intrafascial S.E.M.M.-Hysterectomy
   S.E.M.M. = Sereated Edged Macro Morcellated
[2] C.U.R.T. = Callibrated Uterine Resection Tool
[3] IVH = Intrafasziale vaginale Hysterektomie

Technik der Myomenukleation

Technische Vorbedingungen für die möglichst blutarme Myomenukleation ist die Blutstillung durch:

1. Ligatur
2. Koagulation von Gefäßen und
3. Injektion von POR 8

Ad 1:

Erlaubt es die topographische Lage der zu enuklierenden Myome, eine Ligatur oberhalb der Blasendachumschlagsfalte um die Zervix zu legen (Abb. 6), so ist diese Ligatur der Rr. ascendentes der Aa. uterinae eine sinnvolle Erzeugung von temporärer Ischämie (Tourniquet-Technik). Es ist aber auch unabdingbar nötig, nach dem Herumführen der Nadel durch beide Parametrien nach extrakorporaler Knüpfung eines Roeder-Knotens, diesen durch einen chirurgischen Knoten zu sichern, damit er unter keinen Umständen unter der uterinen Manipulation rutscht und dann die Gefäße nicht mehr genügend ligiert sind. Es sollte daher der in Abb. 7 gezeigte Sicherheitsknoten, zumindest A und B, obligat sein.

Diese zervikale Ligatur ist nichts neues: Noch in den 50er Jahren zogen wir (nach RUBIN: Tourniquet-Technik) durch die Parametrien einen Gummischlauch, klemmten ihn unter Zug im kleinen Becken mit einer Kocher-Klemme ab, um blutärmer unsere Sterilitätsoperation durchführen zu können.

Ad 2:

Thermische Blutstillung:
Hierzu bieten sich drei verschiedene Koagulationsverfahren an:

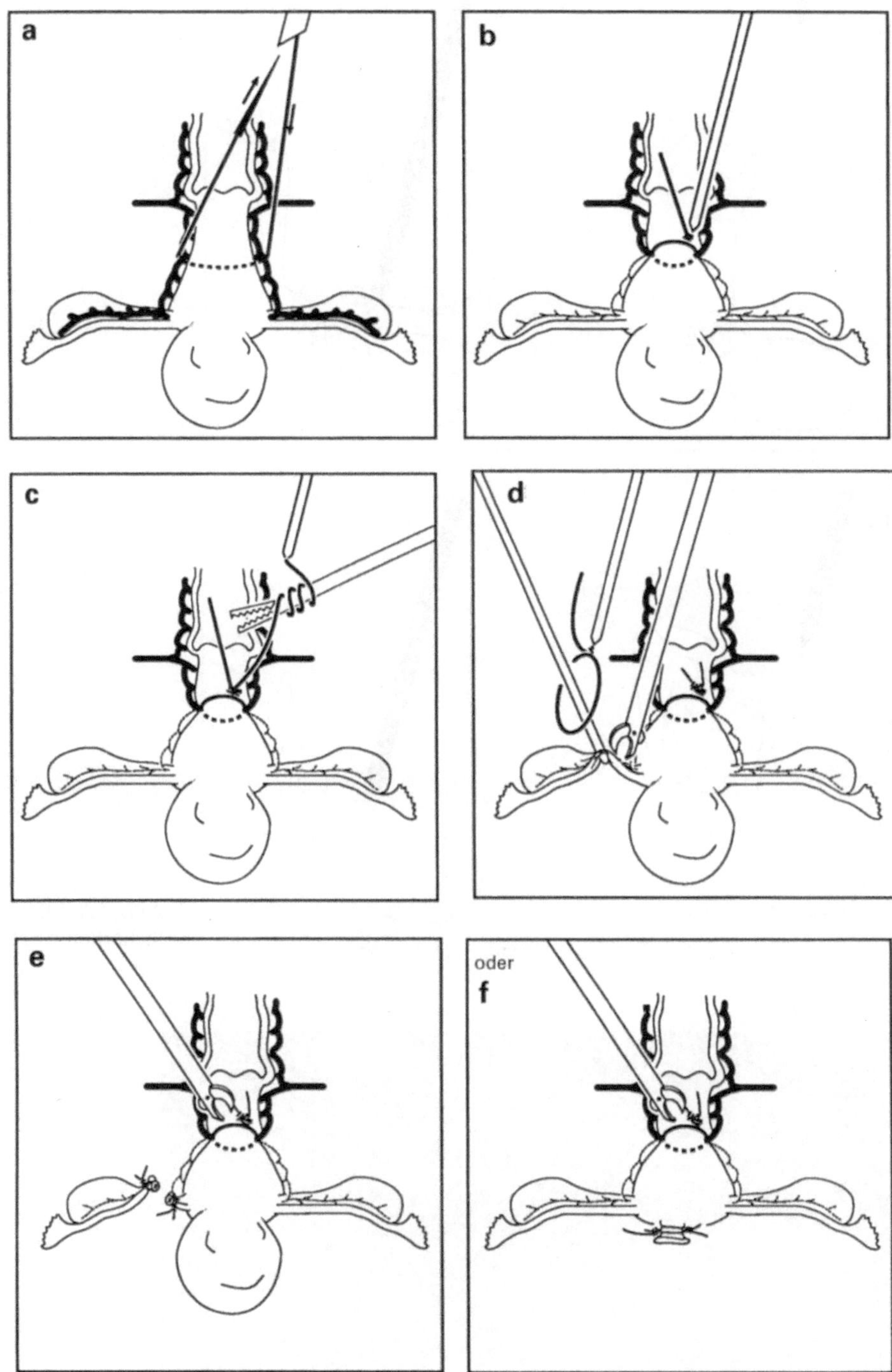

Abb. 6 a–f. Eine Ligatur wird oberhalb der Blasendachumschlagsfalte um die Zervix gelegt und extrakorporal geknotet mit intraabdominalem Sicherheitsknoten (c) (Tourniquet-Technik nach RUBIN, 1951)

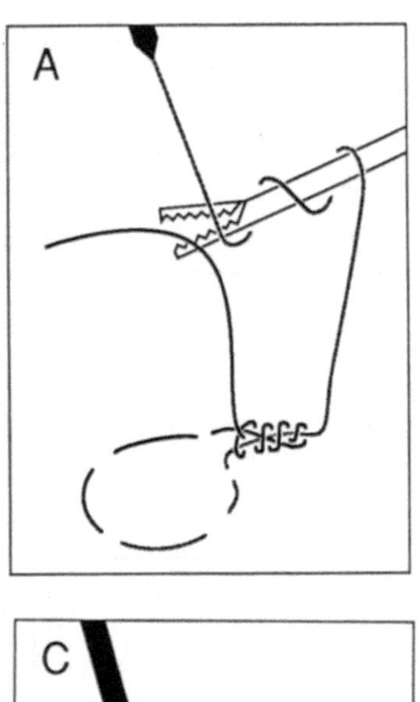
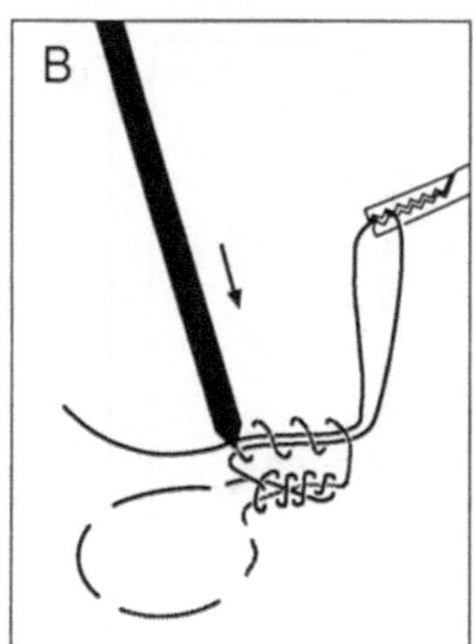
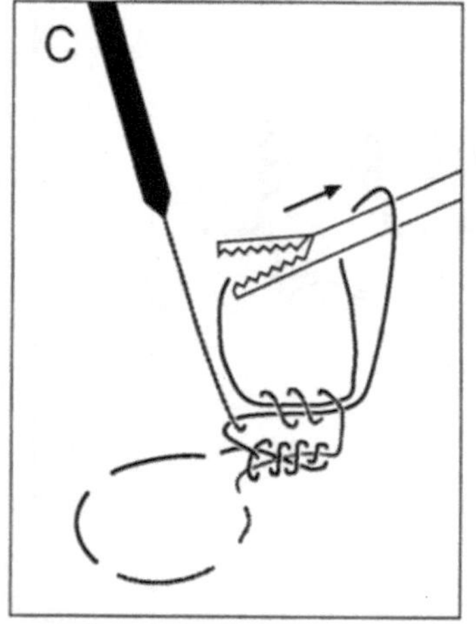
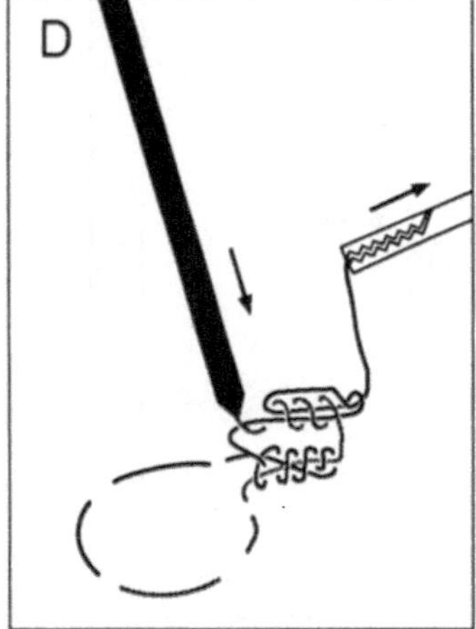

Abb. 7A–D.
Sicherheitsknoten

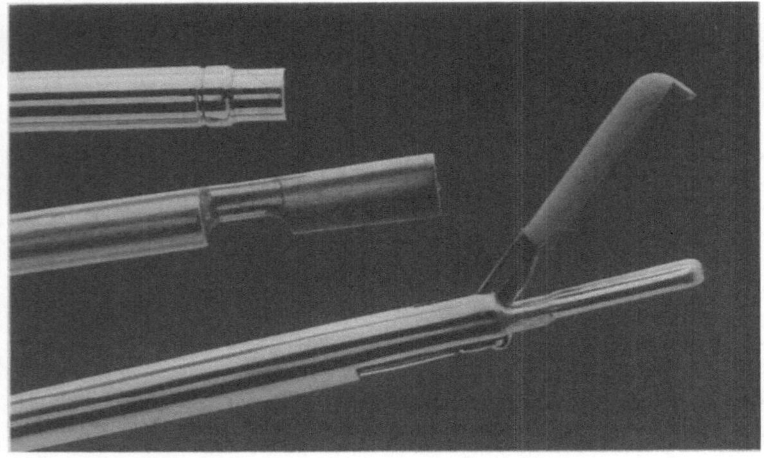

Abb. 8. WISAP-Punkt-
koagulator, Myom-
enukleator und Kroko-
dilklemme

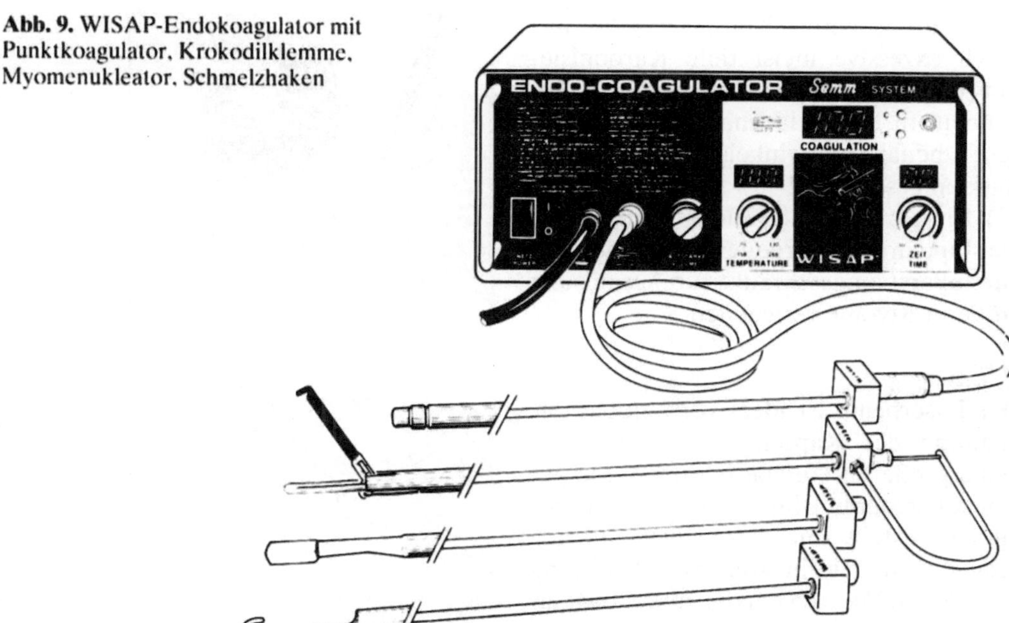

Abb. 9. WISAP-Endokoagulator mit Punktkoagulator, Krokodilklemme, Myomenukleator, Schmelzhaken

a) Endokoagulation

Bei der Endokoagulation, z. B. durch den auf 120 °C geheizten WISAP-Myomenukleator (Abb. 8) in Verbindung mit dem WISAP-Endokoagulator (Abb. 9) werden die Proteine des Uterusmuskels, wie z. B. beim Kochen eines Frühstückseies koaguliert. Die Gefäße haben Zeit, sich während des Ausschälvorganges mit dem Myommesser (Abb. 10) nach der Durchtrennung spiralenartig in den Uterusmuskel zurückzuziehen. Mit anderen Worten: Die Gebärmutter selbst arbeitet an der Blutstillung mit. Da das kleine Myommesser löffelartig auch hinter das auszuschälende Myom langsam zwischen Kapsel und Uterusmuskel herumgeführt werden kann, lassen sich die Myome fast bis zu ihrem Stiel blutstillen.

b) Koagulation mit Hochfrequenzstrom

b1) Koagulation mit monopolarem Hochfrequenzstrom

Dieser läßt sich zur Myomenukleation gut einsetzen, hat aber den Nachteil, daß man mit ihm nicht in der Tiefe hinter die Kap-

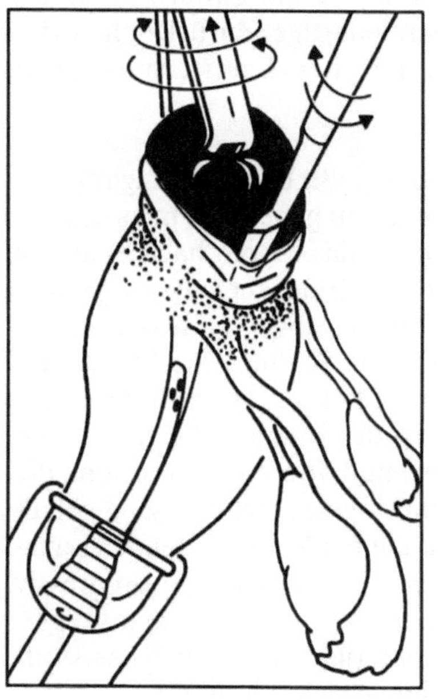

Abb. 10. Ausschälvorgang mit dem auf 120 °C geheizten Myomenukleator

sel die Elektrode führen kann, d. h. der für die Endokoagulation typische Effekt (s. oben) nicht nutzbar ist. Es kommt daher

meist zu größeren Blutungen, die nur durch exzessive meist tiefe Karbonisierung der Uterusmuskulatur gestillt werden können. In Blasendachnähe und in Nähe des Tubenabgangswinkels ist der Einsatz stark eingeschränkt!
b2) Bipolarer Hochfrequenzstrom
Der bipolare Hochfrequenzstrom läßt sich nur äußerst eingeschränkt zur Aushülsung größerer Myome verwenden.

c) Laser
Der Laserbeam ist ideal verwendbar zur Spaltung der Kapsel, wenn sich darin keine größeren Gefäße befinden. Sie geben zur späteren Blutung Anlaß. Darüber hinaus besteht mit dem Laser nur die Möglichkeit der linearen Schnittführung unter Sicht. Die sich bei der Endokoagulation sehr bewährt habende Mitarbeit der Kontraktion der Gebärmuttermuskulatur und das spiralenartige Zurückziehen der Gefäße ist mit der Lasertechnik nicht möglich.

Zusammengefaßt: Es ist der Ligatur immer der Vorzug zu geben, wenn es irgendwie möglich ist, das Myom nach Spaltung der Kapsel und Eindrehen eines Myombohrers (Abb. 11) soweit zu luxieren, daß mit einer Roeder-Schlinge die Myomkapsel bzw. der Stiel bei fortschreitendem Herausziehen des Myomes ligiert werden kann. Dafür muß von einer Assistenz die Schlinge immer unter starkem Zug gehalten werden, um bei fortschreitender Luxation des Myomes die Schlinge progressiv zuzuziehen. Hierzu benötigt man zugfestes Fadenmaterial. Monofile Kunststoffschlingen eignen sich sehr gut.

Diese haben aber den großen Nachteil, daß der unter Spannung geknüpfte Knoten rasch nachgibt und es dann zur Blutung kommt. Ist ein solchermaßen ligierter Myomstiel mit Kapsel gefaßt, muß unbedingt sofort ein chirurgischer Knoten mit dem Sicherheitsbinder (Abb. 12) darüber

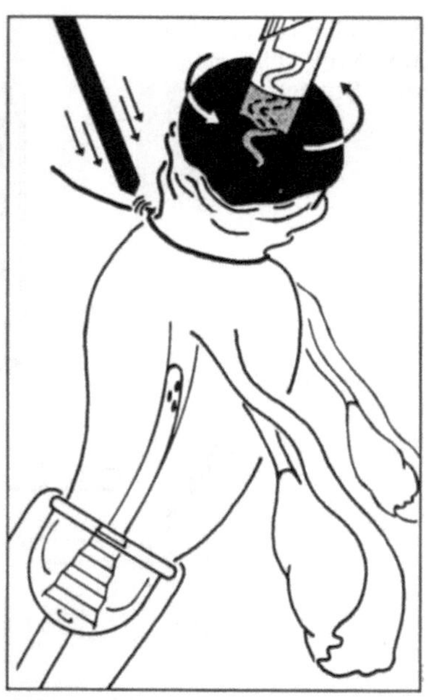

Abb. 11. Das Myom nach Spaltung der Kapsel und Eindrehen des Myombohrers: Die Myomkapsel bzw. der Stiel wird mit einer Roeder-Schlinge ligiert unter starkem kontinuierlichem Zug. Dabei wird das Myom aus seiner Kapsel gequetscht

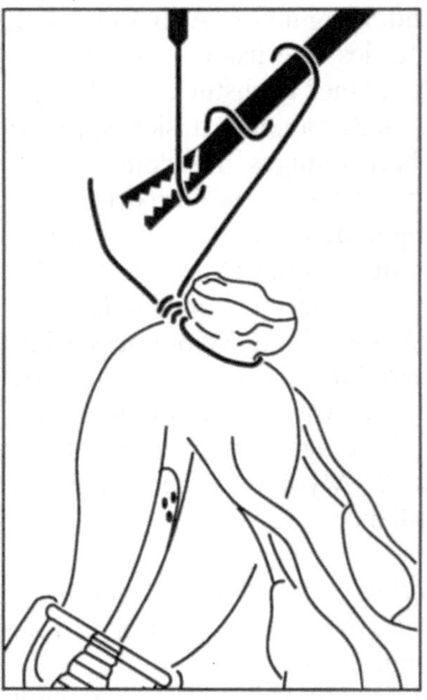

Abb. 12. Chirurgischer Knoten mit Sicherheitsbinder

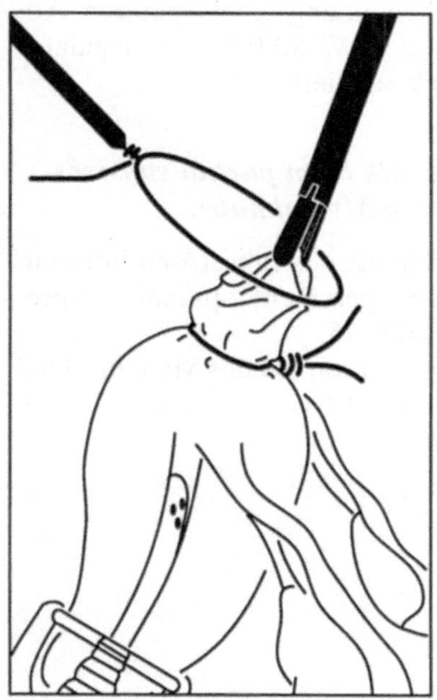

Abb. 13. Zwei Roeder-Schlingen werden auf größere Stümpfe aufgeknüpft

geknotet werden, da sonst der monofile Kunststoffaden langsam nachgibt und es auch erst nach Stunden zu unerwünschten Blutungen kommt. Gegebenenfalls sind zwei Sicherheits-Schlingen auf größere Stümpfe aufzuknüpfen (Abb. 13)

Ad 3:

Injektion von POR 8:
Eine große vasokonstriktorische Hilfe ist die intramuskuläre Injektion von POR 8-Lösung von 0,05 IE/ml (= 5 IE in 100 ml NaCl gelöst) in 2–3 Quaddel à 5–10 ml.

Entsprechend der in Abb. 2–5 aufgezeigten Myomlokalisation unterscheiden wir drei Enukleationstechniken:

1. Subseröse Myomknoten
2. Partiell-subseröse intramurale Myomknoten und
3. tiefe intramural/submucöse Myomknoten.

Ad 1:
Technik bei subserösen Myomknoten

Nach genauer Lokalisation des Stieles subseröser Myomknoten wird je nach Größe des Stiels eine Roeder-Schlinge um das Myom gelegt und der Stiel ligiert, bevor man mit dem geheizten WISAP-Myomenukleator die Kapsel spaltet und das Myom mit dem Myombohrer anbohrt. Dieser steckt im Wellenschliff-Morcellator (S.E.M.M.-Set, Abb. 14). Die Rotation des S.E.M.M. erfolgt gegen den Uhrzeigersinn, damit das Myom nicht vom Bohrer gedreht wird.

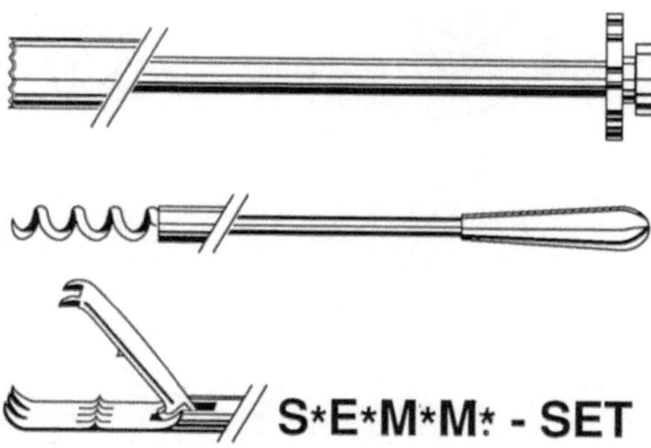

Abb. 14. S.E.M.M.-Set zum intraabdominellen Morzellment größerer Myome durch 10 mm, 15 mm oder 20 mm Trokare

Es ist stets darauf zu achten, daß zunächst ein größerer Kapselstiel stehen bleibt, der erst später auf das notwendige Maß reduziert wird. Am Ende einer derartigen Ligatur ist ein Sicherheitsknoten aufzubinden, denn das Abgleiten einer solchen Ligatur ist dadurch bedingt, daß nach einer gewissen Zeit sich die Muskulatur der Myomkapsel spontan kontrahiert und die Ligatur nicht mehr straff liegt. Deswegen eignen sich Catgutschlingen für solches Vorgehen. Der Stumpf wird letztendlich zur Vermeidung einer späteren Adhäsion mit dem WISAP-Punktkoagulator (s. Abb. 8) koaguliert.

Ad. 2: Technik beim partial subserös-intramuralen Myomknoten

Die Ausschälung des subserösen intramuralen Myoms geschieht optimal entsprechend der Abb. 15.

Zunächst werden um das Myom 2–3mal je 10 ml POR-8 Lösung injiziert (5 Intern.

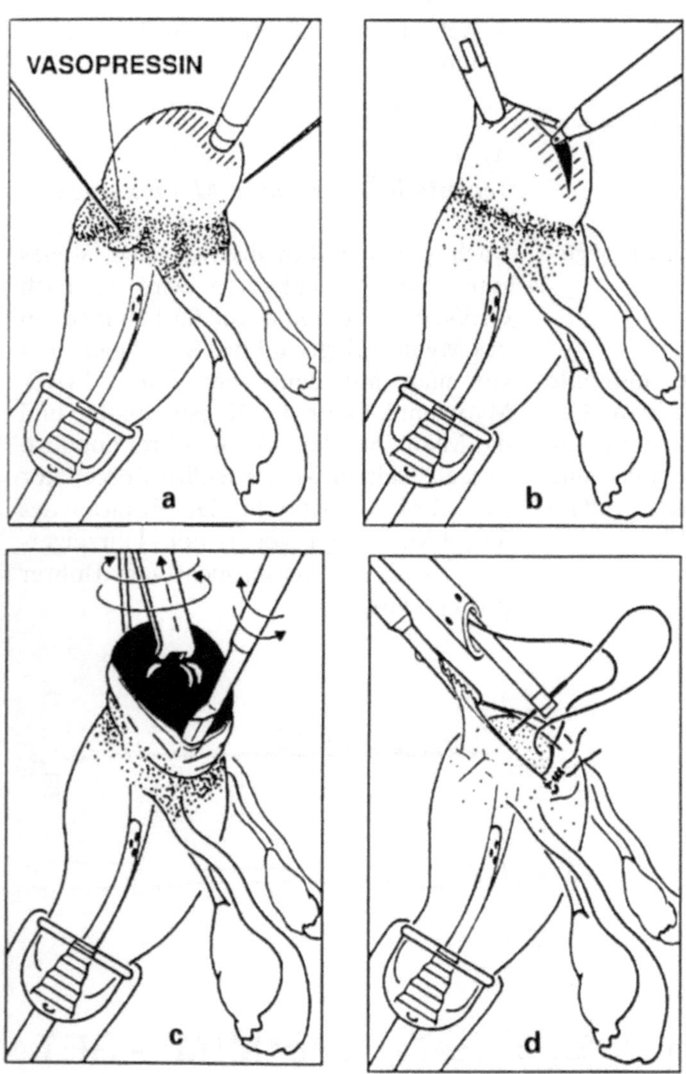

Abb. 15 a–d. Nahezu blutfreie Ausschälung eines subserösen intramuralen Myoms, evtl. in Kombination mit der Tourniquet-Technik (siehe Abb. 6)

Einh. POR-8 gelöst in 100 ml Kochsalzlösung). Anschließend zieht man eine Ischämiestraße (Abb. 15/a) mit dem WISAP-Punkt-Koagulator (bzw. Laser) und spaltet die Myomkapsel bis zur richtigen Schicht (Abb. 15/b). Diese kann man oft besser unter der Direktbetrachtung durch den Beam-Splitter als auf dem Bildschirm erkennen. Man erweitert den Schnitt mit zwei Biopsiezangen. Läßt sich das Myom mobilisieren, ersetzt man eine Biopsiezange durch den auf 120°C geheizten WISAP-Myomenukleator bis das Myom in seiner ganzen Größe vorliegt (Abb. 15/c).

Anschließend wird seitlich der Linea alba ein 10–20 mm großer Trocar unter Sicht eingestochen (je nach Größe des Myomes) und durch ein Wellenschliff-Morzellator (S.E.M.M.) der 10 mm Myombohrer in das Myom, möglichst achsengerecht eingebohrt (Abb. 16). Das Myom wird weiter unter Zug präpariert.

Zeigt sich das Myom groß, nicht disozierbar so erfolgt die erste Stanze wie in Abb. 16 gezeigt. Dadurch verkleinert sich der Durchmesser des Myomes. Die schon zitierte Mitarbeit der Gebärmutter beginnt: Die Eigen-Kontraktion. Das Myom läßt sich auch durch 2 weitere Stanzungen verkleinern. Dann wird mit Hilfe der großen Krallenzange (Abb. 17) das Myomloch zentral gefaßt. Durch rotierende Bewegungen läßt es sich aus seinem Bett dislozieren. Dabei hilft der auf 120°C geheizte Myomenukleator zur weiteren blutfreien Durchtrennung von Gefäßen.

Es besteht die Möglichkeit die gestanzten Myomlöcher zu inspizieren: Myomaskopie (Abb. 18). Ist das Myom in toto enukleiert, werden die Wundränder durch Nähte mit extra- oder intracorporalen Knoten adaptiert (Abb. 19). Die Blutstillung der tiefen Gefäße ist kaum noch nötig. Nähte durch die Muskulatur erübrigen sich infolge des gegenüber der Myomenukleation per laparotomiam geringen Blutverlustes.

Gelegentlich wird bei teilweise intramural liegendem Myom nach der schon unter der subserösen genannten Technik vorge-

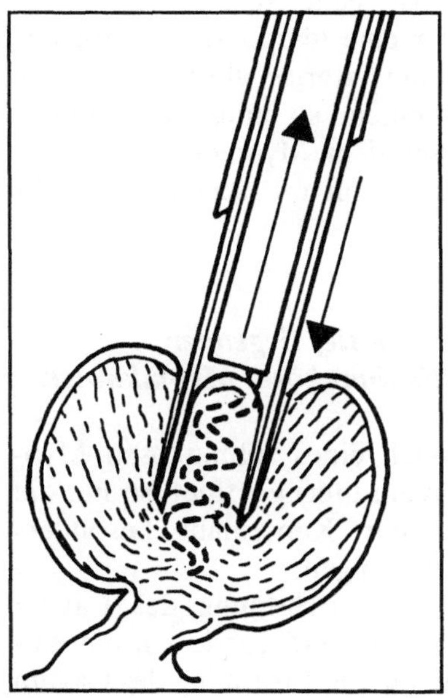

Abb. 16. Der Myombohrer wird möglichst achsengerecht in das Myom eingebohrt

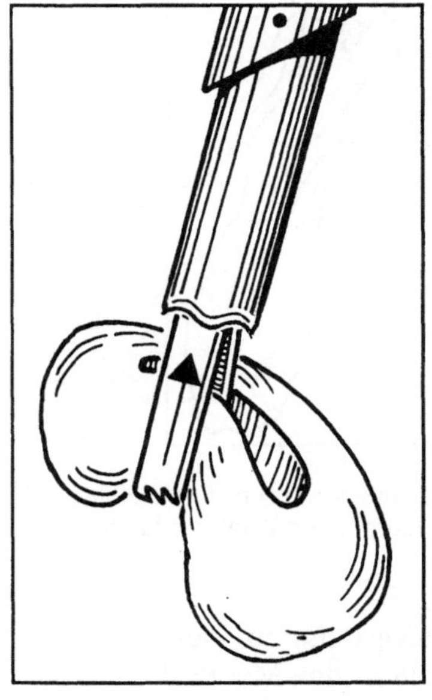

Abb. 17. Die große Krallenzange faßt das Myom durch das mit dem S.E.M.M. ausgestanzte Loch

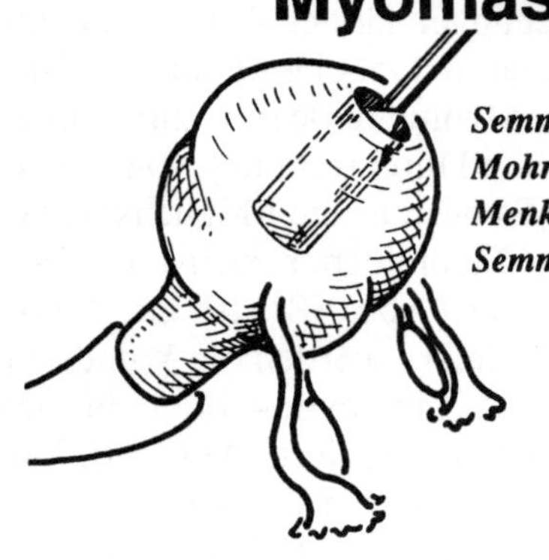

Abb. 18. Hystorie der Myomaskopie

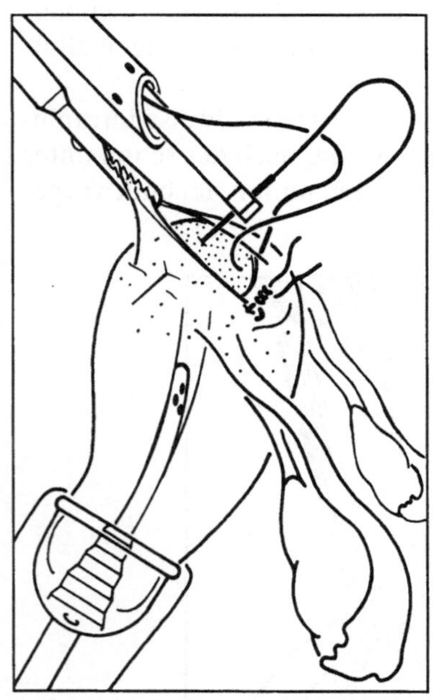

Abb. 19. Wundränder werden durch Nähte mit extra- oder intracorporalen Knoten adaptiert

gangen. Dazu wird nur ein kleiner Teil der Kapsel gespalten, das Myom dann maximal herausgezogen, nachdem man um die Taille des Myomes eine Roeder-Schlinge mit Sicherheitsfaden gelegt hat. Diese Schlinge hält ein Assistent und zieht sie beim Herauslozieren des Myomes immer fester zu, so daß letztendlich ein Stiel entsteht, wie er bei dem subserösen Myom beschrieben ist (siehe Abb. 11–13).

Haben wir eine temporäre Ligatur der Rr. ascendentes ateriae uterinae (s. Abb. 6) vorgenommen, so muß man ebenso sorgfältig mit dem Myomenukleator arbeiten, auch wenn es „scheinbar" nicht blutet.

Ad. 3: Technik tief liegender intramural/submuköser Myomknoten

Wird anläßlich eines submukösen Myomes das Cavum uteri geöffnet, so hat die Versorgung der Kapselnaht besonders sorgfältig zu erfolgen.

Bei fraglicher Eröffnung des Cavum uteri hilft die aszendierende Chromosalpingoskopie um die Eröffnung des Cavum uteri evident zu machen. Grundsätzlich sollte bei Eröffnung zumindest eine

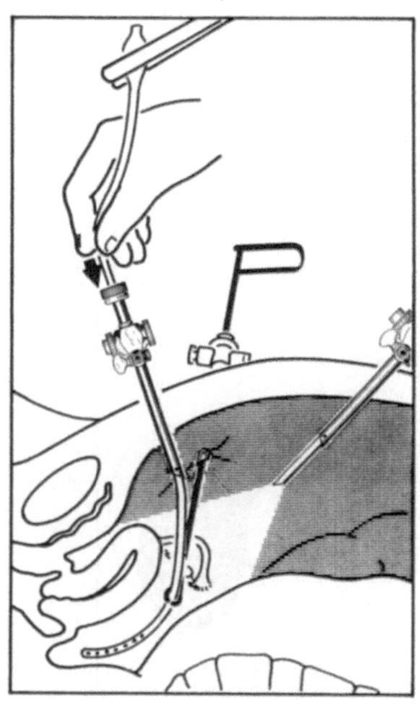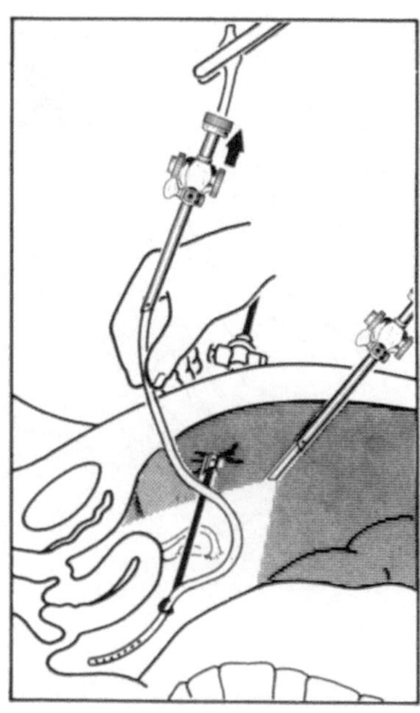

Abb. 20. Robinson-Drainage (geschlossenes System mit Schwerkraft arbeitend)

„Single shot-Antibiotikatherapie" erfolgen, um insbesondere bei Nahtinsuffizienz eine Pelveoperitonitis zu vermeiden. In allen Fällen von Myomenenukleationen ist es bei uns Routine, eine Robinson-Drainage (Abb. 20) durch den 5 mm Trocar zu legen, um eine Nachblutung zu erkennen und Spülflüssigkeit abzuleiten.

Bezüglich der Spülung bei Myomenukleation ist darauf hinzuweisen, daß man sorglos mit viel Flüssigkeit spülen soll. Das stetige Absaugen aus dem kleinen Becken macht wegen des Ansaugens von Appendices epiploicae, ampulla tubae ect. stets zeitraubende Schwierigkeiten. Es ist daher zu empfehlen, großzügig zu spülen und das Spülwasser im diagphragmatischen Raum zu sammeln (Abb. 21). Von dort läßt es sich mit dem 50 cm langen Bienenkorbsauger des WISAP-BIFI Spülsets bequem in Verbindung mit dem WISAP-Aquapurator literweise absaugen (Abb. 22).

Das Einblasen von CO_2-Gas bei 20 °C (= Raumtemperatur) führt zu einer signifikanten Senkung der intraabdominellen Temperatur (Abb. 23 a).

Den postoperativen Schulterschmerz vermeidet man weitgehend durch Insufflieren von körperwarmem Kohlensäure-Gas (Abb. 23 b) mit Hilfe der WISAP-Flow-Therme (Abb. 24) und dem WISAP-Insufflations-Schlauch (Abb. 25). Der postoperative Schmerzmittelverbrauch sinkt um 31 % und die Schulterschmerzen treten in 47 % nicht mehr auf, die bei Laparoskopie allgemein auftretende Tachykardie wird nur in 11 % beobachtet.

Bei der Spülflüssigkeit ist darauf hinzuweisen, daß das Spülwasser aus Flaschen entnommen werden soll, das 40 °C warm ist, denn über die Schlauchleitung erfolgt schon eine gewisse Abkühlung, auch diese fördert die Hypothermie.

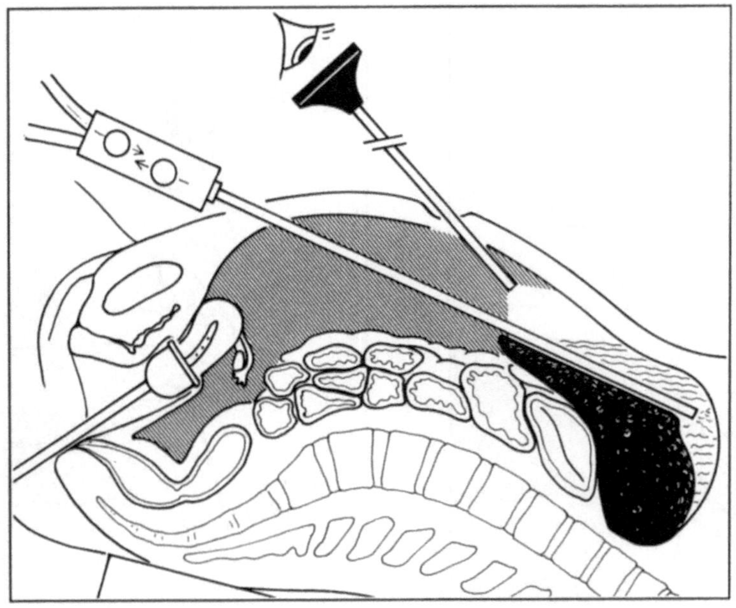

Abb. 21. Spülung bei Myomenukleation: Problemloses Absaugen von Spülwasser, das sich im diaphragmatischen Raum gesammelt hat

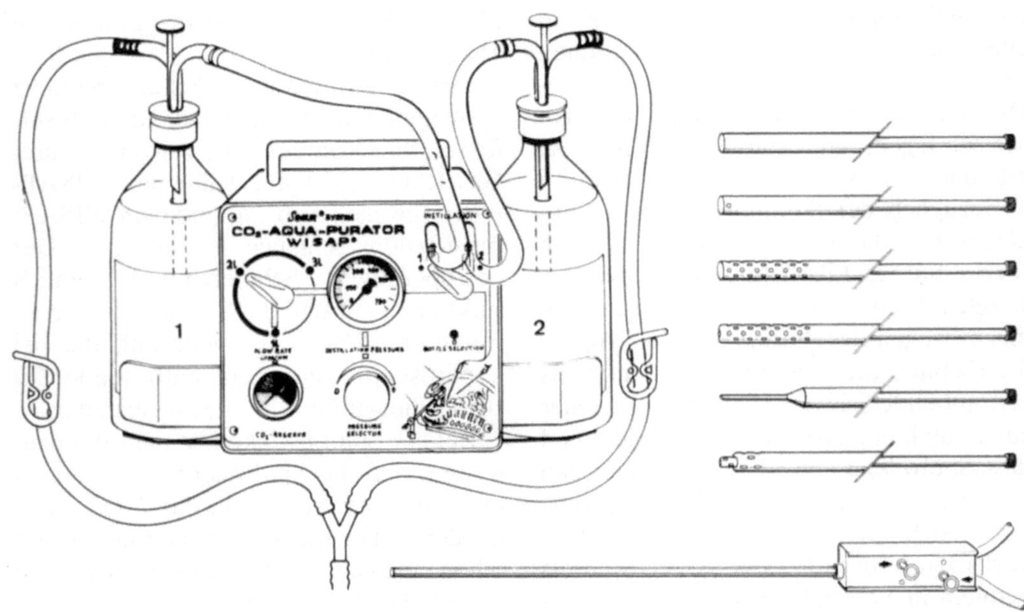

Abb. 22. WISAP-Aquapurator mit den Bifi-Spülsonden (auswechselbar)

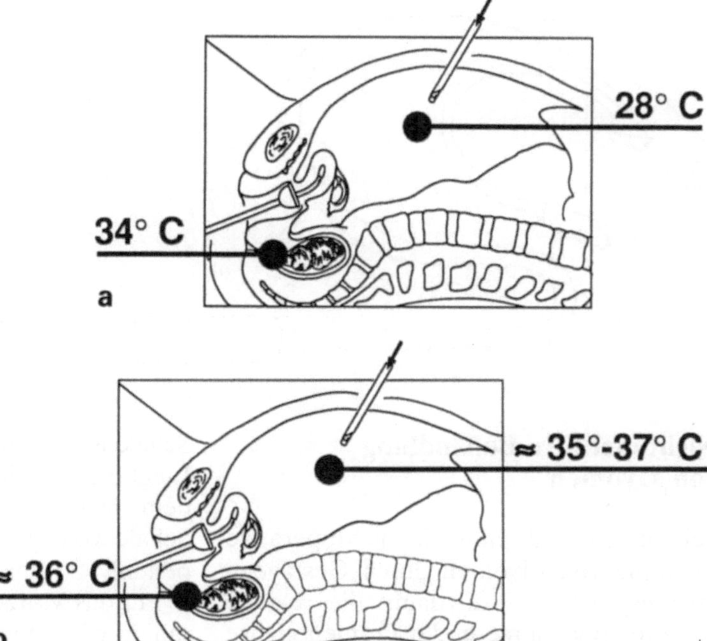

Abb. 23. a Gemessene intraabdominale und rectale Temperaturen am Ende periskopischer operativer Eingriffe bei Insufflieren von CO_2-Gas mit Raumtemperatur, **b** Insufflieren von CO_2-Gas mit Körpertemperatur

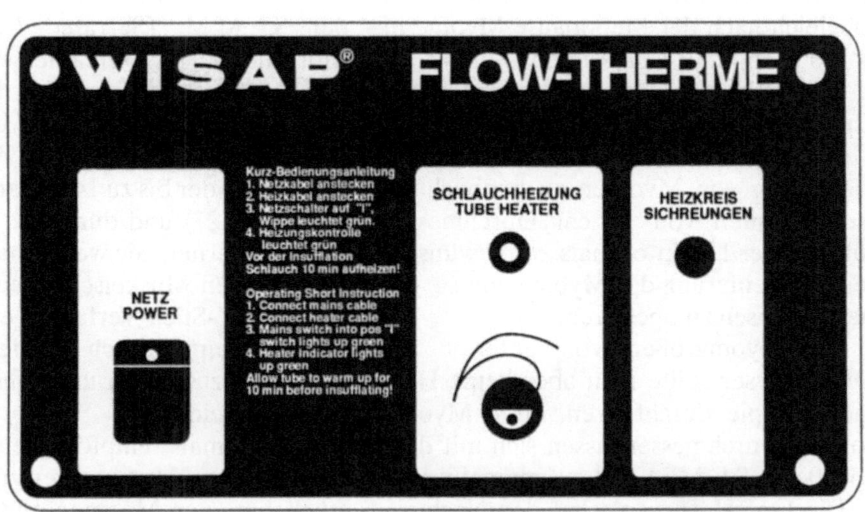

Abb. 24. WISAP-Flow-Therme – Vorschaltgerät für alle handelsüblichen CO_2-Gas-Insufflatoren

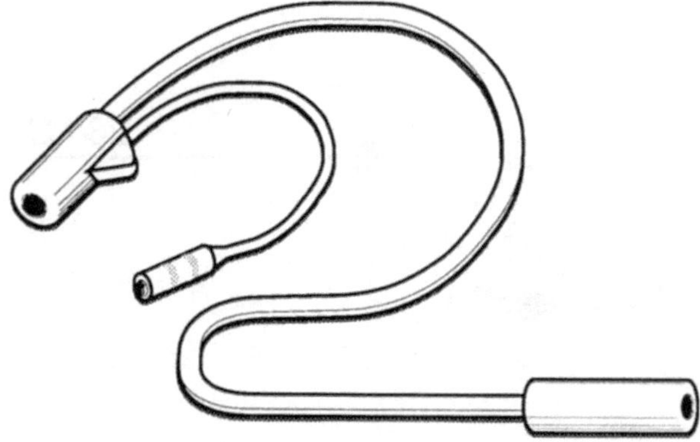

Abb. 25. WISAP-Flow-Therme-Insufflationsschlauch

Nichtoperative Behandlung von Myomen

Seit den 30er Jahren ist die nichtoperative Therapie von Myomen durch Gestagene im Gespräch. Es soll damit die relative Hyperöstrogenämie in der Prämenopause kompensiert werden. Ein Hormontherapieerfolg, das heißt das Schrumpfen großer Myome, ist nur selten zu beobachten. Obgleich nach der Menopause Myome in 60–70 % spontan regressieren.

Anders ist es bei der Verabreichung von GnRH-Analoga. Hier ist in den ersten 3 Monaten in 60 bis 70 % eine meßbare Verkleinerung von Myomen zu beobachten. Bei Myomen von 10 cm Durchmesser führt dieser Effekt oftmals zur gewünschten Verkleinerung der Myome, um sie gut pelviskopisch zu operieren.

Bei Myomgrößen von unter 6 cm Durchmesser sollte man aber keine Hormontherapie durchführen, denn Myome solcher Durchmesser lassen sich mit dem 15–20 mm S.E.M.M.-Set gut morzellieren.

Die GnRH-Therapie hat den Nachteil, daß die Schrumpfung in erster Linie auch im Kapselbereich erfolgt: Dadurch wird die Enukleation erschwert und das Blutungsrisiko nimmt extrem zu, falls es sich um cavum uteri nahe Myome handelt. Ein einfacher Vergleich: Das Ausschälen einer reifen Mandarine nach Schnitt durch die Schale ist mit einem Finger leicht möglich. Liegt die Mandarine jedoch 3 Monate auf dem Schreibtisch, ist es schwierig, die Schale vom geschrumpften Fleisch abzupellen!

Für das Morzellment des Myomes empfahlen wir früher den von mir 1972 angegebenen 10 mm Morzellator, dessen Einsatz oft Stunden bei Myomen von über 8 cm Größe in Anspruch nahm. Heute steht der S.E.M.M. (Serrated Edges Macro Morcellator) im Durchmesser von 10–20 mm zur Verfügung (s. Abb. 14), bzw. bei submucösen Myomen als C.U.R.T. (Abb. 26). Damit lassen sich daumendicke Myomzylinder bis zu 14 cm lang morzellieren (Abb. 27) und durch die Trokare bequem entfernen. Sie werden durch die entsprechenden Muskelschichten der Bauchdecke im Z-Stich-Verfahren eingestochen. Sie sind niemals durch die Linea alba oder gerade einzustechen um Intestinalprolapse zu vermeiden.

Die oftmals empfohlene Colpotomia posterior zur Myomentfernung, die Zerstückelung von Myomen mittels Scherenschlag, Messer oder gar Laser oder das Ziehen von Myomen durch die Bauchdecke soll in der modernen Minimal Invasiven Chirurgie keine Bedeutung mehr haben.

Inwieweit der zur Uterusexstirpation und der C.I.S.H.-Technik mittels C.U.R.T.

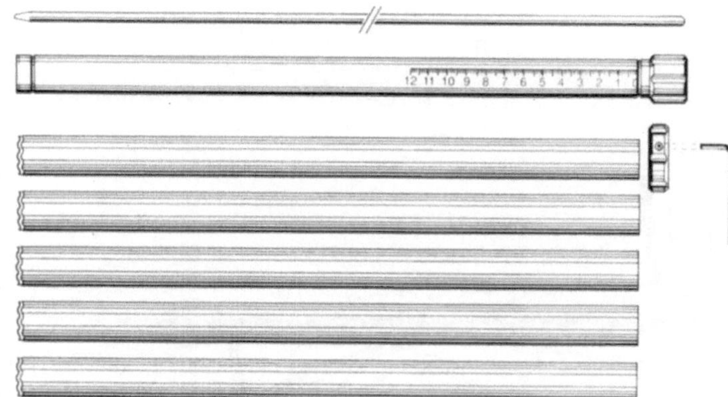

Abb. 26. C.U.R.T. (Callibrated Uterine Resection Tool) zum Ausstanzen eines Zervix-Cavum uteri-Fundus-Zylinders für C.I.S.H., TUMA zud IVH (Intrafaszial vaginale Hysterectomie)

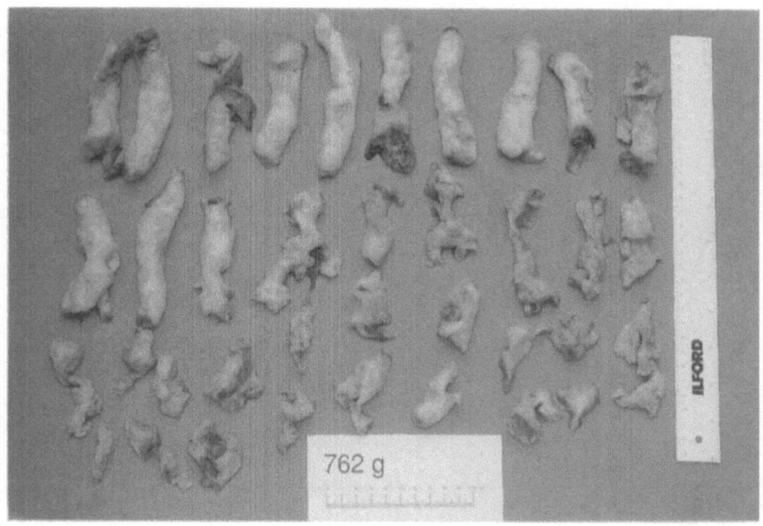

Abb. 27. Morzellierte daumendicke Myomzylinder, bis zu 14 cm lang, eines Myoms von 762 g

(s. Abb. 26) und der nach dem gleichen Prinzip arbeitende TUMA (Totale Uterine Mucosa Ablation, Abb. 28) entwickelte WISAP-Auto-Motodrive zum Morzellment intraabdomineller Myome eine Erleichterung bringt, muß erst die Erfahrung zeigen. Die intraabdominelle Anwendung motorgetriebener Morzellatoren birgt die Gefahr der unbeabsichtigten Verletzung innerer Organe mit sich!

Zusammenfassung

Etwa 30 % aller Frauen entwickeln im geschlechtsreifen Alter Myome. Sie stellen bislang in etwa 40 % aller Indikationen für eine Hysterektomie. In etwa 50 % lassen sich Myome organerhaltend, pelviskopisch enukleieren. Zur Blutstillung empfiehlt sich optimal die Ligatur, Koagulation und Naht, auch Laser und eingeschränkt Hochfrequenz-Strom-Technik ist

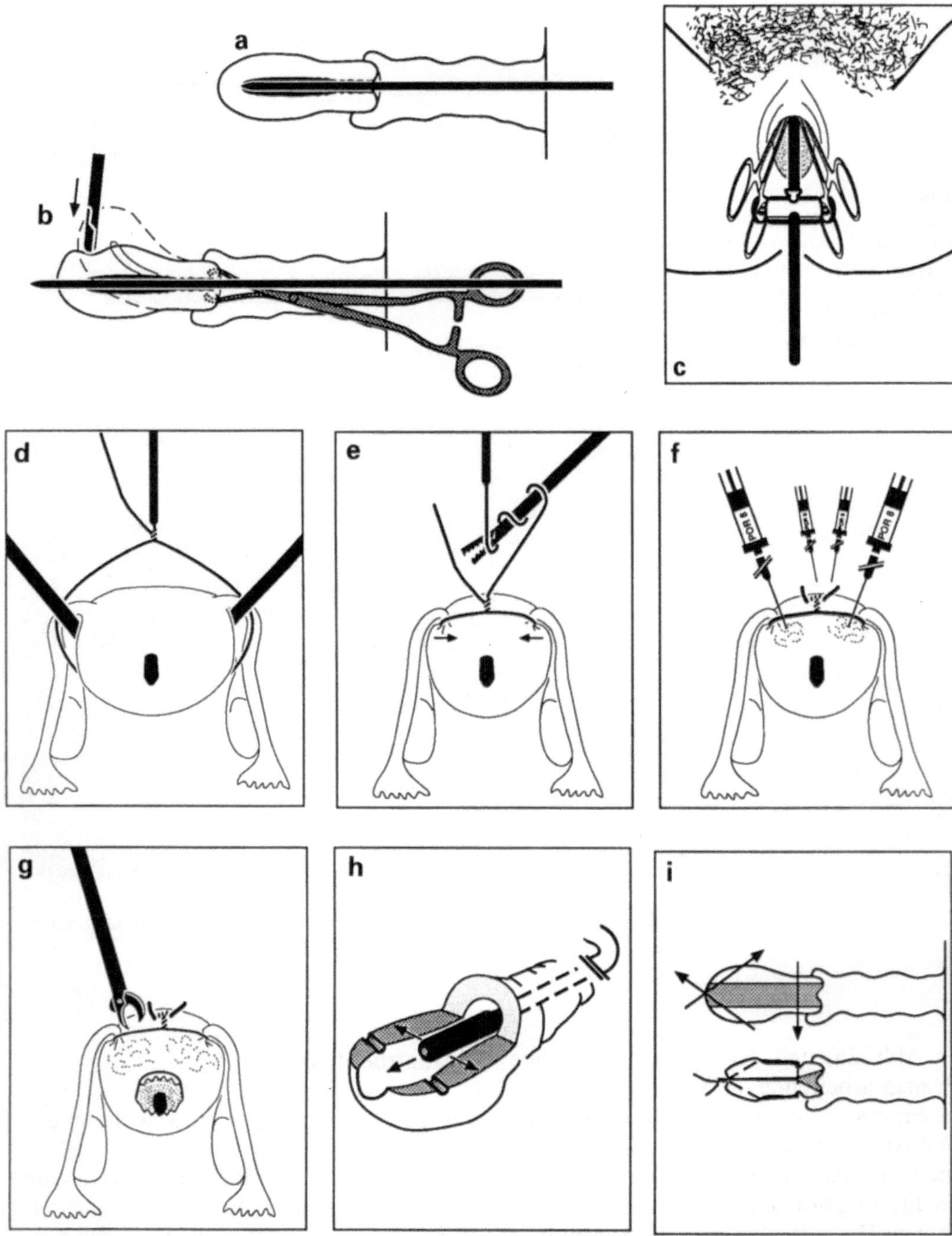

Abb. 28 a–i

Abb. 28 a–i Schematische Darstellung der Durchführung einer Totalen Uterus Muscosa Ablatio (TUMA) mit C.U.R.T. (s. Abb. 26).
a Einführen des 50 cm langen Perforationsstabes nach Dilatation der Zervix von Hegar 3–5 bis etwa zum Fundus corporis uteri. **b** Verwandlung des Uteruskörpers in einen geraden Muskelschlauch mit pelviskopischer Hilfe. Die Zervix ist bei 3 und 9 Uhr transvaginal fixiert. **c** Transvaginales Fixieren des Perforationsstabes mittels Distanzhalter an zwei bei 3 und 9 Uhr straff in die Ligg. cardinalia eingehakten Kugelzangen. **d** Hintergreifen einer SEMM'schen Sicherheitsschlinge mit zwei Biopsiezangen und Transposition der Schlinge hinter die Tubenabgangswinkel. **e** Verknoten der Roeder'schen Schlinge mit anschließendem Sicherheitsknoten zur Vermeidung des Aufgehens der Schlinge während des Stanzvorganges. **f** Injektion von je 2×10 ml POR 8 (0,05 IE/ml) in die Zervix uteri und Corpusmuskulatur. **g** Durchführung der Zervix-cavum uteri-Fundusstanze mit C.U.R.T. und anschließendes Durchtrennen der SEMM'schen Sicherheitsligatur. **h** Herausziehen des Stanzrohres; Einführen des WISAP®-Hämostaser, angeschlossen an den WISAP®-ERYSTOP; heizen auf 120 °C und unter pelviskopisch-hysteroskopischer Kontrolle Koagulation des ausgestanzten Muskelschlauchs; vorab wurde der Gewebekonus genau inspiziert und ein eventueller Defekt im Zylinder diagnostiziert, um ihn durch Koagulation unter hysteroskopischer Kontrolle gezielt zu denaturieren. **i** Verschluß des Stanzdefektes im Cavum uteri mittels C.I.S.H.-Nadelset und Verknotung mit evtl. Nachsetzen mit kurzer Nadel, falls die Fundusöffnung noch klafft

◀──

möglich! Der Bericht stützt sich auf 203 Myompatientinnen (per laparotomiam 102 und pelviskopiam 101) in den Jahren 1991 und die Erfahrung von etwa 2800 Pelviskopien mit der Indikation zur Myomenukleation, anläßlich von >22000 Pelviskopien von 1964–1992.

Literatur

Albrecht H (1928) Klinik des Myoma uteri. In: Halban I, Seitz L Biologie und Pathologie des Weibes, Bd 4. Urban & Schwarzenberg, Berlin, S 387–536

Bachmann, Gloria A (1990) Hysterectomy, a critical review. J Reprod Med 35:839–861

Chrobak R (1891) Zur Extirpatio uteri myomatosi abdominalis (die retroperitoneale Stielversorgung). Ztbl Gynäk 15:713–717, 167–174

Chrobak R (1892) Über die vaginale Enukleation der Uterusmyome. Ztbl Gynäk 16:791–792

Fauvet E (1961) Myoma uteri – operative Behandlung. Arch Gynäk 195:188–192

Heynemann T (1955) Klinik und Behandlung der Uterusmyome. In: Seitz L, Amreich A Biologie und Pathologie des Weibes, Bd. 4. Urban & Schwarzenberg, Berlin, S 345–460

Pfannenstiel HJ (1899) Über die Vorteile des suprasymphysären Facienquerschnittes für die gynäkologische Köliotomien, zugleich ein Beitrag zu der Indikationsstellung der Operationswege. Breitkopf & Härtel, Leipzig, S 1735–1756

Rubin J. C (1951) Technical principles in myomectomy with special reference to hemostasis. J Mt Sinai Hosp 17:565

Schröder K (1882) Über die Myomotomie. Ztbl Gynäk 6:679–680

Semm K, Pelviskopie und Hysteroskopie, Farbatlas und Lehrbuch. Schattauer 1976 (transl.: english, Saunders, Philadelphia 1977; french, Masson et Cie, Paris 1977, spain, Toray-Masson, S.A., Barcelone 1977, portoguese, Edit. Manola, Sao Paulo 1977)

Semm K, Operationslehre für endoskopische Abdominalchirurgie – operative Pelviskopie. Schattauer, Stuttgart 1984 (Übersetzungen: engl.: Year Book Medical Publ. Inc. Chicago–London 1987; jap.: Central Foreign Books Ltd., Tokyo 1987; ital.: Martinucci Publicazioni Mediche, Neapel 1987; chin.: Shanghai Scientific and Technical Publishers (SSTP), 1991)

Semm K (1988) Sichtkontrollierte Peritoneumperforation zur operativen Pelviskopie. Geburtsh Frauenheilk 48:436–439

Semm K (1991) Morzellieren und Nähen per pelviskopiam – kein Problem mehr. Geburth Frauenheilk 51:787–868

Semm K (1991) Hysterektomie per laparotomiam oder per pelviskopiam ohne Kolpotomie. Geburtsh Frauenheilk 51:996–1003

Diagnostische Methoden und Grenzen der laparoskopischen Therapie von Ovarialzysten

J. BRÖKELMANN

Diagnostische Methoden

Unsere wichtigste diagnostische Methode zur Abklärung von Ovarialzysten ist die Sonographie.

Die Sonographie der Ovarialzysten wird heutzutage überwiegend vaginal durchgeführt. Zur Orientierung ist es jedoch ratsam, zunächst abdominal zu schallen und dann erst vaginal. Bei unklaren Befunden hat es sich auch immer wieder bewährt, die Ultraschalluntersuchung nach einigen Tagen mit gefüllter Blase zu wiederholen, weil Adnextumoren häufig dann doch besser zur Darstellung gebracht werden.

Das Computertomogramm muß bei einkammrigen Zysten m. E. nur sehr selten als diagnostisches Mittel eingesetzt werden. Bei mehrkammrigen Zysten, bei soliden Tumoren und bei Verdacht auf Malignom sollte die Computertomographie eingesetzt werden, unter anderem auch um vergrößerte Lymphknoten im Becken nachweisen zu können.

Morphologie

In der täglichen Praxis werden die Zysten in einkammrige und mehrkammrige Zysten eingeteilt. Die einkammrigen sind meist funktioneller Natur, die mehrkammrigen können auf eine Neoplasie hinweisen, besonders wenn sie solide Strukturen aufweisen. Hat eine Zyste einen Zipfel, weist dieses auf eine Hydrosalpinx hin. Die Ultraschallsonde muß dann so lange gedreht werden, bis ein Längsschnitt durch die Hydrosalpinx die Diagnose erhärtet.

Der Ultraschall gibt meist auch Hinweise auf die Art des Zysteninhaltes. Blutgefüllte Zysten sind meist echogebend und weisen entweder auf ein Corpus luteum haemorrhagicum, eine Endometriosezyste oder gelegentlich auch auf ein Dermoid hin. Eine durchgehend echoarme Struktur spricht für eine seröse Flüssigkeit.

Besonders wichtig ist meiner Erfahrung nach die Beurteilung der Zystenwand. Wenn wir im Ultraschall eine echoreiche Randzone ausmachen können, spricht dieses für einen festen Zystenbalg. Diesen finden wir typischerweise bei den Paraovarialzysten und bei den Kystomen, seltener auch bei älteren Luteinzysten. Auch bei Endometriosezysten kann die Zystenbegrenzung echoreich sein. Hier weist dann der leicht echogebende Inhalt der Zysten auf eine Endometriose hin.

Ist die Zystenwand nicht scharf abgegrenzt sondern verschwommen, haben wir es meist mit einer Corpus luteum-Zyste zu tun. Bei einem solchen Befund sollte man immer versuchen, eine konservative Behandlung der Ovarialzysten anzustreben.

Therapie der einkammrigen Zysten

Für die Therapie der einkammrigen Zysten gilt grundsätzlich, daß man nach Möglichkeit drei Monate lang konservativ hormonell behandeln sollte, bevor die Zysten operativ entfernt werden. Nur wenn die Zysten Symptome machen, wie z.B. Schmerzen, muß früher operativ interveniert werden.

Außerdem gilt grundsätzlich, daß alle Zysten nach Möglichkeit endoskopisch operiert werden sollten und nicht durch Laparotomie. Denn das endoskopische Operieren hat so viele Vorteile für die Patientin, Vorteile wie z.B. kürzere Krankheitsdauer und seltene Adhäsionen, daß das endoskopische Operieren die Standardmethode für Zystenoperation werden sollte.

Am günstigsten ist die Entfernung der Zyste in toto. Dieses gelingt besonders gut bei Paraovarialzysten. Mit etwas Geschick gelingt es jedoch auch immer bei Kystomen und Endometriosezysten.

Eine andere Methode, jedoch weniger günstig, besteht darin, die Zyste zunächst zu punktieren, dann zu fenstern und die Innenwand der Zyste endoskopisch zu inspizieren, ggf. nach Peritoneallavage. Die Punktionsflüssigkeit sollte immer nach Zentrifugierung histologisch untersucht werden, ebenso das Zystenfenster.

Das weitere Vorgehen richtet sich je nach Beschaffenheit der Zystenwand: Wenn sich auch nach mehrfachem Bemühen keine Zystenwand abziehen läßt, handelt es sich meist um eine Follikelzyste oder um eine Corpus luteum-Zyste. In seltenen Fällen kann auch der Zystenbalg eines serösen Kystoms so dünn sein, daß man ihn nicht vollständig exstirpieren kann. In all diesen Fällen genügt es m.E., die Zyste breit zu fenstern, damit Abdominalflüssigkeit in das Zysteninnere gelangt. Es gibt Untersuchungen, daß auch das Epithel eines serösen Kystoms sich in

einen normalen Peritonealüberzug umwandelt, wenn das Epithel von der Abdominalflüssigkeit umspült wird.

Ist die Zystenwand jedoch fest – und dieses gilt für fast alle Kystome und Endometriosezysten –, dann sollte die Zystenwand immer in toto exstirpiert werden. Es ist nicht richtig, eine Endometriosezyste zu punktieren oder zu fenstern, die Diagnose zu stellen und dann eine hormonelle Behandlung der Endometriose einzusetzen. Diese Endometriosezyste wird spätestens nach ein paar Jahren rezidivieren. Man sollte sie immer vollständig in toto exstirpieren.

Nach einer Zystenoperation spülen wir immer ausgiebig mit mehreren Litern Ringer-Laktat-Lösung. Stärkere Blutungen werden bipolar koaguliert, schwächere nicht. Das Ovarbett kontrahiert sich innerhalb der ersten Stunden nach einer Operation und mit ihm auch die Gefäße. Wir benutzen keine Naht und keinen Fibrinkleber.[1] Wir legen jedoch ein Hydroperitoneum an. Dazu werden zwei 5 mm dicke Silikonschläuche durch die suprasymphysären Einstiche in das kleine Becken geführt. Das kleine Becken wird dann mittels Peritoneallavage gespült. Dazu verwenden wir Ringer-Laktat-Lösung und fügen dieser ggf. 1 Amp. Tranexamsäure auf 1 000 ml zu. Wenn die Spülflüssigkeit nur noch hellrosa ist, werden die Schläuche gezogen. Eine Nachblutung haben wir bei Anwendung dieser Methode bislang bei über 1 500 Eingriffen nicht gesehen.

Ovarialzysten in der Postmenopause

In der Postmenopause sollte bei Ovarialzysten immer eine Ovarektomie bzw. Adnexektomie durchgeführt werden. Wir

---

[1] In jüngster Zeit „bündeln" wir aufgebrochene Ovarien mittels Roederschlingen unter leichtem Druck.

empfehlen den Patientinnen sogar eine beidseitige Adnexektomie, da die Chance erhöht ist, im verbliebenen Ovar eine Neoplasie zu bekommen, wenn das andere Ovar in der Postmenopause schon eine Neoplasie hatte. Die Adnexektomie bzw. Ovarektomie führen wir immer nur mittels bipolarer Koagulation durch, wir verwenden keine Nähte oder Röderschlingen mehr.

Therapie mehrkammriger Zysten oder fraglich maligner Ovarialtumoren

Die Therapie mehrkammriger Zysten und fraglich maligner Ovarialtumoren ist sehr umstritten. Dieser Streit ist gerade auch in Deutschland durch sehr doktrinäre Aussagen von Lehrstuhlinhabern angefacht worden. Im folgenden wird dargelegt, wie diese Zysten in unserer Tagesklinik behandelt werden.

Patientinnen mit Tumoren untersuche ich grundsätzlich schon einige Tage vor der Operation auch ultrasonographisch. Ergeben sich dabei Hinweise auf Malignität, z. B. Mehrkammrigkeit mit soliden Anteilen und/oder papillären Strukturen oder Aszites, so wird auch eine Computertomographie des kleinen Beckens durchgeführt, um mit dieser diagnostischen Methode Näheres über den Tumor zu erfahren und um eine Aussage über den Lymphknotenstatus im kleinen Becken zu erhalten. Zusätzlich wird der Tumormarker CA 12/5 im Blut bestimmt. Die Ergebnisse dieser Untersuchungen werden eingehend mit der Patientin besprochen.

Ein wichtiger Punkt in dieser Besprechung und auch in den Diskussionen über die Therapie von Ovarialtumoren ist die Möglichkeit einer Tumorzellverschleppung und ihre eventuelle Folgen. Dazu ist folgendes zu sagen:

1. Es ist nicht richtig, daß ein Stadium 1A eines Ovarial-Ca in ein Stadium 1C überführt wird, wenn eine Tumorzelle während einer Punktion aus dem Ovarialtumor in das Abdomen gelangt; denn das Stadium 1C bedeutet, daß diese Tumorzellen schon vor der Untersuchung, nämlich einige Wochen wenn nicht Monate, im kleinen Becken anwesend waren.

2. Dembo et al. (1990)[2] haben gezeigt, daß eine Verschleppung von Tumorzellen in den Bauchraum die Prognose für die Patientin nicht verschlechtert, wenn die Patientin wegen der Karzinomerkrankung sofort und suffizient behandelt wird.

3. Es ist sogar theoretisch möglich, daß die Prognose für eine Patientin besser wird, wenn die Diagnose „Karzinom" intraoperativ erkannt und sofort behandelt wird, z. B. mit einer intraoperativen Zytostase.

4. Eine Tumorzellverschleppung findet wahrscheinlich viel mehr und häufiger durch eine wiederholte Palpation eines Tumors statt, als wir es bislang wahrhaben wollen.

Fallbeispiel: Die Patientin wurde zur diagnostischen Laparoskopie bei zystischem Adnextumor überwiesen. Sowohl Sonographie als auch Computertomographie und Bestimmung von CA 12/5 hatten keine Hinweise auf Malignität ergeben. Unmittelbar nach Herstellen des Pneumoperitoneums fand sich ein an der Oberfläche aufgebrochener Ovarialtumor, aus dem es frisch blutete. Eine Verletzung der Tumoroberfläche durch Instrumente im Verlaufe der offenen Laparoskopie war ausgeschlossen, da wir bei der offenen Laparoskopie keine Nadeln oder Trokare verwenden. Es blieb nur die Möglichkeit, daß bei der Narkoseuntersuchung der Tumor rupturiert war. Gerade weil der etwa faustgroße Tumor gut zu palpieren war, hatte ich vor der Operation auch die assistierende Ärztin untersuchen lassen. Wir entnahmen nur etwas Gewebe aus

[2] Dembo A, Davy M, Stenwig A et al. (1990) Prognostic factors in patients with stage I epithelial ovarian cancer. Obstet Gynecol 77:263–272

dem ohnehin aufgebrochenen Tumor und beendeten die Laparoskopie. Einige Tage später wurde die Patientin in einem Krankenhaus operiert, das Stadium das Ovarialkarzinoms wurde als Stadium 3 beurteilt. Die Patientin verstarb ca. 1,5 Jahre nach dem Primäreingriff an dem metastasierten Ovarialkarzinom.

Ich bin sicher, daß durch Tastuntersuchung von malignen Tumoren gerade auch in einer Ausbildungsstätte wie der Universität Tumorzellen in verstärktem Maße verstreut werden können. Für mich stellt diese Erkenntnis eine Parallele zu der Situation vor über 100 Jahren dar, als Wundkeime durch die Hände von Professoren und Studenten von einer Patientin auf die andere übertragen wurden und so zu Wochenbettfieber und Tod vieler Mütter führten.

Zur Zeit gibt es meiner Meinung nach folgende Möglichkeiten der Therapie eines fraglich malignen Ovarialtumors:

1. Es wird von vornherein eine Laparotomie und Ovarektomie geplant. Wir sind uns darüber im klaren, daß dann zahlreiche Laparotomien umsonst durchgeführt werden.

2. Es wird eine diagnostische Laparoskopie und Douglasspülung durchgeführt, ggf. auch Probeexzision aus auffälligen Bezirken des Peritoneums. Der Ovarialtumor wird jedoch *nicht punktiert*. Das Ergebnis der histologischen Untersuchung wird zunächst abgewartet und dann wird neu entschieden.

3. Es wird eine Douglaspunktion und -spülung durchgeführt, die Zyste wird punktiert und gefenstert, wie oben bei einkammrigen Zysten beschrieben. Bei Malignitätsverdacht wird eine Ovarektomie durchgeführt. Danach wird ausreichend gespült. Ergibt der Schnellschnitt die Diagnose „Karzinom", wird noch am gleichen Tag eine perioperative Zytostase, z. B. mit Epirubicin, eingeleitet.

4. Bei offensichtlicher Metastasierung wird die Diagnose durch Probeexzisionen gesichert und die Patientin dann in ein Krankenhaus mit dem Schwerpunkt Onkologie eingewiesen. Dort wird dann sozusagen klassisch operiert mit Laparotomie, Totalexstirpation des Uterus und beider Adnexe, Omentektomie und ggf. Lymphonoektomie.

5. Denkbar, besonders wenn mit der Patientin besprochen, ist auch, daß eine Adnexektomie und Tumorreduktion endoskopisch durchgeführt wird. Danach folgt eine intraoperative Zytostase und nachfolgend eine Zytostase bzw. Bestrahlung.

Die Grenzen des Operierens von Ovarialzysten liegen m. E. fast ausschließlich in der manuellen Geschicklichkeit des Operateurs und seinem Wissen über die Behandlung von Karzinomen.

Die ambulante Operation gynäkologischer Erkrankungen

K. DOENCH

MERKE:

1. Immer mehr gynäkologische Operationen sind ambulant durchführbar, was einmal an der besseren Weiterbildung, zum andern aber auch an den geringeren Narkoserisiken liegt.

2. Über ein Drittel der heute durchgeführten ambulanten gynäkologischen Operationen sind bereits intraabdominale Eingriffe wie Laparoskopien. Die Zahl ist zunehmend. Der ambulant operierende Gynäkologe braucht Organisationsformen, die das Risiko des ambulanten Eingriffs minimieren.

3. Die politische Entwicklung, besonders unter dem Gesundheitsstrukturgesetz, fördert das ambulante Operieren sowohl in der Praxis wie auch in der Klinik, so daß diese Art der Operationen zu einem wesentlichen Strukturwandel innerhalb der Klinik beitragen wird.

4. Die bisherige Honorierung des ambulanten Operierens ist unzureichend.

Schon immer wurde in der Gynäkologie ambulant operiert, d. h. kleinere gynäkologische Eingriffe wurden in der Praxis in Lokalanästhesie oder auch ohne Narkose, je nach Art des Eingriffes, durchgeführt. In den letzten fünfzehn Jahren hat das ambulante Operieren in der Gynäkologie jedoch einen eigenen Stellenwert erhalten, was nicht nur durch die Erhöhung der Zahl der ambulanten Eingriffe, sondern insbesondere durch den Katalog der jetzt ambulant durchgeführten Operationen wesentlich erweitert wurde.

Anfang 1977 begannen Dohnke und Hoffmeister in Burgwedel im Rahmen einer Gemeinschaftspraxis, schwierigere gynäkologische Eingriffe, wie auch die Laparoskopie, ambulant durchzuführen. Mitte 1977 wurde in Göttingen die erste Tagesklinik für ambulantes Operieren für verschiedene Fächer durch den Urologen Breitwieser und den Gynäkologen Doench gegründet. Ziel war es, gynäkologische und urologische Eingriffe ambulant durchzuführen und das Wissen, was an operativem Können in großen Kliniken gelernt worden war, auch weiterhin zum Nutzen der Patienten und zur eigenen Befriedigung einzusetzen. Von Anfang an wurden die Eingriffe in Vollnarkose durch einen Anästhesisten durchgeführt. Ein steiniger Weg wurde beschritten, der schließlich die heutige Akzeptanz und Anerkennung der ambulanten Operationsverfahren brachte. Starke Bedenken wurden besonders aus dem klinischen Bereich geäußert, ob das Risiko der Eingriffe ambulant nicht zu hoch sei, wobei jedoch

Erfahrungen aus anderen Ländern in Europa und Übersee gezeigt haben, daß ambulante Operationen nicht nur möglich, sondern vielfach weniger belastend für den Patienten und keineswegs risikoreicher in ambulanten Einrichtungen durchgeführt werden können. Die heutige Akzeptanz auch durch Kliniker wird durch die geänderte politische Situation, daß auch das Krankenhaus ambulant operieren kann, sich noch verbessern. Das frühere Sozialversicherungssystem hatte es einfach notwendig gemacht, um eine Kostendeckung zu erreichen, auch bei kleineren gynäkologischen Eingriffen, wie z. B. der Abrasio, damit einen vier- bis fünftägigen stationären Aufenthalt zu verbinden.

Seit neun Jahren besteht in Niedersachsen der Arbeitskreis „Ambulantes Operieren in der Gynäkologie", dem z. Z. 22 Mitglieder angehören. Diese haben sich verpflichtet, jede ambulant durchgeführte Operation im Sinne einer freiwilligen Qualitätssicherung zentral zu melden und über Risiken sowie Komplikationen zu berichten. Hier liegen langjährige Erfahrungen vor, welche Operationen in der Gynäkologie durchgeführt werden können, welche Risiken bestehen, wie der prä- und postoperative Zustand ist und welche Komplikationen vorhanden waren. Diese interne Qualitätssicherung wird durch die KV Niedersachsen unterstützt. Sie konnte zeigen, daß die Rate der Komplikationen bei gynäkologischen ambulanten Operationen sehr niedrig ist. Von klinischer Seite wurde häufig der Vorwurf gemacht, daß die Indikationsstellung zur Operation zu weit gefaßt wird, und daß die Qualifikation des Operateurs nicht ausreichend ist. Die Gefahr der Selbstbedienung ist in beiden Organisationsformen vorhanden, der Praxis wie der Klinik. Wirtschaftlicher Notwendigkeit von der Durchführung von Maßnahmen in der Praxis steht der Zwang zur Belegung in der Klinik gegenüber.

Viele leitende Ärzte an Kliniken klagen darüber, daß wirtschaftliche Interessen vorrangig sind für die Belegung von Betten, und daß der Druck der Verwaltung zur höheren Bettenbelegung problematisch ist. Auch hieraus könnte sich eine großzügiger gestellte Indikation für Eingriffe ergeben, genauso wie in der Praxis. Für beide Einrichtungen ist eine strenge Indikationsstellung zu fordern. Auch für das Krankenhaus sollte eine Qualitätssicherung durchgeführt werden, um Aufschlüsse über Komplikationsraten zu erhalten.

Hinsichtlich der Qualifikation des Operateurs sieht man ein seltsames Phänomen. Hat der langjährige, qualifizierte Oberarzt oder operativ voll ausgebildete Assistent die Klinik verlassen und sich niedergelassen, wird die Frage seiner Qualifikation auch und besonders hinsichtlich der ambulanten Durchführung von operativen Eingriffen in Frage gestellt. Dieses ist durch die Struktur und Institution Krankenhaus bedingt, wo jeder am Krankenhaus Tätige den Eindruck eines voll weitergebildeten Facharztes erweckt und weder in das Bewußtsein der Ärzte noch in das Bewußtsein der Bevölkerung gedrungen ist, daß es sich hier um eine Weiterbildungs- und Ausbildungsstätte handelt, an der keineswegs jeder die Qualifikation des bereits niedergelassenen Facharztes hat.

Einige Zahlen aus dem Arbeitskreis „Ambulantes Operieren" in Niedersachsen sind zur Darstellung des Umfangs der Operationen sinnvoll, wobei diese Statistik keineswegs für alle Einrichtungen und für alle Bundesländer gelten kann. In einigen Bundesländern finden sich hochspezialisierte Einrichtungen, die einen weitaus größeren und mehr spezialisierten Operationskatalog aufweisen.

Tabelle 1 zeigt Ihnen, daß die Zahl der Überweisungen höher liegt als die Zahl der Operationen, die aus dem eigenen

Tabelle 1. Die Zahl der Überweisungen liegt höher als die Zahl der Operationen

Arbeitskreis Ambulantes Operieren
KV-Bezirk: 17 NDS – Gesamt   Praxis-Nr.: Gesamt
Auswertung des Erfassungsbelegs zur Qualitätssicherung
Auswahl: keine (Alle Belege)
Zeitraum: Jahr 1991 (1.–4. Quartal)

Feld-Nr.	Bezeichnung	Anzahl	%-Anteil an Gesamt (20+21)
20	Überweisungen	2953	50,55
21	Eigenklientel	2851	48,80
	Gesamt	5842	100,00
Risikofaktoren			
22	Herz-Kreisl.-Erkr.	494	8,46
23	Diabetes	28	0,48
24	HB >10 G %	7	0,12
25	Blutgerinnungsst.	10	0,17
26	Lungenerkrankungen	218	3,73
27	klinisch rel. Adipositas	280	4,79
28	andere Risikofaktoren	277	4,74
29	keine Risikofaktoren	4678	80,08
Gynäkologische Eingriffe			
	Abrasio		
30	Diagnostisch	3409	58,35
31	Abort	421	7,21
32	Abruptio	11	0,19
	OP an der Cervix		
33	Konus	837	14,33
34	Cerclage	153	2,62
35	sonstige Eingriffe	195	3,34
	OP an der Vagina-Vulva		
36	Plastik	55	0,94
37	Bartholinsches Empyem	63	1,08
38	sonstige Eingriffe	260	4,45
	Mamma		
39	PE	139	2,38
40	sonstige Eingriffe	60	1,03
74	Laparoskopie	1852	31,70
41	Abd. Vor-OP	697	11,93
42	Diagnostisch	614	10,51
43	Therapeutisch	374	6,40
	Sterilisation		
44	med. Indikation	53	0,91
45	erf. Kinderwunsch	1617	27,68
Alterstruktur			
12	Durchschnittsalter (Jahre)	38,2	
	bis 20 Jahre	137	2,35
	21 bis 30 Jahre	1463	25,04
	31 bis 40 Jahre	2151	36,82
	41 bis 50 Jahre	1150	19,69
	51 bis 60 Jahre	696	11,91
	61 bis 70 Jahre	177	3,03
	71 bis 80 Jahre	52	0,89
	81 und älter	10	0,17

Tabelle 2. Die introperativen Besonderheiten und die OP-Dauer

Arbeitskreis Ambulantes Operieren
KV-Bezirk: 17 NDS – Gesamt   Praxis-Nr.: Gesamt
Auswertung des Erfassungsbelegs zur Qualitätssicherung
Auswahl: keine (Alle Belege)
Zeitraum: Jahr 1991 (1.–4. Quartal)

Feld-Nr.	Bezeichnung	Anzahl	%-Anteil an Gesamt (20+21)
Intraoperative Besonderheiten			
46	OP-Dauer (Durchschn. min)	17,6	
	bis 5 min	500	8,56
	6 bis 10 min	1607	27,51
	11 bis 15 min	816	13,97
	16 bis 20 min	1637	28,02
	21 bis 25 min	526	9,00
	26 bis 30 min	234	4,01
	31 bis 45 min	350	5,99
	46 und länger	148	2,53
49	OP abgebrochen	5	0,09
	Organverletzung		
50	Uterus	7	0,12
51	Blase		
52	Darm	3	0,05
53	Gefäße	3	0,05
54	Sonstige	3	0,05
55	Keine	5740	98,25
Postoperative Besonderheiten			
56	Nachblutung	9	0,15
57	Wundheilungsstörung	1	0,02
58	Ileus		
59	Fieber über 38°C		
60	Sonstige	17	0,29
61	Keine	5737	98,20
Narkose			
62	ITN	2774	47,48
63	Inhalation	1787	30,59
64	Sonstige	1227	21,00
	Komplikation		
65	A) Introperativ	2	0,03
66	B) Postoperativ	3	0,05
67	Keine	5702	97,60
Entlassungsstatus			
68	Zweit-OP erforderlich	26	0,45
69	nach Hause entlassen	5765	98,68
	Verlegt wegen		
70	Operativer Komplikation	7	0,12
71	Zweiterkrankung	2	0,03
72	Sonstiger Gründe	6	0,10
73	Verstorben		

Klientel durchgeführt wurden. Die Zahl der Überweisungen von anderen Kollegen für die Eingriffe haben von Jahr zu Jahr zugenommen. Auch daraus ist die Akzeptanz des ambulanten Operierens in der Praxis zu sehen.

Präoperativ festgestellte Risikofaktoren wurden bei ca. 20 % des Klientels gefunden.

Von den gynäkologischen Eingriffen war die Abrasio mit 3409 Eingriffen, entsprechend 58,35 %, der am meisten durchgeführte Eingriff. Es folgte dann an zweiter Stelle aber schon die Laparoskopie mit 1852 Eingriffen und einem Anteil an den ambulanten Operationen mit 31,7 %. In den letzten Jahren hat sich die Zahl der Laparoskopien, gleich ob diagnostisch oder therapeutisch, ständig erhöht, so daß hier von einem echten auch ambulant durchführbaren Eingriff gesprochen werden kann. Die Altersstruktur zeigt, daß die meisten Patienten sich in der Altersgruppe zwischen 31 und 40 Jahren befanden (36,8 %), daß aber auch 4 % der Patientinnen über 60 waren und davon 62 Patientinnen = 1 % über 70.

Tabelle 2 gibt Aufschluß über die intraoperativen Besonderheiten, die Op.-Dauer. Organverletzungen fanden sich in 0,27 % bei insgesamt 16 Patientinnen von 5842 operierten Patientinnen. Dieser Anteil ist als sehr niedrig anzusehen.

Bei den postoperativen Besonderheiten war die Nachblutung mit 0,15 % die häufigste Komplikation.

In den meisten Fällen wurde eine Intubationsnarkose durchgeführt (47 %), mit 30 % folgten Inhalationsnarkosen, 21 % örtliche und Leitungsanästhesien. Auch die intra- und postoperative Komplikationsrate bei der Narkose war mit 0,08 % extrem niedrig.

Bei 26 Patientinnen = 0,45 % mußte eine Zweitoperation wegen intraoperativ festgestellter Ausdehnung des Befundes durchgeführt werden. Eine Verlegung in das Krankenhaus war bei 15 Patientinnen = 0,25 % erforderlich. Die in den Tabellen 1 und 2 aufgeführten gynäkologischen Operationen werden sicher auch als ambulant durchführbare Operationen in den Katalog aufgenommen werden, der aufgrund des Gesundheitsstrukturgesetzes für Klinik und Praxis gemeinsam erarbeitet und bereits Ende März 1993 veröffentlicht werden muß.

Immer wieder finden sich in Diskussionen falsche Angaben über die Zahlen der tatsächlich durchgeführten ambulanten Operationen. Ein Vergleich zwischen den Zahlen der Klinik und der tatsächlich durchgeführten ambulanten Operationen in den ambulanten Einrichtungen ist hier aufschlußreich. Aufgrund einer Umfrage der Ärztekammer Niedersachsen bei den zur Weiterbildung befugten gynäkologischen Abteilungen haben sich die in Tabelle 3 vorgelegten Zahlen ergeben. Auffällig war die hohe Zahl von Hysterektomien im Vergleich zur Abrasio. Auffallend immer noch der relativ hohe Anteil an Adnexoperationen durch Laparotomie im Vergleich zu den laparoskopischen Operationen. Dieses Verhältnis wird sich jedoch in jedem Jahr zugunsten der laparoskopisch durchgeführten Operationen verändern.

Tabelle 3. Zahlen der tatsächlich durchgeführten ambulanten Operationen in den zur Weiterbildung ermächtigten Krankenhäusern in Niedersachsen 1989/90

Sectio	7399
Cerclage	1107
Hysterektomie	13675
Laparotomie/Adnex-Op.	6534
Laparoskopie	13079
Plast. Op.	4966
Abrasio	18902
Abort	5510
Abbruch	2178
Konisation	2224
Mamma Op./PE	5889
Ablatio mammae	2138

Tabelle 4 zeigt den Vergleich zwischen den Zahlen der zur Weiterbildung befugten Krankenanstalten und dem Arbeitskreis „Ambulantes Operieren" in Niedersachsen. Dabei wird ein Vergleich zwischen den Zahlen 1990 durchgeführt. Auffallend ist, daß insgesamt nur 13 % der Abrasiones ambulant durchgeführt werden. Dieser relativ geringe Teil wird sich durch die neue politische Situation erheblich verändern. Die Zahl der ambulant durchgeführten Konisation ist mit 30 % relativ hoch, auch der Anteil der Cerclage mit 14 %. Beide Operationen zeigen jedoch in Klinik und Praxis abnehmende Tendenzen, während die Laparoskopie ambulant ständig zunimmt, im Vergleich zu den stationär durchgeführten Eingriffen jedoch nur einen Anteil von 8 % einnimmt. Von einem Zuviel an ambulanten gynäkologischen Operationen kann im Verhältnis zur Zahl der an den Kliniken durchgeführten Operationen keineswegs gesprochen werden.

Das Zentralinstitut für die kassenärztliche Versorgung in der Bundesrepublik Deutschland hat von der Kassenärztlichen Bundesvereinigung die Aufgabe erhalten zu überprüfen, warum dem ambulanten Operieren trotz seiner qualitativen und kostenmäßigen Vorteile bis heute der Durchbruch nicht gelungen ist. Es stellt fest, daß im Krankenhaus dem ambulanten Operieren das gegenwärtige Abrechnungsverfahren entgegensteht, das sogenannte Selbstkostendeckungsprinzip. Dieses macht, auch wenn medizinisch nicht indiziert, einen stationären Aufenthalt für die Operation erforderlich. Im niedergelassenen Bereich hat sich das ambulante Operieren zwar seit dem Beginn der Förderungsmaßnahmen mit einer Zuschlagziffer im Jahr 1981 erheblich ausgedehnt, insgesamt aber ist der Anteil ambulant durchgeführter Operationen sowohl im Gesamtvolumen der kassenärztlichen Versorgung wie auch verglichen mit den stationär durchgeführten Operationen verhältnismäßig gering.

Dies ist der Grund, daß das ambulante Operieren bisher nicht zu einem nennenswerten Faktor für die Krankenhauskostenentlastung geworden ist. Hinzu kommt nach Meinung des Zentralinstitutes, daß

1. ambulante Operationen in der Praxis des niedergelassenen Arztes auch heute weitgehend nicht kostendeckend honoriert werden,
2. kein verpflichtender Indikationskatalog besteht, ambulant mögliche Eingriffe von der stationären Leistungserbringung auszuschließen und
3. die auch bei ambulanter Operationsdurchführung notwendigen Pflegeleistungen in der häuslichen Umgebung in Ermangelung ausreichender Möglichkeiten häufig nicht erbracht werden können.

Tabelle 4. Vergleich zwischen den Zahlen der zur Weiterbildung befugten Krankenanstalten und dem Arbeitskreis „Ambulantes Operieren" in Niedersachsen (1989/1990)

	Ermächtigte Krankenanstalten stationär	Arbeitskreis Ambulantes Operieren Niedersachsen ambulant	Anzahl [%]
Abrasio	18 902	2 487	13,16
Abort	5 510	371	6,73
Abruptio	2 178	3	0,13
Konisation	2 224	687	30,89
Cerclage	1 107	158	14,27
Plastik	4 966	38	0,77
Laparoskopie	13 079	1 010	7,72

Niedergelassene Ärzte haben im Jahre 1990 insgesamt 2,2 Millionen ambulant operative Leistungen abgerechnet. Durch eine Erhebung in 17 Operationseinrichtungen wurde 1992 festgestellt, daß der

Kostendeckungsgrad lediglich bei 87,5 % liegt, wobei die durchschnittlichen Kosten für eine ambulante Operation 397,— DM betragen, diesen Kosten jedoch nur Erlöse von lediglich 347,— DM gegenüberstehen, so daß jede ambulante Operation ein Kostendefizit für den Operateur mit sich bringt. Es wird die zukünftige Aufgabe der Kostenträger und der Kassenärztlichen Vereinigung wie der Deutschen Krankenhausgesellschaft sein, hier einen für alle Teile, nämlich wie es das Gesetz vorsieht, für den praxis-ambulanten und den klinisch-ambulanten Eingriff gleichen kostendeckenden Satz zu vereinbaren.

Der Umfang der bisher im Krankenhaus durchgeführten stationären Operationen zeigt, daß ein nicht unwesentlicher Teil sich für die ambulante Durchführung eignen würde. Eine vorsichtige Bewertung der Krankenhausbehandlungsstatistik läßt erkennen, daß ca. 1,3 Millionen (9,6 %) aller Krankenhausfälle sich für die ambulante Durchführung eignen würden. Bei vollständiger Substitution könnten dadurch 14,6 Millionen Krankenhaustage pro Jahr eingespart werden. Das durchschnittliche Kostenverhältnis zwischen ambulant und stationär durchgeführter Operationen beträgt gegenwärtig 1:7,6. Dieses würde ein Ersparungsvolumen von 4 Milliarden jährlich erbringen. Auch diese Zahlen sind einmal wichtig zum Verständnis des ambulanten Operierens.

Betrachten wir nun einmal speziell die Gynäkologie, so sind 1990 170 000 gynäkologische Operationen ambulant durchgeführt und abgerechnet worden. Dieses entspricht einem Anteil an den Leistungen von 7,69 %. Abgerechnete Zuschläge nach den Ziffern 80–82: 140 000, Anteil an den Leistungen 8,8 %. Diese unterschiedlichen Zahlen kommen dadurch zustande, daß bei mehrfachen Eingriffen, z. B. bei der Abrasio und der Konisation, nur eine Zuschlagziffer abgerechnet werden kann und dadurch die Zahl der Operationen höher

ist als die Zahl der Zuschläge. Gemessen an den Gesamtausgaben für die kassenärztliche Versorgung hat das ambulante Operieren nur einen Anteil von 1,5 %, für die Gynäkologie jedoch einen Anteil von 7,7 %.

Interessant ist der Vergleich zu den belegärztlichen Operationen. Hier werden für die Gynäkologie 210 000 abgerechnete Fälle registriert, was immerhin einen Anteil von 15,5 % der Leistungen des Belegarztes ausmacht.

Die vom Zentralinstitut zusammengestellten wichtigsten ambulanten Operationen bei Gynäkologen im Jahre 1990 sind in Tabelle 5 dargelegt. Danach ist die Abrasio mit 82 000 Eingriffen die häufigste Operation. Die hohe Zahl der Ausräumung der Blasenmole muß insofern hinterfragt bzw. ergänzt werden, als es sich hierbei um die gleiche Ziffer handelt, unter der auch der Missed abortion abgerechnet wird. Vielfach ist es durch die Ultraschalldiagnostik möglich gewesen, eine nicht intakte Gravidität vor dem Fehlgeburtsgeschehen zu erkennen und dann zu beenden. Dadurch kommt die hohe Zahl der Abrechnungen dieser Ziffer zustande.

Das Gesundheitsstrukturgesetz hat mit dem Inkrafttreten am 1. 1. 1993 eine veränderte Situation für das ambulante Operieren geschaffen. Neu hinzugekommen sind die Vorschriften des § 115 b SGB V, die auch dem Krankenhaus die Möglichkeit geben, ambulante Operationen mit direktem Zugang des Patienten anzubieten. Die wichtigsten Vorschriften sind in Tabelle 5 dargelegt, wobei eine Vereinbarung durch die Krankenkassen, die Krankenhausgesellschaft und die Kassenärztliche Bundesvereinigung dahingehend zu treffen ist, daß ein Katalog für ambulant durchführbare Operationen einvernehmlich festgelegt wird. Eine einheitliche Vergütung für Krankenhäuser und Vertragsärzte ist vorgesehen. Qualitätssicherungsmaßnahmen müssen vereinbart werden. Krankenhäu-

Tabelle 5. Die wichtigsten ambulanten Operationen bei Gynäkologen 1990 (Umsatzanteil mindestens 1 % am operativen Gesamtvolumen). (Zentralinstitut für die kassenärztliche Versorgung, Köln)

Rang	GO-Nr.	Bezeichnung	Umsatz abs. in Mio. DM	Umsatz- anteil in %	Zahl der Leistungen (in Tsd.)
1	1104	Abrasio d. Gebärmutterhöhle	6,17	52,5	81,9
2	2105	Exz. v. tiefliegendem Gewebe	1,27	10,8	33,2
3	1150	OP an den Adnexen	0,91	7,7	5,3
4	1060	Ausräumung einer Blasenmole	0,79	6,7	6,5
5	1141	Exstir. von Vaginalzysten	0,42	3,6	7,6
6	770	Laparo-/Pelvisskopie	0,30	2,6	2,5
7	1052	Beendigung einer Fehlgeburt	0,26	2,2	3,4
8	2145	Eröffn. eines tieflieg. Abszesses	0,24	2,0	6,7
9	1086	Messerkonisation der Portio	0,23	2,0	3,8
10	1111	Hysteroskopie	0,17	1,5	2,3
11	2110	Diagn. Exstir. eines Mammatumors	0,15	1,2	2,4
		Summe	10,91	92,8	155,6

ser sind direkt für ambulante Operationen zugelassen. Bis zum Inkrafttreten einer einheitlichen Regelung wird eine Vergütung auf Grundlage des EBM vorgenommen. Leistungen werden unmittelbar an das Krankenhaus vergütet, die Prüfung der Wirtschaftlichkeit und Qualität erfolgt durch die Krankenkassen.

Unabhängig von dem Ort der Durchführung wird es auch in Zukunft darauf ankommen, daß

1. die Indikation zum Eingriff selbst in Klinik und Praxis streng gefaßt wird,
2. die persönliche Qualifikation des Operateurs gegeben ist, d.h. daß auch ambulante Operationen an der Klinik unter Aufsicht eines Facharztes mit abgeschlossener Weiterbildung und operativer Qualifikation zu erfolgen hat. Ambulant durchgeführte Operationen sind grundsätzlich keine Anfängeroperationen.
3. Der Wunsch der Patientin hat Vorrang vor der Durchführung in den verschieden möglichen Einrichtungen, der Klinik oder der ambulanten Versorgung.
4. Genaue Aufklärung über die Möglichkeiten der Risikofaktoren, der prä- und postoperativen Überwachung und der Pflege sowie häusliche Gegebenheiten sind zu berücksichtigen.
5. Rechtliche Probleme, z.B. auch die Frage der Haftung, sind zu bedenken.
6. Die Weiterbildungsbefugnis für Weiterbildungsstätten muß neu festgelegt werden. Eine volle Weiterbildungsbefugnis werden nur die Einrichtungen erhalten können, die auch ambulante Operationen anbieten und Erfahrungen mit ambulanten Operationen erlangen.

Die neuen politischen Vorgaben durch das Gesundheitsstrukturgesetz bringen weitreichende Veränderungen in der Struktur der ärztlichen Versorgung für Praxis und Klinik mit sich. Die ambulanten Operationen nehmen in dieser Veränderung einen besonderen Raum ein. Die Öffnung der Krankenhäuser für diese Leistung wird dem ambulanten Operieren zu dem Stellenwert verhelfen, den es seit langem verdient. Die vielen, seit Jahren und Jahrzehnten ambulant operierenden Ärztinnen und Ärzte werden ihre Erfahrung in diesen neuen Prozeß mit einbringen.

Anhang: SGB V § 115b
(Änderung durch das GSG):
Ambulantes Operieren
im Krankenhaus

1) Vereinbarung durch KK, KHG, KBV.
    1. Katalog ambulant durchführbarer Operationen.
    2. Einheitliche Vergütung für Krankenhäuser und Vertragsärzte.
    3. Qualitätssicherungsmaßnahmen.
2) Krankenhäuser sind für ambulante Operationen (Katalog) zugelassen. Lediglich Mitteilung an Verbände.
KV: Mitteilung über Versorgungsgrad.
Leistungen werden direkt vergütet.
3) Wenn keine Vereinbarung bis 31. 3. 1993, dann Rechtsverordnung.
4) Bis zum Inkrafttreten einer Regelung (längstens bis 31. 12. 94) Vergütung auf der Grundlage des EBM.
Leistungen werden unmittelbar an das Krankenhaus vergütet. Prüfung der Wirtschaftlichkeit und der Qualität erfolgt durch die Krankenkassen.

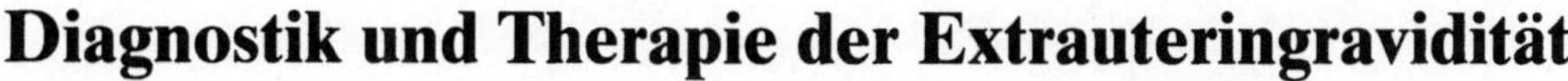

Diagnostik und Therapie der Extrauteringravidität

Rationelle Diagnostik der Extrauteringravidität

R. BAUMANN

> **MERKE:**
>
> 1. Das Ziel der Diagnostik der EUG sollte es sein, durch eine möglichst frühzeitige Diagnosestellung das schonendste Therapieverfahren zu ermöglichen.
>
> 2. Durch den Einsatz moderner diagnostischer Methoden (Ultraschall, Labor) ist es möglich, eine intrauterine Gravidität etwa ab Zyklustag 32 nachzuweisen. Gelingt dieser Nachweis zu diesem Zeitpunkt nicht, ist immer nach einer EUG zu fahnden.
>
> 3. Da nicht alle Patientinnen frühzeitig engmaschig sonographisch und laborchemisch überwacht werden können, ist die Anamnese für das Erkennen eines Risikokollektivs von ausschlaggebender Bedeutung. Erst aufgrund typischer anamnestischer Hinweise erscheint die aufwendige, teure und für die Patientin belastende Diagnostik vertretbar.
>
> 4. Die sorgfältige Anamnese und der daraus resultierende Einsatz aller diagnostischen Möglichkeiten sollte dazu führen, daß das klassische Bild der EUG mit nachfolgender Salpingektomie zu einem seltenen gynäkologischen Krankheitsbild wird.

Die Diagnose Extrauteringravidität wird durch 2 scheinbar einfache Nachweise erbracht:

1. den Nachweis einer Schwangerschaft überhaupt und
2. den Nachweis, daß diese Schwangerschaft eine extrauterine ist bzw. außer der intrauterinen noch eine extrauterine Gravidität besteht.

Da die Extrauteringravidität jedoch ein zeitabhängig raumfordernder, invasiver und destruierender Prozeß ist, gilt: je eher die Diagnose EU gestellt wird, um so geringer ist der anatomische Schaden, den das invasiv wachsende Trophoblastgewebe an der Tube bzw. an den Strukturen des kleinen Beckens anrichten kann. Aufgrund dieser Tatsache ist zu fordern, daß die EU möglichst früh diagnostiziert oder zumindest vermutet werden sollte. Der sehr frühe Nachweis einer EU kann jedoch erhebliche differentialdiagnostische Probleme bereiten. Andererseits erlaubt nur die frühe Diagnose den Einsatz der gesamten Palette konservativer, d. h. fertilitätserhaltender therapeutischer Maßnahmen, die in den letzten Jahren entwickelt wurde. Im Idealfall sollte der Verdacht auf eine EU vor dem Einsetzen klinischer Symptome geäußert werden. Diese Forderung erscheint zunächst nicht sehr realistisch: kommen unsere Patientinnen in der Regel doch erst dann in die Sprechstunde, wenn sie Symptome haben. Hier gilt es unsere Patientinnen zu belehren und zu erziehen.

Anamnese

Durch eine sorgfältige Anamnese können die gefährdeten Patientinnen erkannt und einem Risikokollektiv zugeordnet werden. Diese Risikopatientinnen müssen angehalten werden, beim Ausbleiben der Periode sofort den Frauenarzt aufzusuchen. Im Mittelpunkt der Diagnostik steht also die Anamnese und nur die sorgfältige Anamnese erlaubt den sinnvollen und damit auch kostensparenden Einsatz aufwendiger und teurer laborchemischer und physikalischer Untersuchungen. Typische anamnestische Hinweise für ein erhöhtes EU-Risiko sind:
- Zustand nach Operation an den Adnexen,
- Zustand nach EU,
- Antikonzeption mit Intrauterinpessar,
- Antikonzeption mit der sog. Minipille,
- Zustand nach Sterilisation,
- Sterilitätspatientinnen.

Bei der aktuellen Anamnese findet man häufig folgende Symptome:
- Schmierblutungen (ca. 50 %),
- regelstarke Blutungen (ca. 20 %),
- keine Blutungen (sek. Amenorrhoe) (ca. 27 %)
- akutes Schmerzereignis (ca. 45 %),
- chronische Schmerzen (intermittierend) (ca. 35 %)
- keine Schmerzen (ca. 20 %)

Erhebliche Schwierigkeiten kann die Festlegung des Zeitpunktes der letzten Periode bereiten. Da dieser für die Beurteilung quantitativer HCG-Bestimmungen von ebenso eminenter Bedeutung ist wie für die Deutung sehr früher sonographischer Befunde, sollte diese Angabe immer nur mit sehr großer Skepsis verwertet werden. Im Zweifelsfalle muß man davon ausgehen, daß diese Angabe falsch ist und die vermeintlich letzte Periodenblutung das erste Anzeichen der EU war.

Klinischer Befund

Nach der sorgfältig durchgeführten Anamnese muß eine entsprechend exakte klinische Untersuchung erfolgen. Der klinische Befund ist im wesentlichen abhängig vom Alter und vom Sitz der EU. Bei fortgeschrittenem Alter findet man noch häufiger die klassische Trias von Schmerzen im Unterbauch, irregulärer vaginaler Blutung und Tastbefund im Bereich der Adnexe. Bedingt durch die anatomischen Gegebenheiten der Tube, treten diese Symptome um so früher auf, je näher der Sitz der EU am Uterus ist. Je jünger die EU ist und je weiter sie vom Uterus entfernt ist, um so diskreter können die Symptome sein. Bei entsprechend früh einsetzender laborchemischer und sonographischer Diagnostik können klinische Symptome völlig fehlen! Dementsprechend kann sich die Bandbreite des klinischen Erscheinungsbildes zwischen den nachfolgend aufgeführten Befunden bewegen:
- normaler gynäkologischer Tastbefund,
- Uterus aufgelockert,
- Bewegungsschmerz des Uterus,
- Schmerzempfindlichkeit im Douglas,
- Douglas vorgewölbt,
- schwache bis extreme Schmerzempfindlichkeit einer Adnexe,
- Auftreibung einer Tube,
- extreme Abwehrspannung der Bauchdecken bei Ruptur und intraabdomineller Blutung,
- Patientin im Schock.

Entsprechend dem erhobenen klinischen Befund sind weitere diagnostische Schritte notwendig bzw. müssen umgehend operative Maßnahmen ergriffen werden. Unabhängig vom weiteren Vorgehen ist nun eine Schwangerschaft auszuschließen oder nachzuweisen. Hierzu stehen eine ganze Reihe von biochemischen Markern zur Verfügung, von denen im folgenden einige exemplarisch aufgeführt sind.

Biochemische Marker zum Nachweis einer Gravidität

- Human Chorionic Gonadotropin (HCG),
- Pogesteron (Prog.),
- Early Pregnancy Factor (EPF)
- Pregnancy Protein 12 (PP12)
- Pregnancy Associated Plasma Protein A (PAPP-A)
- Schwangerschaftsprotein 1 (SP1)
- Alpha-Fetoprotein (AFP)

Noch sind für den klinischen Routineeinsatz nur wenige der aufgeführten Marker verfügbar. Allerdings zeichnen sich hier faszinierende Entwicklungen ab. So ist es z. B. mit dem EPF möglich, 24–48 h nach der Fertilisation eine Gravidität nachzuweisen (Bose et al. 1989). Für die hier interessierende Fragestellung nach dem Bestehen einer Gravidität genügt jedoch die HCG-Bestimmung.

Die HCG-Bestimmung ist die „Schlüsselstelle" der EU-Diagnostik. Bei negativem HCG-Befund im Serum kann eine Gravidität und somit auch eine EU mit Sicherheit ausgeschlossen werden. Da quantitative HCG-Bestimmungen aus dem Serum an keiner Klinik rund um die Uhr durchgeführt werden, genügt für den Notfall die HCG-Bestimmung aus dem Urin. Dies um so mehr, als die absolute Höhe des HCG-Wertes nur wenig mit der Größe einer eventuellen EU korreliert (Cartwright et al. 1987). Der Test aus dem Urin muß allerdings sehr spezifisch sein und eine Sensitivität von ca. 30 IU/l 1. IRP haben (Buck et al. 1987). Mit den handelsüblichen Testen kann man somit bei regelmäßigem Zyklus am Tage des Ausbleibens der Periode eine Schwangerschaft sicher nachweisen bzw. ausschließen. Die HCG-Bestimmung kann jedoch nichts aussagen über den Sitz des Schwangerschaftsproduktes. Auch die Kombination mehrerer biochemischer Marker kann,

trotz vieler Bemühungen, nichts über die Lokalisation der Gravidität aussagen. Beispielhaft für solche Versuche, aus dem Zahlenwert eines biochemischen Markers Rückschlüsse auf die Lokalisation des Schwangerschaftsproduktes zu ziehen, ist eine Untersuchung von Yeko aus dem Jahre 1987. Er gab an, daß mit Hilfe eines Cutoff value von 15 ng/ml Progesteron eine EU von einer normalen Gravidität unterschieden werden könnte (Yeko et al. 1987). Betrachtet man die Ergebnisse jedoch genauer, findet man, daß eben nicht zwischen einer EU und einer normalen Gravidität sondern nur zwischen einer intakten intrauterinen und einer gestörten Gravidität einschließlich EU, unterschieden werden kann. Die Wertigkeit der Progesteronbestimmung wurde von Wiedemann 1989 klar definiert: „Die Unterscheidung von intrauteriner Gravidität, EU und Aborten wird durch die zusätzliche Progesteronbestimmung erleichtert." (Wiedemann et al. 1989).

Ultraschalluntersuchung

Zur Lokalisation des Schwangerschaftsproduktes dient die Sonographie, insbesondere die Vaginalsonographie. Mit ihrer Hilfe ist es möglich, etwa ab Zyklustag 32 ein intrauterines Chorion nachzuweisen. Für die Praxis bedeutet dies, daß nur wenige Tage nach dem Ausbleiben der Periode bzw. mit dem Auftauchen der Frage intrauterine Schwangerschaft oder EU die Sonographie eine Aussage über die Lokalisation des Schwangerschaftsproduktes machen kann. Der frühe Nachweis einer intrauterinen echofreien Rundstruktur ohne fetale Anteile darf jedoch nur zu der Diagnose „wahrscheinlich intrauterine Gravidität" veranlassen. Erst der sichere Nachweis von Herzaktionen, der etwa ab Tag 38 möglich ist, erlaubt die Diagnose „intrauterine Gravidität". Die Frequenz der fetalen Herzaktionen beträgt zu diesem Zeitpunkt etwa 65–75 Pulsationen/ Minute. Das Risiko, daß neben einer intrauterinen Gravidität noch zusätzlich eine EU besteht, beträgt etwa 1: 5000 bis 1: 10000, ist also für die Praxis zu vernachlässigen. Dem Untersucher am Ultraschallgerät wird die Beantwortung der Frage intra- oder extrauterine Gravidität durch einige zusätzliche Angaben wesentlich erleichtert. Zum einen durch die Angabe der Schwangerschaftsdauer und zum anderen durch den Wert der quantitativen HCG-Bestimmung aus dem Serum. Wie erwähnt ist ein intrauterines Chorion etwa ab Tag 32 nachweisbar. Zu diesem Zeitpunkt hat es einen Durchmesser von 3–4 mm. Bis zum 43. Zyklustag nimmt es täglich um 1 mm an Größe zu. Ab der 5. Schwangerschaftswoche wird der Dottersack nachweisbar und Mitte der 5. Woche wird der Fetalpol mit Herzaktion sichtbar (Hill et al. 1990). Bei korrekter Angabe der Schwangerschaftsdauer weiß der Ultraschalluntersucher, welche Strukturen und Maße er nachweisen muß, um die Diagnose „intakte intrauterine Gravidität" stellen zu können. Bei unklarem Zeitpunkt der letzten Periode kann die quantitative HCG-Bestimmung aus dem Serum weiterhelfen. Dazu sollte der Ultraschalluntersucher die von Kadar zum ersten Mal erwähnte sog. Diskriminatorzone seines Labors für HCG kennen (Kadar et al. 1981). Bei dieser handelt es sich um den HCG-Wert oberhalb dessen ein intaktes intrauterines Chorion mit Sicherheit im Ultraschall nachgewiesen werden kann. Es erscheint einleuchtend, daß abhängig von der technischen Ausstattung, der Erfahrung des Untersuchers sowie von der HCG-Bestimmungsmethode die Diskriminatorzone für jedes Labor und für jede Klinik anders ist und jeweils von Labor und Ultraschalluntersucher gemeinsam erarbeitet werden muß.

Der sichere sonographische Nachweis einer EU besteht in der Darstellung eines extrauterinen Embryos mit oder ohne Herzaktion bei gleichzeitig leerem Cavum uteri. Dieser sichere Nachweis gelingt in dem von uns zur Diagnosestellung angestrebten Zeitraum, d. h. bis zum Zyklustag 40, nur in 7%–8% der Fälle. In über 90% aller Fälle wird die Verdachtsdiagnose EU aufgrund eines sonographisch leeren Cavum uteri bei gleichzeitig positivem Schwangerschaftstest gestellt. Selbstverständlich birgt die frühe sonographische Diagnostik auch eine ganze Reihe von Fehlermöglichkeiten. Die häufigste Fehldiagnose ist meines Erachtens die Deutung eines sog. Pseudogestationssäckchens als frühes intrauterines Chorion. Das Pseudogestationssäckchen entsteht durch Flüssigkeitseinlagerung in das hochaufgebaute Endometrium bzw. in die Dezidua. Es läßt sich durch folgende Kriterien vom echten intrauterinen Chorion unterscheiden: Es liegt immer zentral im Cavum uteri, ist kugelförmig, echoarm bis echoleer und die Abgrenzung zur Umgebung ist nicht sehr scharf. Das echte frühe Chorion dagegen liegt nicht zentral im Cavum uteri und hat einen asymmetrischen Randsaum. Es ist nicht möglich hier auf alle Strukturen einzugehen, die sonographisch differentialdiagnostische Probleme bei der EU-Diagnostik bereiten können. Einen ganz wichtigen Befund möchte ich jedoch noch besprechen, nämlich die sog. freie Flüssigkeit im Abdomen bzw. Douglas.

Douglaspunktion

Bei der freien Flüssigkeit im Abdomen bzw. im Douglas muß es sich nicht immer um Blut handeln. Da die Vaginalsonographie auch sehr kleine Volumina nachweisen kann, ist es durchaus möglich auch die Flüssigkeitsmenge zu sehen, die z. B. aus einer Follikelcyste ausgetreten ist. Die Qualität der freien Flüssigkeit kann mit der sog. Douglaspunktion nachgewiesen werden. Da die Douglaspunktion noch immer eine sehr weit verbreitete diagnostische Maßnahme bei EU-Verdacht ist, möchte ich deren Bedeutung bei den heute zur Verfügung stehenden diagnostischen Möglichkeiten diskutieren.

Vor der Einführung schneller HCG-Teste und hochauflösender Ultraschallgeräte war die Douglaspunktion ein wichtiger diagnostischer Schritt bei der Abklärung einer EU. Der Nachweis eines Hämoperitoneums durch eine positive Douglaspunktion war fast immer der Grund für eine sofortige operative Intervention. Was beweist die Douglaspunktion jedoch tatsächlich? Sie weist ein Hämoperitoneum unter Einbeziehung des Douglasschen Raumes nach. Über die Blutungsquelle sagt sie nichts aus. Durch die von uns angestrebte Frühdiagnostik wird sie darüber hinaus trotz vorhandener EU immer häufiger negativ sein. Dies konnten Kim et al. bestätigen: mit zunehmender Frühdiagnostik ging die Rate von positiven Douglaspunktionen von 90,8 % auf 69,4 % zurück (Kim et al. 1987). Eine Aufwertung der Douglaspunktion schienen die Untersuchungen von Grudzinkas im Jahre 1979 zu bedeuten. Er fand, daß bei einer EU die HCG-Konzentration in der Douglasflüssigkeit höher ist als im Serum. Was bedeutet dieses sehr interessante und häufig nachuntersuchte Ergebnis jedoch für die Praxis? Es ist ein weiterer schwerwiegender Hinweis für das Bestehen einer EU. Über die exakte Lokalisation des Schwangerschaftsproduktes kann jedoch auch dieser Gradient nichts aussagen. Wenn man aber tubenerhaltend operieren möchte oder lokal trophoblastschädigende Substanzen applizieren will, dann muß man wissen bzw. sehen, wo man dies tun soll. Hier helfen nur diagnostische Methoden weiter, mit denen man die EU optisch darstellen kann. Ist es jedoch nicht möglich eine EU optisch darzustellen, einfach weil es noch zu früh ist, dann hat der Gradient auch nur dann eine Bedeutung, wenn man die EU systemisch medikamentös behandelt. Von einer solchen Behandlung als Routinemethode sind wir jedoch noch ein ganzes Stück entfernt. Ein weiteres Problem der frühen EU-Diagnostik, nämlich die Unterscheidung zwischen einer gestörten intrauterinen Gravidität und einer EU, kann die Gradientenbestimmung trotz gegenteiliger Behauptungen auch nicht mit der erforderlichen Genauigkeit lösen. Etwas ketzerisch möchte ich fragen, warum man denn in den Douglas sticht, wenn man wissen möchte, ob sich im Cavum uteri eine gestörte Gravidität befindet? Es gibt die Möglichkeit, mit einer Art sehr kleiner Vakuumcurette, dem Probet ohne Narkose direkt aus dem Cavum uteri Material zu entnehmen und im Nativpräparat nach Chorionzotten zu fahnden. Dieser Eingriff, der mit der Einlage eines IUD vergleichbar ist, ist weniger invasiv als eine Douglaspunktion. Im positiven Falle, beim Nachweis von Chorionzotten, ist eine sofortige Diagnosestellung möglich. Noch sind unsere Zahlen zu klein um eine verbindliche Aussage zu machen. An unserer Klinik stellt diese Methode jedoch schon jetzt eine Alternative zur Douglaspunktion dar.

Hier möchte ich noch eine weitere diagnostische Methode erwähnen, die ohne jeden invasiven Eingriff in der Lage zu sein scheint, zwischen einer gestörten intrauterinen und einer extrauterinen Gravidität zu unterscheiden. Es handelt sich hierbei um die transvaginale sonographische Farbdopplermethode. Wie Kurjak angibt, gelingt es mit dem transvaginalen Farbdoppler den ektopen Trophoblasten direkt nachzuweisen, da die fetalen Anteile, die in das mütterliche Gewebe eindringen, einen nachweisbar hohen Blutfluß von den mütterlichen Arterien in dieses Areal bewirken (Kurjak u. Zalud 1990). Zusammenfassend möchte ich mich der Meinung von Strowitzki anschließen, der „die Douglaspunktion im allgemeinen für eine entbehrliche invasive diagnostische Methode bei der Fahndung nach einer frühen EU hält" (Strowitzki et al. 1992).

HCG-Serienbestimmung

Durch das bisher geschilderte diagnostische Vorgehen wird man in der Regel eine klinisch stabile Patientin vor sich haben, bei der es nun darum geht, durch sorgfältige Überwachung und weitere diagnostische Maßnahmen, die Verdachtsdiagnose EU zu bestätigen oder auszuschließen. Von eminenter Bedeutung für den Klinikalltag ist hierbei die HCG-Serienbestimmung. Die HCG-Verdoppelungszeit beträgt während der ersten 7 Schwangerschaftswochen bei einer intakten intrauterinen Einlingsschwangerschaft etwa 2,4 Tage. Bei gestörter Frühgravidität, also auch bei der EU, verläuft diese Kurve parallel zur Normalkurve zeitlich verspätet, flacher als die Normalkurve, bildet ein Plateau oder fällt ab. An dieser Stelle möchte ich noch einmal betonen, daß es keine für eine EU typische Verlaufskurve gibt! Dennoch ist die HCG-Serienbestimmung von wesentlicher Bedeutung: sehr frühe niedrige Werte, die parallel zur Normalkurve ansteigen, erlauben bei klinisch unauffälliger Patientin ein Zuwarten bis zum Erreichen der Diskriminatorzone. Möglicherweise war hier der Zeitpunkt der letzten Menstruationsblutung falsch angegeben worden oder die Patientin hatte eine Spätovulation. Ein verzögerter HCG-Anstieg, ein Plateau oder ein langsamer HCG-Abfall mit einer Halbwertszeit von mehr als 7 Tagen, sollte trotz klinisch unauffälliger Patientin zu invasiveren diagnostischen Maßnahmen, wie z. B einer Strichabrasio, Abrasio und falls bei der sofort durchgeführten nativ-mikroskopischen Untersuchung keine Chorionzotten gefunden wer-

den, zu einer Laparoskopie führen. Unser übliches diagnostisches Vorgehen zeigt die folgende Abbildung 1.

Bei schnellem HCG-Abfall mit einer Halbwertszeit von weniger als 1,2 Tagen ist, bei ansonsten unauffälliger Patientin, ein Zuwarten zu vertreten. Die HCG-Serienbestimmung stellt jedoch nur eine, wenn auch sehr wichtige, Überwachungsmethode dar. Die sorgfältige klinische Überwachung der Patientin darf neben den täglichen Blutentnahmen nicht vernachlässigt werden! Eine EU kann bei jedem HCG-Wert, bei jedem HCG-Verlauf und auch bei abfallenden HCG-Werten rupturieren. Es existiert kein HCG-Wert, nach dessen Unterschreiten es nicht mehr zu einer Ruptur kommen kann.

Durch das beschriebene Vorgehen sollte es möglich sein eine EU in der Regel bis zum 40. Tag nach der letzten Periodenblutung zu diagnostizieren. Durch diese frühe Diagnosestellung werden neuen schonenden und fertilitätserhaltenden Therapieformen alle Möglichkeiten eröffnet. Trotz aller Begeisterung über die uns zur Verfügung stehenden modernen laborchemischen und physikalischen Untersuchungsmethoden sollten wir jedoch nicht die Ratschläge unserer Altvorderen vergessen. Ich möchte daher schließen mit einigen Sätzen von Hoehne aus Greifswald, der im Jahre 1928 im Lehrbuch von Halban und Seitz die noch heute gültigen Sätze zur Diagnose der EU schrieb: „Um die Sachlage richtig einschätzen zu können, muß der praktische Arzt gelernt haben, daß die Extrauteringravidität ein alltägliches Ereignis ist. Ferner muß er wissen, daß er, wenn nur die so häufige Ektopika dauernd in seinem gynäkologisch diagnostischen Gedankenkreise ist und bleibt, auf der Basis einer in dieser Richtung klar und vollständig aufgenommenen Anamnese und eines bei leerer Harnblase und entleertem Rektum durch vorsichtige Untersuchung gewonnenen lokalen Befundes, minde-

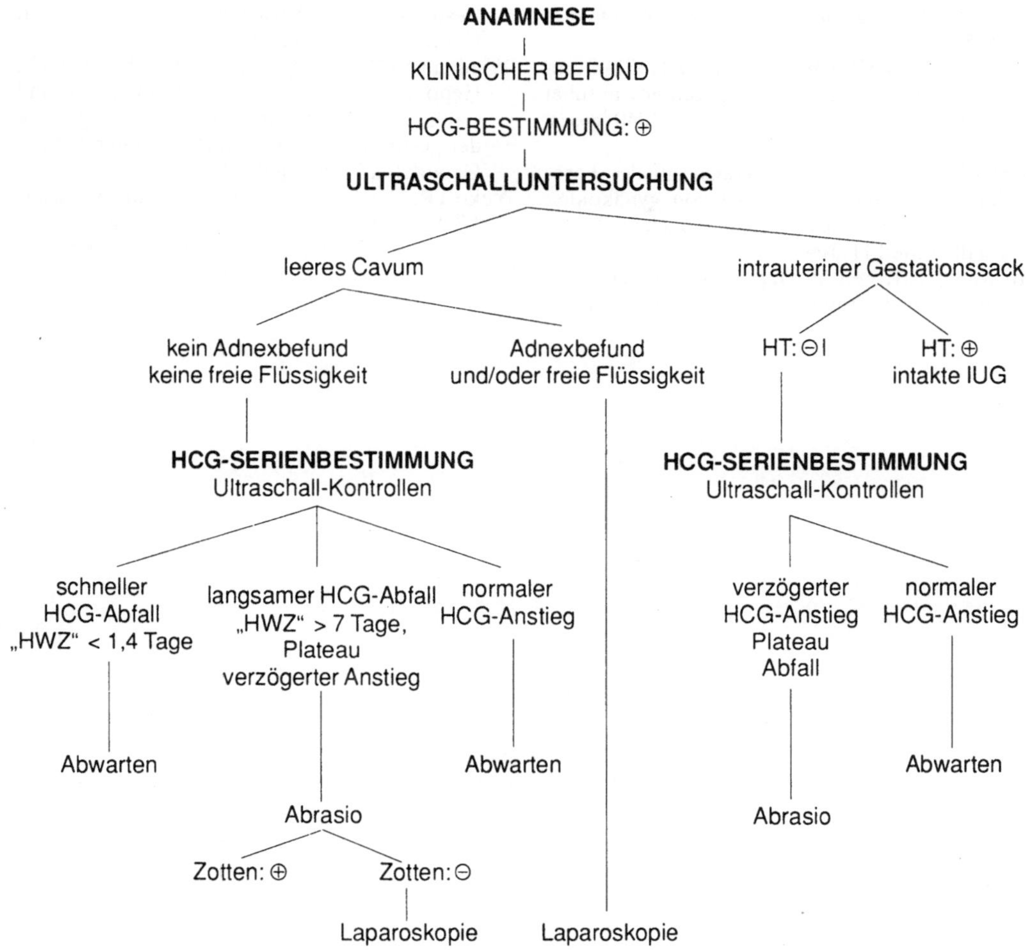

Abb. 1. Diagnoseschema der EU

stens zu einer Verdachtsdiagnose zu gelangen vermag". (Hoehne 1928)

Literatur

Bose R, Cheng H, Sabbadini E, McCoshen J, Mahadevan MM, Fleetham J (1989) Purified early pregnancy factor from preimplantation embryo possesses immunosuppressive properties. Am J Obstet Gynecol 160:954

Buck RH, Gihwala N, Joubert SM, Norman RJ, Rom L (1987) Detection of urinary human chorionic gonadotropin by rapid immunoconcentration method is the first line test for suspected ectopic pregnancy. Fertil Steril 48:761

Cartwright PS, Moore RA, Dao AH, Wong SW, Anderson JR (1987) Serum β-human chorionic gonadotropin levels relate poorly with the size of a tubal pregnancy. Fertil Steril 48:679

Grudzinkas JGT, Chard T (1979) Why circulating levels of trophoblast-specific proteins may be normal in ectopic pregnancy. Lancet I:933

Hill MH, Kislak S, Martin JG (1990) Transvaginal sonographic detection of the pseudogestational sac associated with ectopic pregnancy. Obstet Gynecol 75:986

Hoehne O (1928) Die ektopische Schwangerschaft. In: Halban J, Seitz L (Hrsg) Biologie und Pathologie des Weibes. Urban und Schwarzenberg, Berlin Wien, S 597–823

Kadar N, DeVore G, Romero R (1981) Discriminatory HCG zone its use in the sonographic evaluation for ectopic pregnancy. Obstet Gynecol 58:156

Kim DS, Chung SR, Park MJ, Kim JP (1987) Comparative review of diagnostic accuracy in tubal pregnancy: a 14-year survey of 1040 cases. Obstet Gynecol 70:547

Kurjak A, Zalud I (1990) Transvaginaler Farbdoppler für die Beurteilung von gynäkologischen Pathologien im kleinen Becken. Ultraschall in Med 11:164

Strowitzki T, Korell M, Hepp H (1992) Diagnose der frühen Extrauteringravidität durch HCG-Bestimmung aus Serum und Douglaspunktat. Geburtsh u Frauenheilk 52:182

Wiedemann R, Strowitzki T, Sandner R, Luppa P, Hepp H (1989) Wertigkeit hormoneller und sonographischer Parameter bei der Diagnostik der gestörten bzw. ungestörten Frühgravidität. Geburtsh u Frauenheilk 49:237

Yeko TR, Gorill MJ, Hughes LH, Rodi IA, Buster JE, Sauer MV (1987) Timely diagnosis of early ectopic pregnancy using a single blood progesterone measurement. Fertil Steril 48:1048

Laparoskopische Operation der EUG

J. KLEINSTEIN

> **MERKE:**
>
> 1. Die Voraussetzungen dafür, daß die Extrauteringravidität (EUG) laparoskopisch operiert werden kann, ergeben sich aus den Verbesserungen der Laparoskopietechnik, dem Fehlen einer Dezidualisierung der Tubenschleimhaut und dem Nachweis, daß der Blutverlust, die Rezidivrate und die Rate postoperativer Verwachsungen gegenüber der EUG-Operation via Laparotomie nicht erhöht ist.
>
> 2. Die laparoskopische Operation ist bei interstitieller, isthmischer, ampullärer, ovarieller und intraperitonealer Lokalisation der EUG, unabhängig von deren Größe, der Existenz von Verwachsungen und des Eintritts einer Ruptur indiziert. Die einzige Kontraindikation für die laparoskopische EUG-Operation stellt die hämodynamische Kreislaufinstabilität der Patientin dar.
>
> 3. Operationstechnisch kommen die Tubensegmentresektion, die Salpingektomie, die Expression der Tube und am häufigsten die lineare Salpingotomie bei der laparoskopischen EUG-Operation zur Anwendung.
>
> 4. Nach konservativ-chirurgischer, laparoskopischer Operation der EUG durch lineare Salpingotomie ist mit einer nachfolgenden intrauterinen Schwangerschaft in 50 % der Fälle zu rechnen. Die Rezidivrate für eine EUG liegt bei 10 %. Diese Ergebnisse unterscheiden sich nicht von der linearen Salpingotomie oder Salpingektomie durch Laparotomie. 5 % der Patienten nach laparoskopischer, linearer Salpingotomie weisen persistierende β-hCG-Titer auf oder bedürfen der Laparotomie wegen Nachblutungen.
>
> 5. Die Vorteile der laparoskopischen Operation der EUG gegenüber der Laparotomie ergeben sich aus dem geringeren operativen Trauma, der Verkürzung des Krankenhausaufenthaltes und der damit zusammenhängenden Kostenersparnis.

Prinzipiell kann die Extrauteringravidität (EUG) laparoskopisch operiert werden, weil auf eine verbesserte apparative Laparoskopietechnik zurückgegriffen werden kann und weil keine generalisierte Dezidualisierung der tubaren Schleimhaut vorliegt. Außerdem sollen bei der laparoskopischen EUG-Operation der Blutverlust, die Rezidivrate und die Rate postoperativer Verwachsungen nicht höher und die postoperativen Fertilitätschancen nicht schlechter sein im Vergleich zur EUG-Korrektur via Laparotomie.

Vielfach existiert noch ein Katalog, der Indikationen bzw. Kontraindikationen für die laparoskopische Operation der EUG vorsieht. Zu den Kontraindikationen sollen die Ruptur der EUG, die Hämatosalpinx über 4 cm Durchmesser, der intraperitoneale Blutverlust von 150 ml, Adnexverwachsungen oder ein beta-hCG-Wert von mehr als 3500 mIU/ml gehören. Diese Einschränkungen verlieren aber mit zunehmender Erfahrung des Operateurs in der Laparoskopietechnik an Bedeutung, so daß jede EUG unabhängig von ihrer Lokalisation, Größe und Zustand (rupturiert oder nicht) laparoskopisch operiert werden kann, solange der Kreislauf stabil ist.

Operationstechniken

Die laparoskopische Operation der EUG erfolgt prinzipiell in der Drei-Punktion-Technik. Dabei wird im unteren Nabelrand der Optiktrokar, der nur die 10 mm Optik mit der CO_2-Insufflation enthält, eingeführt. An diese Optik wird die Kamera angeflanscht, operiert wird unter Bildschirmsicht. Anschließend werden zunächst zwei suprapubische Arbeitstrokare plaziert. Der linke Arbeitstrokar hat einen Durchmesser von 5 mm und ermöglicht das Einführen einer atraumatischen Faßzange zur Elevation der Adnexorgane. Der rechte Arbeitstrokar hat ebenfalls einen Durchmesser von 5 mm, kann aber gegebenenfalls für die Extraktion größerer Gewebestücke durch Dilatationstrokare auf 10 oder 20 mm erweitert werden. In Abhängigkeit von der Lokalisation der EUG und der Entscheidung, ob der Eileiter erhalten oder reseziert werden soll, kommen verschiedene Operationstechniken zur Anwendung.

Operationstechniken:

- Tubensegmentresektion
- Partielle Salpingektomie
- Expression
- Lineare Salpingotomie

Tubensegmentresektion

Die Tubensegmentresektion kann bei isthmischer oder isthmo-ampullärer Lokalisation der EUG eingesetzt werden. Dabei wird das befallene Tubensegment proximal und distal mit Clips eingegrenzt. Nach der Elevation des Segmentes mit einer Faßzange wird die Tube innerhalb der beiden Clips inzidiert und die darunter liegende Mesosalpinx mit einer Roeder-Schlinge doppelt ligiert. Das Tubensegment wird mit der Schere abgetrennt und in toto extrahiert. Mit dieser Technik wird die Vorstellung verbunden, daß mit diesem Vorgehen die EUG vollständig beseitigt und die Noxe, die zur EUG geführt hat, reseziert wird. Insbesondere ist die Möglichkeit erhalten, eine zweizeitige, mikrochirurgische Tubenanastomose zur Herstellung der Tubendurchgängigkeit durchführen zu können. Dabei kann aber nicht ausgeschlossen werden, daß eine Tubenpathologie proximal der Anastomose ein EUG-Rezidiv begünstigt.

Partielle Salpingektomie

Die partielle Salpingektomie ist immer dann indiziert, wenn es sich um ein Rezidiv einer EUG auf der gleichen Seite, um einen Status nach Tubensterilisation und um eine hochgradige Tubenschädigung handelt, die eine Rekonstruktion nicht mehr zuläßt. Die Technik besteht in der Elevation der Tube, dem Knüpfen von 3 Endoligaturen im Bereich der Mesosalpinx und der Abtrennung und Extraktion der Tube. Falls die Extraktion der Tube wegen der Größe der EUG nicht möglich ist, kann die ektope Gravidität durch Salpingotomie zunächst aus dem Tubenlumen ausgeräumt werden. Schlußendlich wird der proximale, ligierte Tubenstumpf mit dem Punktkoagulator zur Vermeidung von Verwachsungen koaguliert. Bei der

Ligatur der Mesosalpinx sollte die Unterbindung des Ramus ovaricus der A. uterina und der A. ovarica selbst vermieden werden. Dies käme einer Semikastration gleich (Semm 1984).

Expression

Für die laparoskopische Expression des ektopen Schwangerschaftsmaterials aus der Ampulla wurden spezielle Instrumente konzipiert (Phipps 1992). Diese Methode ist aber mit zahlreichen Nachteilen behaftet. Dazu gehören Nachblutungen, Persistenz von Trophoblastgewebe, Traumatisierung der Tubenschleimhaut und intraluminale Verwachsungen. Diese Schäden begünstigen eine hohe Rezidivrate, so daß sich die laparoskopische Expression nicht im gleichen Maße wie die lineare Salpingotomie durchgesetzt hat.

Lineare Salpingotomie

Die lineare Salpingotomie ist die am häufigsten durchgeführte Technik bei der laparoskopischen Korrektur der EUG. Nach den üblichen Punktionstechniken für das Einführen der Trokare werden zunächst 2,5 I.E. Vasopressin (POR 8), verdünnt in 25 ml phys. Kochsalzlösung, mit einer Punktionskanüle in die Mesosalpinx injiziert. Die Anwendung von Vasopressin ist nicht gefahrlos. Bekannte Nebenwirkungen sind die pulmonale Hypertension, Herzrhythmusstörungen bis hin zum Herzstillstand. Diese Nebenwirkungen treten dosisabhängig auf, wobei die irrtümliche, intravasale Applikation von mehr als 8 I.E. eine kritische Dosis darstellt. Die versehentliche, intravasale Injektion sollte durch wiederholte Aspiration vermieden werden. Der Vorteil dieser chemischen Hämostase besteht in der Bluttrockenheit, die die Operation erleichtert und die Operationszeit verkürzt. Anschließend wird die Serosa entlang des freien Randes der Tube straßenförmig mit dem Punktkoagulator oder dem Laser koaguliert und die Tubenwand mit der Schere inzidiert. Mit diesem Vorgehen kann eine operationsbedingte Schädigung der Tubenschleimhaut verhindert werden. Meistens prolabiert bereits bei dieser Inzision das Schwangerschaftsprodukt und kann leicht mobilisiert und extrahiert werden. Mit der Saug-Spül-Vorrichtung wird das Wundbett ausgespült. Mit der gleichen Vorrichtung wird der Situs und das gesamte Abdomen so lange gespült, bis sämtliche Blutkoagel entfernt sind. Wir verzichten auf die Naht der Salpingotomie und überlassen dem Wundverschluß der Tube der p. s. Heilung. Die Intention, die Tubenwand primär durch Naht zu verschließen, ergibt sich aus der Vermeidung von Divertikeln und Fisteln, die vereinzelt nach dem Verzicht auf primären Wundverschluß beobachtet wurden. Da die postoperative Rate an intra- und extrauterinen Schwangerschaften nicht durch die primäre Nahtversorgung bzw. durch deren Verzicht beeinflußt wird, erübrigt sich die Naht der Salpingotomie. Zur Vermeidung von postoperativen Adhäsionen werden 300 ml hochmolekulares Dextran (Longasteril, Fresenius) intraperitoneal instilliert. Hochmolekulares Dextran prolongiert einen artefiziellen Aszites und entfaltet physikalische Eigenschaften, die Verwachsungen verhindern sollen. Zur Prävention der seltenen Dextranallergie sollte vor der intraperitonealen Applikation von Dextran ein Hapten (Promit, Schiwa) intravenös injiziert werden. Bei der operierten Patientin schließen sich die routinemäßigen Kreislauf- und Blutbildkontrollen an. Die Kontrolle des beta-hCG-Abfalls erfolgt zunächst in zweitägigen Abständen. Nach Sicherung des Abfalls schließen sich wöchentliche Kontrollen so lange an, bis die beta-hCG-Werte den Negativbereich erreicht haben. Die Entlassung aus der stationären Behandlung erfolgt am 3. oder 4. postoperativen Tag.

Ergebnisse

Laparoskopie versus Laparotomie

Der einzig meßbare Unterschied zwischen der Laparoskopie und Laparotomie bei der tubenerhaltenden Operation der EUG durch lineare Salpingotomie besteht in der signifikanten Reduktion der Krankenhaustage. Diese betragen im Mittel drei Tage und beanspruchen damit weniger als die Hälfte der Hospitalisation nach Laparotomie. Schätzungen besagen, daß dadurch ca. 30 Millionen DM jährlich in der BRD eingespart werden können.

Andere Autoren habe Unterschiede in der Operationszeit mit Vorteilen für die Laparoskopie registriert (Brumsted et al. 1988). Weitere Vorteile für die Laparoskopie sollen sich aus der Verminderung des operationsbedingten Blutverlustes ergeben (Murphy et al. 1992). Schlußendlich soll das Krankheitsgefühl nach laparoskopischer EUG-Operation signifikant verkürzt sein (Lundorff et al. 1991 b). Diese Vorteile der laparoskopischen EUG-Korrektur sind aufgrund des geringeren Operationstraumas gut vorstellbar, aber in die Messung der Operationszeit, des Blutverlustes und der Dauer des postoperativen Krankheitsgefühls fließen zahlreiche subjektive Einflüsse ein, so daß die ermittelten Unterschiede zwischen Laparotomie und Laparoskopie nicht auf exakten Meßdaten beruhen.

Persistierendes Trophoblastgewebe

Die Abklingrate des beta-hCG im Serum ist exakt meßbar. Für die tubenerhaltende EUG-Operation existiert ein Normogramm (Tabelle 1), das die Beziehung zwischen den initialen beta-hCG-Werten und der Dauer des postoperativen beta-hCG-Abfalls wiedergibt (Letterie u. Ramirez 1991).

Abhängig vom präoperativen Ausgangswert bedarf es zwischen 8 und 16 Tagen bis Werte von < 10 mIU/ml erreicht werden. Diesen Verlauf zeigen 96 % der laparoskopisch operierten Patientinnen mit EUG, bei 4 % resultiert aufgrund der Persistenz von Trophoblastgewebe ein abweichender Kurs mit stagnierenden oder sogar ansteigenden beta-hCG-Werten. Das Schwangerschaftsmaterial kann dabei primär am Ort der ektopen Gravidität verblieben oder sekundär durch die operativen Manipulationen in die Gefäße oder disseminiert intraperitoneal verschleppt worden sein. Die Persistenz ektopen Schwangerschaftsmaterials erzwingt nicht unbedingt die erneute operative Korrektur. Bei klinischer Beschwerdefreiheit kann der allmähliche beta-hCG-Abfall abgewartet werden. Bei stagnierenden bzw. wieder ansteigenden Werten ist die „second-look"-Laparoskopie mit der Tuben-

Tabelle 1. Normogramm für den postoperativen beta-hCG-Abfall in Abhängigkeit vom präoperativen beta-hCG-Wert nach tubenerhaltender EUG-Operation

Initialer β-hCG-Wert (mIU/ml)	Dauer des Abfalls (Tage)
100– 199	8
200– 299	12
300– 399	13
400– 499	13
500– 599	14
600– 699	14
700– 799	14
800– 899	15
900– 999	15
1000–1999	15
2000–2999	15
3000–3999	15
4000–4999	16

segmentresektion oder partiellen Salpingektomie indiziert. Alternativ stellt diese Situation eine Indikation für die lokale Applikation von Methotrexat oder Prostaglandinen dar.

Neben der Persistenz von Trophoblastgewebe sind in 2 % der Fälle Nachblutungen nach konservativer Operation der EUG zu erwarten. Diese bedürfen selbstverständlich der operativen Korrektur in Form der Re-Laparoskopie oder Laparotomie.

Postoperative Verwachsungen

Mit der laparoskopischen Sanierung der EUG ist die Befürchtung verbunden, daß Blut intraabdominal verbleibt und zu Verwachsungen führt. Dem ist entgegenzuhalten, daß die auf dem Markt befindlichen Saug-Spül-Vorrichtungen eine vollständige Entfernung des Blutes ermöglichen, selbst wenn es koaguliert ist. Die Laparoskopie hat zudem den großen Vorteil gegenüber der Laparotomie, daß die Blutungsneigung verringert ist, weil das Abstopfen des Darmes unterbleibt und damit der Blutabfluß aus dem Becken nicht tangiert wird.
Der Verzicht auf die Bauchtücher und die geschlossene Bauchdecke sind die Gründe dafür, daß die Serosa nicht geschädigt wird bzw. austrocknet. Nur die Zerstörung der Serosa begünstigt Verwachsungen. Intraperitoneale Blutansammlungen allein führen nicht zu Verwachsungen, solange die Serosa intakt ist (Ryan et al. 1971). In der intakten Serosa ist eine hohe fibrinolytische Aktivität, die Verwachsungen verhindert, vorhanden (Myhre-Jensen et al. 1969). Aufgrund dieser Eigenschaften wird es verständlich, daß laparoskopische EUG-Operationen im Vergleich zur Laparotomie signifikant weniger postoperative Verwachsungen induzieren (Lundorff et al. 1991a).

Postoperative Fertilitätsraten

Bezüglich der postoperativen Tubendurchgängigkeit gibt es keine Unterschiede bei der EUG-Operation durch Salpingotomie zwischen der Laparoskopie und Laparotomie. Beide Zugänge zur EUG-Sanierung hinterlassen in ca. 80 % durchgängige Eileiter. Dennoch sind Frauen mit einer Tubargravidität häufig auch Sterilitätspatientinnen. Nicht selten ist die erste Schwangerschaft einer Sterilitätspatientin nach langdauernder Therapie eine EUG und mit diesem Ereignis sind die Fertilitätschancen weiter verschlechtert. Die Auswertung zahlreicher Studien über die Fertilitätsraten nach tubenerhaltender oder tubenentfernender EUG-Operation ergibt folgende Erkenntnisse: 25 % der Frauen werden nach einer ersten EUG nicht mehr schwanger und bei denen, die schwanger werden, beträgt das Verhältnis intrauteriner (IUG) zu extrauteriner (EUG) Gravidität fünf zu eins (Tabelle 2). Dies bedeutet, daß der Rate intrauteriner Graviditäten von ca. 60 % einer EUG-Rate von 12–15 % gegenübersteht. Auch die Exstirpation des betroffenen Eileiters führt nicht zur Senkung der Rezidivrate. Dies ist ein Indiz dafür, daß Eileiterschwangerschaften nicht unbedingt auf eine lokalisierte Schädigung eines Eileiters beruhen. Da aber die Operationstechnik zur EUG-Sanierung keinen signifikanten Einfluß auf die nachfolgenden Fertilitätschancen

Tabelle 2. Verhältnis intrauteriner (IUG) zu extrauterinen (EUG) Graviditäten nach Korrektur von Tubargraviditäten mit isthmo-ampullärer und isthmo-cornualer Lokalisation sowie EUG-Operation bei Sterilitätspatienten

Fertilitätschancen nach EUG	
	IUG:EUG
Isthmo-ampulläre EUG	5:1
Isthmo-cornuale EUG	2:1
Sterilitätspatienten	2:1

ausübt, sollte gerade die Laparoskopie als die für die Patientin weniger belastende Operationsmethode eingesetzt werden. Andere Faktoren haben dagegen einen größeren Einfluß auf die postoperativen Fertilitätsraten nach Sanierung einer EUG. Je proximaler eine EUG lokalisiert war, desto wahrscheinlicher ist es, daß die nächste Schwangerschaft wieder eine EUG ist, so daß sich das Verhältnis von IUG zu EUG auf 2:1 verschlechtert. Diese Verschlechterung beruht einerseits auf die häufig anzutreffende generalisierte, proximale Tubenpathologie im Sinne einer Salpingiosis isthmica nodosa, andererseits auf die ungünstigere Heilung von Salpingotomien im proximalen Tubenabschnitt (Hallatt JG, 1986). Eine schlechtere IUG zu EUG Ratio ist ebenfalls bei Sterilitätspatienten nachweisbar.

Frauen mit isthmo-cornualer EUG-Lokalisation und rezidivierender Tubargravidität sollten bei weiterbestehendem Kinderwunsch durch In-vitro Fertilisation mit intrauterinen Embryotransfer unter Umgehung der Eileiter behandelt werden.

Zusammenfassung

Die laparoskopische Operation der EUG ist möglich, weil die technischen Voraussetzungen dafür vorhanden, die Komplikationsrate gering und die postoperative Fertilitätsrate im Vergleich zur Korrektur durch Laparotomie nicht schlechter ist.

Die Vorteile der laparoskopischen Operation der EUG ergeben sich aus der *Verringerung des Operationstraumas*, der damit verbundenen *Verminderung des Krankheitsgefühls*, der signifikanten *Reduktion des Krankenhausaufenthaltes* und der damit zusammenhängenden *Kostenersparnis*.

Literatur

Brumsted J, Kessler C, Gibson C, Nakajima S, Riddick DH, Gibson M (1988) A comparison of laparoscopy and laparotomy for the treatment of ectopic pregnancy. Obstet Gynecol 71: 889–892

Hallat JG (1986) Tubal conservation in ectopic pregnancy: A study of 200 cases. Am J Obstet Gynecol 154:1216–1221

Letterie GS, Ramirez EJ (1991) Serum human chorionic gonadotropin: Surveillance after radical and conservative management of ectopic pregnancy. Int J Fertil 36:268–274

Lundorff P, Thorburn J, Hahlin M, Källfelt B, Lindblom B (1991b) Laparoscopic surgery in ectopic pregnancy. A randomized trial versus laparotomy. Acta Obstet Gynecol Scand 70: 343–348

Lundorff P, Hahlin M, Källfelt B, Thorburn J, Lindblom B (1991a) Adhesion formation after laparoscopic surgery in tubal patency: A randomized trial versus laparotomy. Fertil Steril 55: 911–915

Myhre-Jensen O, Bergmann-Larsen S, Astrup T (1969) Fibrinolytic activity in serosal and synovial membranes. Arch Path 88:623–630

Murphy AA, Nager CW, Wujek JJ, Kettel LM, Torp VA, Chin HG (1992) Operative laparoscopy versus laparotomy for the management of ectopic pregnancy: A prospective trial. Fertil Steril 57:1180–1185

Phipps JH (1992) Laparoscopic tubal manipulating forceps for extrusion of early ectopic pregnancy. Brit J Obstet Gynaecol 99:522–523

Ryan GB, Grobéty J, Majno G (1971) Postoperative peritoneal adhesions. Am J Path 65:117–148

Semm K (1984) Operative manual for endoscopic abdominal surgery. Course of endoscopic abdominal surgery. Year Book Merdical Publishers, Chicago, London, S 193–195

Die medikamentöse Behandlung der Eileiterschwangerschaft

P. HUSSLEIN und H. KISS

> **MERKE:**
>
> 1. Die verbesserte Diagnostik (empfindlicher Schwangerschaftstest, vaginaler Ultraschall, Laparoskopie, erhöhter Aufklärungsgrad in der Bevölkerung) hat zu einer Veränderung des klinischen Krankheitbildes geführt. Fast alle Eileiterschwangerschaften werden heute „stehend", also noch vor der Ruptur entdeckt. Dies erfordert eine Anpassung der Therapie.
>
> 2. Die verbesserte technische Ausrüstung und die Zunahme der endoskopischen Operationserfahrung haben es ermöglicht, daß die meisten Operationen bei Eileiterschwangerschaften endoskopisch durchgeführt werden können. Wenn die Fertilität nicht erhalten werden soll, ist die endoskopische Salpingektomie die Methode der Wahl.
>
> 3. Verschiedene Substanzen können zur medikamentösen Behandlung der Eileiterschwangerschaft verwendet werden. Diese können systemisch (Methotrexat) oder lokal (Prostaglandine und Glukose) appliziert werden. Bei entsprechender Auswahl der Patientinnen (β-hCG-Ausgangswert unter 2550 mIE/ml Serum) ist die Erfolgsrate mit rund 85 % hoch und die Schädigung des Eileiters offenbar gering. Ob bei entsprechend ausgewählten Patientinnen die endoskopische tubenerhaltende Chirurgie oder medikamentöse Verfahren eingesetzt werden sollen, wird vom Ergebnis laufender prospektiv randomisierter Studien abhängen.

Die Inzidenz der Tubargravidität ist in den letzten Jahren deutlich angestiegen und liegt heute bei rd. 2 %. Als Gründe dafür werden einerseits eine Zunahme von Infektionen und Operationen am Eileiter, eine häufigere Anwendung von Intrauterinspiralen bzw. eine Zunahme von hormonellen Sterilitätsbehandlungen, andererseits aber auch die verbesserte Diagnostik angegeben (Strathy et al. 1984, Kovacs et al. 1987, Zhang et al. 1988). Durch die Entwicklung empfindlicher Schwangerschaftsteste, durch eine ständige Verbesserung des Ultraschalles, durch die Einführung der Laparoskopie, aber nicht zuletzt durch den hohen Aufklärungsgrad in der Bevölkerung gelingt es heute, Tubargraviditäten wesentlich früher, fast immer vor der Ruptur, wahrscheinlich aber auch häufiger zu diagnostizieren, als noch vor 10–15 Jahren (Weinstein et al. 1983).

Während früher bei der Tubarruptur die Mortalität solcher Patientinnen im Vordergrund stand, hat heute vor allem die Morbidität als Folge dieser Erkrankung an Bedeutung gewonnen. Dabei ist ein besonderes Augenmerk auf die Erhaltung der Fertilität zu richten. Literaturangaben zufolge beträgt die Infertilität nach einer

Eileiterschwangerschaft rd. 50% und das Wiederholungsrisiko liegt bei 10–20%. Diese schlechten Ziffern spiegeln vornehmlich die ungünstige Ausgangssituation wider, da ein Großteil der Tubargravidität auf der Basis entzündlich vorgeschädigter Eileiter auftritt. Dazu kommt noch der zusätzlich schädigende Einfluß der zur Behandlung eingesetzten operativ-therapeutischen Verfahren (Langer et al. 1987, Oelsner et al. 1987, Tuomivaara u. Kauppila 1988).

Durch die Vorverlegung der Diagnose ist ein entscheidender Druck auf eine Veränderung der Therapie entstanden und es sind günstige Voraussetzungen für die Entwicklung der Mikrochirurgie, vor allem aber der operativ-mikroskopischen Chirurgie geschaffen worden. Es sind aber auch Überlegungen aufgekommen, daß ein gewisser Prozentsatz von Tubargraviditäten unter Umständen gar keiner Therapie bedürfen und von selbst absterben ·oder zumindest nur eingeschränkt medikamentös behandelt werden müssen (Garcia et al. 1987, Fernandez et al. 1988, Carp et al. 1986).

Die medikamentöse Therapie geht dabei von der Vorstellung aus, daß es nur auf die Zerstörung des Schwangerschaftsproduktes ankommt und die Resorption des einmal abgestorbenen Gewebes problemlos bewerkstelligt wird.

Die aufgelisteten Substanzen sind bis zum heutigen Tag in diesem Indikationsbereich erfolgreich eingesetzt worden:

- Methotrexat
- Prostaglandin
- Hypertone Glukose
- KCl
- NaCl
- Trichosantin

Über KCl, NaCl sowie Trychosanthin gibt es in der Literatur nur Einzelfallberichte.

a) 1982 berichtete Tanaka aus Japan erstmals über die erfolgreiche Behandlung einer interstitiellen Tubargravidität mit systemisch appliziertem Methotrexat, einem Folsäureantagonisten aus der Karzinomtherapie (Tanaka et al. 1982). Die zytostatische Wirkung von Methotrexat auf trophoblastisches Gewebe mit seiner hohen proliferativen Aktivität war bereits aus Untersuchungen bei Abdominalschwangerschaften bekannt und so war es nur naheliegend, sich diese Wirkung bei der Tubargravidität zunutze zu machen (Lathrop u. Bowles 1968). Diese neue Methode wurde dann relativ rasch von einigen neuen Arbeitsgruppen vornehmlich im angelsächsischen Raum übernommen, so daß man seither rund 300 publizierte Fälle überblickt, bei denen Methotrexat systemisch, später auch lokal bei Tubargravidität verabreicht wurde. Die empfohlene Dosierung liegt bei rd. 4×1 mg/kg Körpergewicht bei i.v. oder i.m. Injektion, unter Umständen gefolgt von Leucovorin um die zytostatischen Nebenwirkungen zu reduzieren (Patsner u. Kenigsberg 1988, Stovall et al. 1989).

Für die ultraschallkontrollierte, transvaginale, intratubare Injektion wurde als Richtdosis die einmalige Gabe von 10–50 mg empfohlen. Die Rate der späteren Durchgängigkeit der betroffenen Eileiter – ein indirektes Maß für die Erhaltung der Fertilität – scheint dabei sehr hoch zu sein (Pansky et al. 1989, Feichtinger u. Kemeter 1989, Pansky et al. 1989). Neben den teilweise sehr ausgeprägten systemischen Nebenwirkungen während der Applikation, die manchmal zu Abbruch der Behandlung zwingen, könnte ein weiterer Nachteil der Therapie mit diesem Zytostatikum in seiner möglichen, die Gonaden schädigenden Wirkung liegen (Schäfer et al. 1991). Die wenigen diesbezüglichen Untersuchungen sind noch kontroversiell und entsprechende Auswirkungen auf nachfolgende Schwangerschaften, insbesondere bei lokaler Applikation und somit in unmittelbare anatomische Nähe zum Ovar, sind derzeit noch nicht abschätzbar.

Zum heutigen Zeitpunkt gibt es keine Untersuchungen, die die Wirkung von Methotrexat mit der anderer medikamentöser Verfahren verglichen haben; aus den vorliegenden, nicht vergleichenden Untersuchungen scheint aber der Schluß gerechtfertigt, daß Methotrexat zumindest nicht besser geeignet ist als z. B. Prostaglandine oder Glukose. Auf Grund der erwähnten potentiellen Risiken könnte man daher auf dem Standpunkt stehen, daß Methotrexat nicht mehr weiter zur medikamentösen Behandlung der Tubargravidität eingesetzt werden sollte; allerdings ist diese Auffassung nicht allgemein akzeptiert.

b) Prostaglandine: Grundlage der Überlegungen Prostaglandine (PG) bei der stehenden Tubargravidität anzuwenden, war die Beobachtung, daß beim Einsatz von PG beim frühen Schwangerschaftsabbruch praktisch nie Probleme mit Tubargraviditäten aufgetreten waren, obwohl diese in den entsprechenden Protokollen nicht expressis verbis ausgeschlossen waren. Außerdem konnten in vitro Untersuchungen zeigen, daß vor allem PGF2alpha einen starken kontraktilen Effekt auf die Eileiter und Gefäßmuskulatur aufweist (Hahlin et al. 1987). Der hypothetische Wirkungsmechanismus sieht dabei vor, daß der Trophoblast durch Kompression und Hypoxie komplett zum Absterben gebracht wird. Da PG neben ihrer, in diesem Fall erwünschten lokalen Wirkung am Eileiter noch eine Vielzahl – unerwünschter – Wirkungen im cardiovasculären und gastrointestinalen Bereich haben, ist eine systemische Applikation dieser Substanz nicht zielführend (Lippert et al. 1990).

Die erste auf diesen Überlegungen basierende Publikation stammte von Lindblom aus Schweden, der Ende 1987 über 9 durch intratubare laparoskopische Instillation von PGF2alpha erfolgreich behandelte Tubargraviditäten berichtete (Lindblom et al. 1987).

Etwa zur selben Zeit haben wir an der I. Univ. Frauenklinik Wien eine Multizenterstudie in Österreich über die Wirksamkeit der PG in diesem Indikationsbereich koordiniert (Egarter et al. 1989). In unserem Protokoll waren die aufgelisteten Ein- und Ausschlußkriterien bindend:

Einschlußkriterien
  Nicht rupturierte Tubargravidität
  Guter Allgemeinzustand der Patientin
  Kinderwunsch
  Schriftliche Zustimmung

Ausschlußkriterien
  Tubarruptur
  Schock
  Positive Herzaktion im Ultraschall
  β-hCG-Wert über 2500 mIE/ml Serum

Obwohl diese Kriterien von uns ursprünglich für die PG-Therapie etabliert wurden, können sie zur Zeit auch für andere medikamentöse Verfahren empfohlen werden. Während der die Diagnose sichernden Laparoskopie werden mittels 3. Einstiches 5–10 mg PGF2alpha (Prostin F2alpha) langsam, fraktioniert in die Tubargravidität instilliert. Bei entsprechender korrekter anatomischer Lokalisation und langsamer Instillation treten keinerlei Nebenwirkungen auf. Nachdem PGF2alpha sehr stark kreislaufwirksam ist, ist das Einhalten dieser Sicherheitskautelen von außerordentlich großer Wichtigkeit.

Die letzte Auswertung mit einer Gesamtpatientenanzahl von 152 ergab eine Erfolgsrate von 84 %, d. h. nur 16 % mußten im Verlauf der Beobachtung doch noch sekundär operiert werden.

Von diesen 16 % mußten ca. 30 % bei einem Zweiteingriff konservativ behandelt werden (medikamentös oder tubenerhaltend endoskopisch).

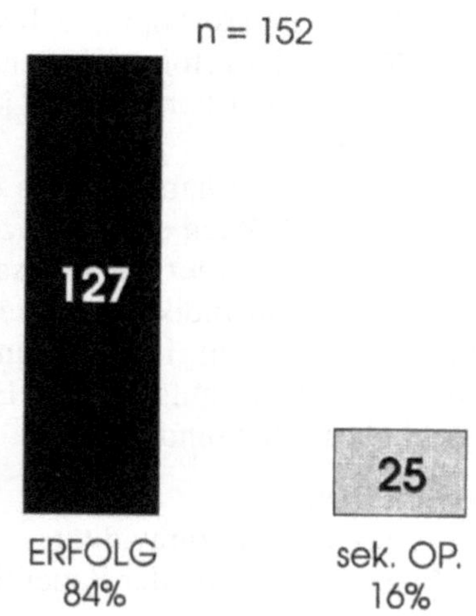

Abb. 1. Ergebnisse der Behandlung der „stehenden" Tubargravidität mit Prostaglandinen

Ähnliche Ergebnisse wurden in jüngster Zeit auch von anderen Autoren aus dem deutschsprachigen Raum berichtet (Deckhardt et al. 1990, Vejtorp et al. 1989).

Eines der Probleme der medikamentösen Therapie ist zweifellos der lange Zeitraum von Instillation bis zum kompletten Absinken des β-hCG-Wertes

Die Führung der Patientin während der Zeit wo noch nicht geklärt ist, ob die medikamentöse Behandlung erfolgreich ist, fordert viel Erfahrung und stellt sicherlich den Nachteil der Methode dar. Der β-hCG-Wert muß unter allen Umständen bis auf Null verfolgt werden, da ansonsten die Gefahr der Entwicklung eines Chorionepithelioms droht (Asseryanis et al. 1993). Obwohl bei fallendem β-hCG und fehlender Symptomatik die Gefahr einer Tubenruptur außerordentlich gering ist, gibt es immer wieder Einzelfälle, die unerwartet verlaufen (Tews et al. 1992).

Kritische Überlegungen, ob die guten Erfolge mit der PG-Behandlung darauf zurückzuführen sind, daß die von uns aus-

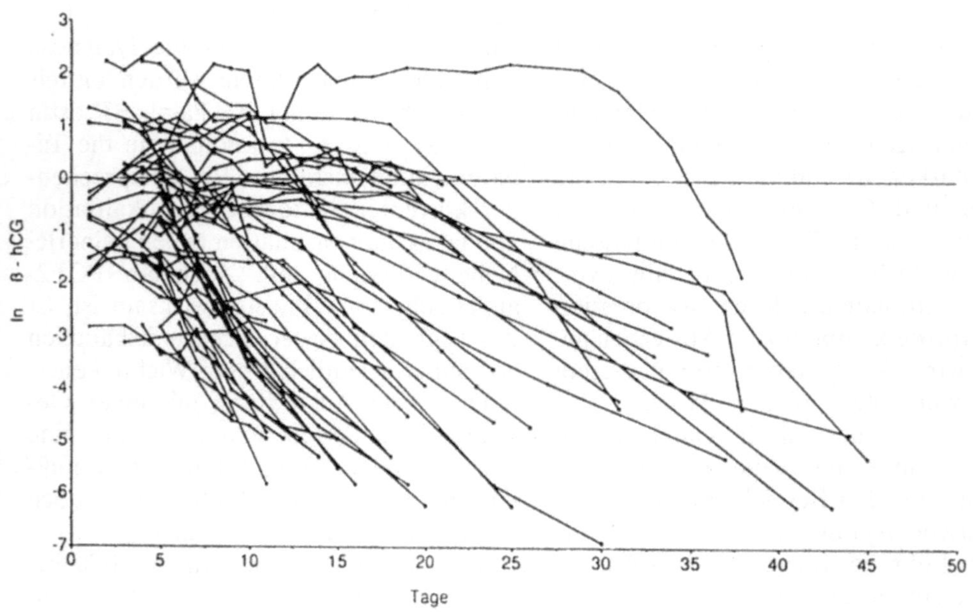

Abb. 2. β-hCG-Verlaufskurve von allen Patientinnen der Prostaglandin-Erfolgsgruppe

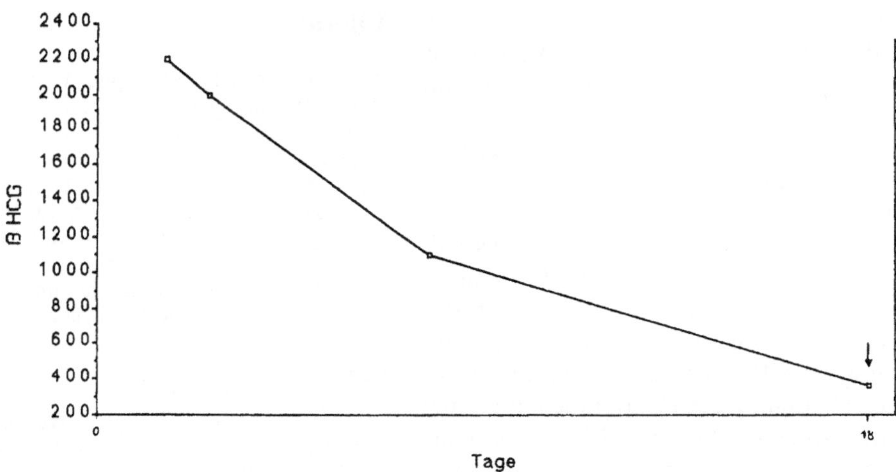

Abb. 3. β-hCG-Verlaufskurve. Beispiel einer Patientin mit Tubarruptur

gewählten Fälle auch ohne Therapie geheilt worden wären, konnte durch eine prospektiv randomisierte Vergleichsuntersuchung „PG versus Placebo-Instillation bzw. kontrolliertem Zuwarten" widerlegt werden.

Die schlechten Ergebnisse der Placebo- bzw. der Zuwartegruppe beweisen, daß das Absterben der Tubaria mit PG-Therapie eindeutig der Medikation zuzuschreiben ist (Egarter u. Husslein 1991).

Klare Aussagen bezüglich der Fertilität nach erfolgreicher PG-Behandlung liegen zum heutigen Zeitpunkt zwangsläufig aus Zeitgründen noch nicht vor. Indirekte Hinweise scheinen aber ermutigend. So haben wir in unserem eigenen Kollektiv

bisher rd. 10 intrauterine Schwangerschaften bei Patientinnen mit weiterbestehendem Kinderwunsch beobachten können (Kiss et al. 1992). Auch andere Autoren haben über erfolgreich ausgetragene Schwangerschaften nach PG-Behandlung der Tubargravidität – sogar nachweislich über die betroffene Tube – berichtet. Die Rate der neuerlichen Eileiterschwangerschaften scheint gering zu sein. Ein Prozentsatz von rd. 90% frei durchgängigen Tuben bei einer nachfolgenden Hysterosalpingographie oder Laparoskopie scheint die Überlegung zu unterstützen, daß die PG-Behandlung offenbar wenig zusätzlichen Schaden am betroffenen Eileiter setzt (Husslein et al. 1990).

Von den anderen medikamentösen Verfahren ist vor allem die von Lang entwickelte intratubare Instillation einer hyperosmolaren Glukoselösung hervorzuheben, die eine interessante Alternative zu den oben beschriebenen Verfahren zu sein scheint. Die beiden Autoren konnten durch das Einbringen von 10–20 ml einer 50% Glukoselösung eine operative Sanierung vermeiden (Lang et al. 1989, Lang et al. 1992). Allerdings liegen in diesem Kollektiv vornehmlich ampulläre Tubargravi-

Tabelle 1. Ergebnisse der prospektiv randomisierten Vergleichsuntersuchung „PG vs. Plazeboinstillation bzw. kontrolliertem Zuwarten"

	Erfolg	Mißerfolg (Operation)
PG	9	3
NaCl	1	3
Kontrolliertes Zuwarten	0	7

ditäten vor, die Fallzahl ist zunächst noch niedrig. Die Attraktion des Verfahrens liegt zweifellos in der geringen Toxizität der verwendeten Substanz. Weitere Untersuchungen werden die vielversprechenden Ergebnisse allerdings noch bestätigen müssen.

Zusammenfassend kann man festhalten, daß zum heutigen Zeitpunkt medikamentöse Verfahren bei Einhaltung der entsprechenden Ein- und Ausschlußkriterien in 80–90 % der Fälle erfolgreich sind. Die Schädigung des Eileiters scheint dabei gering zu sein. Die endgültige Beantwortung der Frage, welchen medikamentösen Verfahren der Vorzug zu geben sind, bzw. ob medikamentöse Verfahren gegenüber der endoskopischen konservativen Tubenchirurgie Vorteile in bezug auf die Erhaltung der Fertilität bringen, werden prospektiv randomisierte Studien klären müssen.

Jedenfalls hat sich durch die Verbesserung der Diagnostik im Bereich der Eileiterschwangerschaft ein anderes Krankheitsbild dargestellt. Durch eine Anpassung der Therapie ist es in den letzten Jahren gelungen, dieser Herausforderung gerecht zu werden.

Tabelle 2. Behandlung der Eileiterschwangerschaft

---

1. Bei fehlendem Kinderwunsch
   endoskopische Salpingektomie
2. Bei vorhandenem Kinderwunsch
   a) β-hCG-Ausgangswert über 2500 mIE/ml
      Serum endoskopische Salpingotomie
   b) β-hCG-Ausgangswert unter 2500 mIE/ml
      medikamentöse Behandlung (Glukose,
      PG) ev. endoskopische Salpingotomie

Literatur

Asseryanis B, Schurz B, Eppel W, Wenzl R et al. (1993) Eine Spätkomplikation der Tubargravidität, dargestellt mir der Farbdopplersonographie. Ultraschall in press:

Carp HJA, Oelsner G, Serr DM, Mashiach S (1986) Fertility after nonsurgical treatment of ectopic pregnancy. J Reprod Med 31:119–122

Deckhardt R, Jänicke F, Kuhn W, Zhang GH (1990) Laparoskopische Therapie der Eileiterschwangerschaft mit Prostaglandinen. Geburtsh Frauenheilk 51:533–537

Egarter Ch, Fitz R, Spona J, Grünberger W, Wagenbichler P, Haidbauer R, Baumgarten K, Beck A, Leodolter S, Kiss H, Husslein P (1989) Behandlung der Eileiterschwangerschaft mit Prostaglandinen: Eine Multizenterstudie. Geburtsh Frauenheilk 49:808–812

Egarter Ch, Husslein P (1991) Prostaglandin versus expectant management in early tubal pregnancy. Prostagl Leucotr 42:177–179

Feichtinger W, Kemeter P (1989) Treatment of unruptured ectopic pregnancy by needling of sac and injection of methotrexate or PG E2 under transvaginal sonography control. Arch Gynecol Obstet 246:85–89

Fernandez H, Rainhorn JD, Papiernik E, Bellet D, Frydman R (1988) Spontaneous resolution of ectopic pregnancy. Obstet Gynecol 71:171–174

Garcia AJ, Aubert JM, Sama J, Josimovich JB (1987) Expectant management of presumed ectopic pregnancies. Fertil Steril 48:395–400

Hahlin M, Bokström H, Lindblom B (1987) Ectopic pregnancy: in vitro effects of prostaglandins on the oviduct and corpus luteum. Fertil Steril 47:935–940

Husslein P, Egarter Ch, Fitz R, Kiss W, Spona J (1990) Behandlungskonzepte der Eileiterschwangerschaft. Wien Klin Wschr 15:454–459

Kiss H, Egarter Ch, Husslein P (1992) Retrospektive Vergleichsstudie der Behandlung der Tubargravidität durch laparoskopische Operation oder Prostaglandininjektion. Geburtsh Frauenheilk 520:536–538

Kovacs G, Shekleton P, Leeton J, Rogers P, Wood C, Buttery B, Renov P, Davidson G (1987) Ectopic tubal pregnancy following in vitro fertilization and embryo transfer under ultrasonic control. J In Vitro Fert Embryo Transfer 2:124–129

Lang P, Weiss PAM, Mayer HO (1989) Local application of hyperosmolar glucose solution in tubal pregnancy. Lancet II:922–923

Lang PF, Tamussino K, Hönigl W, Ralph G (1992) Treatment of unruptured tubal pregnancy by laparoscopic instillation of hyperosmolar glucose solution. Am J Obstet Gynecol 166: 1378–1381

Langer R, Bukovsky I, Herman A, Ron-El R, Lifshitz Y, Caspi E (1987) Fertility following conservative surgery for tubal pregnancy. Acta Obstet Gynecol Scand 66:649–652

Lathrop JC, Bowles GE (1968) Methotrexate in abdominal pregnancy. Obstet Gynecol 32: 81–85

Lindblom B, Källfelt B, Hahlin M, Hamberger L (1987) Local prostaglandin F2alpha-injection for termination ef ectopic pregnancy. Lancet IV: 776–777

Lippert TH, Korte K, Dietl J (1990) Über die Risiken einer Prostaglandinbehandlung der Tubargravidität. Geburtsh Frauenheilk 50:738–739

Oelsner G, Morad J, Carp H, Mashiach S, Serr DM (1987) Reproductive performance following conservative microsurgical management of tubal pregnancy. Br J Obstet Gynaecol 94:1078–1083

Pansky M, Bukovsky I, Golan A, Langer R, Schneider D, Arieli S, Caspi E (1989) Local methotrexate injection: A nonsurgical treatment of ectopic pregnancy. Am J Obstet Gynecol 161:393–396

Pansky M, Bukovsky I, Golan A, Weinraub Z, Schneider D, Langer R, Arieli S, Caspi E (1989) Tubal patency after local methotrexate injection for tubal pregnancy. Lancet II:967–968

Patsner B, Kenigsberg D (1988) Successful treatment of persistent ectopic with oral methotrexate therapy. Fertil Steril 50:982–983

Schäfer D, Pfuhl JP, Baumann R, Neubert S, Bender HG, Naujoks N (1991) Trophoblast tissue culture of human intrauterine and extopic pregnancies and treatment with methotrexate. 5th Meeting of the European Placenta Group

Stovall TG, Ling FW, Buster JE (1989) Outpatient chemotherapy of unruptured ectopic pregnancy. Fertil Steril 51:435–438

Strathy JH, Coulam CB, Marchbanks P, Annegers JF (1984) Incidence of ectopic pregnancy in Rochester, Minnesota, 1950–1981. Obstet Gynecol 64:37–43

Tanaka T, Hayashi H, Kutsuzawa T, Fujimoto T, Ichinoe K (1982) Treatment of interstitial ectopic pregnancy with metothrexate: report of a successful case. Fertil Steril 37:851–853

Tews G, Arzt W, Tulzer G (1992) Tubarruptur nach Prostaglandininstillation trotz abfallender β-hCG-Werte. Wien Klin Wschr 104/2:45–46

Tuomivaara L, Kauppila A (1988) Radical or conservative surgery for ectopic pregnancy? A follow-up study of fertility of 323 patients. Fertil Steril 50:580–583

Vejtorp M, Vejerslev LO, Ruge S (1989) Local prostaglandin treatment of ectopic pregnancy. Hum Reprod 4:464–467

Weinstein L, Morris MB, Daltes D, Christian CD (1983) Ectopic pregnancy – a new surgical epidemic. Obstet Gynecol 61:678–701

Zhang ZM, Qiu SH, Weng LJ, Jing XP (1988) An epidemiological study on ectopic pregnancy associated with IUD. A matched case-control study. Chin Med J 101:143–147

Muß jede Extrauteringravidität therapiert werden?

W. ALBRICH und A. STAHL

> **MERKE:**
>
> 1. Die Zunahme ektoper Schwangerschaften korreliert teilweise mit der Einführung hochsensitiver, diagnostischer Methoden (β-HCG, Vaginalsonographie).
> 2. Spontanheilungen bei Tubargravidität sind möglich.
> 3. In Ausnahmefällen kann ein exspektatives Vorgehen verantwortet werden.
> 4. Sinkende β-HCG-Werte bei niedrigen Ausgangswerten sprechen für eine spontane Resorption des Schwangerschaftsproduktes und ein geringes Rupturrisiko. Progesteron- und E-2-Bestimmungen haben geringere Aussagekraft.
> 5. Voraussetzungen für ein exspektatives Verhalten sind völlige klinische Beschwerdefreiheit, kontinuierlich sinkende β-HCG-Werte und eine gute Patientenüberwachung.

Einleitung und historischer Rückblick

Moderne diagnostische Methoden ermöglichen heute eine sehr frühe Feststellung einer Schwangerschaft schon wenige Tage nach ausbleibender Periodenblutung. Auch die Tubargravidität kann daher bereits in einer sehr frühen Entwicklungsphase vor Einsetzen klinischer Symptome erkannt werden. Der mit der Einführung dieser diagnostischen Verbesserungen beobachtete Inzidenzanstieg legt die Vermutung nahe, daß augenscheinlich früher viele Tubargraviditäten nicht erkannt wurden und offenbar spontan durch Resorption abheilten. Daraus leitet sich die Frage ab, ob wir nicht heute extrauterine Schwangerschaften behandeln, die eigentlich keiner Therapie bedürften. Die Idee der exspektativen Behandlung ist nicht neu. Mit den in den letzten Jahren entwickelten, nicht invasiven, diagnostischen Methoden erhält sie durch verbesserte Überwachungsmöglichkeiten neue Aktualität.

Am 1. 3. 1883 führte Tait (1888) die 1. Salpingektomie wegen einer Tubargravidität erfolgreich durch. Bis dahin gab es gezwungenermaßen nur die konservative, exspektative Behandlung mit einer Mortalität von fast 70 % (Parry 1876).

1894 berichtete Prochownik (1895) über die 1. organerhaltende Operation, die aber keine Beachtung fand. Erst 1953, also vor 40 Jahren, wurde diese Idee wieder von Stromme (1953) aufgegriffen.

Vor kaum 20 Jahren begann mit Bruce Shapiro (1953) der Siegeszug der laparoskopischen Operation auch bei der Tubargravidität. Welche herausragende Rolle die endoskopische Technik heute spielt, bedarf mittlerweile keiner besonderen Erläuterung und ist kaum mehr erwähnenswert.

Vielleicht nicht so spektakulär, aber kaum weniger effektiv entwickelte sich die Diagnostik: Gründete sich anfangs die Diagnose Tubargravidität vornehmlich auf die Anamnese, das klinische Bild und die Douglaspunktion, so ermöglichen heute Endoskopie, quantitative β-HCG-Bestimmungen und nicht zuletzt die Vaginalsonographie die Verdachtsdiagnose Extrauteringravidität zu einem sehr frühen Zeitpunkt. Sie ergibt sich fast zwangsläufig, wenn vaginalsonographisch nach dem 35. Zyklustag unter der Voraussetzung normaler, 28-tägiger, ovulatorischer Zyklen keine intrauterine Fruchtanlage erkennbar ist.

Wandel des klinischen Bildes

Die Möglichkeit der frühen Diagnosestellung führte zu einem sehr deutlichen Wandel des klinischen Bildes. Früher kamen die Patientinnen sehr häufig mit allen Zeichen der inneren Blutung in schockiertem Zustand notfallmäßig zur Aufnahme. Heute wird die Verdachtsdiagnose häufig bei der Routineuntersuchung kurz nach Ausbleiben der Periodenblutung durch die Ultraschalluntersuchung gestellt. Klinische Symptome, wie vaginale Blutung, Unterbauch- und Schulterschmerzen oder gar Kreislaufsymptome fehlen meist noch völlig. Die stationäre Einweisung erfolgt oft erst nach einer Intervallkontrolle.

Epidemiologische Entwicklungen

Dementsprechend ist der relative Anteil der rupturierten Tubargraviditäten in den letzten Jahren beträchtlich zurückgegangen, wohingegen eigenartigerweise die absolute Zahl der Patientinnen mit Tubarrupturen nahezu konstant geblieben ist. Die Zunahme der Extrauterinschwangerschaften ging demnach fast ausschließlich zu Lasten der (noch) nicht rupturierten (Abbildung 1).

Aus mehreren Gründen, wobei die verfeinerte Diagnostik sicherlich einer ist, hat die Inzidenz der Tubargraviditäten in den letzten Jahren weltweit beträchtlich zugenommen. Sie betrug 1970 in den USA 4,5 auf 1 000 Schwangerschaften, 1986 aber bereits über 14 auf 1 000 Schwangerschaf-

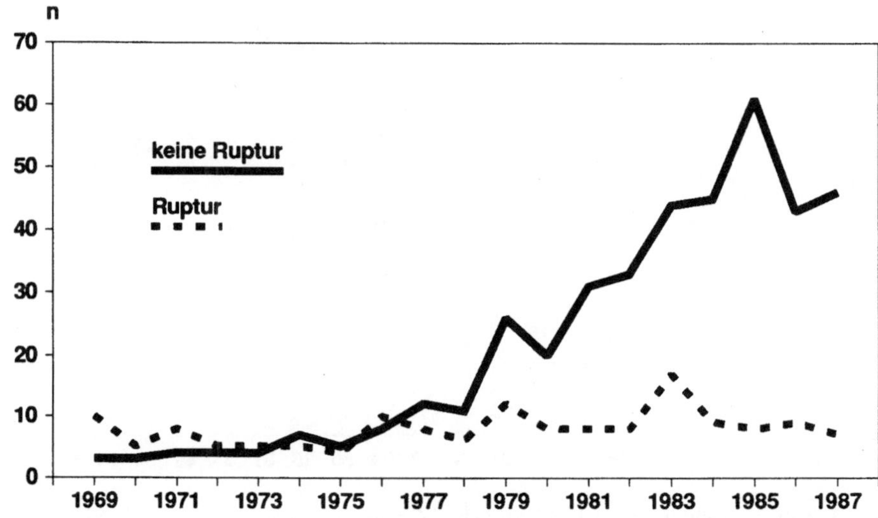

Abb. 1. Anteil der Tubarrupturen an der UFK Tübingen 1969 bis 1987 (Nach Hirsch et al. 1989)

ten, entsprechend einer Verdreifachung in nicht einmal 20 Jahren. Im gleichen Zeitraum sank die Mortalität noch dramatischer um den Faktor 7 von 35 auf 5 pro 10000 Tubargraviditäten (MMWR 1989).

Einen analogen Trend zeigen die Erhebungen im Einzugsgebiet der UFK in Tampere/Finnland (Abbildung 2). Der Inzidenzsprung 1978 wird mit der Einführung spezifischer Serum-β-HCG-Bestimmungen in die klinische Routine in kausalen Zusammenhang gebracht (Hemminki u. Heinonen 1987).

Auch an der Frauenklinik Großhadern beobachteten wir 1984 einen beträchtlichen Anstieg der behandelten Tubargraviditäten (Abbildung 3). Der Anstieg fiel ebenfalls mit der Einführung quantitativer

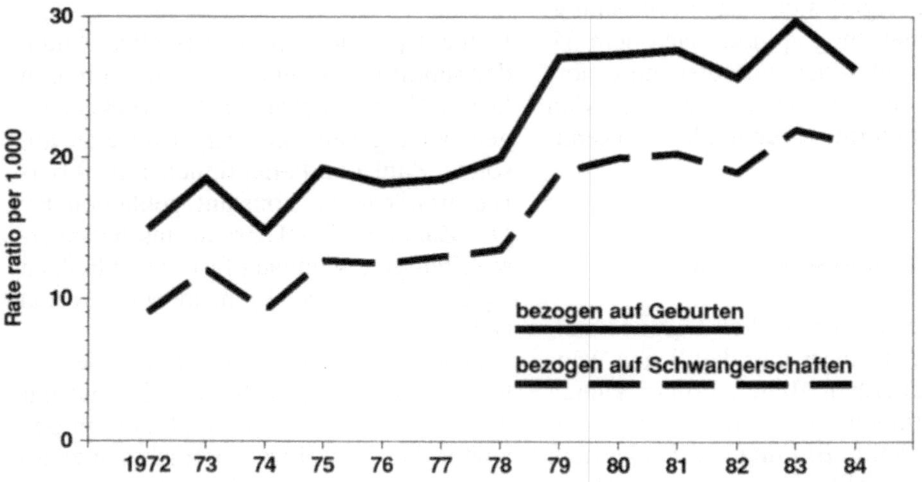

Abb. 2. EU-Inzidenz in Tampere/Finnland von 1972 bis 1984, Einführung der Serum HCG-Bestimmung 1978 (Nach Hemminki u. Heinonen 1987)

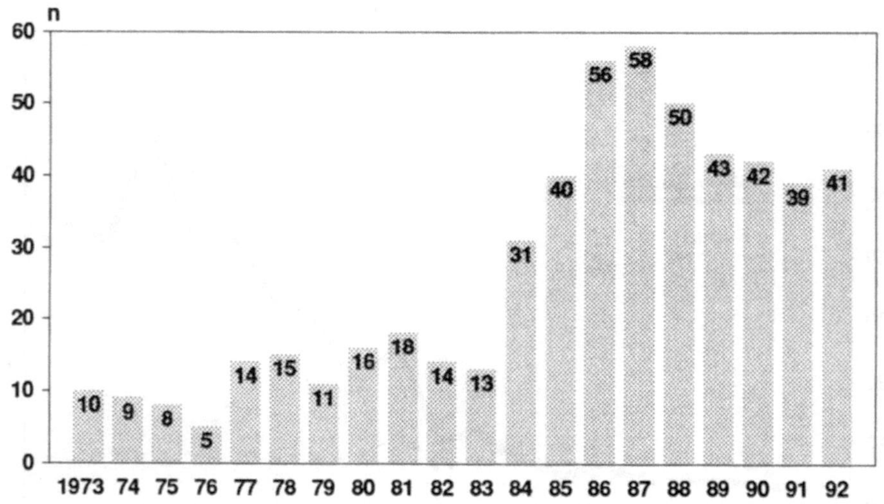

Abb. 3. Tubargravidität an der UFK München-Großhadern von 1973 bis 1992, Einführung der Serum-β-HCG-Bestimmung in die klinische Routine 1984

Serum-β-HCG-Bestimmungen in die klinische Routine zusammen.

Diese klinischen Beobachtungen stützen die Vermutung, daß mit den sensitiven Schwangerschaftstests Schwangerschaften, sowohl intra- als auch extra-uterine, entdeckt werden, die offenbar früher jeglicher Diagnostik und Therapie entgangen sind. Diese Annahme war die Basis für klinische Studien, in denen geprüft wurde, unter welchen Bedingungen ein exspektatives, abwartendes Verhalten ohne Gefährdung der Patientin zu verantworten ist.

Exspektative Behandlung

Wenn es um abwartende Behandlung der Tubargravidität geht, muß die bereits 1955 von Lund aus Kopenhagen veröffentlichte Studie Erwähnung finden. Sie ist allerdings schon zwischen 1930 und 1946 unter gänzlich anderen Umständen zustande gekommen. Die Diagnose gründete sich auf den klinischen Befund und biologische Schwangerschaftstests. Von 204 Patientinnen mit der klinischen Diagnose einer Tubargravidität mußten 85 wegen akuter Symptomatik sofort operiert werden. Die verbleibenden 119 Frauen wurden zunächst unter stationärer Überwachung exspektativ behandelt. Wegen akuter oder zunehmender Beschwerden mußten 51 Patientinnen – 27 wegen einer Tubarruptur – dann doch noch sekundär operiert werden. Erstaunlicherweise konnte bei 68 Frauen (57 % der primär beobachteten Patientinnen) auf jegliche Therapie verzichtet und die Spontanresorption der Tubargravidität abgewartet werden. Die stationäre Überwachung wurde solange fortgeführt bis der Aschheim-Zondek- oder Friedman-Test negativ wurde und die klinische Symptomatik abgeklungen war. 60 % der Patientinnen waren mehr als einen Monat in stationärer Be-

obachtung. Eine sekundär operierte Patientin verstarb an einer miliaren Tuberkulose.

Bezüglich nachfolgender Schwangerschaften unterschied sich die konservativ behandelte Gruppe nicht von der operierten: 46 bzw. 44 % wurden später intrauterin gravid. Auch die Tubargraviditätsrezidivrate war mit 15 % in beiden Gruppen gleich.

Mit den wesentlich verbesserten Überwachungs- und Kontrollmöglichkeiten der Vaginalsonographie und quantitativer β-HCG-Bestimmungen erschienen in den letzten Jahren unter dem Eindruck hoher Inzidenzzahlen und zunehmend geringer klinischer Symptomatik einige Publikationen zur Frage der exspektativen Behandlung bei Tubargravidität.

Wichtigste Voraussetzung für ein exspektatives Vorgehen war bei allen Studien fehlende klinische Symptomatik. HCG-Werte und laparoskopisch, zuletzt auch sonographisch gemessene Durchmesser der Tubargravidität variierten. Tabelle 1 gibt eine chronologisch geordnete Übersicht dieser Arbeiten. Die zuvor erwähnte Studie von Lund ist nochmals zum Vergleich angeführt.

Die ersten Arbeiten betreffen mehr oder minder Einzelbeobachtungen. Von insgesamt 132 exspektativen Behandlungen waren 99 oder 75 % erfolgreich. Diese hohe Erfolgsquote spricht für gut gewählte Selektionskriterien. Schwerere Komplikationen werden nicht erwähnt. Der Anteil exspektativ behandelter Patientinnen an den insgesamt wegen Tubargravidität behandelten Frauen liegt, soweit diesbezügliche Angaben vorliegen, bei 14 %. Die Arbeit von Egarter et al. (1991) ist mit aufgeführt, auch wenn die Eingangskriterien nicht vollständig denen der anderen Arbeiten entsprachen. Bei den übrigen Autoren waren sinkende HCG-Werte neben fehlender klinischer Symptomatik unbedingte Eingangskriterien. Auch der

Tabelle 1. Exspektative Behandlung der Tubargravidität: Erfolge und Eingangskriterien (neben fehlender klinischer Symptomatik)

Autor	Jahr	Exspekt. beh. Pat.	Erfolge (Resorption)	Versager (sek. op.)	Anteil an Gesamt EU's	β-HCG	EU-Durchmesser sonogr.	laparoskop.
Lund	1955	119	68 (57 %)	51 (43 %)	119/215			
Ohel et al.	1980	1	1	0		340 IU/l		
Mashiach et al.	1982	5	4	1		20000 IU/l		
Carp et al.	1986	14	11	3		<250 IU/l		<2 cm
Adoni et al.	1986	11	11	0	11/ 21 (52 %)	sinkende Werte		
Dericks-Tan et al.	1987	12	12	0		<2000 IU/l		
Garcia et al.	1987	13	12	1	13/ 56 (23 %)	sinkende Werte		
Sauer et al.	1987	5	5	0	5/ 70 (7 %)	<1010 IU/l		<3 cm
Egarter et al.	1991	7	0	7		<2500 IU/l keine Selektion		
Fernandez et al.	1991	16	12	4	16/324 (5 %)			<2 cm
Ylöstalo et al.	1991	48	31	17	48/207 (23 %)	<10000 IU/l		<4 cm
		132	99 (75 %)	33	93/678 (14 %)			

Durchmesser, laparoskopisch und zuletzt auch nur noch sonographisch gemessen, sollte 4, 3 oder 2 cm nicht überschreiten. In den Studien wurde die Diagnose fast immer laparoskopisch verifiziert.

Bei erfolgreichem, exspektativem Vorgehen sinken die HCG-Werte typischerweise kontinuierlich (Abbildung 4). In deutlicher Abhängigkeit von der Höhe der Ausgangswerte sinken die Serum-HCG-Werte im Verlaufe von 4 bis 40 Tagen. Das letzte Beispiel der Abbildung 4 aus der Publikation von Fernandez et al. (1988) zeigt einen Anstieg der HCG-Werte bei einer simultanen, intrauterinen Schwangerschaft, die nach Spontanresorption der Tubargravidität in der Folge komplikationslos ausgetragen wurde. Nach Kadar und Romero (1988) soll das Rupturrisiko gering sein, wenn die HCG-Halbwertszeit höchstens 1,4 Tage beträgt. Bei gleichbleibenden oder gar ansteigenden HCG-Werten ist ebenso wie bei beginnenden klinischen Symptomen eine chirurgische Intervention unumgänglich (Abbildung 5).

Von ergänzenden Östradiol- und Progesteronbestimmungen sind keine zusätzlichen Entscheidungshilfen zu erwarten, zumal die E-2- und Progesteronwerte bei allen ektopischen oder gestörten Schwangerschaften erniedrigt sind (Abbildung 6). Sie sinken bei spontaner Resorption der Tubargravidität im weiteren Verlauf nicht mehr im gleichen Maße wie die HCG-Werte (Abbildung 7).

Eine Zusammenstellung der Literatur (Tabelle 2) ergibt, daß ein exspektatives Vorgehen bei völliger klinischer Symptomlosigkeit verantwortet werden kann, wenn die β-HCG-Ausgangswerte unter 2000–1000 IU/l liegen und kontinuierlich sinken. Werte unter 50 IU/l, wie sie von Mashiach et al. (1982) angegeben werden, erlauben im praktischen Alltag kaum die Unterscheidung extra- und intra-uteriner Schwangerschaften und ergeben ohnehin

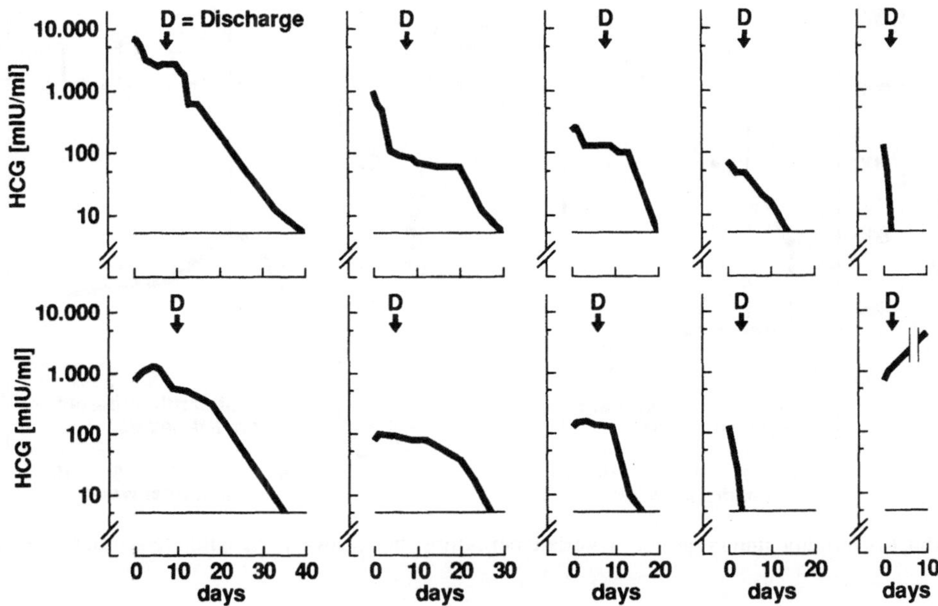

Abb. 4. HCG-Verlauf bei erfolgreich exspektativ behandelten Patientinnen (Nach Fernandez et al. 1988)

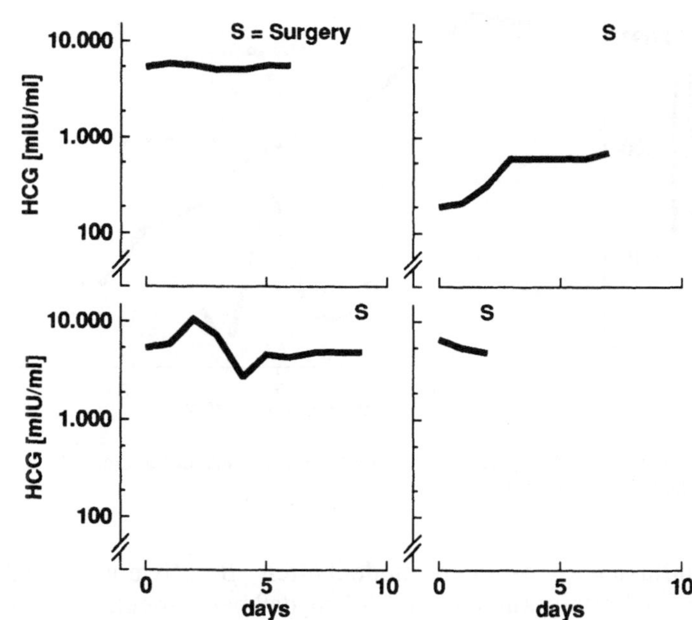

Abb. 5. HCG-Verlauf bei erfolg-
los exspektativ behandelten
Patientinnen (Nach Fernandez
et al. 1988)

keine praktischen Konsequenzen. In jüngeren Publikationen werden gar nur sinkende Werte gefordert. Die laparoskopische oder auch nur noch sonographische
Messung der Tubargravidität sollte nicht
mehr als 2 oder 3 cm Durchmesser ergeben. Unter diesen Maßgaben wird man Patientinnen in der Regel kaum gefährden.
Der Zeitpunkt der Diagnosestellung
kann die Therapiewahl entscheidend be-

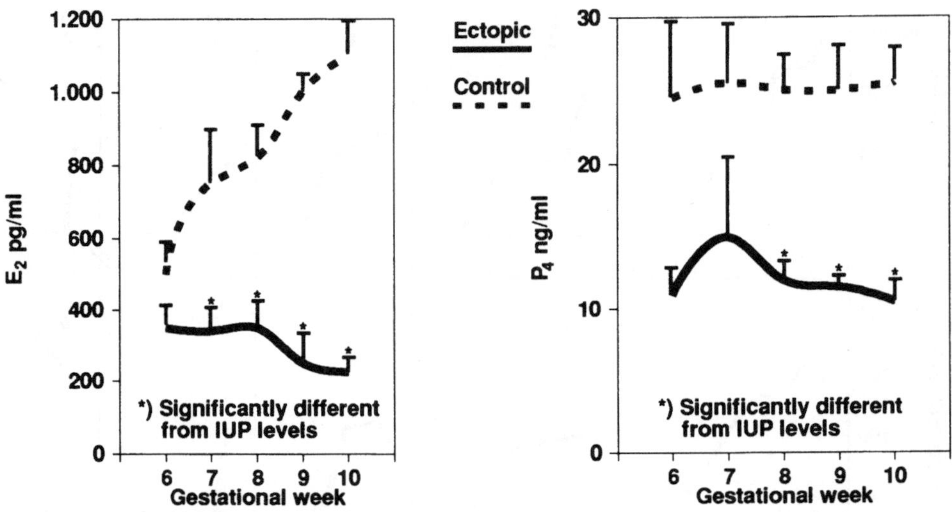

Abb. 6. Östradiol- und Progesteron-Verlauf bei ektopischen Schwangerschaften (Nach Barnea et al. 1986)

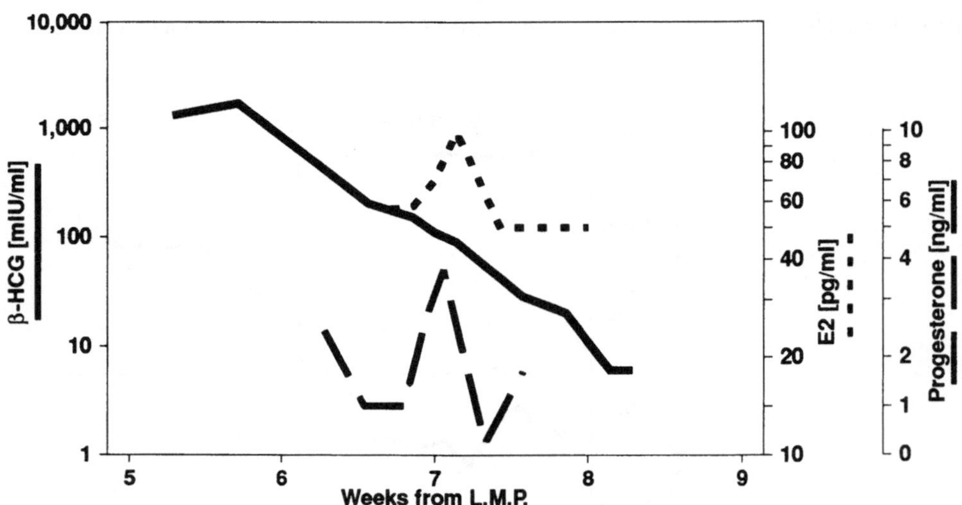

Abb. 7. Östradiol-, Progesteron- und β-HCG-Verlauf bei einer Patientin mit spontaner EU-Resorption (Nach Garcia et al. 1987)

einflussen. An einer modellhaften β-HCG-Verlaufskurve ist ersichtlich, daß bei ein und demselben Fall durchaus unterschiedliche Therapieentscheidungen möglich wären (Abbildung 8): Blutabnahmen in der Anstiegsphase könnten zu aktivem Handeln veranlassen, in der Plateau- und Abstiegsphase wäre – immer klinische Symptomlosigkeit vorausgesetzt – eine exspektative Behandlung wohl zu rechtfertigen. Aus der praktischen Erfahrung erscheint erwähnenswert, daß bei zu früher Entscheidung die laparoskopische Diagnose schwierig oder auch unmöglich sein kann. Aus diesem Grunde kann bei fehlenden klinischen Symptomen Abwarten

Tabelle 2. Empfehlungen für exspektatives Vorgehen bei Tubargravidität

Autor	Jahr	HCG-Werte	EU-Durchmesser	
			sonographisch	laparoskopisch
Mashiach et al.	1982	<50 mIU/ml		
Sauer et al.	1989	<1000 mIU/ml		<3 cm
Leach u. Ory	1989	<1000 mIU/ml		
Hebertson u. Storey	1991	<1000 mIU/ml	<2 cm	<2 cm
Mettler	1991	<2000 mIU/ml		
Pansky	1991	sinkende Werte	„kleine Tubargravidität"	
Stovall u. Ling	1991	sinkende Werte	<3,5 cm	
Dietl	1992	sinkende Werte		<2 cm

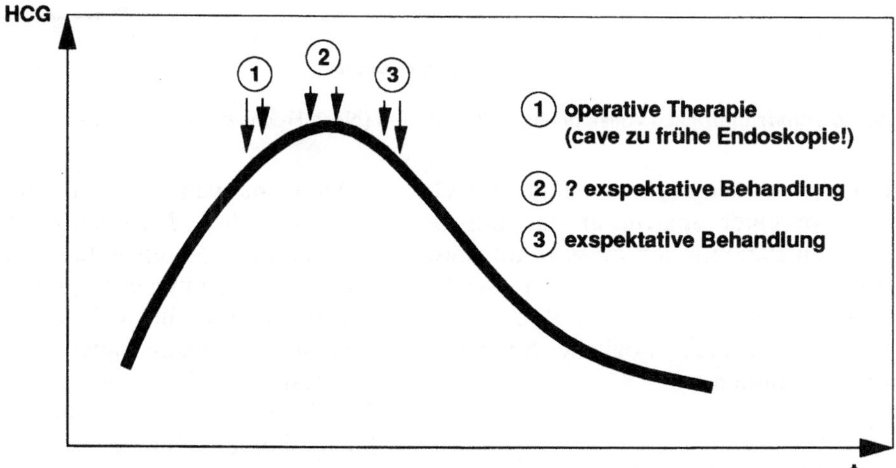

Abb. 8. Zeitpunkt der Diagnosestellung und Therapieentscheidung

unter HCG-Kontrollen nicht nur verantwortbar, sondern auch klug sein.

Risiken exspektativer Therapie

In einer kürzlich erschienenen Arbeit (Hochner-Celnikier et al. 1992) wird über einen sehr ungewöhnlichen klinischen Verlauf einer Tubarruptur nach vollkommenem β-HCG-Abfall am 59. Zyklustag berichtet (Abbildung 9). Die β-HCG-Ausgangswerte waren mit fast 6000 IU/l allerdings relativ hoch. Auch der Durchmesser der Tubargravidität war ungewöhnlich groß. Zumindest entsprachen diese Vor-

aussetzungen nicht den erwähnten Empfehlungen der Literatur. Trotz Beachtung dieser empfohlenen Eingangskriterien mußten wir 1989 an der UFK München-Großhadern eine ähnlich unangenehme Erfahrung machen. Bei vergleichsweise niedrigen β-HCG-Ausgangswerten von 201 mIU/ml mit kontinuierlichem Abfall, kam es bei einem Wert von 9 mIU/ml zu akuten Schmerzen, die eine Operation erforderlich machten.

Diese und andere Beobachtungen untermauern die Forderung nach einer konsequenten Nachbeobachtung der Patientinnen. Auch das vollständige Absinken der β-HCG-Werte unter die Nachweis-

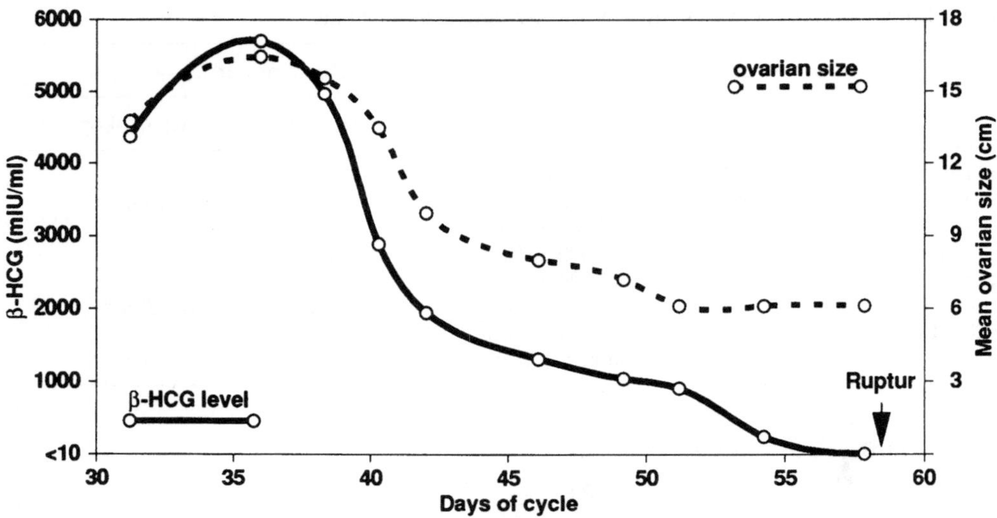

Abb. 9. Tubarruptur nach vollständigem HCG-Abfall (Nach Hochner-Celnikier et al. 1992)

grenze stellt demnach keine sichere Gewähr vor einer Spätruptur dar. Die betroffenen Patientinnen müssen auf dieses Risiko nachhaltig hingewiesen werden. Selbst diskrete klinische Symptome sind in Hinblick auf eine mögliche Spätruptur ernst zu nehmen.

Exspektatives Vorgehen und Fertilität

Die Wertigkeit einer jeden Therapie der Tubargravidität ist auch immer an der Frequenz der Spätkomplikationen zu messen. Global bleiben etwa 50% aller Patientinnen nach einer Tubargravidität kinderlos, und ungefähr 15% erleiden nach einer Eileiterschwangerschaft eine weitere.

Eine Literaturübersicht erfolgreich exspektativ behandelter Patientinnen zeigt, daß von 62 diesbezüglich beobachteten und befragten Frauen 21 später intrauterin gravid wurden (Tabelle 3). Nur 3 Patientinnen erlitten wieder eine Extrauteringravidität. Zum Vergleich sind die Ergebnisse der Lund-Studie nochmals mitaufgeführt.

Möglicherweise sind für eine endgültige Aussage die Nachbeobachtungszeiten noch zu kurz. Vereinzelte tubendiagnostische Untersuchungen zeigten, daß in den meisten Fällen eine vollständige Resorption stattgefunden haben muß: 18 von 22 Hysterosalpingographien zeigten eine freie Tubenpassage. Bei allen 10 Chromolaparoskopien fanden sich unauffällige makroskopische Befunde. Die Aussagekraft dieser Untersuchungen ist allerdings nur von eingeschränkter prognostischer Bedeutung.

Die Fertilitätsrate und die Rate neuerlicher Tubargraviditäten unterscheiden sich kaum von Ergebnissen einer Multizenterstudie, die an 25 Kliniken von der Arbeitsgemeinschaft Gynäkologische Mikrochirurgie von 1985 bis 1990 durchgeführt wurde, um die Effektivität organerhaltender Operationen zu belegen (Albrich et al.): Funktionserhaltende Operationen bei 388 Patientinnen mit Kinderwunsch und mindestens 2-jähriger Nachbeobachtung erbrachten bei 35,6% intrauterine Schwangerschaften und in 8,2% EU-Rezidive. Bei 159 organerhaltenden, resezierenden Operationen waren die Schwangerschaftsraten

Tabelle 3. Exspektative Behandlung der Tubargravidität: Schwangerschaften und tubendiagnostische Ergebnisse

Autor	Jahr	Erfolgreich exspektativ beh. Pat.	Spätere Schwangerschaften		Tubendiagnostik	
			intrauterin	extrauterin	HSG: o. B.	Laparosk.: o. B.
Lund	1955	107 (101 o. Kontraz.)	46 (46 %)	15 (15 %)		
Ohel et al.	1980	1				
Mashiach et al.	1982	4			1/ 1	1/ 1
Carp et al.	1986	11	4/ 5		5/ 5	
Garcia et al.	1987	12	5/12 (2 Abortus)	0	7/10	7/ 7
Sauer et al.	1987	5	0/ 5	2/ 5	3/ 4	
Fernandez et al.	1991	12 (9 mit Kinderw.)	9/ 9 (1 Abortus)	1 (k. Kinderw.)		
Ylöstalo et al.	1991	31	3/31		2/ 2	2/ 2
		76	21/62	3	18/22	10/10

ähnlich: 39,6 % intrauterine und 7,5 % extrauterine Schwangerschaften. Die Unterschiede sind jeweils statistisch nicht signifikant.

Zusammenfassung und Schlußfolgerungen

Resümiert man die in den letzten 20 Jahren beobachteten epidemiologischen Entwicklungen bei Tubargravidität, so kann man folgende Tatsachen festhalten: Die Mortalität ist dramatisch gesunken. Die Zahl der Tubarrupturen bleibt kaum erklärlich auf niedrigem Niveau konstant. Durch frühe Diagnose ergibt sich ein Trend von lebensrettenden Notoperationen zu organ- und funktionserhaltenden Operationen. Die stark gestiegene EU-Inzidenz geht offenbar zu Lasten nicht rupturierter Tubargraviditäten.

Die verfeinerte Diagnostik mit quantitativen β-HCG-Bestimmungen und der Vaginalsonographie deckt Eileiterschwangerschaften auf, die früher subklinisch verlaufen wären. Möglicherweise ist nur die Zahl der diagnostizierten EU's gestiegen und nicht deren absolute Zahl, zumindest nicht in diesem Ausmaß. Ungelöst bleibt die hohe Sterilitätsrate und das beträchtliche Rezidivrisiko.

Die Behandlung der Tubargravidität erfolgt nach wie vor in aller Regel operativ, heute wohl überwiegend laparoskopisch. Bei Kinderwunsch kann meist und sollte organerhaltend operiert werden. Selbst bei Ruptur ist oft noch eine Segmentresektion möglich. Falls kein weiterer Kinderwunsch mehr besteht, kann auch eine Salpingektomie erfolgen. In ausgewählten Fällen können medikamentöse Maßnahmen unter Einsatz von Prostaglandinen und Methotrexat sinnvoll sein.

In etwa 10–15 % kann unter bestimmten Vorbedingungen möglicherweise auf operative oder medikamentöse Maßnahmen verzichtet werden.

Die Voraussetzungen für ein exspektatives Vorgehen sind:

- Völliges Fehlen klinischer Symptome.
- Fallende HCG-Werte bei niedrigen Ausgangswerten von 1 000–2 000 IU/l.
- Ein EU-Durchmesser unter 3 cm, am besten sonographisch gemessen. Attraktiv wird das exspektative Vorgehen erst, wenn auf die diagnostische Laparoskopie verzichtet werden kann.

– Das Einverständnis der Patientin muß
  natürlich vorliegen.
– Engmaschige klinische Kontrollen und
  Überwachung des HCG-Abfalls sind
  obligat.

Danksagung

Für die Übermittlung der aktuellen Zahlen der behandelten Tubargraviditäten aus der Frauenklinik im Klinikum Großhadern danke ich Herrn Oberarzt Dr. M. Korell sehr herzlich.

Literatur

Adoni A, Milwidsky M, Hurwitz A, Palti Z (1986) Declining β-HCG-levels: An indicator for exspectant approach in ectopic pregnancy. Int J Fertil 31:40–42

Albrich W, Korell M, Schöpf E, Hepp H (im Druck) Fertilität nach organerhaltender Operation bei Extrauteringravidität. Arch Gynecol Obstet

Barnea E, Oelsner G, Benveniste R, Romero R, DeCherney A (1986) Progesterone, Estradiol and α-Human Chorionic Gonadotropin secretion in patients with ectopic pregnancy. J Clin Endocrinol Metab 62:529–531

Carp H, Oelsner G, Serr D, Mashiach S (1986) Fertility after nonsurgical treatment of ectopic pregnancy. J Reprod Med 31:119–122

Dericks-Tan JSE, Scholz C, Taubert HD (1987) Spontaneous recovery of ectopic pregnancy: a preliminary report. Eur J Obstet Gynecol Reprod Biol 25:181–185

Dietl J (1992) Zur medikamentösen Therapie der EUG. Geburtsh Frauenheilk 52:133–138

Egarter C, Kiss H, Husslein P (1991) Prostaglandin versus exspectant management in early tubal pregnancy. Prostaglandins Leukot Essent Fatty Acids 42:177–179

Fernandez H, Lelaidier C, Baton C, Bourget P, Frydman R (1991) Return of reproductive performance after exspectant management and local treatment for ectopic pregnancy. Hum Reprod 6:1474–1477

Fernandez H, Rainhorn JD, Papiernik E, Bellet D, Frydman R (1988) Spontaneous resolution of ectopic pregnancy. Obstet Gynecol 71:171–174

Garcia A, Aubert JM, Sama J, Josimovich JB (1987) Exspectant management of presumed ectopic pregnancies. Fertil Steril 48:395–400

Hebertson RM, Storey N (1991) Ectopic pregnancy. Crit Care Clin 7:899–914

Hemminki E, Heinonen P (1991) Time trends of ectopic pregnancies. Br J Obstet Gynecol 94:322–327

Hirsch HA, Dietl J, Neeser E (1989) Ergebnisse der organerhaltenden Therapie der Eileiterschwangerschaft. Arch Gynecol Obstet 245:409–412

Hochner-Celnikier D, Ron M, Goshen R, Zacut D, Amir G, Yagel S (1992) Rupture of ectopic pregnancy following disappearance of serum beta subunit of HCG. Obstet Gynecol 79:826–827

Kadar N, Romero R (1988) Further observations on serial human chorionic gonadotropin patterns in ectopic pregnancies and spontaneous abortions. Fertil Steril 50:367–370

Leach RE, Ory SJ (1989) Modern management of ectopic pregnancy. J Reprod Med 34:324–338

Lund J (1955) Early ectopic pregnancy. J Obstet Gynecol Br Commonw 62:70–76

Mashiach S, Carp HJ, Serr D (1982) Nonoperative management of ectopic pregnancy. J Reprod Med 27:127–132

Mettler L (1991) Medicosurgical approach to diagnosis and treatment of ectopic pregnancy. Curr Opin Obstet Gynecol 3:427–438

MMWR (1989) Ectopic pregnancy – United States, 1986. 38:481–484

Ohel G, Katz M, Blumenthal B (1980) Complete abortion of early ectopic pregnancy. Int J Gynecol Obstet 17:596–597

Pansky M, Golan A, Bukowsky I, Caspi E (1991) Nonsurgical management of tubal pregnancy. Am J Obstet Gynecol 164:888–895

Parry JS (1876) Extrauterine pregnancy: Its causes, species, pathologic anatomy, clinical history, diagnosis, prognosis, and treatment. Philadelphia, Lea & Febiger, zit. in: Leach RE, Ory SJ (1989) Modern management of ectopic pregnancy. J Reprod Med 34:324–338

Prochownik L (1895) Zur Mechanik des Tubaraborts. Arch Gynecol 49:177, zit. in: Scheidel P, Hepp H (1985) Organerhaltende Chirurgie der Tubargravidität. Geburtsh Frauenheilk 45:697–701

Sauer MV, Anderson RE, Vermesh M, Stone BA, Paulsen RJ (1989) Spontaneously resorbing ectopic pregnancy: preservation of human chorionic gonadotropin bioactivity despite declining hormone levels. Am J Obstet Gynecol 161:1673–1676

Sauer MV, Gorill MJ, Rodi JA, Yeko TR, Greenberg LH, Bustillo M, Guninng JE, Buster JE

(1987) Nonsurgical management of unruptered ectopic pregnancy: An extended clinical trial. Fertil Steril 48:752–755

Shapiro BS (1987) The nonsurgical management of ectopic pregnancy. Clin Obstet Gynecol 30: 230–235

Stovall TG, Ling FW (1991) Exspectant management of ectopic pregnancy. Obstet Gynecol Clin North Am 18:135–144

Stromme WB (1953) Salpingotomy for tubal pregnancy: Report of a successful case. Obstet Gynecol 1:472–475

Tait RL (1888) Lecture on ectopic pregnancy and pelvic hematocele. Birmingham: Journal Printing Works zit. in: Shapiro BS (1987) The nonsurgical management of ectopic pregnancy. Clin Obstet Gynecol 30:230–235

Ylöstalo P, Cacciatore B, Koskimies A, Kääviäinen M, Lehtovieta P, Mäkelä P, Siegberg R, Stenman U-H, Tenlumen A, Ylikorkala O (1991) Conservative treatment of ectopic pregnancy. Ann NY Acad Sci 626:516–523

Geburtshilfe

Schwangerschaftsverlauf nach IVF – PROST – TEST

H. SCHMITT, J. KLEINSTEIN und H. GIPS

> **MERKE:**
>
> 1. In dem Zeitraum Juni 1988 bis Dezember 1992 wurden bisher über 200 Kinder nach In-vitro-Fertilisation mit anschließendem Embryotransfer (IVF-ET), tubarem Pro-nucleusstadiumtransfer (PROST) und Embryonalstadiumtransfer (TEST) geboren.
>
> 2. Das Geburtsgewicht der Kinder nach IVF unterscheidet sich nicht von dem Geburtsgewicht der Kinder nach natürlicher Fortpflanzung (Vergleich mit Hohenauer-Kurven).
>
> 3. Die Anzahl der Mehrlinge liegt mit ca. 26 % im Vergleich zum Normalkollektiv mit 12 % deutlich höher.
>
> 4. Aufgrund der hohen Rate an Mehrlingsschwangerschaften besteht eine erhöhte Frühgeburtlichkeit und Sectiorate.
>
> 5. Die Mißbildungsrate nach IVF ist nicht erhöht.

In der Therapie des unerfüllten Kinderwunsches spielt die In-vitro-Fertilisation eine zunehmende Rolle. Mit der Geburt der Louise Brown wurde 1978 in England die erste Schwangerschaft nach In-vitro-Fertilisation erfolgreich abgeschlossen.

Der gleiche Erfolg gelang in Deutschland erstmalig 1982. Im Februar 1989 wurde das erste Kind nach IVF-Behandlung in Gießen geboren. Weltweit sind bis zum heutigen Tage mehr als 50 000 Kinder nach In-vitro-Fertilisation geboren worden. Aus der Literatur gibt es Hinweise über erhöhte Mißbildungsraten, Schwangerschaftskomplikationen und geburtshilfliche Risiken bei Schwangerschaften nach In-vitro-Fertilisation (Frydman et al. 1986, Lancaster 1990).

An der Gießener Universitäts-Frauenklinik werden seit Juni 1988 Ehepaare mit Kinderwunsch mit den verschiedenen Methoden des IVF-Programmes behandelt. Der geburtshilfliche Verlauf der eingetretenen Schwangerschaften wurde besonders unter dem Aspekt der Abortrate, der Frühgeburtlichkeit und fetalen Wachstumsverzögerungen analysiert und mit dem Kollektiv der Hessischen Perinatalstudie (HEPE) von 1991 verglichen.

Methoden des IVF-Programmes

Zum allgemeinen Verständnis sollen die Methoden des IVF-Programmes anhand ihrer Definitionen vorgestellt werden (Tabelle 1).

Unter dem Terminus IVF-ET wird die In-vitro-Fertilisation mit anschließendem intrauterinen Embryotransfer verstanden.

Tabelle 1. Methoden und ihre Definitionen im IVF-Programm

IVF-ET:	In-vitro Fertilisation mit intrauterinem Embryotransfer
PROST:	**Pro**nucleustadiumtransfer
TEST:	**T**ubarer **E**mbryonal**st**adiumtransfer
GIFT:	Intratubarer Gametentransfer (gamete intrafallopian transfer)

Über 70 % der Frauen, die mit IVF-ET behandelt werden, weisen eine tubare Sterilität auf. Es werden also hierbei die geschädigten und nicht mehr funktionsfähigen Eileiter umgangen.

Mit PROST bezeichnen wir die In-vitro-Fertilisation mit laparoskopischem Transfer befruchteter Eizellen im Pronucleusstadium in einen Eileiter.

Unter TEST ist der tubare Transfer von Embryonen in einen Eileiter zu verstehen.

Bei den Maßnahmen im PROST/TEST Programm muß also mindestens ein intakter Eileiter vorhanden sein. Paare mit andrologischer Sterilität, Endometriose sowie idiopathischer Sterilität werden vornehmlich durch diese Maßnahmen behandelt.

Bis 1989 wurde in unserer Abteilung auch GIFT (gamete intrafallopian transfer), der intratubare Gametentransfer, durchgeführt. Dabei wird auf die In-vitro-Fertilisation verzichtet, die Gameten, also Eizellen und Spermien, werden unmittelbar nach ihrer Gewinnung in einen Eileiter transferiert. Da bei dieser Methode nicht festgestellt werden kann, ob überhaupt eine Befruchtung der Eizellen stattgefunden hat, präferieren wir heute den laparoskopischen Transfer im Pronucleusstadium bzw. im Embryonalstadium, insbesondere deshalb, weil unser Patientengut einen extrem hohen Anteil an andrologischer Sterilität von über 60 % aufweist und der Nachweis der eingetretenen Befruchtung ein wichtiges Diagnostikum für diese Paare darstellt.

Ergebnisse

Gesamtstatistik

Insgesamt wurden, von Juni 1988 bis zum Dezember 1992, 1454 Ehepaare im IVF-Programm behandelt (Tabelle 2).

Der überwiegende Anteil, nämlich zwei Drittel, wurden durch IVF-ET therapiert. Bei 84,9 % aller Patientinnen war die ovarielle Stimulationstherapie erfolgreich, so daß die vaginale Follikelpunktion durchgeführt werden konnte.

Bei 89,6 % dieser Patientinnen gelang die In-vitro-Fertilisation, so daß der Embryotransfer angeschlossen werden konnte.

Bei 24,8 % der Patienten mit Embryotransfer trat eine Schwangerschaft ein. 18,2 % dieser Schwangerschaften gingen durch einen Abort und 3,6 % durch Eileiterschwangerschaften verloren. Damit ist die Rate von Extrauteringraviditäten doppelt so hoch wie nach natürlicher Fortpflanzung. 7 dieser 10 Extrauteringraviditäten traten bei Patientinnen mit intrauterinem Embryotransfer auf. Sie hatten pathologisch veränderte Eileiter, in erster Linie Hydrosalpingen.

Die Rate intakter Schwangerschaften, die mit der Geburt lebensfähiger Kinder endete, beträgt 19,6 %. Diese sog. „baby take home rate" spiegelt den Erfolg, aber auch die Grenzen der IVF-Behandlung wieder.

Tabelle 2. Behandlungsergebnisse nach IVF im Zeitraum von Juni 1988 – Dezember 1992

	(n/N)	(%)
Anzahl der Patienten (Pat)	1454/1454	100,0
Follikelpunktionen (FP)/(Pat)	1234/1454	84,9
Transfer (T)/(FP)	1106/1234	89,6
Schwangerschaften (SS)/(T)	274/1106	24,8
Aborte/(SS)	50/ 274	18,2
EUG/(SS)	10/ 274	3,6
Weiterg. SS. u. Geb./(T)	217/1106	19,6
Mehrlinge/Geburten	40/ 157	25,5

Mehrlingsinzidenz

Ein besonderes Problem der IVF-Behandlung stellen die Mehrlinge dar. 25,5 % der durch IVF eingetretenen Schwangerschaften sind durch Mehrlinge belastet, wobei es sich in einem Viertel der Mehrlingsschwangerschaften um höherzählige, also Drillinge und Vierlinge handelt.

Geschlechtsverteilung

Bezüglich der Geschlechtsverteilung der Kinder bestehen keine Unterschiede, wenn die IVF-Kinder mit den Kindern der Hessischen Perinatalstudie 1991 verglichen werden. Auch nach IVF werden geringfügig mehr Knaben (51,7 %) als Mädchen (48 %) geboren.

Alter der Schwangeren

Deutliche Unterschiede ergeben sich beim Vergleich des Alters der Schwangeren zwischen den IVF-Patientinnen und den Patientinnen aus der HEPE 1991 (Abb. 1).

In der Altersgruppe von 18–34 Jahren befinden sich prozentual deutlich weniger Schwangere nach IVF mit 67,5 % im Vergleich zur HEPE 1991 mit 88,5 %. In der Altersgruppe von 35–39 Jahren befinden sich im Verhältnis fast dreimal so viele Schwangere nach IVF im Vergleich zum Patientenkollektiv der HEPE (24,7 % vs. 9,0 %). Diese Unterschiede in den beiden Gruppen sind signifikant und wirken sich auf die Abortrate aus.

Abortinzidenz

Es ist eine altbekannte Tatsache, daß die Abortrate mit zunehmenden Alter der Schwangeren ansteigt. Nach den Untersuchungen von Koller (1983) verdoppelt sich die Abortrate von 7 % bei Schwangeren unter 30 Jahren auf 14 % bei Schwangeren über 30 Jahren.

Nach IVF-Therapie besteht bei den über 30jährigen ebenfalls eine höhere Abortrate im Vergleich zu den Schwangeren unter 30 Jahren (20,7 % vs. 16,7 %). Bedeutsam wird dieses Ergebnis vor dem Hintergrund, daß $^3/_4$ der nach IVF Schwangeren älter als 30 Jahre sind (Abb. 2).

Hier ergibt sich eine Analogie zur konservativen Sterilitätstherapie. Sowohl in der konservativen Sterilitätstherapie als

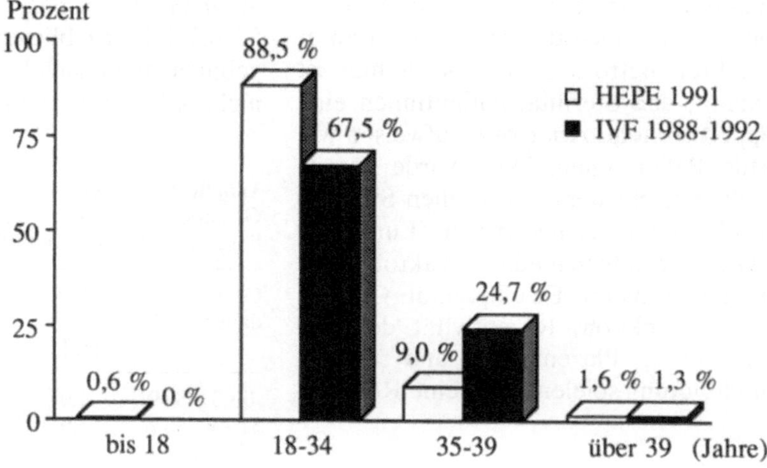

Abb. 1. Altersverteilung der Schwangeren in der HEPE 1991 und im IVF-Programm 6/1988–12/1992

Abortrate (%)

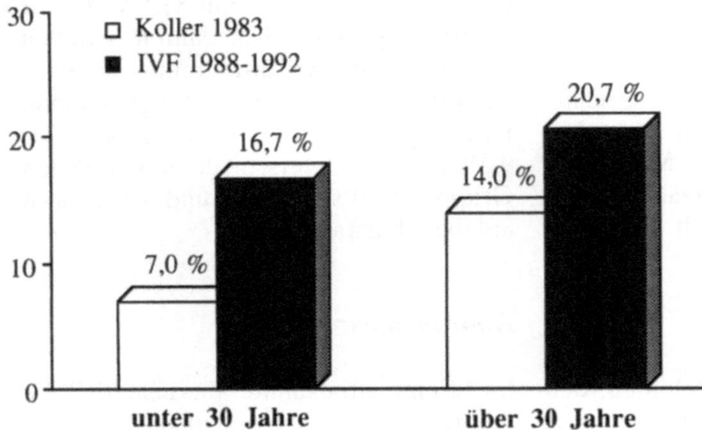

Abb. 2. Vergleich der Abortraten in einem nicht selektierten Patientengut (Koller 1983) mit den Schwangeren im IVF-Programm in Abhängigkeit vom Alter

auch in der invasiven Reproduktionsmedizin haben wir es mit Patientinnen zu tun, deren Fertilitätschancen aufgrund des Alters eingeschränkt sind. Die Gründe hierfür liegen hauptsächlich im Verhalten des Ehepaares selbst, es wendet sich zunächst der beruflichen und finanziellen Absicherung der Familie zu und will erst später dem Kinderwunsch nachgehen. Oft werden auch erfolglose oder sinnlose Behandlungen von Ärzten nicht rechtzeitig erkannt und damit der Weg für eine erfolgversprechende Therapie verstellt.

Zu diskutieren ist noch die insgesamt erhöhte Abortrate nach In-vitro-Fertilisation, von der auch die Patientinnen unter 30 Jahren betroffen sind. Auch hier ist bekannt, daß Sterilitätspatientinnen eine doppelt so hohe Abortrate aufweisen wie fertile Patientinnen. Dies wurde bereits für die verschiedenen ovariellen Stimulationstherapien nachgewiesen (Lunenfeld 1989). Sehr unterschiedliche Faktoren wie Spermaparameter, Eizellqualität, Corpus-Luteum-Funktion, Rezeptivität des Endometriums, Plazentation und uterine Durchblutung spielen dabei eine Rolle.

Schwangerschaftsdauer

Unterschiede zwischen Schwangerschaften nach IVF und dem Kollektiv der Hessischen Perinatalstudie fallen besonders im Vergleich der Schwangerschaftsdauer auf (Tabelle 3).

Die Frühgeburten bis zur 31. Schwangerschaftswoche (SSW) sind nach IVF im Vergleich zur Hessischen Perinatalstudie zehnfach häufiger (11,5 % vs. 1,0 %). Dieser Trend setzt sich bei den Frühgeburten zwischen der 32. und 36. SSW fort. In diesem Schwangerschaftsalter treten dreimal mehr Geburten nach IVF auf (19,1 % vs. 5,9 %). Die erhebliche Zunahme der Frühgeburtlichkeit nach IVF-Behandlung kann nicht allein mit dem hohen Anteil von

Tabelle 3. Vergleich des prozentualen Anteils der Gestationsdauer in der HEPE 1991 mit den Einlingen und dem Gesamtkollektiv nach IVF

Gestations-dauer	HEPE 91 [%]	IVF (gesamt) [%]	IVF (Einlinge) [%]
bis 31. SSW	1,0	11,5	8,5
32.–36. SSW	5,9	19,1	12,0
37.–41. SSW	88,6	64,3	72,6
>41. SSW	2,3	5,1	6,8

Mehrlingsschwangerschaften begründet werden, denn auch bei den Einlingsschwangerschaften nach IVF besteht eine achtfach erhöhte (8,5 % vs. 1,0 %) Frühgeburtlichkeit bis zur 31. SSW und zwischen der 32. und 36. SSW ist die Frühgeburtlichkeit immerhin noch doppelt so hoch im Vergleich zum Kollektiv der HEPE 1991 (12,0 % vs. 5,9 %).

Ausreichend erklärbar sind diese Veränderungen nicht. Die hohe Frühgeburtlichkeit zwingt zu einer Intensivierung der Schwangerenvorsorge bei diesen Patientinnen. Die zur Prävention von Frühgeburten eingesetzten Maßnahmen bestehen maßgeblich in der Infektionsprophylaxe zur Vermeidung von Kolpitiden und Zervicitiden, sowie der Erkennung der schwangerschaftsbedingten Hypertonie und der fetalen Wachstumsverzögerung (Link u. Künzel 1987).

Geburtsgewichte

Die gehäufte Frühgeburtlichkeit nach IVF-Schwangerschaften spiegelt sich in den Geburtsgewichten wieder (Tabelle 4). Geburtsgewichte unter 1000 Gramm treten nach IVF-Schwangerschaften im Vergleich zur HEPE 1991 16-fach häufiger auf (5,2 % vs. 0,3 %). Die gleiche Relation besteht in der Geburtsgewichtsklasse von 1000–1499 Gramm (9,8 % vs. 0,6 %). Geburtsgewichte von 1500–1999 Gramm sind nach IVF zehn mal häufiger vertreten als in dem Kollektiv der HEPE (11,9 % vs. 1,2 %). Zur Klärung der Frage, ob es sich bei diesen niedrigen Geburtsgewichten um fetale Wachstumsverzögerungen gehandelt hat, wurden die Geburtsgewichte in die Wachstumskurven von Hohenauer (1980) projeziert. Dadurch wurde erkennbar, daß 7,6 % der Kinder nach IVF wachstumsverzögert ($\leq$ 10. Perzentile) waren. Dieser Anteil unterscheidet sich nicht signifikant von dem Vergleichswert der HEPE 1991 mit 8,3 %. Somit korreliert die erhöhte Frühgeburtlichkeit der Kinder nach IVF nicht mit einer erhöhten Rate an fetalen Wachstumsverzögerungen und betont nochmals die Wichtigkeit der Infektionsprophylaxe während der Schwangerschaft.

Schwangerschaftsrisiken

Die Schwangerschaftsrisiken der Einlinge, Zwillinge und Drillinge nach IVF-Behandlung wurden mit den Einlingsschwangerschaften der HEPE 1991 verglichen, (Tabelle 5). Wie bereits vorher schon erwähnt, ist die Rate fetaler Wachstumsretardierungen der Einlinge nach IVF gegenüber der Kontrollgruppe nicht erhöht. Erstaunlicherweise konnten in der Gruppe mit Drillingen nach IVF keine Wachstumsverzögerungen registriert werden. Dies erklärt sich möglicherweise daraus, daß diese Patientinnen frühzeitig hospitalisiert wurden, eine Tokolyse erhielten und die Überwachung der Schwangerschaft besonders intensiv gestaltet wurde.

Die hohe Rate an vorzeitiger Wehentätigkeit ist bei Mehrlingsschwangerschaften eine bekannte Tatsache. Auffallend ist wiederum der hohe prozentuale Anteil der vorzeitigen Wehentätigkeit bei Einlin-

Tabelle 4. Vergleich der Geburtsgewichte nach IVF (6/1988–12/1992) mit dem Kollektiv der HEPE 1991

Geburtsgewichte (Gramm)	IVF (6/88–12/92) (n = 193)		HEPE (1991) (n = 57503)	
	N	%	N	%
< 1000	10	5,2	191	0,5
1000–1499	19	9,8	347	0,6
1500–1999	23	11,9	709	1,2
2000–2499	35	18,1	2291	4
2500–3999	105	54,4	48091	83,6
$\geq$ 4000	1	0,5	3999	10,1

Tabelle 5. Vergleich des prozentualen Anteils von Schwangerschaftsrisiken zwischen dem Kollektiv der HEPE 1991 (nur Einlingsschwangerschaften) mit den Einlings- und Mehrlingsschwangerschaften nach IVF

Risiko	HEPE 1991	IVF-Ein-linge	IVF-Zwil-linge	IVF-Dril-linge
Fetale Wachs-tumsretard.	8,3	7,6	18,2	0
vorz. Blasen-sprung	17,8	14,3	9,1	50
vorz. Wehen	1,3	22,9	45,5	100
Gestose	3,7	11,4	54,5	50

gen nach IVF mit 22,9 %. Dieser Befund steht in direktem Zusammenhang mit der bereits erwähnten Frühgeburtlichkeit.

Daß Zwillings- und Drillingsschwangerschaften mit einer erhöhten Gestoserate einhergehen, ist bekannt. Jedoch ist auch bei den Einlingsschwangerschaften nach IVF eine 3-fach erhöhte Gestoserate im Vergleich zur Kontrollgruppe (11,4 % vs. 3,7 %) nachweisbar. Dieses Ergebnis kann zur Zeit nur unzureichend erklärt werden. Wie bereits erwähnt ist der Anteil der Schwangeren über 30 im IVF-Programm überproportional hoch. Das erhöhte Alter der IVF-Schwangeren könnte eine Erklä-rung für die erhöhte Inzidenzrate von Gestosen sein. Ein weiterer Aspekt ergibt sich aus der Tatsache, daß es sich überwiegend um Erstgravidae handelt, die bekanntlich ebenfalls ein erhöhtes Risiko für Gestosen haben.

Sectiorate

Die genannten Schwangerschaftsrisiken wie erhöhte Frühgeburtlichkeit, hohes Alter der Schwangeren, ein Anteil von 25 % Mehrlingsschwangerschaften, mit zum Teil höherzähligen Mehrlingen und die erhöhte Inzidenz der Gestose sind an der erhöhten Sectiorate nach IVF beteiligt (Abb. 3). Dies gilt für Einlinge, Zwillinge und Drillinge. Auffällig ist die Sectiorate bei den Einlingen nach IVF mit 22,8 % im Vergleich zur Sectiorate von 16,9 % in der HEPE 1991.

In den Anfängen der In-vitro-Fertilisation spielte zusätzlich die besondere Interaktion zwischen Arzt und Patient bei der Indikationsstellung zur Schnittentbindung eine Rolle. Das langersehnte Kind sollte auf jeden Fall unbeschadet zur Welt kommen, so daß all zu häufig zur abdominellen Schnittentbindung entschieden wurde, ob-

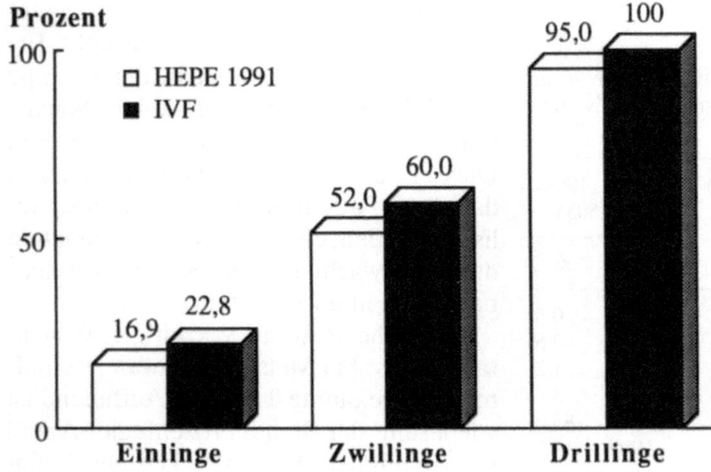

Abb. 3. Vergleich der Sectiorate zwischen dem Patientenkollektiv der HEPE 1991 mit den Schwangerschaften nach IVF bei Einlingen, Zwillingen und Drillingen

wohl keine zwingende Indikation vorlag. Die von der Angst der Patientin geprägte Forderung an den Arzt, einen Kaiserschnitt durchzuführen, sollte nicht zum Tragen kommen. Durch Herstellung eines Vertrauensverhältnisses sollte eine Entbindung auf natürlichem Wege angestrebt werden.

Kindersterblichkeit

Die genannten Risikofaktoren belasten naturgemäß die Kindersterblichkeit nach IVF-Behandlung. Insgesamt sind 4,3 % der Kinder kurz vor oder nach der Geburt gestorben. Unter Ausschluß der Kinder unter 1000 Gramm betrug die perinatale Mortalität 0,5 % und liegt damit im Bereich der perinatalen Mortalität von 0,42 %, die 1991 in der HEPE ermittelt wurde. Die erhöhte Kindersterblichkeit nach IVF beruht demnach in erster Linie auf dem erhöhten Anteil der Frühgeburten unter 1000 Gramm.

Mißbildungsrate

Werden sämtliche Mißbildungen eingeschlossen, so besteht zur Zeit eine Mißbildungsrate bei einem nicht selektiertem Kollektiv mit natürlicher Fortpflanzung von 2–3 % (Young 1992). Zum Vergleich ergab eine europäische Studie eine Mißbildungsrate von 2 % nach IVF-Behandlung (Cohen u. de Mouzon 1989).

In unserem eigenen Kollektiv liegt die Mißbildungsrate bei 0,97 %. Es handelt sich dabei um zwei Kinder die inzwischen verstorben sind. Bei dem einen Kind wurde ein Wiedemann-Beckwitz-Syndrom diagnostiziert, das andere Kind ist an einer schweren cerebralen Fehlbildung verstorben. Aus diesem Ergebnis folgern wir, daß die Mißbildungsrate nach IVF nicht erhöht ist.

Zusammenfassung

1. Die Abortrate nach IVF-Behandlung ist wie nach konservativer Sterilitätsbehandlung erhöht. Jede fünfte Schwangerschaft nach IVF geht durch Abort verloren.
2. Die Extrauteringravidität rate ist doppelt so hoch wie nach natürlicher Fortpflanzung.
3. Die Rate an Frühgeburten vor der 36. SSW ist um den Faktor 4–5 erhöht. Die Zunahme der Frühgeburtlichkeit geht nicht nur zu Lasten der Mehrlingsschwangerschaften, sondern ist auch bei Einlingsschwangerschaften um den Faktor 3 erhöht.
4. Neben der Frühgeburtlichkeit sind die vorzeitige Wehentätigkeit und die Gestose weitere Schwangerschaftsrisiken, die bei IVF-Schwangerschaften vermehrt auftreten.
5. Die erhöhte Sectiorate von 33 % nach IVF-Behandlung ist durch die genannten Schwangerschaftsrisiken und den hohen Anteil an Mehrlingen bedingt.
6. Die Mißbildungsrate nach IVF ist nicht erhöht.

Literatur

Cohen J, Mouzon J de (1989) IVF results in Europe. Abstracts VI. World Congress in vitro fertilization and alternate assisted reproduction, Jerusalem, Israel, S. 4

Frydman R, Belaisch-Allart J, Fries N, Hazout A, Glissant A, Testart J (1986) An obstetric assessment of the first 100 births from the in vitro fertilization program at Clamart, France. Am J Obstet Gynecol 154:550–555

Hessische Perinatalerhebung (1991) HEPE 1991: Qualitätssicherung in der Geburtshilfe und Neonatologie. Perinatologische und Neonatologische Arbeitsgemeinschaft in der Kassenärztlichen Vereinigung Hessen (Hrsg.)

Hohenauer L (1980) Intrauterine Wachstumskurven für den Deutschen Sprachraum. Geburtsh Perinat 184:167–179

Koller S (1983) Risikofaktoren der Schwangerschaft. Springer, Berlin Heidelberg New York Tokyo

Lancaster PAL (1990) Outcome of pregnancy. In: Wood C, Trounson A (Eds) Clinical in vitro fertilization. Springer Berlin Heidelberg New York Tokyo, S. 81–94

Link G, Künzel W (1987) Die Behandlung und Überwachung von Patienten mit Frühgeburtszeichen bis zur 32. Woche der Schwangerschaft. Gynäkologe 20:20–31

Lunenfeld B (1989) Resultate der Gonadotropin-Behandlung. Freiburger Kolloquium, Drei Jahrzehnte Gonadotropine. Gemeinsame Veranstaltung der Universitäts-Frauenklinik Freiburg und Serono-Pharma, 28.–30. April 1989

Young ID (1992) Incidence and genetics of congenital malformations. In: Brock DJH, Rocheck CH, Ferguson-Smith MA (Eds) Prenatal diagnosis and screening. Churchill Livingstone, Edinburgh-London, S. 171–176

Kernspintomograpie: Prognostische Bedeutung bei Vorliegen einer Beckenendlage

R. Berger, E. Sawodny, G. Bachmann, S. Herrmann und W. Künzel

MERKE:

1. Mittels Kernspintomographie können Patientinnen mit Beckenendlage, bei denen ein Mißverhältnis zwischen kindlichem Steiß und mütterlichem Becken vorliegt, selektioniert und durch eine primäre Sectio caesarea entbunden werden.

2. Da dies vorwiegend Kinder mit einem Geburtsgewicht von mehr als 3 300 Gramm betrifft, sollten angesichts der hohen Kosten der Kernspintomographie nur Patientinnen gemessen werden, deren Kinder ein ultrasonographisches Schätzgewicht von 3 300 Gramm überschreiten.

Die Entscheidung über den Geburtsmodus bei Vorliegen einer Beckenendlage ist nach wie vor eine große Herausforderung für jeden Geburtshelfer. Bei extrem konservativer Geburtsleitung sind Mortalität und Morbidität der Kinder sehr hoch. Deshalb forderte Kubli 1975, nachdem durch verbesserte Narkose- und Operationsbedingungen der Kaiserschnitt sicherer geworden war, die Indikation zur Sectio bei Vorliegen einer Beckenendlage großzügiger zu stellen (Kubli 1975). Andere Arbeitsgruppen entwickelten ein Scoring-System, mit dem sie den Geburtsmodus festlegten (Westin 1977, Barlöv u. Larsson 1986). An der Frauenklinik der Justus-Liebig-Universität Gießen wird seit 1980 bei Vorliegen einer Beckenendlage eine exspektative Geburtsleitung bevorzugt (Künzel et al. 1989). Darunter ist der Versuch zu verstehen, durch sorgfältige Kontrolle des Geburtsvorganges und Überwachung des Kindes während des Geburtsverlaufes zu entscheiden, ob eine vaginale Entbindung vertretbar oder die Sectio caesarea notwendig ist. Mit diesem Verfahren wurden in den Jahren 1986 bis 1990 262 Patientinnen mit Beckenendlage, deren Schwangerschaftsalter mehr als 35 Wochen betrug, entbunden. In 142 Fällen konnten die Kinder vaginal entwickelt werden, wohingegen in 120 ein Kaiserschnitt notwendig war. Einundzwanzig dieser 120 Kaiserschnitte waren primär, meist aufgrund kindlicher Indikationen, und 99 sekundär. Bei 53 Patientinnen (44,2 %) erfolgte ein sekundärer Kaiserschnitt aufgrund eines Geburtsstillstandes (Kirschbaum et al. 1991). Da ein Geburtsstillstand in der Regel durch ein Mißverhältnis zwischen fetalem Steiß und mütterlichem Becken verursacht wird, war die Entscheidung, diese Patientinnen vaginal entbinden zu wollen, offensichtlich falsch. Durch Messen der fetalen Steiß- und maternalen Beckendurchmesser mit Hilfe der Kernspintomographie sollte in der vorliegenden Studie geprüft werden, inwieweit solche Patientinnen selektioniert und einer primären Sectio caesarea zugeführt werden können.

Methodik

Ein bis sieben Tage vor Entbindung wurden bei 39 Patientinnen mit Beckenendlage die maternalen Becken- und fetalen Steißdurchmesser kernspintomographisch gemessen (1.5 T Magnetom, Siemens). Es erfolgten T1-gewichtete Spinecho-Sequenzen in sagittalen und transversalen Schichten (TR/TE = 500/15 ms, Schichtdicke = 8 mm, Matrix = 256·256 P). Die Meßzeit pro Sequenz betrug ca. 4 Minuten. Die Conjugata vera obstetrica wurde auf den sagittalen Schnittebenen und der transversale Beckeneingangsdurchmesser sowie die Distantia spinae ischiadicae auf den transversalen Schnittebenen gemessen (Abb. 1a). Die fetalen Steißdurchmesser wurden mit Hilfe von T1-gewichteten Gradientecho-Sequenzen in Atemanhaltetechnik ermittelt (TR/TE/Flip = 50 ms/6 ms/60 degree). Der fetale Steiß kam dabei in Transversalschichten zur Darstellung. Da die Meßzeit für 3 transversale Schnittebenen nur ca. 20 Sekunden betrug, konnten Artefakte, die aus fetalen Bewegungen resultierten, nahezu vollständig verhindert werden. Die fetalen Steißdurchmesser wurden als die größten sagittalen und transversalen Durchmesser durch Steiß und Beine des Kindes definiert (Abb. 1b). Das Verhältnis zwischen maternalen Becken- und fetalen Steißdurchmessern wurde durch den folgenden Term bestimmt:

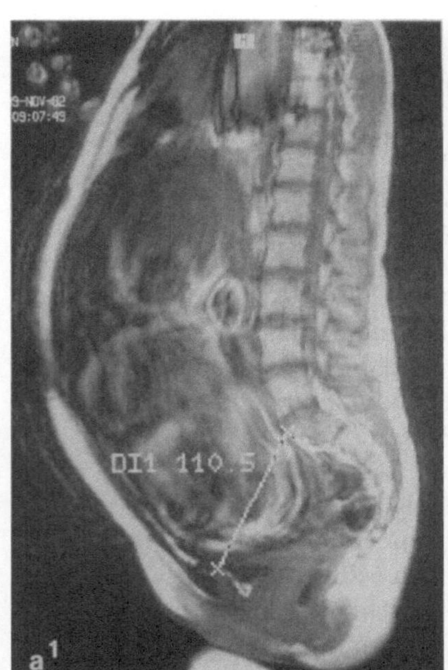

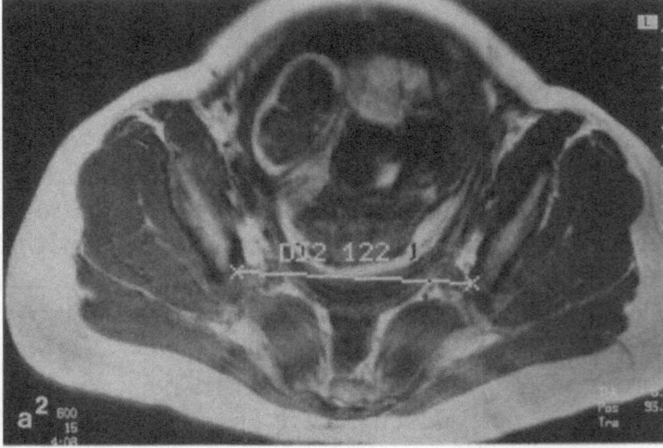

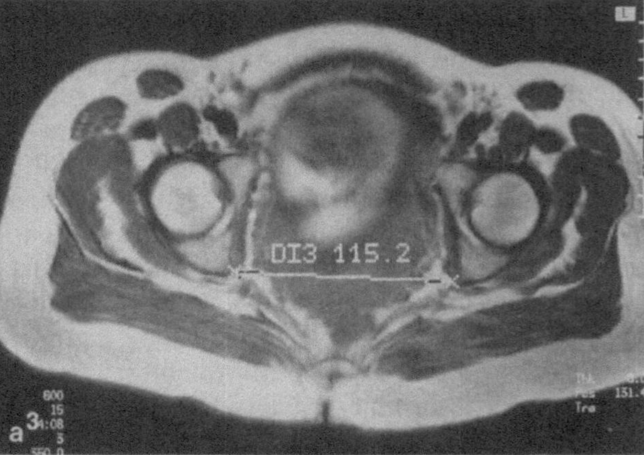

Abb. 1a. Conjugata vera obstetrica (a¹, DI1 = 11,1 cm), transversaler Beckeneingangsdurchmesser (a², DI2 = 12,2 cm) und Distantia spinae ischiadicae (a³, DI3 = 11,5 cm)

Abb. 1b. Transversaler
(b^1, DI4 = 10,4 cm) und sagittaler
(b^2, DI1 = 10,9 cm) Steißdurchmesser

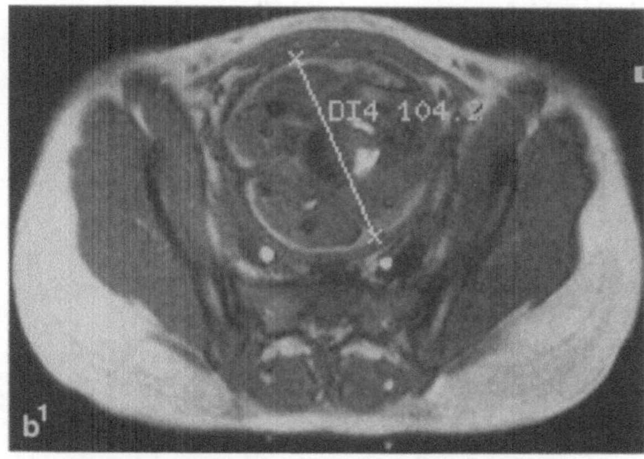

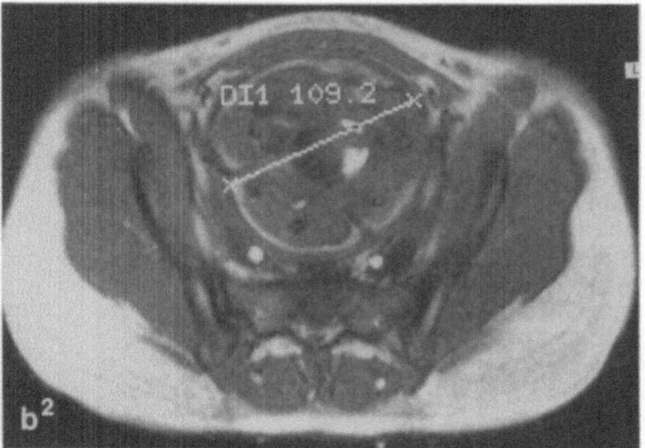

$$\frac{\text{Sagittaler Steißdurchmesser} + \text{transversaler Steißdurchmesser}}{\text{Conjugata vera obstetrica} + \text{Beckeneingangsdurchmesser}} \quad \text{(Term 1)}$$

Keinem Geburtshelfer, der in diese Studie involviert war, lagen zum Zeitpunkt der Geburt die erhobenen Meßergebnisse vor. Für statistische Gruppenvergleiche wurde der Mann-Whitney-U-Test verwendet.

Ergebnisse

Bei 22 von den insgesamt 39 gemessenen Patientinnen (56 %) war eine sekundäre Sectio caesarea notwendig. Davon war in 13 Fällen (33 %) die Indikation zur Sectio caesarea ein Geburtsstillstand. In den restlichen 9 Fällen (23 %) erfolgte eine Sectio caesarea aus anderen Gründen (intrauterine Asphyxie, Nabelschnurvorfall, Fußvorfall). Siebzehn Patientinnen (44 %) konnten vaginal entbunden werden. Die maternalen und neonatalen Parameter sind in Tabelle 1 dargestellt.

Keine Unterschiede in der Conjugata vera obstetrica und dem transversalen Beckeneingangsdurchmesser konnten zwischen den Frauen, die per sectionem aufgrund eines Geburtsstillstandes und denjenigen die vaginal entbunden wurden, gefunden werden. Die Distantia spinae ischiadicae war etwas kleiner in der ersten Gruppe. Die fetalen Steißdurchmesser und das Geburtsgewicht der Kinder war jedoch erheblich größer bei den Frauen, die eine Sectio caesarea aufgrund eines Geburtsstillstandes erhielten, gegenüber

Tabelle 1. Maternale und neonatale Parameter

		Vaginale Entwicklung (n = 17)	Sectio caesarea	
			Geburtsstillstand (n = 13)	andere Indikationen (n = 9)
Para I		14	12	5
≥ II		3	1	4
Patientenalter	(Mittelwert)	27	29	29
(Jahre)	(SD)	3	4	6
	(Median)	26	30	28
	(Spannweite)	21–31	25–38	21–41
Schwanger-	(Mittelwert)	39	41	39
schaftsalter	(SD)	2	1	2
(Wochen)	(Median)	39	41	40
	(Spannweite)	36–42	40–42	36–41
Geburtsdauer	(Mittelwert)	8,4	12	4,5
(Stunden)	(SD)	3,9	3,1	2,6
	(Median)	8	12	3
	(Spannweite)	4–15	8–18	2–9
Dauer des	(Mittelwert)		4,3	
Geburtsstill-	(SD)		2,8	
standes	(Median)		3	
(Stunden)	(Spannweite)		2,3–7,5	
pH	(Mittelwert)	7,27	7,29	7,25
(Nabelarterie)	(SD)	0,08	0,05	0,08
	(Median)	7,27	7,29	7,25
	(Spannweite)	7,13–7,38	7,15–7,36	7,11–7,35
Apgar 1′	(Spannweite)	8–10	4–10	4–9
5′	(Spannweite)	10	9–10	6–10
10′	(Spannweite)	10	9–10	8–10

Die Werte sind angegeben als Mittelwerte, SD, Median und Spannweite

denjenigen, die vaginal entbunden wurden (Tabelle 2). Es bestand eine gute Korrelation zwischen den fetalen Steißdurchmessern und dem Geburtsgewicht der Kinder (Abb. 2).

Das Verhältnis zwischen fetalen Steiß- und maternalen Beckendurchmessern (Term 1) war erheblich ungünstiger bei den Patientinnen, die einen Geburtsstillstand mit nachfolgender Sectio caesarea hatten, als bei denjenigen, die auf vaginalem Wege entbunden wurden (Term 1: $0,97 \pm 0,06$ vs. $0,86 \pm 0,05$, $p < 0,001$) (Abb. 3). Wenn man die maternalen Beckendurchmesser gegen die fetalen Steißdurch- messer auftrug, konnten 3 Gruppen von Patientinnen unterschieden werden (Abb. 4). Eine erste Gruppe (A), in der die Patientinnen immer durch eine Sectio caesarea entbunden werden mußten, eine zweite Gruppe (B), in der eine Entbindung sowohl durch Sectio caesarea als auch vaginal möglich war, und eine dritte Gruppe (C), in der die Patientinnen ausschließlich vaginal entbunden werden konnten. Unter der Annahme, daß die in Abb. 3 dargestellten Werte normal verteilt sind, betrug die Wahrscheinlichkeit für eine Patientin mit Beckenendlage, die vaginal entbunden werden konnte, fälschli-

Tabelle 2. Maternale Becken- und fetale Steißdurchmesser, Schätz- und Geburtsgewichte der Kinder

	Sectio caesarea Geburtsstillstand (n = 13)	Vaginale Entbindung (n = 17)
Maternale Parameter		
Conjugata vera obstetrica (cm)	12,0 ± 1,1	12,5 ± 1,4
Querer Beckeneingangsdurchmesser (cm)	12,2 ± 0,9	12,6 ± 0,6
Distantia spinae ischiadicae (cm)	10,9 ± 1,0	11,6 ± 0,7 *
Fetale Parameter		
Sagittaler Steißdurchmesser (cm)	11,6 ± 0,8	11,0 ± 0,8
Transversaler Steißdurchmesser (cm)	11,7 ± 0,8	10,6 ± 1,0 **
Ultrasonographisches		
Schätzgewicht (g)	3 660 ± 330	3 160 ± 320 ***
Geburtsgewicht (g)	3 760 ± 370	3 080 ± 360***

Die Werte sind angegeben als Mittelwerte ± SD.
* p < 0,05;   ** p < 0,01;   *** p < 0,001

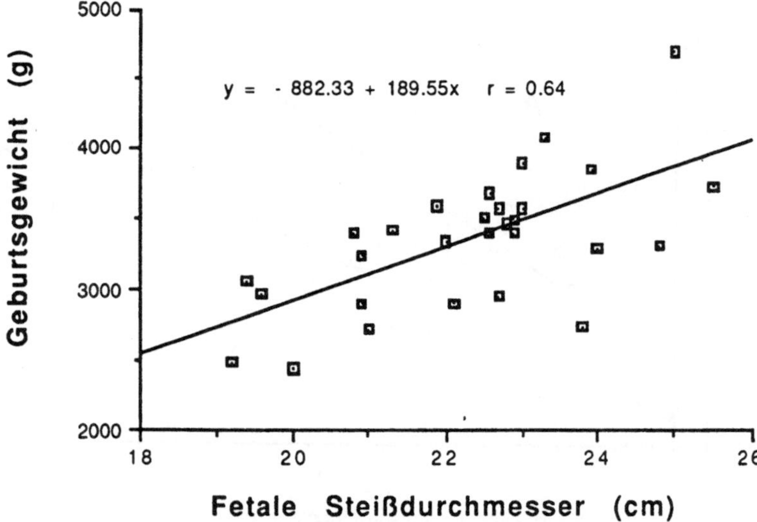

Abb. 2. Korrelation zwischen der Summe aus sagittalem und transversalem Steißdurchmesser und dem Geburtsgewicht der Neugeborenen.

cherweise der Gruppe A zugeordnet zu werden 0,3 %. Die Wahrscheinlichkeit für eine Patientin, bei der eine Sectio caesarea aufgrund eines Geburtsstillstandes notwendig war, fälschlicherweise der Gruppe C zugeordnet zu werden, war 6,7 %.

Obwohl das Verhältnis zwischen der Summe der fetalen Steißdurchmesser und der Distantia spinae ischiadicae signifikant höher war bei den Patientinnen, die eine Sectio caesarea aufgrund eines Geburtsstillstandes erhielten, gegenüber denen, die vaginal entbunden wurden (2,15 ± 0,24 vs. 1,85 ± 0,17, p < 0,001), war der prognostische Wert dieses Terms weitaus schlechter als derjenige, der in Abb. 4 dargestellt wurde.

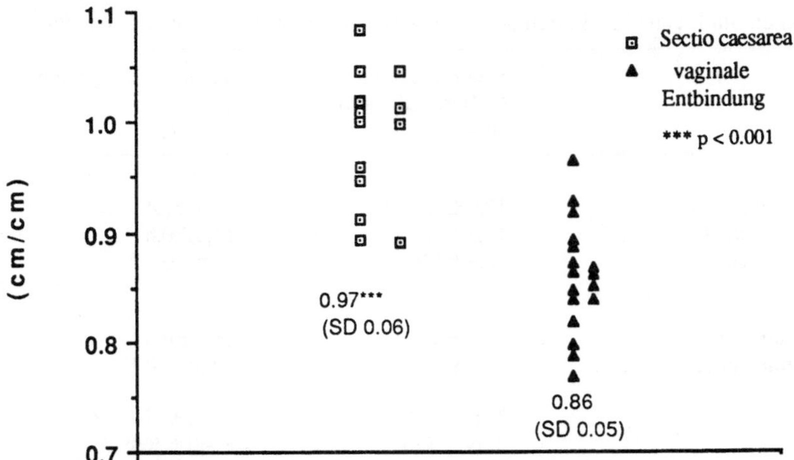

Abb. 3. Verhältnis zwischen fetalem Steiß- und maternalen Beckeneingangsdurchmesser (Term 1) bei Patientinnen, die entweder durch Sectio caesarea (n = 13) aufgrund eines Geburtsstillstandes oder vaginal (n = 17) entbunden wurden.

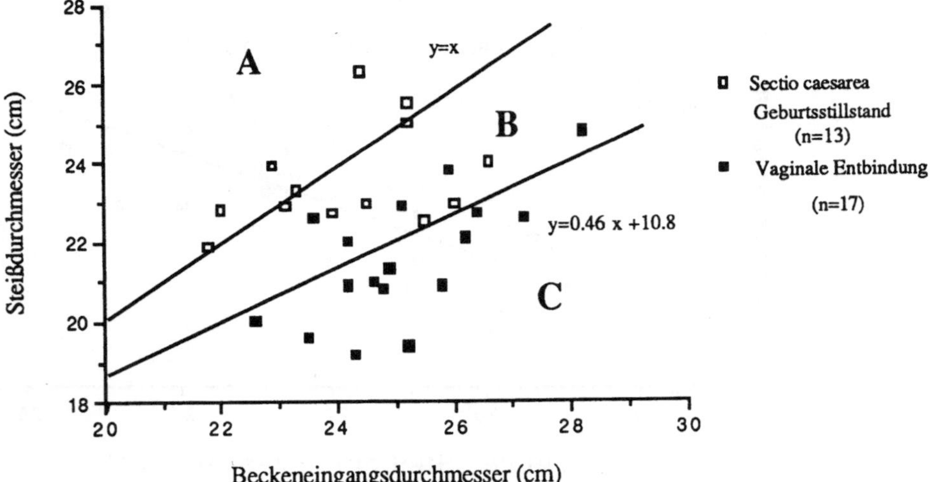

Abb. 4. Dargestellt ist die Korrelation zwischen der Summe aus conjugata vera obstetrica und transversalem Beckeneingangsdurchmesser (Abszisse) und der Summe aus sagittalem und transversalem Steißdurchmesser (Ordinate). Es können drei Gruppen von Patientinnen unterschieden werden:
eine erste Gruppe (A), in der die Patientinnen nur per Sectionem entbunden werden konnten (8/30), eine zweite Gruppe (B), in der eine Entbindung sowohl durch Sectio caesarea (5/30) als auch vaginal (5/30) möglich war, und eine dritte Gruppe von Patientinnen (C), bei denen immer eine vaginale Geburt gelang (12/30). Die dargestellten Geraden markieren die Grenzen zwischen den drei Gruppen. Wenn die maternalen Beckeneingangs- und fetalen Steißdurchmesser gleich groß sind, entspricht x gleich y

Diskussion

Es konnte klar gezeigt werden, daß mit Hilfe der Kernspintomographie Patientin- nen mit Beckenendlage, bei denen ein offensichtliches Mißverhältnis zwischen fetalem Steiß und maternalem Becken besteht, selektioniert werden können (Grup-

Abb. 5. Dargestellt ist ein Sagittalschnitt durch das Becken einer 21-jährigen Patientin mit Beckenendlage. Die Patientin wurde bereits 1989 vom einem 3030 Gramm schweren Mädchen aufgrund eines Geburtsstillstandes durch eine sekundäre Sectio caesarea entbunden. Das Kind befand sich damals in Schädellage. Gegen Ende der jetzigen Schwangerschaft wurden der kindliche Steiß und das mütterliche Becken kernspintomographisch vermessen (Conjugata vera obstetrica: DI4 = 10,7 cm, transversaler Beckeneingangsdurchmesser: 12,1 cm, Distantia spinae ischiadicae 8,6 cm, sagittale Beckenweite: DI5 = 9,2 cm, sagittaler Beckenausgangsdurchmesser: DI6 = 11,2 cm, sagittaler Steißdurchmesser: 11,6 cm, transversaler Steißdurchmesser: 10,4 cm). Bei dieser Patientin bestand kein Mißverhältnis zwischen kindlichem Steiß und maternalem Beckeneingang, sondern aufgrund eines Kanalbeckens ein Mißverhältnis zwischen kindlichem Steiß und maternaler Beckenmitte. Aufgrund der kernspintomographischen Meßergebnisse wurde die Patientin durch eine primäre Sectio caesarea entbunden (Geburtsgewicht des Kindes: 3200 Gramm, Apgar 9/10/10, pH 7,27)

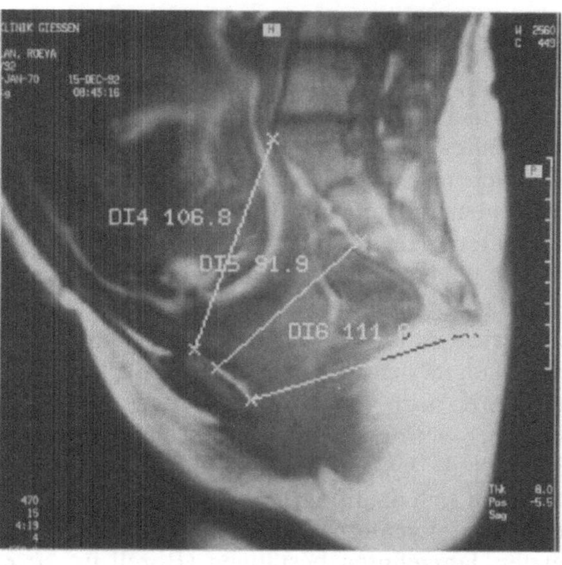

pe A in Abb. 4). Diesen Patientinnen kann in Zukunft durch eine primäre Sectio caesarea ein frustraner und damit erheblich belastender vaginaler Entbindungsversuch erspart werden. In allen anderen Fällen werden wir unsere expektative Geburtsleitung beibehalten. Erwähnenswert ist jedoch in diesem Zusammenhang, daß bei einer erheblichen Anzahl von Patientinnen (Gruppe C in Abb. 4) ein Mißverhältnis zwischen fetalem Steiß und maternalem Becken grundsätzlich ausgeschlossen werden kann und in diesem Kollektiv immer eine vaginale Geburt gelingt, wenn nicht andere Faktoren (intrauterine Asphyxie, Nabelschnurvorfall, Fußvorfall etc.) eine Sectio caesarea notwendig machen. Desweiteren kann die Kernspintomographie in vielen Fällen hilfreich sein, in denen ein deformiertes knöchernes Becken vorliegt. Wie in Abb. 5 dargestellt, konnte beispielsweise mit der Kernspintomographie ein „langes Becken" bei einer 21-jährigen Patientin mit Beckenendlage diagnostiziert werden. Aufgrund dieser

Messungen wurde die Patientin durch eine primäre Sectio caesarea entbunden.

Die Kernspintomographie ist eine neue, sehr aussagekräftige Methode im Bereich der Pelvimetrie, da Weichteile und knöcherne Strukturen im Bereich des Geburtskanals mit einer bisher nicht bekannten Auflösung dargestellt werden können (Stark et al. 1985). Der an Phantomen ermittelte Meßfehler beträgt etwa 1 % (Stark et al. 1985, Pfammatter et al. 1990). Die maternalen Beckendurchmesser können somit sehr exakt bestimmt werden. Die Meßgenauigkeit der fetalen Steißdurchmesser hängt von der Lage des Steißes und der Beine des Kindes ab. In einigen Fällen kann die Bestimmung der Steißdurchmesser etwas Schwierigkeiten bereiten, vor allem wenn die Beine nicht am Körper des Kindes anliegen. Jedoch werden unsere Messungen des fetalen Steißes durch die gute Korrelation zwischen Steißdurchmesser und Geburtgewicht der Kinder validiert (Abb. 2).

Die von uns ermittelten transversalen Beckeneingangsdurchmesser waren kleiner als die von Pfammatter et al. (1990) in einem nicht selektionierten Patientengut bestimmten. Dieser Befund ist jedoch nicht überraschend, da das Vorliegen einer Beckenendlage oft mit einer Anomalie des maternalen Beckens vergesellschaftet ist. Die beiden anderen von uns bestimmtem Beckendurchmesser, Conjugata vera obstetrica und Distantia spinae ischiadicae, lagen im dem Bereich, der in den letzten Jahren auch von anderen Autoren beschrieben wurde (Pfammatter et al. 1990, Bauer et al. 1992, Schlensker 1979). Insgesamt läßt sich damit eine Wachstumsakzeleration des maternalen Beckens in den letzten Jahrzehnten bestätigen (Borell u. Fernström 1960, Pfammatter et al. 1990).

Da die Kernspintomographie neben ihrer hohen Auflösung und Meßgenauigkeit keinerlei Strahlenbelastung für den Patienten beinhaltet und auch sonst bisher keinerlei Nebenwirkungen bekannt sind (Stark et al. 1985, Bernhard u. Kossel 1984, Weinreb et al. 1985), ist sie herkömmlichen Methoden der Pelvimetrie, wie Röntgentechnik, Ultraschall und Computertomographie, überlegen (Schlensker 1979, Cefalo et al. 1980, Federle et al. 1982). Andererseits sind jedoch die hohen Kosten kernspintomographischer Messungen zu berücksichtigen. Da aber bei 70% aller Patientinnen, deren Kinder ein Geburtsgewicht von mehr als 3400 Gramm hatten, eine Sectio caesarea aufgrund eines Geburtsstillstandes notwendig wurde und alle Patientinnen, deren Kinder ein Geburtsgewicht von weniger als 3300 Gramm hatten, vaginal entbunden werden konnten, könnten die Kosten für die Kernspintomographie reduziert werden, wenn nur die Patientinnen gemessen werden, deren Kinder ein ultrasonographisches Schätzgewicht von 3300 Gramm überschreiten.

Literatur

Alder C, Aebi S, Bernhard M (1987) Der Stellenwert der radiologischen Beckenmessung. Geburtsh u Frauenheilk 47:483–486

Barlöv K, Larsson G (1986) Results of a five-year prospective study using a fetopelvic scoring system for term singleton breech delivery after uncomplicated pregnancy. Acta Obstet Gynecol Scand 65:315–319

Bauer M, Schulz-Wendtland G, De Gregorio G, Sigmund G (1992) Geburtshilfliche Beckenmessung mittels Kernspintomographie (MRI): Klinische Erfahrungen bei 150 Patienten. Geburtsh u Frauenheilk 52:322–332

Bernhard JH, Kossel F (1984) Gesundheitliche Risiken bei der Anwendung der MR-Tomographie und In-vivo-Spectroskopie. Fortschr Röntgstr 141:251–258

Borell U, Fernström I (1960) Radiologic pelvimetry. Acta Radiol (Suppl) 191:1–97

Cefalo RC, Moseley RD, Villforth JC: The selection of patients for x-ray examinations: the pelvimetry examination. Washington, DC: U.S. Department of Health and Human Services, 1980 (HHS publication (FDA) 80–8128).

Federle MP, Cohen HA, Rosenwein MP, Brant-Zawadzki MN, Cann CE (1982) Pelvimetry by digital radiography: a low dose examination. Radiology 143:733–735

Kirschbaum M, Münstedt K, Künzel W (1991) Die Indikation zur Sectio bei Geburt aus Beckenendlage. In: Künzel W, Kirschbaum M (Hrsg) Gießener Gynäkologische Fortbildung, Springer, Berlin Heidelberg New York Tokyo, 86–97

Kubli F (1977) Geburtsleitung bei Beckenendlage. Gynäkologe 8:48

Künzel W, Hahn A, Kirschbaum M (1989) Die Entbindung aus Beckenendlage – Ist die generelle Sectio gerechtfertigt? In: Künzel W, Kirschbaum M (Hrsg) Gießener Gynäkologische Fortbildung, Springer, Berlin Heidelberg New York Tokyo, S 50–64

Pfammatter T, Marincek B, von Schulthess GK, Dudenhausen JW (1990) MR-pelvimetrische Referenzwerte. Fortschr Röntgstr 153:706–710

Schlensker KH (1979) Ultraschallmessungen der conjugata vera obstetrica. Geburtsh u Frauenheilk 39:333–337

Stark DD, McCharty SM, Filly RA, Parer JT, Hricak H, Callen PW (1985) Pelvimetry by resonance imaging. Am J Roentgenol 144:947–950

Weinreb JC, Lowe TW, Santos-Ramos R, Cunningham FC, Parkey R (1985) Magnetic resonance imaging in obstetric diagnosis. Radiology 154:157–161

Westin B (1977) Evaluation of a feto-pelvic scoring system in the management of breech presentations. Acta Obstet Gynecol Scand 56:505–508

Sonographische Zervixmessungen

W. Eppel, Brigitte Schurz, P. Frigo und E. Reinold

> **MERKE:**
>
> 1. Mit Hilfe der Vaginosonographie ist die Darstellung und Vermessung der Zervix objektiv möglich und reproduzierbar, wobei ein großer Bildwinkel die Untersuchung vereinfacht. Eine volle Harnblase ist für die vaginosonographische Untersuchung nicht erforderlich. Die Zervix läßt sich aber auch mit dem Abdominal- und Perineaultraschall darstellen.
>
> 2. Bei unauffälligem Schwangerschaftsverlauf kommt es bis zur 34. Schwangerschaftswoche im allgemeinen zu keiner wesentlichen Befundänderung an der Zervix.
>
> 3. Bereits vor einer klinischen Symptomatik kann eine Eröffnung der Zervix erkannt werden, wobei vor allem dem inneren Muttermund besondere Bedeutung zukommt.
>
> 4. Das Verhalten der Zervix hinsichtlich der Öffnung des inneren und äußeren Muttermundes, der Länge des Zervikalkanals und der Dicke der Zervix kann beobachtet und verfolgt werden.
>
> 5. Differentialdiagnostisch muß neben der Zervixinsuffizienz an vorzeitige Wehen gedacht werden, die bereits einen Effekt an der Zervix zeigen.
>
> 6. Die Indikation einer Zerklage muß in Anbetracht der sonographischen Zervixbeurteilung kritisch überdacht werden.

Die Probleme der Palpationsuntersuchung sind ihre Subjektivität, die Unmöglichkeit die wahre Zervixlänge zu erfassen (da die Zervix in der Tiefe nach den Umschlagfalten der Fornices nicht mehr zugänglich ist), sowie die fehlende Möglichkeit den inneren Muttermund zu beurteilen. Je pathologischer der Zervixbefund ist, um so größer ist die Diskrepanz zwischen Vaginosonographie und Tastbefund.

In den letzten 10 Jahren hat die Bedeutung sonographischer Zervixmessungen zugenommen. Gerade durch die Vaginosonographie konnte sich diese Methode durchsetzen, da keine Vorbereitungszeiten, wie das Warten auf eine sehr volle Blase mehr notwendig sind. Nur mit der Zervixsonographie ist es möglich, Veränderungen im Bereiche des inneren Muttermundes zu beobachten und zu verfolgen. Die sonographische Zervixmessung ermöglicht die Beobachtung des unteren Uterinsegmentes, die reproduzierbare Vermessung der Zervixlänge, der Zervixdicke, der Weite des inneren Muttermundes, des Zervikalkanales und der Weite des Os externums. Die korrekte Interpretation der vaginosonographischen Zervixvermessung erfordert selbstverständlich zusätzlich das Einbeziehen von Anamnese, Klinik und Palpationsbefund. Der Schwachpunkt der sonographischen Zervixmessung ist die fehlende Beurteilungsmöglichkeit der Konsistenz der Zervix, sie kann jedoch als indirekt proportional zu ihrer Form angenommen werden.

Methodik

Der Schallkopf, der einen möglichst großen Bildwinkel haben soll, um die gesamte Zervix darzustellen, wird nach üblicher hygienischer Vorbereitung in die Scheide eingeführt. Es soll jedoch die Harnblase vor der Untersuchung entleert werden. Der Schallkopf soll lediglich locker in der Scheide positioniert werden, es ist nicht erforderlich, den Schallkopf an die Zervix zu pressen. Im ersten Untersuchungsschritt wird die Längsachse der Zervix aufgesucht, weshalb der Zervikalkanal in seiner ganzen Länge eingestellt werden muß, weil man sonst ein verfälschtes Meßergeb-

nis bekommen könnte. Die Untersuchung sollte mindestens eine Minute dauern, wobei die Messung einmal wiederholt werden sollte und die Daten verglichen werden müssen. Nur so ist es möglich, eventuelle dynamische Veränderungen an der Zervix zu erkennen.

Normale Schwangerschaft – Einlingsschwangerschaft

Generell soll sich die Zervix während einer unauffälligen Schwangerschaft zumindest bis zur 34. Schwangerschaftswoche nicht wesentlich verändern, wenngleich auch große individuelle Unterschiede bei den Frauen an der Zervix beschrieben werden. Im Allgemeinen hat die Zervix die Form eines Zylinders, wobei die Länge größer ist als der Durchmesser. Auch läßt sich sonographisch das Bild einer Primipara von einer Multipara nicht unterscheiden. Der sonographische Be-

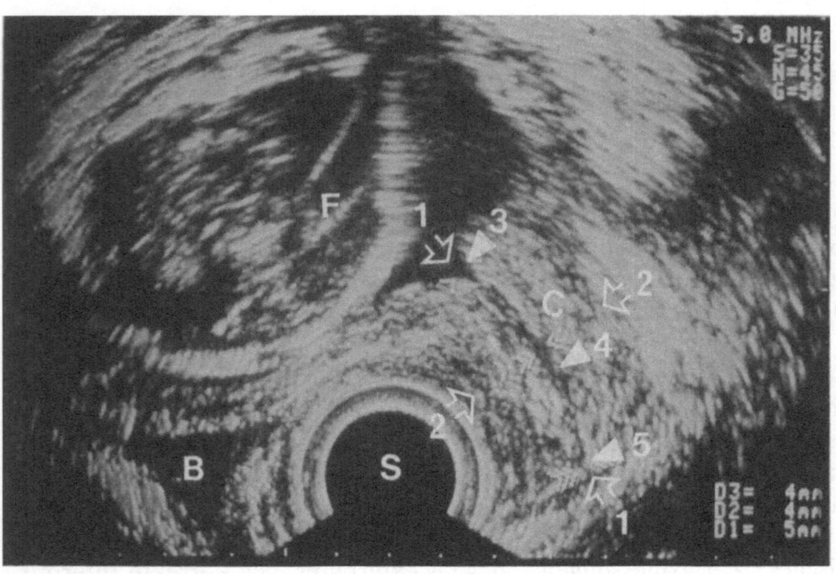

Abb. 1. Einlingsschwangerschaft; 24. Schwangerschaftswoche.
(*C* = Zervix; *F* = Fetus; *B* = Harnblase; *S* = Schallkopf. Zervixmessung: *1* = Zervixlänge; *2* = Zervixdicke; *3* = Os internum; *4* = Zervikalkanal; *5* = Os externum)

fund des Zervikalkanals kann oft nicht mit dem Tastbefund korreliert werden. Ein sonographisch geschlossener Zervikalkanal kann unter Umständen bei der Palpation durchaus für einen Finger durchgängig sein. Verlaufsuntersuchungen sind unbedingt angezeigt, da nur sie eine Trendrichtung zeigen können.

Normale Schwangerschaft – Mehrlingsschwangerschaft

Mit Hilfe der Sonographie kann die Zervix auch bei Mehrlingsschwangerschaften präzise vermessen werden.

Die Zervix bei Mehrlingsschwangerschaften hat die gleiche typische Zylinderform wie die Zervix bei Einlingsschwangerschaften; sie läßt sich daher sonographisch von ihr nicht im Einzelfall differenzieren. Jedoch statistisch betrachtet ist die Zervix der Schwangeren bei Mehrlingen länger und dicker (1. Schwangerschaftshälfte). Infolge der erhöhten mechanischen Beanspruchung in der 2. Schwangerschaftshälfte kommt es zu einer Längenabnahme der Zervix. Nach unseren Beobachtungen erhöht sich zwischen der 21. und 25. Schwangerschaftswoche die Kontraktionsbereitschaft der Zervix bei Mehrlingen, die in mehreren Fällen zur Entbindung zwischen 34. und 37. Woche geführt hat. Mit Hilfe der Sonographie kann die Zervix auch bei Mehrlingsschwangerschaften präzise vermessen werden.

Zervixmessungen um den Geburtstermin

Der Umformungsprozeß zum Muttermund läßt sich ebenfalls sonographisch darstellen: Unsere Beobachtungen zeigen, daß überwiegend erst 24 Stunden vor der Geburt eine sonographische Umformung der Zervix beobachtet werden kann.

Es zeigt sich, daß die sonographische Umformung der Zervix zum Muttermund bei physiologisch ablaufenden Geburten

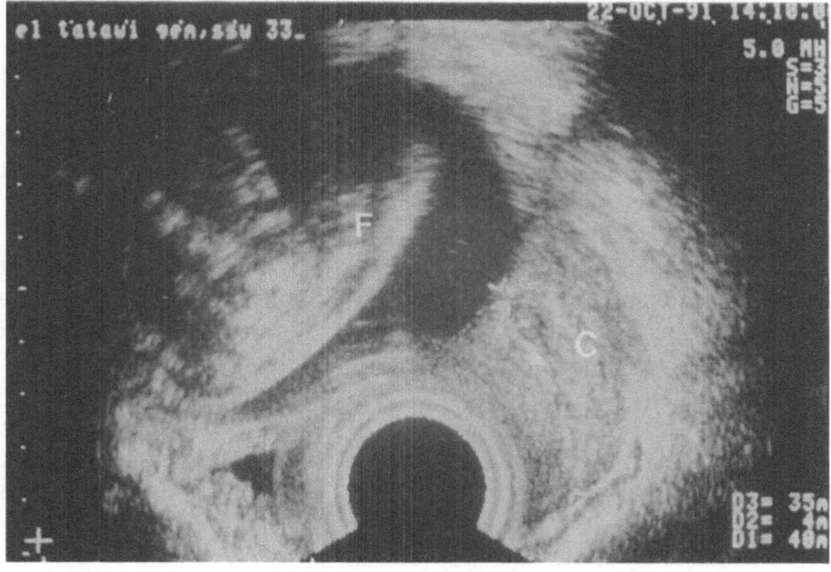

Abb. 2. Mehrlingsschwangerschaft; 33. Schwangerschaftswoche. (C = Zervix; F = Fetus)

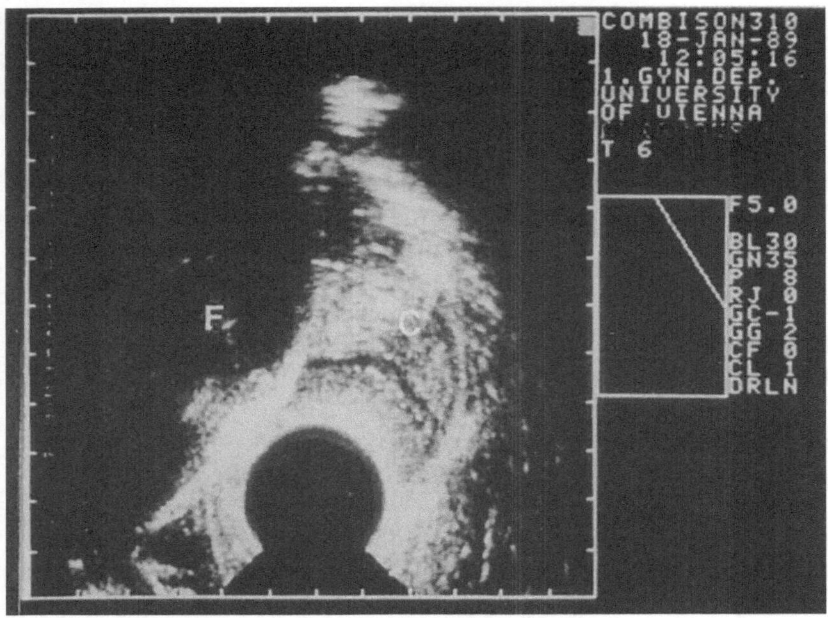

Abb. 3. Die Zervix 16 Stunden vor der Entbindung; 41. Schwangerschaftswoche. (C = Zervix; F = Fetus)

innerhalb von Stunden vor der Entbindung vor sich geht. Dabei kommt es zu einer starken Verkürzung sowie Verbreiterung der Zervix. Der innere Muttermund öffnet sich zuletzt.

In den Entspannungsphasen am Beginn der Geburtswehen konnte eine Reformierung der Zervix innerhalb von etwa 15 Minuten zwischen den einzelnen Kontraktionen beobachtet werden. Diese Reformierung des zervikalen Verschlußapparates besteht in einer Verlängerung der Zervix und Dickenabnahme des Gebärmutterhalses. Dabei kann eine Verringerung der Weite des inneren Muttermundes beobachtet werden.

Zervixmessungen im Wochenbett

Die Vaginosonographie im Wochenbett ermöglicht eine neue Betrachtung der Involution des Uterus. Es können in den ersten Tagen des Puerperiums lediglich die Zervix, der Zervikalkanal sowie das untere Uterinsegment beurteilt werden. Zu diesem Zeitpunkt ist eine vollständige vaginosonographische Darstellung des Uterus aufgrund der Größe nicht möglich. Die postpartale Reformierung der Zervix geht auch mit Kontraktionen im isthmozervikalen Bereich einher. Schon am ersten Tag post partum läßt sich die ursprüngliche Form der Zervix erkennen. Äußere Anteile des Zervikalkanales und der äußere Muttermund bleiben im Gegensatz zum inneren Muttermund länger offen. Es lassen sich oft Koagel bei geschlossenem inneren Muttermund im Bereich des unteren Uterinsegmentes nachweisen. Bei Kontrolluntersuchungen 6 Wochen post partum kann immer ein reformierter Uterus gefunden werden.

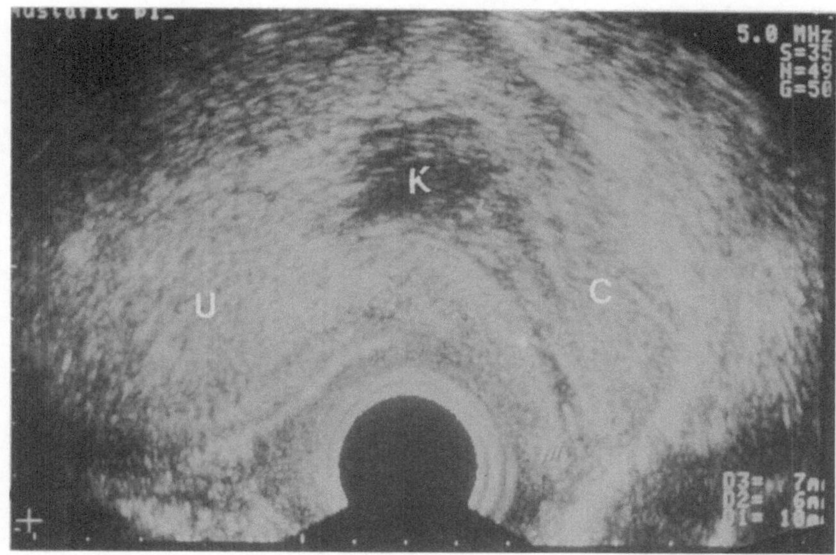

Abb. 4. 1. Tag post partum. Koagula sind im Bereich des unteren Uterinsegmentes sichtbar. (C = Zervix; U = Uterus; K = Koagula)

Zervixinsuffizienz

Die Inzidenz der isthmozervikalen Insuffizienz wird mit 0,2–2 % angegeben.

Der Vorgang der vorzeitigen Zervixeröffnung zeigt sich sonographisch in einer Öffnung des inneren Muttermundes, meist gefolgt von einer Verkürzung und Ver-

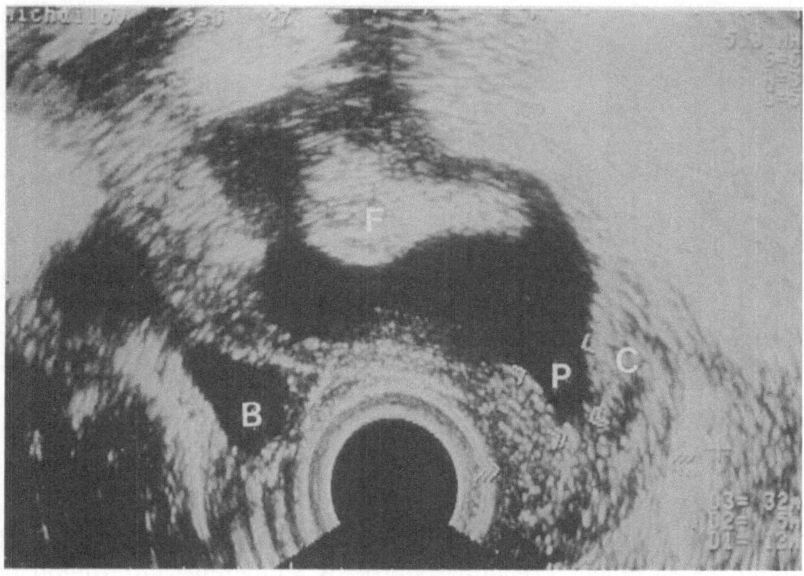

Abb. 5. Zervixinsuffizienz – beginnende Öffnung des inneren Muttermundes; 27. Schwangerschaftswoche. (C = Zervix; P = beginnender Prolaps; F = fetaler Fuß; B = Harnblase)

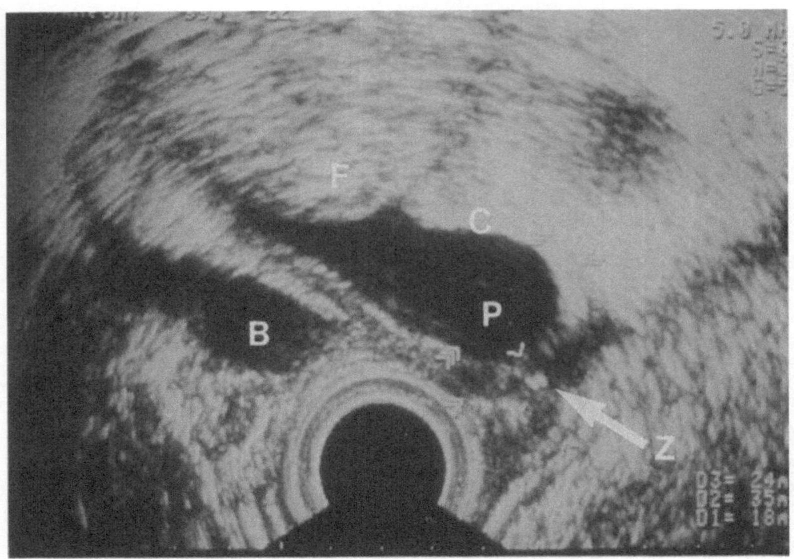

Abb. 6. Zervixinsuffizienz – Zerklage in situ; 22. Schwangerschaftswoche.
(C=Zervix; P=beginnender Prolaps; F=Fetus; B=Harnblase; Z=Zerklage)

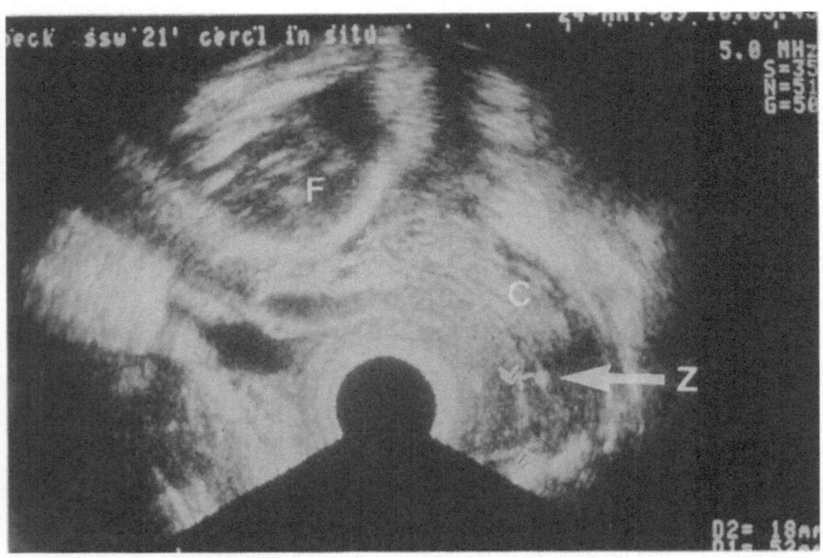

Abb. 7. Prophylaktische Zerklage; 21. Schwangerschaftswoche.
(C=Zervix; F=Fetus; Z=Zerklage)

plumpung der Zervix, anschließend kommt es zu einem Fruchtblasenprolaps und endet mit dem frühzeitigen, schmerzlosen Ausstoßen der Frucht. Aufgrund der Tatsache, daß die Öffnung der Zervix am inneren Muttermund beginnt, ist sie der Tastuntersuchung, die eine Untersuchung des inneren Muttermundes nicht zuläßt, überlegen. Die Bedeutung der „offenen Zervix" wird in der Literatur unterschiedlich beurteilt.

Es werden verschiedene Kriterien zur Beurteilung der Zervixinsuffizienz angegeben. Wir berechnen aus Zervixlänge, A.-P. Breite der Zervix und Weite des inneren Muttermundes den „Zervix-Inkompetenz-Faktor (=ZIF)": Dicke dividiert durch Länge multipliziert mit der Weite des inneren Muttermundes ergibt den IF. Werte bis 5 sind unbedenklich, zwischen 5 und 15 sind Verlaufskontrollen erforderlich, bei Werten größer als 15 ist ein prognostisch ungünstigerer Geburtstermin wahrscheinlich.

In diesem Zusammenhang möchten wir die prophylaktische Zerklage erwähnen, da sie unserer Meinung in vielen Fällen nicht gerechtfertigt erscheint. Technisch gelingt es nicht die Zerklage im Bereiche des inneren Muttermundes zu setzen.

Vorzeitige Wehen in der Vaginosonographie

Differentialdiagnostisch muß neben der Zervixinsuffizienz an vorzeitige Wehen gedacht werden, die bereits einen Effekt an der Zervix zeigen. Im Unterschied zu Braxton-Hicks Kontraktionen, die unregelmäßig, schmerzlos und nicht rhythmisch verlaufen, sind die vorzeitigen Wehen regelmäßig mit Intervallen von 5 bis 8 Minuten. Klinische Zeichen vorzeitiger Wehen sind Abgang von Zervixschleim, der unter Umständen blutig tingiert sein kann, Rückenschmerzen, Druckgefühl nach unten und Krämpfe im Unterbauch.

Sonographisch kommt es während der Kontraktion zu Verkürzung der Zervixlänge, Dickenzunahme sowie ein Klaffen des inneren Muttermundes. Dabei lassen sich Kontraktionswellen durch wulstförmige Wandverdickungen des unteren Uterinsegmentes vaginosonographisch beobachten. Weiters kann eine Zentrierung der Zervix beobachtet werden, was sich

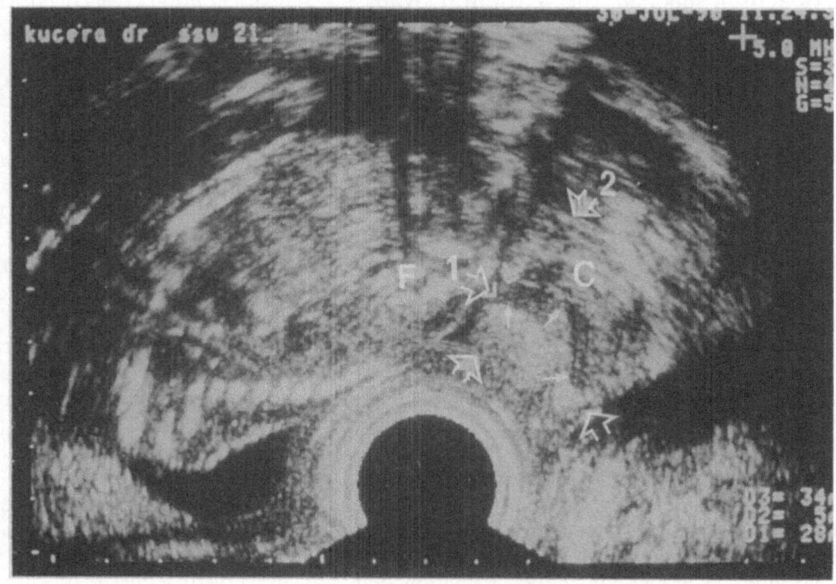

Abb. 8. Vorzeitige Wehen – Kontraktionsphase; 21. Schwangerschaftswoche. (C=Zervix; F=Fetus; 1=Zervixlänge; 2=Zervixdicke; Zervikalkanal durch kleine Pfeile markiert)

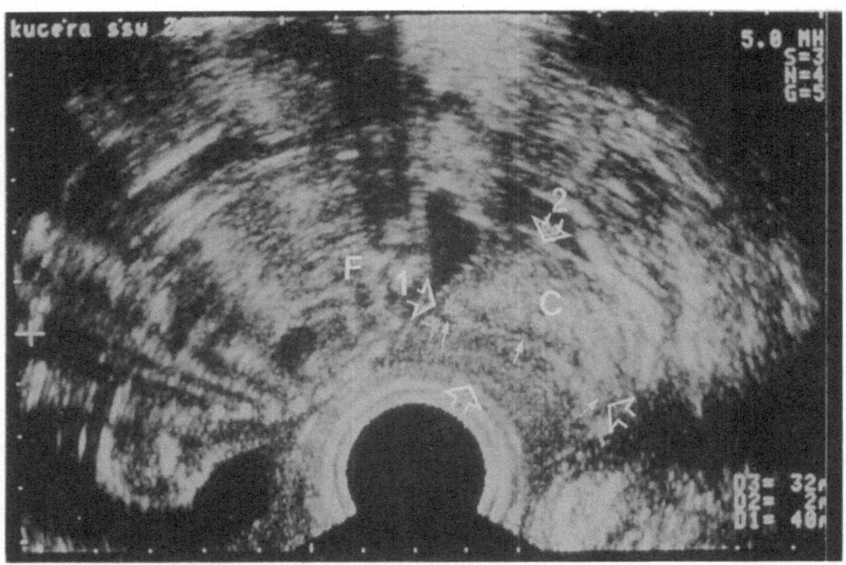

Abb. 9. Vorzeitige Wehen – Entspannungsphase, dieselbe Patientin, 4 Minuten Zeitunterschied. (C = Zervix; F = Fetus; 1 = Zervixlänge; 2 = Zervixdicke; Zervikalkanal durch kleine Pfeile markiert)

in einer Bewegung des Os externum in Richtung Symphyse und des Os internums in Richtung Sacrum zeigt. Die Kontraktionsdauer läßt sich im Ultraschall länger beobachten als sie die Patientin wahrnimmt. Bei Fortbestand der Wehen kommt es zu einem Aufbrauchen der Zervix. Gehäufte uterine Kontraktionen gehen mit einem erhöhten Risiko von Frühgeburten einher.

Literatur

Andersen FH, Nugent CE, Wanty SD, Hayashi RH (1990) Prediction of risk for preterm delivery by ultrasonographic measurement of cervical length. Am J Obstet Gynecol 163: 859–867

Baumgarten K (1966) Über eine transzervikale Methode zur inneren Druckmessung sub partu. Z Geburtsh Gynäk 165:113

Bader W, Böhmer S, Degenhardt F, Schneider J (1992) Vergleichende Betrachtungen der Cervix uteri in graviditate mittels Palpation und Vaginosonographie. Ultraschall in Med 13: 18–23

Bayer R, Hoff F (1951) Die vegetativ neurale Steuerung der menschlichen Gebärmutter. Wien Klin Wschr 63:275

Bell R (1983) The prediction of preterm labour by recording spontaneous antenatal uterine activity. Br J Obstet Gynecol 90:884–887

Berg D (1991) Zerklage bei Zervixinsuffizienz. Gynäkologe 24:215–222

Böhmer S, Degenhardt F, Oester-Barkey S, Schneider J (1990) Indikation und Nutzen von 574 an der Medizinischen Hochschule Hannover (1978–1985) durchgeführten Cerclagen. Z Geburtsh Perinat 194:158–165

Brown JE, Thieme GA, Shah DM, Fleischer AC, Boehm FH (1986) Transabdominal and transvaginal endosonography: Evaluation of the cervix and lower uterine segment in pregnancy. Am J Obstet Gynecol 155:721–726

Buchanan D, Macer J, Yonekura ML (1984) Cervical Ripening with Prostaglandin E 2 Vaginal Suppositories. Obstet Gynecol 63:659-664

Caldeyro Barcia R, Poseiro JJ (1960) Physiology of the uterine contraction. Clin Obstet Gynecol 3:386–389

Caldeyro Barcia R, Noriega Guerra H, Cibilis LA, Alvarez H, Poseiro JJ, Pose SV, Sica Blanco Y, Mendez Bauer C, Fielitz C, Gonzalez Panizza VH (1960) Effect of position changes on the intensity and frequency of uterine contractions during labor. Am J Obstet Gynecol 80:284

Castle B, Turnbull AC (1983) The presence or absence of fetal breathing movements predicts the outcome of preterm labour. Lancet 2:471–473

Egarter Ch, Schurz B, Wagner G, Grünberger W, Husslein P (1987) Vergleich zwischen Prostaglandin E 2-Gel und Oxytozin bei medizinisch indizierten Geburtseinleitungen. Geburtsh u Frauenheilk 47:337–340

Eppel W, Schurz B, Frigo P, Reinold E (1989) Vaginosonographic surveillance of cervix after conization. Acta Obstet Gynecol Scand 68: 89–91

Eppel W, Frigo P, Schurz B, Reinold E (1990) Vaginosonographische Studie bei normaler und inkompetenter Zervix: Versuch einer mathematischen Beurteilung. Ultraschall in Med 11: 183–187

Eppel W, Schurz B, Frigo P, Reichel R, Reinold E (1991) Die Zervix am Termin – eine sonographische Studie. Z Geburtsh u Perinatologie 195:250–253

Eppel W, Schurz B, Frigo P, Kudielka I, Wenzl R, Reinold E (1992) Die Darstellung von vorzeitigen Wehen in der Vaginosonographie. Z Geburtsh u Perinatologie 196:106–110

Eppel W, Schurz B, Frigo P, Reinold E (1992) Der Einfluß von Prostaglandin-E-1 Analoga auf die Zervix – Beobachtungen mit der Vaginosonographie. Z Geburtsh u Perinatologie 196: 177–180

Eppel W, Schurz B, Frigo P, Kudielka I, Asseryanis E, Reinold E (1992) Vaginosonographie im Wochenbett – Zervix und unteres Uterinsegment am 1. Tag p.p. und Uterus 6 Wochen post partum. Z Geburtsh u Perinatologie 196: 217–220

Feingold M, Brook I, Zakut H (1984) Detection of Cervical Incompetence by Ultrasound. Acta Obstet Gynecol Scand 63:407–410

Gordon-Wright AP, Elder MG (1979) Prostaglandin E 2 tablets used intravaginally for the induction of labour. Br J Obstet Gyn 86:32–36

Granström L, Ekman G, Ulmsten U, Malmström A (1989) Changes of the connective tissue in corpus and cervix uteri during ripening and labour in term pregnancy. Br J Obstet Gyn 96: 1198–1202

Grischke EM, Dietz HP, Schmidt W (1988) Die Zervixlänge im zweiten und dritten Trimenom: Vaginale Untersuchung versus Messung mittels Perinalscan – Verbesserte Indikationsstellung zur Cerclage? Geburtsh u Frauenheilk 48: 364–368

Guvenc M, Guvenc H, Cengiz L, Cengiz T, Uslu T (1989) Subclinical Amnionitis in patients with intact membranes in preterm labour. Paediatr Perinat Epidemiol 3:367–374

Jung H (1957) Über die elementaren Größen der Erregungswelle am Uterus und ihrer Änderung durch Oxytocineinfluß. Pflüger's Arch 265:342

Katz M, Newman RB, Gill PJ (1986b) Assesment of uterine activity in ambulatory patients at high risk of preterm labor and delivery. Am J Obstet Gynecol 154:44

Kratochwil A, Zeibekis N (1972) Beobachtung der Involution des puerperalen Uterus mit Ultraschall. Geburtsh u Frauenheilk 32:345–349

Lamont RF, Tylor Robinson D, Newman M et al. (1986) Spontaneous early preterm labour associated with abnormal genital bacterial colonization. Br J Obstet Gynecol 93:804–810

Lückert G, Domke N, Löffler F (1984) Sonographische Untersuchungen der physiologischen Involution des Uterus im Wochenbett. Zbl Gynäkol 106:681–685

Lye SJ, Freitag CL (1990) Local and systemic control of myometrial contractile activity during labour in the sheep. J Reprod Fertil 90:483–492

Malvern J, Campbell St, May Pamela (1973) Ultrasonic scanning of the puerperal uterus following secondary postpartum haemorrhage. J Obstet Gynecol Br Commonwealth 80:320–324

Mc Donald HM, O'Loughlin JA, Jolley P, Vigneswaran R, Mc Donald PJ (1991) Vaginal infection and preterm labour. Br J Obstet Gynecol 98:427–435

Michaels WH, Montgomery C, Karo J et al. (1986) Ultrasound differentiation of the competent from the incompetent cervix: Prevention of preterm delivery. Am J Obstet Gynecol 154: 537–546

Morrison J, Martin R, Johnson C, Hess W (1990) Characteristics of Uterine Activity in Gestations Less Than 20 Weeks. Obstet and Gynecol 76 (suppl. 1): 60S–62S

Parulekar SG, Kiwi R (1988) Dynamic Incompetent Cervix Uteri Sonographic Observations. J Ultrasound Med 7:481–485

Pfersmann Ch, Deutinger J, Bernaschek G (1986) Die Cervixlänge gegen Ende der Schwangerschaft – eine sonographische Studie. Geburtsh u Frauenheilk 46:213–214

Rayburn W, Gosen R, Ramadei C, Woods R, Scott J (1988) Outpatient ripening with prostaglandin E 2 gel in uncomplicated postdate pregnancies. Am J Obstet Gynecol 158:1417–1423

Rienhard G, Odendaal HJ, Kotze TJvW (1987) Spontaneous prolonged contractions during antenatal fetal heart rate monitoring. S Afr Med J 71:17–19

Sarti DA, Sample WF, Hobel CJ et al. (1979) Ultrasonic Visualization of a Dilated Cervix during Pregnancy. Radiology 130:417–420

Schatz F (1886) Über die Formen der Wehenkurve und über die Peristaltik des menschlichen Uterus. Arch Gyn 27:284

Varma TR, Patel RH, Pillai U (1987) Ultrasonic Assessment of Cervix in "at risk" Patients. Int J Gynaecol Obstet 25:25–34

Wischnik A, Hettenbach A, Melchert F (1989) Die „andere Einleitung" – Erfahrungen und Konsequenzen aus 281 Geburten nach intravaginaler Gabe von PGE 2-Tabletten. Geburtsh u Frauenheilk 49:542–547

Die Indikation zur Kordozentese

K.-P. GLONING und E. BRUSIS

MERKE:

1. Der Zugang zum fetalen Kreislauf wird durch sonographisch geführte Punktion der Vene der Nabelschnur (Kordozentese), der intrahepatischen Vene oder des fetalen Herzens (Kardiozentese) ohne wesentliche Gefährdung der Schwangerschaft gewonnen.

2. Zur Diagnostik können Proben fetalen Blutes entnommen und nach zytogenetischen, klinisch-chemischen, infektiologischen und serologischen Methoden untersucht werden.

3. Die Indikation zur raschen Karyotypisierung aus fetalen Lymphozyten ist bei sonographischer Auffälligkeit und Fehlbildungsverdacht nach einem Screening in der 20.–22. SSW, bei späterer Diagnostik bis zum Ende der Schwangerschaft gegeben. Mosaikbefunde nach CVS oder AC können geklärt werden.

4. Nach Infektionen mit Rötelnvirus kann die vertikale Übertragung durch den Nachweis des Virus und von spezifischem IgM im fetalen Blut gesichert werden. Bei Infektion mit Cytomegalievirus, Parvovirus-B19, evtl. Varicella und Toxoplasma soll fetales Blut untersucht werden, um eine sichere Empfehlung zur Therapie geben zu können.

5. Bei schwerer intrauteriner Wachstumsretardierung (IUWR) sind Hypoxämie und Retikulozytose/Erythroblastose zu finden. Zur Routine in der Beschreibung fetalen Befindens sind nicht-invasive Techniken hinreichend. Eine Blutgasanalyse ist für die Entscheidung über das geburtshilfliche Vorgehen bei IUWR nur selten erforderlich.

6. Bei Verdacht auf schwere fetale Anämie (irreguläre Antikörper, Parvovirus-B19-Infektion) mit Hydrops fetalis ist die Untersuchung fetalen Blutes zwingend. Auch in leichteren Fällen können durch Kordozentese wichtige Informationen erhalten werden (fetale Blutgruppe, Retikulozyten, Bilirubin etc.).

7. Zur Therapie können dem Fetus geeignete Medikamente intravenös appliziert werden. Bei fetaler Anämie ist, unabhängig von der Pathogenese, durch die intravasale Transfusion die Normalisierung der Erythrozytenzahl anzustreben. Zur Kardioversion bei fetaler Tachykardie ist die direkte Behandlung meist effektiver als die indirekte Therapie über die Mutter. Fetomaternale Gradienten können gemessen werden (Drugmonitoring).

8. Der sichere Zugang zum fetalen Kreislauf ist für Diagnose und Therapie des Fetus die wichtigste Methode in der Fetalmedizin.

Der Zugang zum fetalen Kreislauf wird durch sonographisch geführte Punktion der Vene der Nabelschnur (Kordozentese), der intrahepatischen Vene oder des fetalen Herzens (Kardiozentese) ohne wesentliche Gefährdung der Schwangerschaft gewonnen. Die Technik wurde 1983 erstmals als ultraschallgeführte, perkutane Entnahme von fetalem Blut aus der Nabelschnur berichtet. Die Kordozentese ist in den vergangenen zehn Jahren zu einer effektiven, sicheren und schnellen Methode der direkten Untersuchung und Behandlung des Fetus im zweiten und dritten Trimenon entwickelt worden, so daß mit Recht von der Entstehung einer Fetalmedizin gesprochen werden kann.

Technik der Punktion fetaler Gefäße

Die Kordozentese ist ein Eingriff bei ambulanten Patientinnen. Die beschriebene Punktionstechnik wurde im wesentlichen von F. Daffos, Paris (Daffos et al. 1983), übernommen und seit 1985 in der I. Frauenklinik der Universität München angewandt.

Zunächst wird eine sorgfältige sonographische Untersuchung den Sitz der Plazenta, den plazentaren Ansatz der Nabelschnur, den Verlauf freier Nabelschnurschlingen und den Ansatz der Nabelschnur am fetalen Abdomen darstellen. Die intrahepatische Vene und das fetale Herz werden mit in die Überlegung, welches Gefäß entsprechend der Indikation zur Untersuchung und gegebenenfalls Therapie punktiert werden soll, einbezogen. Die Auswahl erfolgt primär nach den Gegebenheiten der Grundkrankheit und Indikation und sekundär nach der Erreichbarkeit des Zielgefäßes. Die Reihenfolge plazentarer Ansatz – freie Schlinge – intrahepatische Vene – fetaler Ansatz – rechter Herzventrikel wird bevorzugt (Abb. 1).

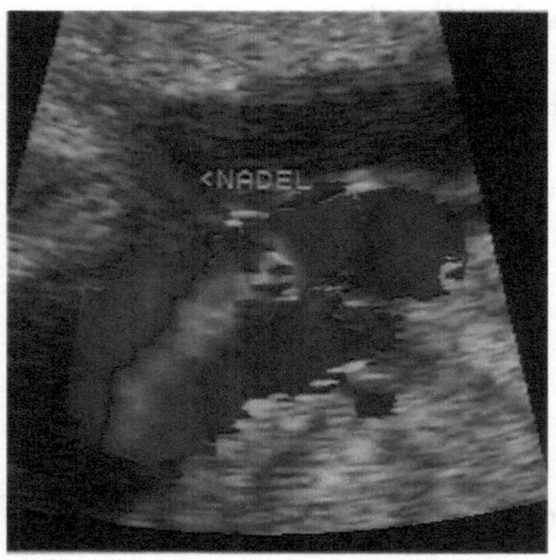

Abb. 1. Farbkodierte, dopplersonographische Darstellung der Gefäße der Nabelschnur bei einer Punktion der Vena umbilicalis (Blau kodiert). Die Nadel ist mit dargestellt. (Pränatale Diagnostik und Therapie, I. Universitäts-Frauenklinik, München)

Nach Desinfektion der Bauchdecke entsprechend den Regeln der Hautdesinfektion vor Punktionen (alkoholische Lösungen) wird ein steriles Ultraschallgel verwendet. Der Schallkopf wird bei uns nicht verpackt, sondern ebenfalls desinfiziert. Es wird ein 5 MHz Sektorschallkopf oder ein curved array ohne Punktionshilfe benutzt. Die Punktion wird in Free-hand needle technique ausgeführt. Die Einstichstelle liegt üblicherweise 2–3 cm vom Schallkopf entfernt. In fast allen Fällen nehmen wir eine Lokalanästhesie vor. Dies erlaubt auch, den Winkel der Nadel nochmal vor dem eigentlichen Einstich in die Fruchthöhle zu überprüfen. Für langdauernde Eingriffe wie Transfusionen wird die Patientin sediert, gelegentlich wird eine Allgemeinnarkose erforderlich (Eingriffe zum Fetozid). Auf Tokolyse kann üblicherweise verzichtet werden. Eine unkomplizierte diagnostische Punktion dauert nicht länger als eine Blutentnahme aus der Kubitalvene.

Wir verwenden eine 1 mm dicke, 10 cm lange Nadel mit Lanzettenschliff ohne

Mandrin. Die Nadel ist so scharf, daß bei Punktion einer freien Schlinge durch einen kleinen Ruck das Gefäß punktiert werden kann, ohne die Nabelschnur gegen die Wand oder den Fetus zu drücken. Üblicherweise entnehmen wir 2 bis 5 ml fetalen Blutes. Bei der Punktion wird zunächst eine 5-ml-Spritze, gefüllt mit 2 ml Kochsalz oder Natriumcitratlösung, auf die Nadel aufgesetzt, um bei Aspiration sicher Blut erkennen zu können. Zur Identifikation des Gefäßes wird eine kleines Volumen in das Gefäß eingespritzt. Die Richtung des turbulenten Flusses und das Lumen des Gefäßes erlauben sicher die Zuordnung Vene oder Arterie. Bevorzugt wird die Vene wegen der leichteren Punktion durch die dünnere Wand und die im Vergleich zur Punktion der Arterie angeblich seltenere konsekutive Bradykardie. Sehr sicher kann durch die Dopplersonographie die turbulente Strömung sichtbar und hörbar gemacht werden. Während jeder Transfusion kontrollieren wir mit dem Dopplersignal den korrekten Sitz der Nadel, das zügige Abströmen des Blutes und die arterielle Flußkurve, um die Transfusion bei Hinweisen auf Volumenbelastung zu beenden (Abb. 2).

In den Fällen einer fortgeschrittenen Schwangerschaft und posteriorer Plazenta oder falls der Fetus den plazentaren Nabelschnuransatz verdeckt und eine freie Schlinge gewählt wird, können Kindsbewegungen stören und die Nadel aus dem Gefäß dislozieren. In diesen Fällen kann der Fetus für eine Transfusion relaxiert werden, auch für andere bildgebende Untersuchungen wie NMR ist die Relaxation erforderlich. Diese ist durch intramuskuläre oder, besser, intravenöse Gabe von Pankuronium (0,1 bis 0,3 mg pro kg geschätztem Körpergewicht (maximal 0,6 mg)) oder einem anderen Muskelrelaxans zu erreichen und hält für etwa 60 Minuten an. Nach einigen Jahren der häufigen Anwendung haben wir dieses Vorgehen

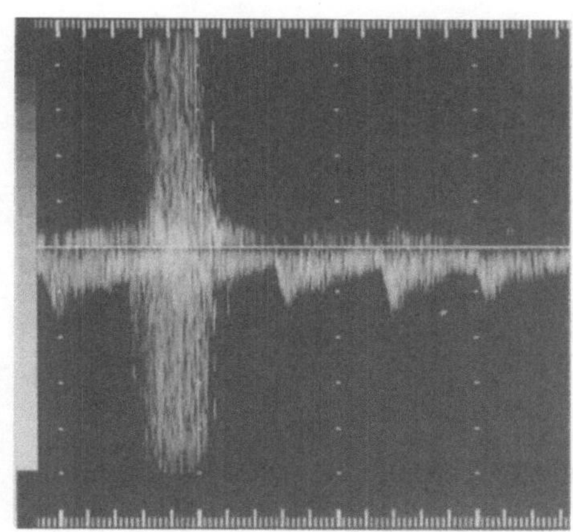

Abb. 2. Dopplersignal während einer Punktion der Nabelschnur (Kordozentese). Durch Einspritzen eines kleinen Volumens einer wäßrigen Lösung entsteht eine turbulente Strömung, die den korrekten Sitz im Gefäß zuverlässig anzeigt

mit zunehmender Sicherheit der Punktion wieder verlassen, da wir vermehrt anhaltende Bradykardien beobachtet haben.

Unabhängig vom Ziel der Untersuchung ist es erforderlich, die Kontamination mit mütterlichem Blut oder Fruchtwasser auszuschließen. Wir kontrollieren das Blutbild und Differentialblutbild (üblicherweise 70 bis 80 % Lymphozyten im fetalen Blut), ein Ausstrich wird nach Kleihauer und Betke gefärbt (HbF-Zellen). Ein Anti-i-Agglutinationstest kann mütterliches und fetales Blut ebenfalls unterscheiden. Durch Messung von Gesamteiweiß, Bilirubin und γ-GT kann im Vergleich zu Referenzwerten eine gleichsinnige Verdünnung mit Fruchtwasser schnell erkannt werden (Tab. 1). Die Blutgasanalyse wird in jedem Fall vorgenommen, die fetale Blutgruppe bestimmt. Bei Rhesusnegativen Patientinnen muß nach diagnostischer Punktion eines Rhesus-positiven Fetus Anti-D-Immunglobulin verabreicht werden.

Die Sicherheit über den Ort der Probenahme ist von großer Bedeutung, da im Falle wiederholter Transfusionen nur noch

Tabelle 1. Kordozentese: Zuverlässigkeit der Probenahme (I. UFK, München)

Punktionen zur Diagnostik	741	(100 %)
Probe rein beim 1. Eingriff	697	(94,0 %)
Probe kontaminiert		
mit mütterlichem Blut	15	(2,1 %)
Probe kontaminiert		
mit Fruchtwasser	11	(1,5 %)
nicht gelungen	18	(2,4 %)

Spendererythrozyten gefunden werden, die hinsichtlich Blutbild und Blutgruppe und anderer Kriterien nicht mehr als Probe aus einem fetalen Gefäß identifiziert werden können. Unter diesem Aspekt kommt der Entnahme des Blutes aus der intrahepatischen Vene besondere Bedeutung zu. Aber auch andere Gründe sprechen für die Punktion dieses Gefäßes: es ist umgeben von parenchymatösem Gewebe und nicht von Fruchtwasser (keine Kontamination mit Fruchtwasser oder mütterlichem Blut), es besteht kaum ein Risiko der Blutung und fetale Bradykardien nach Punktion sind seltener. Problematisch scheint die Punktion durch Leberparenchym zu diagnostischen Zwecken, bei dorsoanteriorer Präsentation des Fetus ist dieser Zugang nicht möglich. Ein Relaxieren wird auch für eine Transfusion nicht erforderlich, da die Nadel im Gewebe hinreichend fixiert ist und nur sehr selten disloziert (Nicolini et al. 1990). Allerdings kann es zu einem Extravasat und einer Hämatombildung in der Leber bei paravasaler Transfusion kommen (eigene Beobachtung).

Die Punktion des fetalen Herzens wird bei besonders schwierigen Situationen bevorzugt. Dazu gehören extremer Hydrops fetalis im zweiten Trimenon (Rhesusinkompatibilität oder Parvovirusinfektion) mit der Notwendigkeit der Transfusion und der beeinträchtigte Fetus bei schwerer Wachstumsretardierung. Wir haben gesehen, daß bei pathologischen Dopplerfluß-

kurven und geminderter Vitalität des Fetus der venöse Druck abnimmt und mit fortschreitender Zentralisation des Kreislaufes die Vene nicht prall gefüllt und entsprechend schwer zu punktieren ist. In diesen Fällen ist die Punktion des rechten Ventrikels erste Wahl. Auch andere Extremsituationen (Fetozid) erfordern die Punktion des fetalen Herzens. Die Komplikationen sind nach der 20. SSW gering, die Rate des Absterbens nach Punktion des Herzens liegt bei 1 bis 2 %, vor der 20. SSW bei 4 bis 5 %.

Risiken

In unserer Abteilung wird der Ehemann oder eine Begleitperson ermuntert, bei der Punktion anwesend zu sein. Die Aufklärung umfaßt ein erneutes Darstellen der Indikation und des Sinns der Untersuchung, den Hinweis auf Komplikationsmöglichkeiten und Abortgefahr/Frühgeburtlichkeit. Der Eingriff wird genau erklärt und am Ultraschallbild erläutert. Das Verhalten im Falle einer Komplikation wird vorher besprochen, insbesondere wenn bei schwer fehlgebildeten Feten eine operative Entbindung nicht indiziert erscheint. Im Falle der Behandlung zum Beispiel durch Transfusion weisen wir auf die doch gelegentlich erforderliche Entbindung durch Notsectio und Therapie außerhalb des Uterus hin. Mütterliche Komplikationen können vernachlässigt werden.

Das Risiko des intrauterinen Fruchttodes nach Kordozentese hängt von der Grundgegebenheit und Indikation zur Untersuchung und von der Erfahrung des Untersuchers ab. In einem Niedrigrisikokollektiv (Genetische Indikation, Karyotypisierung bei unauffälligem oder wenig fehlgebildetem Fetus, Ausschluß einer konnatalen Infektion) liegt das Risiko des Abortus oder des Fruchttodes bei 0,8 bis

2,4% (Daffos et al. 1985, Nicolaides et al. 1986, Weiner et al. 1991). In dieser Gruppe unserer Patientinnen hatten wir seit Beginn mit der Kordozentese 3 Fruchttode/Aborte bei 126 Fällen (2,4%). Dieses Risiko scheint vor allem bei adipösen Patientinnen, bei Hinterwandplazenta und bei Punktionen vor der 20. Schwangerschaftswoche bedeutsam (Tab. 2).

In einem Hochrisikokollektiv (schwere Fehlbildung des Fetus, Hydrops fetalis, schwere Wachstumsretardierung, mehrfache Punktionen zur Therapie) ergeben sich andere Raten für den Verlust der Schwangerschaft und intrauterinen Fruchttod (bis zu 20%), für Frühgeburt oder Notsectio (3–5%) und durch selektive Nichtbehandlung schwer fehlgebildeter Neugeborener (Einbecker Empfehlungen 1985 und 1992).

Es ist bisher nicht gelungen, ähnlich wie bei der Amniozentese und auch Chorionzottenbiopsie, eine internationale Übereinkunft über ein akzeptiertes Berichtssystem zu den Komplikationen nach Entnahme fetalen Blutes zu etablieren. Dadurch ist die Möglichkeit der gereinigten Statistik (Abortus nicht als Folge des Eingriffs klassifiziert) gegeben. Es gibt auch keine zeitliche Festlegung, wielange nach Punktion ein Abortus als Komplikation gewertet werden muß.

Komplikationen, die nicht zum Verlust der Schwangerschaft führen, müssen ebenfalls besprochen werden.

Tabelle 2. Zugang zum fetalen Kreislauf. Risiko der Punktion

	Low risk Fälle
Punktion der Gefäße der Nabelschnur (Kordozentese)	0,8–2,4%
Punktion des intrahepatischen Anteils der Vena umbilicalis	0,9%
Punktion des fetalen Herzens (Kardiozentese)	3,6%

Die Bradykardie tritt nach Punktion der Nabelschnur häufig auf. In etwa 10% dauert sie weniger als eine Minute, bei 3–4% bis zu fünf Minuten, kaum länger. Die Punktion der Arterie ist öfter gefolgt von einer Bradykardie als die Punktion der Vene (Weiner et al. 1991). Die Entstehung einer Bradykardie ist unklar.

Die Blutung aus der Einstichstelle hält bei 5% länger als eine Minute an. Nur sehr selten ist sie hinsichtlich Hypovolämie relevant. Allerdings kommt es bei der Thrombozytopenie auch zum Verbluten in die Fruchthöhle hinein. Diese Exsanguination kann nur durch Transfusionsbereitschaft und sofortige Therapie über ein zentrales Gefäß verhindert werden. In unserem eigenen Kollektiv kam es bei Thrombozytopenie (5000 Thrombozyten/μl) als Begleitproblem einer Rhesusinkompatibilität zum intrauterinen Fruchttod durch Verbluten in der 29. SSW. In einem anderen Fall konnte durch sofortige Transfusion über den rechten Ventrikel die Situation in der 33. SSW beherrscht werden.

Indikationen

Die Anwendung der Kordozentese mit diagnostischen und therapeutischen Zielen hat aufgrund der Sicherheit des Eingriffs rasch zugenommen. Die häufigsten Indikationen ergeben sich aus Fragestellungen der pränatalen Diagnostik bei sonographischer Auffälligkeit des Fetus und Fehlbildungsverdacht, bei genetischen Risiken und Verdacht auf vertikale Infektion, zur Zustandsbeschreibung des Fetus bei schwerer intrauteriner Wachstumsretardierung und fetaler Anämie und zur Therapie des Fetus. Spezielle Fragen zur pränatalen Pharmakologie und die Klärung der Physiologie und Pathophysiologie des intrauterinen Lebens des Fetus können beantwortet werden (Tab. 3).

Tabelle 3. Indikation zur Kordozentese

Pränatale Diagnostik

Rasche Karyotypisierung	Sonographisch diagnostizierte fetale Fehlbildung Non-immun Hydrops fetalis Intrauterine, frühe Wachstumsretardierung Nach der 20. Schwangerschaftswoche Mosaikbefunde im Fruchtwasser Mosaikbefunde bei Chorionzotten
Genetisches Risiko	Thalassämie Hämoglobinopathie (HbS) Enzymdefekte (z. B. TPI-Mangel) Hämophilie A und B Homozygoter Protein C oder S Mangel Thrombozytopenie Stoffwechselerkrankungen (DNA) Immunmangelerkrankungen (SCID) Wiskott-Aldrich Syndrom Homozygoter C3 Mangel
Vertikale Infektion	Röteln Parvovirus B19 Cytomegalie Varizellen Toxoplasmose Syphilis Listeriose

Zustandsbeschreibung des Fetus

Intrauterine Retardierung	Hypoxämie, Hyperkapnie, Azidämie Stimulation der Erythropoese Mangel an essentiellen Aminosäuren Fettstoffwechselstörungen Stimulation von Streßfaktoren (z. B. Cortison) Hemmung von Wachstumsfaktoren
Fetale Anämie	Immunhämolytische Anämie (z. B. Rhesusinkompatibilität) Aplastische Anämie (Parvovirus B19) Hämorrhagische Anämie (Fetofetale Transfusion)
Fetale Thrombozytopenie	Alloimmun-Thrombozytopenie (ATP) (z. B. PLA$_1$-Antikörper) Idiopathische Thrombozytopenie

Therapie des Fetus

Behandlung der Anämie	Erythrozytenkonzentrat
Diagnose und Therapie der Thrombozytopenie	Thrombozytenkonzentrat Immunglobuline und Dexamethason
Medikamentöse Therapie	Antiarrhythmika bei Tachykardie Immunglobuline Steroide, Schilddrüsenhormone Relaxation durch Curare Schmerztherapie (?)
Einbringen von Kathetern	Kontinuierliche Gabe von Antiarrhythmika Dilatation von Gefäßstenosen (Aorta) Verschluß von av-Fisteln Ausgleich von Mangelzuständen

Tabelle 3. Fortsetzung

Pränatale Pharmakologie

Maternofetale Gradienten	Antiarrhythmika
	Antibiotika
	Steroide
	Immunglobuline
Plazentarer Transfer	Folsäure
	Niedermolekulares Heparin
	Aspirin
	Fluoride

Fetale Physiologie und Pathophysiologie

Pränatale Diagnostik

Rasche Karyotypisierung

Die sonographisch diagnostizierte fetale Fehlbildung macht die Karyotypisierung erforderlich, da Fehlbildungen häufig mit chromosomalen Aberrationen einhergehen. Die Karyotypisierung sollte nicht nur im zweiten Trimenon, solange noch ein Abbruch der Schwangerschaft möglich ist, sondern auch im dritten Trimenon empfohlen werden. Auch im fortgeschrittenen Schwangerschaftsalter wird die Kenntnis einer chromosomalen Aberration das Vorgehen bei Wehen und Geburt beeinflussen. Eine Karyotypisierung sollte auch bei Non-immun-hydrops fetalis und schwerer, früher intrauteriner Wachstumsretardierung vorgenommen werden. In diesen Fällen muß auch an die Möglichkeit der kongenitalen Infektion gedacht werden. Bei den genannten Auffälligkeiten ist das Risiko des intrauterinen Fruchttodes hoch. Bei fortgeschrittener Autolyse wird dann die chromosomale Diagnostik post mortem unmöglich und wichtige Informationen für eine sorgfältige genetische Beratung fehlen.

Die Inzidenz chromosomaler Defekte bei Feten mit sonographisch auffälligem Befund ist sehr viel höher als die Inzidenz in Screening-Studien mit den Parametern mütterliches Alter oder Triple-Test in mütterlichem Serum. In unserem eigenen Kollektiv fanden wir bei 1 515 Feten mit Fehlbildungen oder Wachstumsretardierung 156 (10,3 %) mit chromosomaler Aberration. In anderen Untersuchungen wird eine Inzidenz von 20 % angegeben (Gosden et al. 1985, Nicolaides et al. 1986, Shah et al. 1990). Eine sorgfältige sonographische Untersuchung ist bei allen Schwangeren in der 20. Woche zu empfehlen. Damit sollte es gelingen, komplexe Fehlbildungen genauso wie subtile Besonderheiten, die aber auf einen chromosomalen Defekt hinweisen können, zu finden. Mehr als 90 % der Feten mit Trisomie 13 oder 18, Triploidie oder Monosomie X haben assoziierte Fehlbildungen, die bei entsprechender sonographischer Diagnostik gefunden werden können. Die Auffälligkeiten bei Feten mit Trisomie 21 (Brachycephalie, Verkürzung der langen Röhrenknochen, Ödem der Nackenhaut, Hypoplasie der Mittelphalanx des Kleinfingers, Sandalenlücke, Herzfehler, Ektasie des Nierenbeckens) sind schwieriger zu erkennen. Auf jeden Fall sollte auch ein einziger auffälliger Befund wie ein Nackenödem Anlaß zur Karyotypisierung sein (Tab. 4).

Mit der Präparation fetaler Lymphozyten kann ein Karyogramm innerhalb von zwei bis drei Tagen angefertigt werden. Diese Technik bringt eine hohe Qua-

Tabelle 4. Indikation zur Kordozentese (I. UFK, München)

	Eingriffe
Sonographisch diagnostizierte Fehlbildung und/oder Wachstums-retardierung des Fetus	46 %
Fetale Anämie (Diagnostik und Therapie)	39 %
Vertikale Infektion	7 %
Genetische Indikation	6 %
Kasuistische Fälle	2 %

lität hinsichtlich der Chromosomenmorphologie und bedarf keiner weiteren Bestätigung. Somit können durch die Untersuchung von Lymphozyten auch Mosaikbefunde nach Chorionzottenbiopsie oder Amniozentese geklärt werden. Nach unserer Erfahrung treten auch in Plazentapräparationen des zweiten und dritten Trimenons bei der Direktpräparation falsch positive und falsch negative Befunde in gleicher Häufigkeit wie im ersten Trimenon (2 bis 3 %) auf. Daher machen wir geburtshilfliche Entscheidungen in der fortgeschrittenen Schwangerschaft bevorzugt vom Ergebnis der Karyotypisierung aus fetalem Blut abhängig.

Genetisches Risiko

In der Dekade 1970 bis 1980 waren die Hauptindikationen für die Untersuchung fetalen Blutes die Hämoglobinopathien (Thalassämie, Sichelzellanämie) und Erkrankungen, die die Blutgerinnung beeinträchtigen (Hämophilie A und B). Die Entwicklung rekombinanter DNA-Techniken für die Analyse von Biopsiematerial aus dem Chorion frondosum erlaubt es heute, diese Veränderungen im ersten Trimenon zu diagnostizieren. Trotzdem bleibt die Untersuchung fetalen Blutes für die Phänotyp-Diagnose des Fetus notwendig, wenn die Schwangere keine erkrankten Verwandten hat, die zur Verfügung stehenden Sonden nicht informativ sind oder erst spät in der Schwangerschaft untersucht wird.

Die pränatale Diagnostik ist bei mehr als 100 Stoffwechselerkrankungen und bei Immunmangelsyndromen (SCID, Wiskott-Aldrich-Syndrom) möglich. Dabei kann im fetalen Blut die Diagnose in wenigen Stunden gestellt werden. Die Kordozentese ist auch hier besonders bei fortgeschrittenem Schwangerschaftsalter bedeutsam oder wenn Untersuchungen von Chorionzotten oder Amnionzellen kein Ergebnis gebracht haben.

Vertikale Infektion

Die Erfahrung mit verschiedenen kongenitalen Infektionen zeigt, daß mit den herkömmlichen serologischen Methoden für die postpartale Diagnostik die Inzidenz kongenitaler Infektion unterschätzt wird. Die Immunantwort des Fetus bei Toxoplasmose, Varizellen, Cytomegalie und Parvovirus kann ganz fehlen, nur mäßig ausgeprägt oder vorübergehend sein. Ein hoher mütterlicher IgG-Titer kann einen niedrigen fetalen IgM-Titer maskieren. Gelegentlich ist es notwendig, zunächst das gesamte IgG aus der fetalen Probe zu extrahieren, um das spezifische IgM messen zu können. Der direkte Nachweis von Virusbestandteilen im fetalen Blut, Urin, anderen Körperflüssigkeiten und Fruchtwasser durch die Elektronenmikroskopie ermöglicht die pränatale Diagnose vertikaler Infektionen auch bei negativen serologischen Befunden. Durch unspezifische Hinweise im fetalen Blut wie Thrombozytopenie, Leukozytose und Eosinophilie, hohe Gamma-GT und Hyperbilirubinämie können serologische Befunde und sonographische Zeichen der fetalen Infektion ergänzt werden.

Röteln

Die Erstinfektion mit Röteln im ersten Trimenon der Schwangerschaft führt in 80 bis 90 % zu fetaler Infektion und kongenitalen Fehlbildungen. Wenn die Infektion im vierten Schwangerschaftsmonat liegt, ist das Risiko der Infektion des Fetus bei 50 bis 60 %, aber das Risiko kongenitaler Fehlbildung nur noch 20 %. Nach dem vierten Monat werden nahezu keine Auffälligkeiten des Fetus mehr beobachtet. Die Diagnosesicherung im fetalen Blut ist durch den Nachweis von rötelnspezifischem IgM zuverlässig möglich. Allerdings muß bis nach der 22. SSW gewartet werden, weil die fetale Antikörperbildung nach Infektion erst dann sicher nachgewiesen werden kann (Morgan-Capner et al. 1985). Der Virusnachweis in Chorionzotten oder Fruchtwasserproben durch PCR ist häufig im ersten und frühen zweiten Trimenon möglich und erlaubt der Schwangeren eine frühe Entscheidung über Abbruch oder Fortbestand der Schwangerschaft.

Parvovirus

Die Parvovirus B 19 Infektion hemmt die fetale Erythropoese und führt zur schweren fetalen Anämie und zum Hydrops fetalis (Anand et al. 1987, Schwarz et al. 1991). Die fetale Infektion kann durch den Nachweis von Lampionzellen und durch Fehlen von Retikulozyten bei schwerer Anämie ohne Hämolysezeichen festgestellt werden. Die Lampionzellen entsprechen fetalen Erythroblasten mit aufgehelltem Kern und randständigem Chromatin; sie sind im peripheren Blut nachweisbar. Noch vor dem Vorliegen anderer Befunde kann so die Diagnose im Blutausstrich gestellt werden (Nerlich et al. 1991). In Aszites und fetalem Blut kann in 80 % der Fälle das Virus nachgewiesen werden. IgM ist meist negativ. Auch bei Anämie mit Hämoglobin-Konzentration unter 2 g % in der 22. SSW ist es uns durch unverzügliche

intrakardiale Transfusion gelungen, den Fetus erfolgreich zu behandeln (Gloning et al. 1990, Peters und Nicolaides 1990). 4 der 6 von uns behandelten schwer hydropischen Feten haben überlebt und sich in der Folgezeit unauffällig entwickelt. Das älteste Kind ist jetzt 6 Jahre alt. Parvovirus verursacht nach derzeitiger Kenntnis beim Menschen keine kongenitalen Fehlbildungen. Die Entscheidung zur intrauterinen Transfusion muß ohne Zeitverlust getroffen werden.

Cytomegalie

Das Cytomegalievirus ist die häufigste Ursache intrauteriner, viraler Infektion. Die Erstinfektion der Schwangeren führt im Vergleich zur rekurrenten Erkrankung zur schwereren Schädigung des Fetus. Die Inzidenz bei Geburt wird mit 0,5 bis 2 % angegeben; 5 bis 10 % der infizierten Neugeborenen entwickeln neurologische Auffälligkeiten (Pass et al. 1980). Die fetale Infektion kann durch Nachweis von spezifischem IgM im fetalen Blut nach der 21. SSW diagnostiziert werden. Unspezifische Zeichen wie erhöhte Gamma-GT und Thrombozytopenie werden gefunden. Das Virus kann aus fetalem Urin/Fruchtwasser und fetalem Blut isoliert werden (Meisel et al. 1990, Lynch et al. 1991).

Toxoplasmose

Die Erkrankung mit Toxoplasmose während der Schwangerschaft bedeutet ein Risiko der fetalen Infektion von 15 % im ersten Trimenon bis hin zu 60 % im dritten Trimenon. Die Schädigung durch die Infektion ist im ersten Trimenon erheblich und der intrauterine Fruchttod oder die Erkrankung mit Chorioretinitis, intrazerebraler Verkalkung und Hydrozephalie, Hepatosplenomegalie und Wachstumsretardierung sind in bis zu 90 % die Folge. Im dritten Trimenon verlaufen 90 % der Infektionen asymptomatisch. Die Kordozentese ist bei Erkrankung und bei Serokonversion der Mutter im Verlauf der Frühschwangerschaft (Kontrolle der seronegativen!) und bei frühen sonographischen Zeichen wie Ventrikeldilatation indiziert. Die Infektion kann im fetalen Blut durch eine Kombination von Tests (spezifisches IgM und IgG, erhöhte Leberwerte, Thrombozytopenie) und den Erregernachweis durch Inokulation in Mäuse gesichert werden (Daffos 1988).

Zustandsbeschreibung bei schwerer intrauteriner Wachstumsretardierung

Zytogenetische, hämatologische, biochemische und metabolische Methoden wurden zur Untersuchung fetalen Blutes angewandt, um den Zustand schwer wachstumsretardierter Feten zu beschreiben. Die schwere, frühe und symmetrische Wachstumsretardierung ist eine Indikation zur Kordozentese. Dabei geht es primär um den Nachweis oder Ausschluß einer chromosomalen Aberration oder einer vertikalen Infektion als Ursache der Retardierung. Die Diagnose einer uteroplazentaren Minderversorgung sollte nur angenommen werden, nachdem eine Erkrankung des Fetus, Besonderheiten der Plazenta und des Uterus, systemische Erkrankungen der Mutter und Drogenmißbrauch ausgeschlossen sind. Die Genauigkeit der Diagnose spiegelt die Intensität der Ursachenklärung wider. Voreilige Diagnosen wie „Plazentainsuffizienz" verschleiern die wirklichen Probleme.

Im fetalen Blut werden folgende Untersuchungen vorgenommen: Karyotypisierung aus Lymphozyten, Blutbild und Differentialblutbild, Blutgasanalyse, Gesamteiweiß, Transaminasen, Bilirubin und eventuell Gesamt-IgM und virusspezifisches IgM. Etwa die Hälfte der retardierten Feten zeigen eine Hypoxämie, Hyperkapnie und Azidämie (Soothill et al. 1987, Nicolaides et al. 1989, Gloning et al. 1991). Im Blutbild zeigt sich die Polyzythämie und Erythroblastose (meist werden kernhaltige Erythrozyten als Leukozyten mitgezählt). Bei vielen dieser Feten wurde eine Störung des Kohlenhydrat-, Fett und Eiweißmetabolismus nachgewiesen, auch zeigen sie Zeichen der Nebennierenhyperplasie und einer Hypoplasie des Pankreas und der Schilddrüse (Economides et al. 1989).

Durch die Bestimmung der fetalen Blutgase können die fetale Hypoxämie und Azidämie direkt gemessen werden und als Goldstandard der Evaluierung nicht invasiver Tests, die die fetale Asphyxie anzeigen sollen, eingesetzt werden. Bei hypoxämischer Wachstumsretardierung konnte in Doppler-Studien gezeigt werden, daß es zu einer Erhöhung des Widerstands in umbilikalen Arterien kommt, in fetalen Gefäßen kommt es zu einer Zentralisation der Zirkulation, das Gehirn bleibt bevorzugt zu Lasten der viszeralen Organe (Nicolaides et al. 1988). Neuere Untersuchungen legen folgende Pathophysiologie nahe: die Hypoxämie ist der adäquate Reiz zur Freisetzung von Erythropoietin (Thilaganathan et al. 1992). Es kommt zur Erythroblastose und Polyzythämie mit konsekutiver Änderung der Rheologie des Blutes, die zusammen mit Änderung des Gefäßwiderstands zum enddiastolischen Flußverlust oder zur Flußumkehr führt.

Die Kardiotokographie und die Doppleruntersuchungen haben die Beziehung zwischen fetaler Azidämie und der Entwicklung auffälliger Befunde in nicht invasiven Untersuchungstechniken gezeigt (Visser et al. 1990). Dabei ist der prädiktive Wert des positiven und negativen Ergebnisses jedoch keineswegs klar definiert. Daher wurde gefordert – falls ein pränatales Monitoring die Aussage „fetale Hypoxämie/ Azidämie" zum Ziel hat (was für die intrapartuale Überwachung akzeptiert ist) – eine Kordozentese vorzunehmen und die

Blutgase zu messen. Dies könnte ein wesentlicher Gewinn in der Betreuung und Überwachung der Risikoschwangerschaft sein, wäre da nicht das Problem, daß Änderungen der Blutgase kurzfristig sein können, den Zustand bei Geburt und die künftige Entwicklung des Neugeborenen nicht vorhersagen können und in dieser Hinsicht nicht evaluiert sind. Die Kordozentese zur präpartalen Überwachung lediglich mit dem Ziel der Blutgasanalyse ist riskant und in ihrem Wert nicht so hinreichend gesichert, als daß sie derzeit empfohlen werden sollte.

Zustandsbeschreibung bei fetaler Anämie

In den letzten zehn Jahren wurde es durch den Zugang zum fetalen Kreislauf möglich, die Pathophysiologie des Morbus haemolyticus fetalis besser zu verstehen, den Schweregrad der Erkrankung zuverlässig und direkt zu definieren und die Therapie wesentlich zu verbessern. Bei immunhämolytischer Anämie steht heute die Kordozentese – vor der Amniozentese – an erster Stelle der diagnostischen und jedenfalls der therapeutischen Eingriffe. In unserem Krankengut ist die fetale Anämie bei 39 % der Eingriffe die Indikation zur Kordozentese (Tab. 4).

Das Ausmaß der Hämolyse kann durch schwer betroffene Kinder in der Anamnese, den Titer mütterlicher irregulärer Antikörper, die Konzentration von Bilirubin im Fruchtwasser (Delta E 450), die sonographischen Zeichen des Hydrops fetalis et placentae (Abb. 3), pathologische Herztonmuster im CTG und evtl. durch auffällige Dopplersignale (?) vorhergesagt werden. Die anamnestischen und indirekten Hinweiszeichen sind jedoch in bezug auf Prädiktion der Anämie im Vergleich zur direkten Bestimmung deutlich unterlegen (Nicolaides et al. 1986, Nicolaides et al.

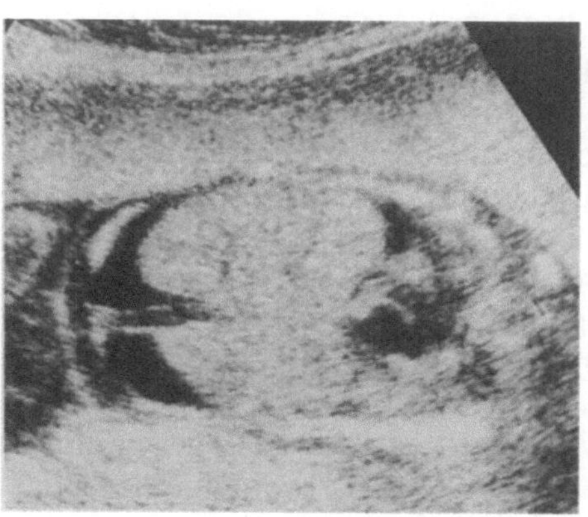

Abb. 3. Hydrops fetalis mit Aszitesbildung und Hautödem bei Morbus haemolyticus fetalis in der 22. Schwangerschaftswoche (Hb 2,4 g/dl). Dieser Fetus konnte durch zweimalige intrakardiale Transfusion und fünf weitere Transfusionen über die Vena umbilicalis erfolgreich behandelt werden.

1989, Berkowitz et al. 1988). Die einzige akkurate Messung des Schweregrades der Anämie des Fetus ist die Untersuchung fetalen Blutes und Bestimmung der Hämoglobinkonzentration und des Bilirubins. Wir fanden eine überraschende fetale Hyperbilirubinämie bis zu 9 mg/dl bei schwerer Anämie.

Die Indikation zur Kordozentese ist gegeben bei irregulären Antikörpern und einem Titer $\geq 1:8$ und entweder belasteter Anamnese mit schwerem Verlauf der Hämolyse oder einem Fruchtwasserbefund Liley II oder III oder Hepatomegalie oder Hydrops fetalis im Ultraschallbefund. Bei paternaler Heterozygotie ist die Indikation zur Bestimmung der fetalen Blutgruppe gegeben. Der direkte Coombstest und die Retikulozytenzahl in der ersten Probe erlauben eine Einschätzung des Verlaufes und der Wahrscheinlichkeit erforderlicher Transfusionen (Weiner et al. 1991).

Die aplastische Anämie nach Parvovirusinfektion wurde bei den vertikalen Infektionen besprochen.

Unter den hämorrhagischen Anämien ist die feto-fetale Transfusion am wichtigsten. Beim Donor kommt es zur Anämie, in aller Regel mit Wachstumsretardierung und Oligohydramnie, während es beim Akzeptor zum Hydrops fetalis durch Volumenüberlastung des fetalen Herzens kommen kann. Durch vermehrte Bildung und Freisetzung von atrialem, natriuretischem Peptid (ANP) durch Volumenbelastung des rechten Vorhofes (Panos et al. 1989) wird vermehrt Urin produziert, die Blase des Akzeptors ist in aller Regel prall gefüllt, ein akutes Polyhydramnion ist die Folge. Bei Auftreten im frühen zweiten Trimenon ist die Prognose ungünstig. Diese pathophysiologischen Zusammenhänge konnten durch Untersuchung fetalen Blutes geklärt werden (Weiner et al. 1991). Die therapeutischen Versuche beinhalten Transfusion des Donors und Aderlaß des Akzeptors, Laserkoagulation von Shuntgefäßen und den selektiven Fetozid des Donors oder des Akzeptors.

Therapie des Fetus

Zur Therapie können dem Fetus geeignete Medikamente intravenös appliziert werden. Dabei ist die direkte Behandlung der indirekten über den Kreislauf der Mutter und die Passage durch die Plazenta vorzuziehen. Die direkte, intravasale Transfusion ist der intraperitonealen Gabe von Erythrozytenkonzentrat überlegen.

Behandlung der Anämie

Bei fetaler Anämie ist, unabhängig von der Pathogenese, durch die intravasale Transfusion die Normalisierung der Erythrozytenzahl anzustreben. Mit Transfusionen zur Therapie wird begonnen, wenn die Hämoglobinkonzentration, bezogen auf den gestationsalterabhängigen Referenzwert, um mehr als ein Drittel abgefallen ist. Das Ziel ist es, den Hämatokrit auf

etwa 45% anzuheben. Wenn erneut der Hämatokrit auf Werte unter 25% absinkt, ist die nächste Transfusion erforderlich. Nach der zweiten Transfusion fällt die Hb-Konzentration in einer Woche um 2 g/dl ab (Abb. 4). Das Ziel ist es, die letzte Behandlung in der 35./36. SSW vorzunehmen. Die Geburt kann dann in der 38. Woche eingeleitet werden. Eine primäre Sectio ist bei optimalen Verläufen nicht erforderlich. Post partum muß mit einer aplastischen Krise von mehreren Wochen gerechnet werden. Postpartale Austauschtransfusionen wegen Hyperbilirubinämie sind nicht in jedem Fall erforderlich. Phototherapie ist bei Kontrolle der Bilirubinwerte oft ausreichend.

Die Einführung der intravasalen Transfusion brachte den Feten mit schwerer hämolytischer Anämie den größten Nutzen. Die Überlebenswahrscheinlichkeit betrug nach intraperitonealer Transfusion etwa 50%, sie beträgt nach intravasaler Transfusion etwa 90% (Berkowitz et al. 1986, Berkowitz et al. 1988, Brusis und Gloning 1990, Weiner et al. 1991, Radunovic et al. 1992). Von 42 Feten, die an unserer Einheit für pränatale Diagnostik und Therapie der I. Frauenklinik der Universität München mehrmals transfundiert wurden (bis zu siebenmal) haben 37 überlebt und sich postnatal unauffällig entwickelt.

Bei Infektion mit Parvovirus B19 haben wir bei 6 Feten mit schwerem Hydrops fetalis (Hautödem >1 cm) zur Überbrückung der aplastischen Krise Blut transfundiert. 2 Feten mit einer Hb-Konzentration <2 g/dl starben am Tag nach der ersten Transfusion. 4 der 6 Feten überlebten gesund nach insgesamt 10 Transfusionen, davon einer nach zweimaliger intrakardialer Transfusion in der 22. SSW. Trotz initialer Hb-Konzentration von 1,4 g/dl erwies er sich postpartal und in der weiteren Entwicklung als unauffällig (Gloning et al. 1990).

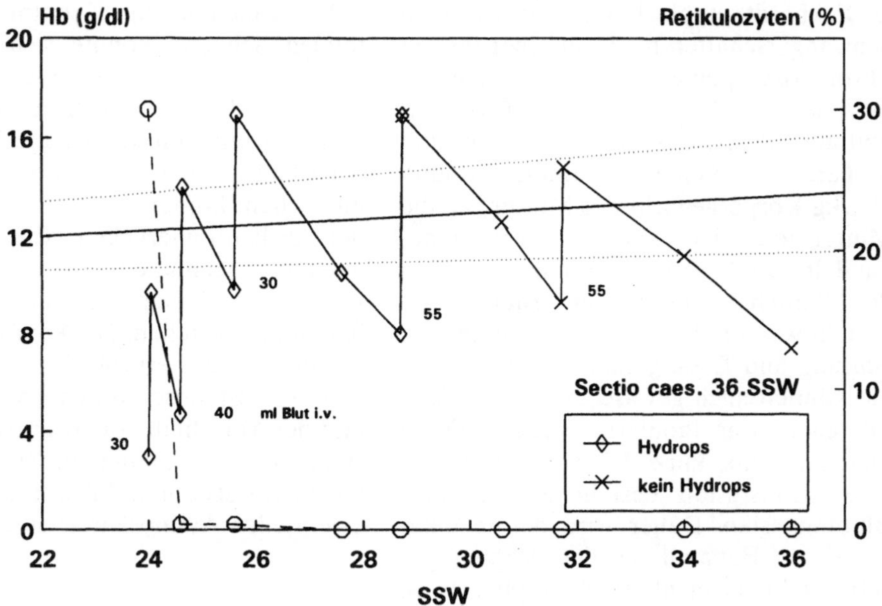

Abb. 4. Verlauf der Behandlung bei Morbus haemolyticus fetalis. Der gestationsalterabhängige Referenzbereich der Hämoglobinkonzentration ist vorgegeben. Die Transfusionsvolumina sind in ml angegeben, bei jeder Transfusion ist die erreichte Hb-Konz. am Ende der Transfusion eingetragen. Nach zwei intrakardialen Transfusionen wurde bei den drei folgenden in die Vena umbilicalis transfundiert. Erst nach der vierten Behandlung war kein Hydrops mehr zu sehen. Mit Beginn der Transfusion fallen die Retikulozyten ab und bleiben bis 4 Monate nach der Geburt <1‰. Austauschtransfusionen wegen Hyperbilirubinämie waren nicht erforderlich! Das Neugeborene hat sich nach zwei weiteren Transfusionen in der zweiten und fünften Lebenswoche unauffällig entwickelt.

Diagnostik und Behandlung der Thrombozytopenie

Es gibt 2 Haupttypen der fetalen Thrombozytopenie. Diese werden durch die transplazentare Passage mütterlicher IgG-Antikörper gegen Thrombozyten vermittelt. Bei der autoimmunen Thrombozytopenie handelt es sich um mütterliche thrombozytopenische Erkrankungen wie idiopathische thrombozytopenische Purpura (ITP) und systemischen Lupus erythematodes. Perinatale Gerinnungsstörungen sind bei ITP selten und antenatale intrakranielle Blutungen kommen nicht vor. Ganz anders sind die Verhältnisse bei der alloimmunen Thrombozytopenie (ATP), die in Analogie zur Rhesusinkompatibilität verstanden werden kann: Thrombozytenantigen – negative Mütter entwickeln IgG-Antikörper gegen spezifische Plättchenantigene des Fetus, die von einem Plättchenantigen-positiven Vater vererbt werden. ATP kommt mit einer Häufigkeit von 2 bis 5 auf 10000 Lebendgeburten vor. Obwohl die exakte Inzidenz der Hirnblutung bei betroffenen Neugeborenen nicht bekannt ist, rechnet man mit 10 bis 30%.

Die Antikörper sind üblicherweise gegen das PLA$_1$-Antigen gerichtet. 98% der Population tragen dieses Antigen. Obwohl möglich, gibt es kein Screening für diese Antikörper. Nach der Geburt eines betroffenen Kindes müssen mütterliche Antikörper nachgewiesen werden (Müller-Eckhardt et al. 1989). Für folgende Schwangerschaften muß mit einer fetalen Thrombozytopenie gerechnet werden, die in $^1/_3$ der Fälle bereits intrauterin zu Hirnblutung führt. Es ist heute möglich, diese Feten mit Gabe von Immunglobulin (1 g/kg Körpergewicht der Mutter) an die Mutter und/oder Dexamethason zu behandeln. Die Diagnose kann durch Zählen der Plättchen im fetalen Blut sicher gestellt werden. Es besteht die Gefahr der Blutung und Exsanguination. Zur Therapie können auch gewaschene mütterliche Plättchen transfundiert werden. Diese haben nur eine kurze Überlebenszeit, mit jeder Transfusion besteht ein erneutes Blutungsrisiko. Daher wird der medikamentösen Behandlung der Vorzug gegeben (Bussel et al. 1988, Kaplan et al. 1992).

Medikamentöse Therapie

Bei fetaler Tachykardie können Antiarrhythmika direkt in den fetalen Kreislauf eingebracht werden. Die direkte Behandlung ist hinsichtlich der Rate der Kardioversion einer Behandlung über die Mutter mit erforderlicher Passage durch die oft hydropische Plazenta deutlich überlegen. Medikament der ersten Wahl ist Methyldigoxin. Wiederholte Punktionen können erforderlich sein. Bei gleichzeitiger Gabe des Medikaments an die Mutter können maternofetale Gradienten gemessen werden (Gembruch et al. 1988).

Immunglobuline, Steroidhormone und Schilddrüsenhormone wurden in einzelnen Fällen nach Kordozentese zur Behandlung verabreicht. Die Relaxation des Fetus durch curareähnliche Substanzen kann für bildgebende Diagnostik und für langdauernde Eingriffe gewünscht sein. Sie kann durch intravenöse oder intramuskuläre Injektion erreicht werden.

Mit zunehmender Kenntnis über den fetalen Schmerz könnte sich auch eine intrauterine Schmerztherapie entwickeln.

Das Einbringen von Kathetern in die fetale Zirkulation könnte die kontinuierliche Gabe von z. B. Antiarrhythmika ermöglichen (Lemery et al. 1988). Dies wäre der diskontinuierlichen Einzelpunktion wohl überlegen und würde die Verhältnisse der postpartalen medikamentösen Behandlung herstellen. Denkbar und in Einzelfällen bereits erprobt ist die Dilatation von Gefäßstenosen durch Ballonkatheter und der Verschluß von arteriovenösen Fisteln. Die Behandlung von Störungen des Stoffwechsels durch Substitution von z. B. essentiellen Aminosäuren ist denkbar.

Pränatale Pharmakologie

Die maternofetalen Gradienten bei verschiedenen Medikamenten wie Digoxin und anderen Antiarrhythmika zu kennen, erleichtert die Behandlung über den indirekten Weg durch die Plazenta. Die Effekte antibiotischer Therapie und kritische, weil toxische Konzentrationen von z. B. Aminoglykosiden können erstmals verstanden werden, ohne daß die Therapie mit diesen hochwirksamen Substanzen a priori in der Schwangerschaft ausgeschlossen sein muß. Ein echtes Drug-monitoring ist möglich.

Der Transfer von Immunglobulinen durch die Plazenta ist interessant, um die Effekte bei Rhesusinkompatibilität und Alloimmun-Thrombozytopenie zu verstehen. Die Konzentration von Vitaminen (Folsäure), Aspirin und niedermolekularem Heparin, um nur einige häufig eingesetzte Medikamente zu nennen, kann nach Passage durch die Plazenta im fetalen Blut gemessen werden.

Zusammenfassung

Der Zugang zum fetalen Kreislauf hat Möglichkeiten der Diagnose und Therapie des Fetus eröffnet, die sich zu einer eigenen medizinischen Spezialdisziplin entwickelt haben: zur Fetalmedizin. Obwohl die Untersuchung und Probenahme im Verlauf der Schwangerschaft wiederholt werden kann, bleibt die kontinuierliche Überwachung des Fetus und seines Zustandes sowie die ununterbrochene Behandlung ein Ziel der nächsten Jahre. Die Zukunft könnte eine Intensivmedizin für den Fetus als Patient bringen, mit allen Konflikten der Intensivtherapie schon vor der Geburt an einem nicht einwilligungsfähigen Patienten. „Nil nocere" wird für den Fetalmediziner besondere Sorgfalt in der Diagnosestellung und in der Therapieplanung bedeuten.

Literatur

Anand A, Gray ES, Brown T, Clewley J, Cohen B (1987) Human parvovirus infection in pregnancy and hydrops fetalis. N Engl J Med 316: 183–186

Berkowitz R, Chitkara U, Goldberg J (1986) Intrauterine transfusion in utero: the percutaneous approach. Am J Obstet Gynecol 154: 622–627

Berkowitz R, Chitkara U, Wilkins I et al. (1988) Intravascular monitoring and management of erythroblastosis fetalis. Am J Obstet Gynecol 158: 783–795

Brusis E, Gloning KP (1990) Fetale Anämie. Gynäkologe 23: 273–278

Bussel J, Berkowitz R, McFarland J, Lynch L, Chitkara U (1988) Antenatal treatment of neonatal alloimmune thrombocytopenia. N Engl J Med 319: 1374–1378

Daffos F, Capella-Pavlovsky M, Forestier F (1983) Fetal blood sampling via the umbilical cord using a needle guided by ultrasound. Report of 66 cases. Prenat Diagn 3: 217

Daffos F, Capella-Pavlovsky M, Forestier F (1985) Fetal blood sampling during pregnancy with use of a needle guided by ultrasound: a study of 606 consecutive cases. Am J Obstet Gynecol 153: 655–660

Daffos F, Forestier F, Capella-Pavlovsky M et al. (1988) Prenatal management of 746 pregnancies at risk of congenital toxoplasmosis. N Engl J Med 318: 271–275

Economides D, Nicolaides K, Gahl W, Bernardini I, Evans M (1989) Plasma amino acids in appropriate and small for gestational age fetuses. Am J Obstet Gynecol 161: 1219–1227

Gembruch U, Hansmann M, Bald R (1988) Direct intrauterine fetal treatment of fetal tachyarrhythmia with severe hydrops fetalis by antiarrhythmic drugs. Fetal Ther 3: 210–215

Gloning KP, Schramm T, Brusis E, Schwarz T, Roggendorf M (1990) Successful intrauterine treatment of fetal hydrops caused by parvovirus B19 infection. Behring Inst Mitt 85: 79–85

Gloning KP, Schramm T, Ostermayer E, Brusis E, Kuß E (1991) Schwere Wachstumsretardierung: Ergebnisse der Untersuchung fetaler Blutproben (Cordozentese). Gynäkol Rundsch 31 (Suppl 2): 136–138

Gosden C, Rodeck C, Nicolaides K et al. (1985) Fetal blood chromosome analysis: some new indications for prenatal karyotyping. Br J Obstet Gynaecol 92: 915–920

Kaplan C, Morel-Kopp M, Clemenceau S, Daffos F, Forestier F, Tchernia G (1992) Fetal and neonatal alloimmune thrombocytopenia: current trends in diagnosis and therapy. Transfusion Medicine 2: 265–271

Lémery D, Urbain MF, Jacquetin B (1988) Fetal umbilical cord catheterization under ultrasound guidance. Fetal Ther 3: 37–43

Lynch L, Daffos F, Emanuel D et al. (1991) Prenatal diagnosis of fetal cytomegalovirus infection. Obstet Gynecol 165: 714–718

Meisel R, Alvarez M, Lynch L et al. (1990) Fetal cytomegalovirus infection: a case report. Am J Obstet Gynecol 162: 663–664

Morgan-Capner P, Rodeck Ch, Nicolaides K et al. (1985) Prenatal detection of rubella specific IgM in fetal sera. Prenat Diagn 5: 21–23

Müller-Eckhardt C, Kiefel V, Grubert A et al. (1989) 348 cases of suspected neonatal alloimmune thrombocytopenia. Lancet 1: 363–366

Nerlich A, Schwarz T, Roggendorf M, Roggendorf H, Ostermayer E, Schramm T, Gloning KP (1991) Parvovirus B19 infected erythroblasts in fetal cord blood. Lancet 1: 310

Nicolaides K (1989) Studies on fetal physiology and pathophysiology in Rhesus disease. Semin Perinatol 13: 328–337

Nicolaides K, Bilardo C, Soothill P (1988) Absence of end diastolic frequencies in the umbilical artery: A sign of fetal hypoxia and acidosis. Br Med J 297: 1026–1027

Nicolaides K, Economides D, Soothill P (1989) Blood gases, pH and lactate in appropriate and small for gestational age fetuses. Am J Obstet Gynecol 161:996–1001

Nicolaides K, Rodeck C, Gosden C (1986) Rapid karyotyping in non-lethal fetal malformations. Lancet 1:283–286

Nicolaides K, Rodeck C, Kemp J et al. (1986) Have Liley charts outlived their usefulness? Am J Obstet Gynecol 155:90–94

Nicolini U, Nicolaidis P, Fisk N, Tannirandorn Y, Rodeck C (1990) Fetal blood sampling from the intrahepatic vein; analysis of safety and clinical experience with 214 procedures. Obstet Gynecol 76:47–53

Panos M, Nicolaides K, Anderson J et al. (1989) Plasma atrial natriuretic peptide in human fetus: response to intravascular blood transfusion. Am J Obstet Gynecol 161:357–361

Pass R, Stango S, Meyers G et al. (1980) Outcome of symptomatic congenital cytomegalovirus infection: results of long term follow up. Pediatrics 66:758–762

Peters M, Nicolaides K (1990) Cordocentesis for the diagnosis and treatment of human fetal parvovirus infection. Obstet Gynecol 75:501–504

Radunovic N, Lockwood C, Alvarez M, Plecas D, Chitkara U, Berkowitz R (1992) The severely anemic and hydropic isoimmune fetus: changes in fetal hematocrit associated with intrauterine death. Obstet Gynecol 79:390–393

Schwarz T, Nerlich A, Hottenträger B et al. (1991) Parvovirus B19 infection of the fetus: Histology and in Situ Hybridization. Am J Clin Pathol 96:121–126

Shah D, Roussis P, Ulm J, Jeanty P, Oehm F (1990) Cordocentesis for rapid karyotyping. Am J Obstet Gynecol 162:1548–1553

Soothill P, Nicolaides K, Campbell S (1987) Prenatal asphyxia, hyperlactaemia, hypoglycaemia and erythroblastosis in growth retarded fetuses. Br Med J 294:1051–1053

Thilaganathan B, Salvesen D, Abbas A, Ireland R, Nicolaides K (1992) Fetal plasma erythropoietin concentration in red blood cell-isoimmunized pregnancies. Am J Obstet Gynecol 167:1292–1297

Visser G, Sadovsky G, Nicolaides K (1990) Antepartum heart rate patterns in small for gestational age third trimester fetuses: Correlatins with blood gases obtained at cordocentesis. Am J Obstet Gynecol 162:698–703

Weiner C, Wenstrom K, Sipes S, Williamson R (1991) Risk factors for cordocentesis and fetal intravascular transfusion. Am J Obstet Gynecol 165:1020–1025

Weiner C, Williamson R, Wenstrom K, Sipes S, Grant S, Widness J (1991) Management of fetal hemolytic disease by cordocentesis. I. Prediction of fetal anemia. Am J Obstet Gynecol 165:546–553

Weiner C, Williamson R, Wenstrom K, Sipes S, Widness J, Grant S, Estle L (1991) Management of fetal hemolytic disease by cordocentesis. II. Outcome of treatment. Am J Obstet Gynecol 165:1302–1307

Resusprophylaxe während der Schwangerschaft

O. Behrens und J. Schneider

MERKE:

1. Rhesus-Antikörper können nach antepartaler Anti-D-Gabe bei vielen Frauen nachgewiesen werden, ohne daß eine Sensibilisierung aufgetreten ist. Sind Antikörper nachgewiesen, so muß die Patientin nachfolgend überwacht werden, bis gesichert ist, daß es sich um passiv zugeführte Antikörper gehandelt hat. Zumindest muß die Frau darauf aufmerksam gemacht werden, daß sie sensibilisiert sein könnte, bevor sie sich eine neue Gravidität wünscht.

   Wird post partum ein niedriger Anti-D-Titer gefunden, so sollte die postpartale Routineprophylaxe dennoch durchgeführt werden.

   Die Effektivität der Rhesusprophylaxe sollte post partum durch eine HbF-Zell-Zählung, nicht aber durch den indirekten Coombs-Test geprüft werden. Es ist notwendig, 4–6 Monate post partum nach Anti-D-Prophylaxe die Antikörper erneut zu kontrollieren.

   Schwangere mit Blutgruppenfaktor „D"" sollten bei der antepartalen Rh-Prophylaxe wie Rh-negative Frauen behandelt werden.

2. Ist die Rhesus-Prophylaxe in der 28.–30. SSW verpaßt worden, so sollte diese in jedem Fall bis zur Geburt noch nachgeholt werden, da das Sensibilisierungsrisiko mit dem Fortschreiten der Schwangerschaft immer mehr zunimmt.

3. Wird nach Chorionzottenbiopsie in der 10. SSW eine Rhesusprophylaxe durchgeführt, so sollte die Anti-D-Gabe alle 12 Wochen wiederholt werden. Eine Gefahr für das Kind ergibt sich aus dieser mehrfachen Verabreichung von Anti-D-Antikörpern nicht.

4. Auch bei Blutungen in der Schwangerschaft sollte bei Rh-negativen Frauen sicherheitshalber eine Rhesusprophylaxe erfolgen.

5. Bei einer nachgewiesenen Sensibilisierung sollte die Überwachung der Schwangerschaft durch Amniozentese heutzutage bereits ab der 16.–18. SSW bei Titerwerten von 1:16 und mehr beginnen. Die Chordozentese ist Fällen mit hoher Gefährdung (Delta-E-Wert in Zone III nach Liley; Hydrops fetalis) vorbehalten.

   Die Entbindung einer sensibilisierten Schwangeren bei Gefährdung des Feten ist frühestens ab der 35. SSW anzustreben. Vor diesem Zeitpunkt sollte das Kind durch intrauterine Transfusion möglichst durch Nabelschnurpunktion behandelt werden.

Mit der Ergänzung der in den Mutterschaftsrichtlinien festgeschriebenen postpartalen Rhesus-Prophylaxe durch die Einführung einer antepartalen Rh-Prophylaxe ist es heute möglich, die Rhesus-Unverträglichkeit weitgehend zu vermeiden.

Obwohl die Mutterschaftsrichtlinien genau festlegen, wie die Prophylaxe durchzuführen ist, treten doch immer wieder Fragen auf, wie man sich zu verhalten hat, wenn unklare Befunde vorliegen oder die Richtlinien nicht korrekt beachtet worden sind. Im folgenden Text möchten wir zu den am häufigsten auftretenden Problemen bei der Rhesus-Prophylaxe Stellung nehmen.

Aktuelle Empfehlungen der Mutterschaftsrichtlinien zur Rhesus-Prophylaxe

Die aktuelle Fassung der Mutterschaftsrichtlinien vom 29. 9. 1992 sieht folgende Maßnahmen zur Rhesus-Propyhlaxe in der Schwangerschaft vor:

- Bei allen Schwangeren soll so früh wie möglich nach Bekanntwerden der Schwangerschaft ein Suchtest auf irreguläre Blutgruppenantikörper durchgeführt werden. Diese Empfehlung gilt auch für Rh-positive Schwangere, da hier Blutgruppenantikörper gegen andere Antigene als das Rhesus-Antigen ‚D' auftreten können, die genau wie die klassischen Rhesus-Antikörper eine schwere Hämolyse beim Kind auslösen können und daher analog zur Rhesus-Inkompatibilität überwacht werden müssen. Besonders gefährlich sind Antikörper gegen alle übrigen Rh-Antigene, aber auch gegen Kell, Kidd und Duffy (Weinstein 1982).
- Der Suchtest auf irreguläre Blutgruppenantikörper soll noch einmal bei allen Schwangeren in der 24.–27. SSW wiederholt werden. Finden sich dabei keine Antikörper, so erhalten Rh-negative Schwangere in der 28.–30. SSW eine Standarddosis von 280–330 μg Anti-D-Immunglobulin intramuskular injiziert.
- Eine weitere Rhesus-Prophylaxe muß bei Rh-negativen Frauen nach der Geburt eines Rh-positiven Kindes erfolgen. Mit der kombinierten ante- und postpartalen Anwendung der Rhesus-Prophylaxe erhofft man sich, die Sensibilisierungsrate bei Vorliegen einer Rh-Konstellation (Mutter Rh-negativ, Kind Rh-positiv) auf 0,1–0,2 % zu senken, wie es in großen Studien in Kanada erreicht werden konnte (Bowman 1988).

Die Frage, ob die Mehrkosten für die zusätzliche antepartale Rhesus-Prophylaxe gerechtfertigt sind, dürfte inzwischen klar entschieden sein. Auf eine Geburtenrate von 600000 Kindern pro Jahr in der alten Bundesrepublik Deutschland berechnet ergeben sich Kosten von ungefähr 14 Millionen D-Mark für die Durchführung der antepartalen Rh-Prophylaxe. Legt man die von Versicherungen errechneten Unterhaltskosten von 500000–1000000 D-Mark für ein geschädigtes Kind zugrunde, so würden sich die Kosten der antepartalen Prophylaxe bereits amortisieren, wenn man 14–28 Kinder vor einer Schädigung durch die Rh-Inkompatibilität schützen könnte. Erwartet wird aber ein Schutzeffekt für über 200 Kinder, so daß der Nutzen die Kosten deutlich übersteigen sollte.

Blutgruppenfaktor ‚D"'

Die Frage, ob eine Schwangere mit dem Blutgruppenfaktor ‚D"' auch eine Rh-Prophylaxe in der Schwangerschaft erhalten soll, wird kontrovers diskutiert.

Weniger als 1 % der Bevölkerung sind Träger des Antigens ‚Dᵘ'. Theoretisch kann eine Schwangere mit diesem Antigen durch Rh-positives Blut sensibilisiert werden. Obwohl das ein extrem seltenes Ereignis ist (Bowman 1988) und obwohl die Rhesus-Prophylaxe möglicherweise sogar unwirksam ist, da die zugeführten Antikörper von den ‚Dᵘ'-Antigenen der Mutter abgefangen werden könnten, hat man sich sicherheitshalber doch entschlossen, Schwangere mit dem Blutgruppenfaktor ‚Dᵘ' in den Mutterschaftsrichtlinien den Rh-negativen Frauen gleichzusetzen.

Rhesus-Antikörper nach antepartaler Prophylaxe

Immer wieder finden sich bei einem Antikörper-Suchtest nach vorausgegangener antepartaler Rh-Prophylaxe Antikörper gegen ‚D'. Der behandelnde Arzt steht dann vor der Frage, ob es sich hier um eine Sensibilisierung oder um iatrogen zugeführte Rhesus-Antikörper handelt.

Tatsächlich gelingt bei über 90 % der Schwangeren eine Woche nach vorausgegangener Rhesus-Prophylaxe der Nachweis von Antikörpern gegen das Rhesus-Antigen ‚D' (Behrens et al. 1993). Diese Antikörper lassen sich noch bis zu 11 Wochen nach der Prophylaxe messen (Abb. 1) und erreichen je nach Testsystem Titerwerte bis 1:16 (Abb. 2), ohne daß eine Sensibilisierung vorliegt. Normalerweise muß ab dieser Titerhöhe aber eine Sensibilisierung angenommen und eine invasive Diagnostik erwogen werden.

Haben sich bei einem Suchtest nach Rh-Prophylaxe Antikörper gefunden, so sollte man diese zunächst kurzfristig kontrollieren. Erst bei steigender Tendenz und hohen Titerwerten ab 1:16 muß man davon ausgehen, daß eine echte Sensibilisierung vorliegen kann und eine invasive Diagnostik erwägen. Andererseits darf ein positiver Titer nach antepartaler Prophylaxe nicht dazu führen, daß eine indizierte Prophylaxe nach der Geburt eines Rh-positiven Kindes unterbleibt, da ja in den meisten Fällen doch keine Sensibilisierung vorliegt.

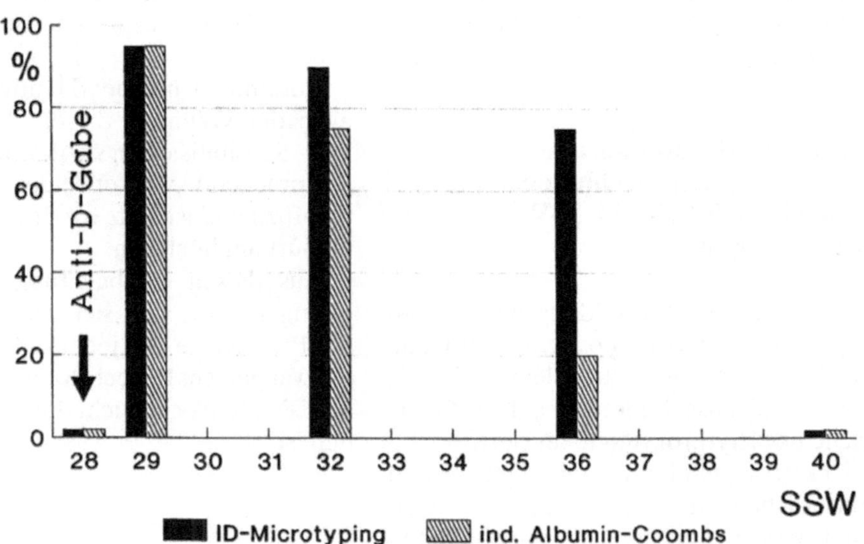

Abb. 1. Nachweis von Rhesus-Antikörpern nach antepartaler Rhesus-Prophylaxe bei 29 Rh-negativen nicht sensibilisierten Schwangeren mit dem indirekten Albumin-Coombs-Test und dem ID-Microtyping-System (Behrens et al. 1993)

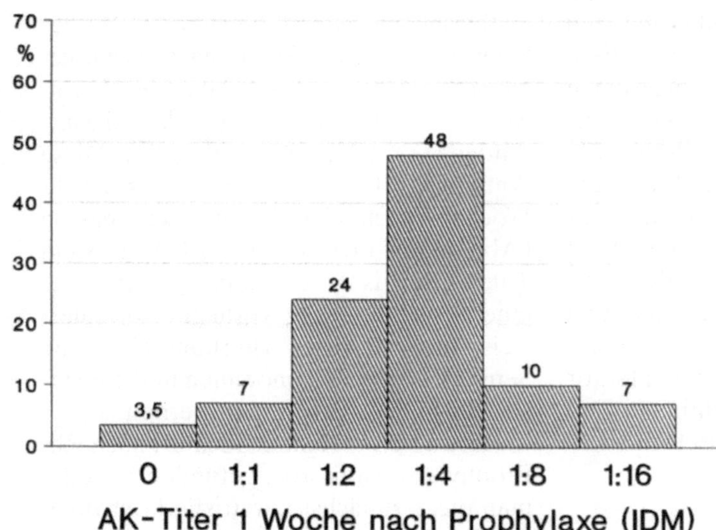

Abb. 2. Maximale Titerhöhe beim Nachweis von Rhesus-Antikörpern nach antepartaler Rh-Prophylaxe mit dem ID-Microtyping-System (Behrens et al. 1993)

Im Normalfall sollte allerdings nach einer routinemäßigen antepartalen Rh-Prophylaxe keine weitere Antikörperkontrolle während der Schwangerschaft durchgeführt werden, so wie es auch in den Mutterschaftsrichtlinien vorgesehen ist. Damit umgeht man es, beim Nachweis von Antikörpern in ein diagnostisches Dilemma zu geraten, ohne die Sicherheit für die Patientin signifikant erhöht zu haben.

Sollte man die antepartale Prophylaxe noch nachholen, wenn sie in der 28.–30. SSW nicht erfolgt ist?

Die embryonale Blutbildung beginnt bereits in der 3. Woche post conceptionem. Das Rhesus-Antigen ist ab dem 30. bis 45. Tag p. c. voll ausgebildet und auf der Oberfläche der Erythrozyten lokalisiert.

Übertritte fetaler Erythrozyten in den mütterlichen Kreislauf werden schon ab der 4. Woche p. c. beobachtet und nehmen an Häufigkeit und Größe mit dem Schwangerschaftsalter zu. Während im ersten Trimenon bei 3 % aller Schwange-

ren fetale Erythrozyten im mütterlichen Blut nachweisbar sind, nimmt dieser Anteil auf 12 % im 2. Trimenon und auf 45 % im 3. Trimenon zu. Unter der Geburt werden sogar bei über 60 % fetomaternale Transfusionen beobachtet. Nur bei 24 % der Schwangeren kommt es während der Gravidität nie zu einem meßbaren Übertritt fetaler Erythrozyten (Bowman et al. 1986).

Zusammen mit der Häufigkeit steigen auch die Volumina dieser Blutungen an. Das Sensibilisierungsrisiko nimmt dementsprechend während der Schwangerschaft zu und ist kurz vor und während der Geburt am höchsten.

Aus diesen Beobachtungen geht eindeutig hervor, daß sich eine antepartale Rh-Prophylaxe zu jedem Zeitpunkt der Schwangerschaft noch lohnt, wenn sie in der 28.–30. Woche nicht durchgeführt worden ist.

Wie oft muß zum Beispiel nach einer Chorionzottenbiopsie in der 10. SSW die Rh-Prophylaxe wiederholt werden?

Bei einer Rh-negativen Schwangeren muß zum Beispiel nach einer Chorionzottenbiopsie in der 10. SSW eine Rh-Prophylaxe immer durchgeführt werden, wenn sie nicht bereits sensibilisiert ist.

Die Rh-Prophylaxe mit einer Standarddosis von 300 µg Anti-D-Immunglobulin i. m. bietet wahrscheinlich aber nur einen Schutz für die Dauer von 12 Wochen. Bei Experimenten zur Dosisfindung der Rh-Prophylaxe mit Tieren und Freiwilligen stellte man nämlich fest, daß bei zu niedriger Antikörperkonzentration und gleichzeitigem Antigenkontakt eine wesentlich höhere Sensibilisierungsrate als ohne Antikörper zu beobachten war. Dieses Phänomen nannte man ‚Augmentation' (Pollack et al. 1968). Es konnte bei Schwangeren allerdings bis heute nicht sicher nachgewiesen werden.

Bei der intramuskulären Injektion der heutigen Standarddosis von 280–330 µg Anti-D-Immunglobulin fällt die Antikörperkonzentration im Blut nach 12 Wochen unter diesen kritischen Wert, von dem man glaubt, daß eine solche Augmentation auftreten kann. Daher gilt die allgemeine Empfehlung, bei Fortbestehen der Schwangerschaft eine Rh-Prophylaxe alle 12 Wochen zu wiederholen. Nach Rh-Prophylaxe in der 10. SSW muß die Anti-D-Gabe also in der 22. und 34. SSW und gegebenenfalls auch nach der Geburt wiederholt werden, wenn das Kind Rhesuspositiv ist.

Für das ungeborene Kind besteht dabei keine Gefahr, da nur etwa 10 % der Gesamtmenge der an die Mutter verabreichten Antikörper transplazentar in das kindliche Kompartiment übertreten und da man weiß, daß selbst eine 10fache Standarddosis dem Kind keinen ernsthaften Schaden zufügen kann (Gorman 1982).

Weitere Standardindikationen für die Rh-Prophylaxe

Neben der routinemäßigen antepartalen Rh-Prophylaxe gibt es eine Reihe von weiteren Indikationen zur Anti-D-Gabe während der Schwangerschaft.

Es ist selbstverständlich, daß bei einer Rh-negativen Frau nach invasiver Diagnostik wie Amniozentese, Chorionzottenbiopsie, Chordozentese oder Fetoskopie eine Rhesus-Prophylaxe durchgeführt werden muß. Die gleiche Forderung besteht auch nach Ausräumung eines Abortes oder nach einer Abruptio bei Rh-negativer Patientin.

Auch nach einer Extrauteringravidität oder einer Blasenmole konnten kasuistisch fetomaternale Transfusionen und Sensibilisierungen gesichert werden, so daß auch hier eine Rh-Prophylaxe erfolgen sollte.

Eine weitere Indikation zur Rh-Prophylaxe in der Gravidität ist die Abortusimminens-Blutung, bei der es ebenfalls zur Sensibilisierung kommen kann. Da Blutungen in der Schwangerschaft aber sehr häufig sind und trotzdem bei kombinierter ante- und postpartaler Rh-Prophylaxe nur in 0,1–0,2 % bei Vorliegen einer Rh-Konstellation eine Sensibilisierung auftritt, kann die Gefahr bei einer Abortusimminens-Blutung aber nicht sehr groß sein. Trotzdem empfehlen wir auch in diesen Fällen sicherheitshalber eine Prophylaxe.

Schließlich solle man auch bei Gestosen mit hohen diastolischen Druckwerten über 100 mm Hg eine Rh-Prophylaxe in der Schwangerschaft abseits der routinemäßigen Verabreichung erwägen, da auch hier gehäuft fetomaternale Transfusionen auftreten können.

Kontrolle der adäquaten Dosierung der Rh-Prophylaxe

In den Mutterschaftsrichtlinien wird empfohlen, die ausreichende Dosierung der postpartalen Rh-Prophylaxe durch eine geeignete Methode zu kontrollieren. Dazu stehen zwei Möglichkeiten zur Verfügung:

- Der indirekte Coombs-Test, bei dem man davon ausgeht, daß freie Antikörper nachgewiesen werden können, wenn bei ausreichender Dosierung der Anti-D-Immunglobuline alle Antigenplätze auf den fremden Rh-positiven Erythrozyten besetzt sind, und die aufwendige
- HbF-Zell-Zählung mit der Methode nach Kleihauer, Braun und Bethke (Kleihauer et al. 1957), mit der die HbF-Zellen selektiv angefärbt und das Volumen der fetomaternalen Transfusion errechnet werden kann.

Allerdings kann der indirekte Coombs-Test bei einem Teil der Schwangeren erst nach mehreren Tagen positiv ausfallen, obwohl die Dosierung ausreichend ist und keine Makrotransfusion vorliegt (Maas et al. 1990, Abb. 3). Bei Anwendung dieses Verfahrens wird man also sehr häufig eine Nachinjektion von Anti-D-Immunglobulin veranlassen müssen, ohne daß dafür wirklich eine Indikation besteht. Wegen dieser hohen Versagerquote kann der Coombs-Test nicht empfohlen werden. Statt dessen sollte die HbF-Zell-Zählung zur Kontrolle der Dosierung der Rhesus-Prophylaxe angewandt werden.

Nach neuester Rechtsprechung sollte bei allen Rh-negativen Frauen nach postpartaler Rhesus-Prophylaxe eine weitere Kontrolle der Antikörper im Abstand von 4–6 Monaten empfohlen werden. Da man nämlich davon ausgeht, daß die Rh-Prophylaxe keinen hundertprozentigen

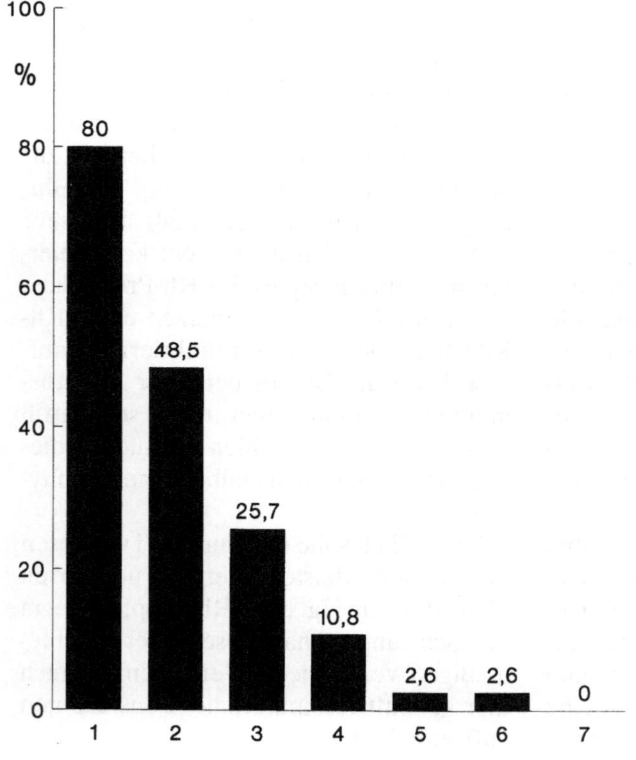

Abb. 3. Anteil der Schwangeren mit negativem indirekten Coombs-Test nach postpartaler Rhesus-Prophylaxe trotz ausreichender Dosierung der Anti-D-Immunglobuline (Maas et al. 1990)

Schutz vor einer Sensibilisierung bieten kann, soll einer Frau die Möglichkeit zur Entscheidung geboten werden, ob sie bei Vorliegen einer Sensibilisierung trotz durchgeführter Rh-Prophylaxe die Belastung einer erneuten Schwangerschaft mit hohem Risiko auf sich nehmen will (Schlund 1990).

Indikation zur invasiven Diagnostik bei Vorliegen einer Rh-Sensibilisierung

Der Einsatz einer invasiven Diagnostik muß sich an der Frage orientieren, ab wann eine Therapie der Rh-Inkompatibilität in der Schwangerschaft überhaupt durchführbar ist. Die zum Anfang der 60er Jahre entwickelte Technik der intraperitonealen intrauterinen Transfusionstherapie unter Röntgensicht erlaubte einen solchen Eingriff bei hohen fetalen Verlustraten um 5 % erst deutlich jenseits der 20. SSW.

Mit der Entwicklung der intrauterinen Transfusion unter Ultraschallsicht in die Nabelvene des Kindes ergab sich eine relativ sichere Methode mit Verlustraten von 1 %, die darüber hinaus bereits ab der 14. SSW anwendbar ist.

Da aber bei Rhesus-sensibilisierten Patientinnen die Abortrate vor der 20. SSW nicht erhöht ist (Levine 1943) und somit bis zu diesem Zeitpunkt wahrscheinlich keine schwere fetale Schädigung als Folge der Rh-Inkompatibilität auftritt, ist es ein guter Kompromiß, die erste Fruchtwasserpunktion bei Antikörper-Titerwerten von mindestens 1:16 ab der 16.–18. SSW durchzuführen. Die Patientin kann dabei zusätzlich noch von der Durchführung einer genetischen Analyse profitieren.

Vorzeitige Entbindung bei Rh-Sensibilisierung als therapeutische Maßnahme

Die Entbindung ist die einzige kausale Therapie der Rh-Unverträglichkeit. Diese Erkenntnis führte vor der Entwicklung der intrauterinen Transfusionstherapie zu einer deutlichen Verbesserung der fetalen Prognose.

Es war somit zunächst das Bestreben, die Entbindung von Kindern mit Rh-Inkompatibilität so weit wie möglich vorzuverlegen. Die Entwicklung der Pädiatrie ermöglichte dabei ein immer früheres Entbindungsalter.

Im Gegenzug dazu können wir heute durch ultraschallgesteuerte Nabelschnurpunktionen relativ sicher und sehr früh eine intrauterine Transfusionsbehandlung durchführen. Selbst im Falle eines Hydrops fetalis liegt die Überlebensrate bei Rh-Inkompatibilität inzwischen über 80 % (ACOG 1990).

Mit dieser Technik ist es also wieder möglich, den Entbindungszeitpunkt für ein Kind mit Rh-Unverträglichkeit der Mutter hinauszuzögern, und ein höheres Reifealter des Neugeborenen zu erreichen. Es wird daher in den meisten Fällen möglich sein, eine intrauterine Transfusionstherapie bis zur 35. SSW durchzuführen und dann erst die Entbindung einzuleiten.

Zusammengefaßt bietet die Entwicklung der letzten Jahre einen großen Fortschritt auf dem Gebiet der Prävention und der Therapie der Rhesus-Inkompatibilität. Bei konsequenter Nutzung dieser Werkzeuge kann das Rhesus-Problem heute weitgehend als gelöst angesehen werden.

Literatur

American College of Obstetricians and Gynecologists (1990) Technical Bulletin No 145, Washington, USA

Behrens O, Bader W, Holle W, Maas DHA (1993) Geburtsh u Frauenheilk 53:342–345

Bowman JM (1988) The prevention of Rh immunization. Transf Med Rev 2:129–150

Bowman JM, Pollock JM, Pension LE (1986) Fetomaternal transplacental hemorrhage, during pregnancy and after delivery. Vox Sang 51:117–121

Gorman JG (1982) New applications of Rh immune globulin: effect on protocols. In: Frigoletto FD Jr, Jewett JF, Konugres AA (Hrsg) Rh hemolytic disease: new strategy for eradication. GK Hall Medical Publishers, Boston

Kleihauer E, Braun H, Betke K (1957) Demonstration von fetalem Hämoglobin in den Erythrozyten eines Blutausstriches. Klin Wschr 35:637–638

Levine P (1943) Serological factors as possible causes in spontaneous abortions. J Hered 34:71–80

Maas DHA, Bader W, Holle W, Sasse U (1990) Anti-D-Titerkontrolle nach postpartaler Rhesus-Prophylaxe. Der Frauenarzt 31:745–752

Pollack W, Gorman JG, Hagen HJ, Freda VJ, Tripodi D (1968) Antibody-mediated immune suppression to the Rh factor: Animal models suggesting mechanism of action. Transfusion 8:134–145

Schlund G (1990) Zur Haftung des Gynäkologen bei Injektion von Immunglobulin bei Blutgruppe 0 Rhesus-Faktor negativer Patientin und Blutgruppe 0 Rhesus-Faktor positivem Kind. Der Frauenarzt 31:233–236

Weinstein L (1972) Irregular antibodies causing hemolytic disease of the newborn: a continuing problem. Clin Obstet Gynecol 25:321–332

Blutfluß in maternalen Gefäßen

E. WEISS

MERKE:

1. Die Durchblutung des Uterus verzehnfacht sich während der Schwangerschaft.

2. Dies wird durch eine massive Senkung des Durchblutungswiderstands im Rahmen der Trophoblastinvasion erreicht. Dieser Prozeß ist spätestens mit 24 SSW abgeschlossen.

3. Eine Störung der physiologischen Vorgänge ist durch Dopplerflußmessung der uterinen Arterien schon vor 24 SSW erfaßbar. Dies eröffnet neue therapeutische Perspektiven.

4. Die bei einer Schwangerschaftshypertonie zu beobachtenden Veränderungen der uterinen Flußkurven zeigen eine Verminderung vor allem des diastolischen Flusses, was bei antihypertensiver Medikation zu berücksichtigen ist:

5. Uterine Kontraktionen führen zu einer durch Dopplersonographie quantifizierbaren Verminderung des uterinen Blutflusses. Der Wehenbelastungstest als wichtige Methode zur Diagnose der drohenden fetalen Hypoxie wird damit quantifizierbar und läßt sich in seiner diagnostischen Wertigkeit noch weiter steigern.

Physiologische Grundlagen

Die Durchblutung des Uterus erfolgt durch ein arterielles Gefäßnetz, dessen Hauptäste die beiden uterinen Arterien darstellen. Durch Anastomosen zu den beiden Aa. ovaricae, den vaginalen Arterien und zu anderen Arterien des Beckenraumes z. B. den Art. hämorrhoidales entsteht ein anastomosierendes Gefäßsystem (Cretius 1981), welches für die adaptiven Erfordernisse in der Schwangerschaft bestens gerüstet ist. Vom Ramus ascendens der uterinen Arterien abgehend verlaufen die Art. arcuatae faßreifenartig in der äußeren Schicht des Myometriums. Sie bilden ebenfalls ein anastomosierendes Geflecht und geben in die Tiefe des Myo-metriums die Radialarterien ab, die an der myoendometrialen Grenze (Wiest 1986) das Geflecht der Basalarterien bilden und die schwangerschaftsbedingt sinusartig erweiterten Spiralarterien in den intervillösen Raum abgeben. Da der Druck in den erweiterten Spiralarterien in der Schwangerschaft etwa dem Druck im intervillösen Raum entspricht (Übersicht bei Künzel 1986) muß unter physiologischen Bedingungen der Druckabfall im Bereich der Arkaden und Radialgefäße erfolgen. Nach Untersuchungen von Moll und Künzel (1974) stellen unter physiologischen Bedingungen die Arkadenarterien und die Aa. radiales je zu 50 % die präplazentaren Widerstandsgefäße der uterinen Durchblutung dar.

Die uterine Durchblutung am nichtgraviden Uterus beträgt ca. 50 ml/min. In der Schwangerschaft findet eine fast 10fache Steigerung dieser Perfusion auf über 500 ml/min statt (Moll und Künzel 1974, Assali et al. 1960). Bei praktisch unverändertem Perfusionsdruck kann diese massive Durchblutungssteigerung nur durch eine Widerstandsabnahme im uterinen Stromgebiet hervorgerufen werden. Diese wird zu einem kleinen Teil durch eine Zunahme des Radius der uterinen Arterien, hauptsächlich jedoch durch die Zerstörung der muskuloelastischen Wandschicht der Spiralarterien durch die Trophoblastinvasion des plazentaren Bettes verursacht (Brosens et al. 1967, Robertson et al. 1967). Dieser Vorgang ist mit 18–20 SSW physiologischerweise abgeschlossen (Pijnenborg et al. 1980). Das Lumen der terminalen Abschnitte der Spiralarterien ist dann auf das 100fache des Wertes am nichtschwangeren Uterus angewachsen (Moll und Künzel 1974). Vaginalsonographische Untersuchungen haben eine Zunahme des Durchmessers des ascendierenden Astes der Art. uterina von durchschnittlich 1,5 mm am nichtgraviden Uterus auf 3,5 mm am Termin ergeben (Thaler et al. 1990). Die zusätzliche Messung des Dopplerflowmusters und die Berechnung der mittleren Strömungsgeschwindigkeit ergibt einen dopplersonographisch ermittelten Volumenfluß von 70–120 ml/min am nichtschwangeren und von 580–760 ml/min für die Gravidität am Termin. Die Werte stimmen somit sehr gut mit den aus den Messungen von Assali und Metcalfe errechneten Werten (Moll und Künzel 1974) überein.

Referenzkurven der Art. uterina

Das Dopplerflußprofil der uterinen Arterien gibt die Verhältnisse der Impedanz im uterinen Stromgebiet wieder. Campbell et al. (1983) haben als erste über eine Methode zur qualitativen Beurteilung der Strömungskurven im seitlichen caudalen Uterinsegment berichtet. Sie konnten dabei etwa 3 mm große Gefäße mit typischem niedrig pulsatilem Flußmuster darstellen, wobei sie diese Gefäße als Arkadenarterien gedeutet haben. Retrospektiv dürfte es sich dabei jedoch um einen ascendierenden Ast der Art. uterina gehandelt haben, da vaginalsonographisch deren Durchmesser im 3. Trimenon mit etwa 3 mm angegeben wird (Thaler et al. 1990). Campbell beschrieb auch erstmals bei pathologischen Schwangerschaften mit proteinurischer Hypertonie eine deutlich höhere Pulsatilität der uterinen Flowkurve mit Anstieg des RI und zusätzlich auftretender frühdiastolischer Inzisur, dem sogenannten „Notching" (Abb. 1). Diese Inzisur wird als Überlagerung der bei hohem peripherem Widerstand reflektierten Flußkurve im Sinne eines Resonanzstroms interpretiert (Moll 1992) und ist unter physiologischen Bedingungen bis zu einem Gestationsalter von 20 SSW nachweisbar (Campbell und Cohen-Overbeek 1987). Die Ergebnisse wurden im deutschsprachigen Raum von Fendel et al. (1987) ebenso wie durch vaginosonographische Messungen (Deutinger et al. 1988, Funk et al. 1992) bestätigt (Übersicht bei Deutinger 1992). Wir haben bei der dopplersonographischen Messung der uterinen Flußkurven den ascendierenden Ast der Art. uterina in Höhe der Cervix untersucht, so daß die ermittelten Flowkurven eine Aussage über die Impedanz des gesamten uterinen Stromgebietes der entsprechenden Uterushälfte erlauben. Am nichtschwangeren präovulatorischen Uterus findet sich ebenso wie in der Frühschwangerschaft ein Flußprofil mit niedrigen diastolischen Flußgeschwindigkeiten (Abb. 2). Die frühdiastolische Inzisur weist auf die Reflexion der Pulswelle bei noch hohem Widerstand hin. Während der ersten 20 Schwanger-

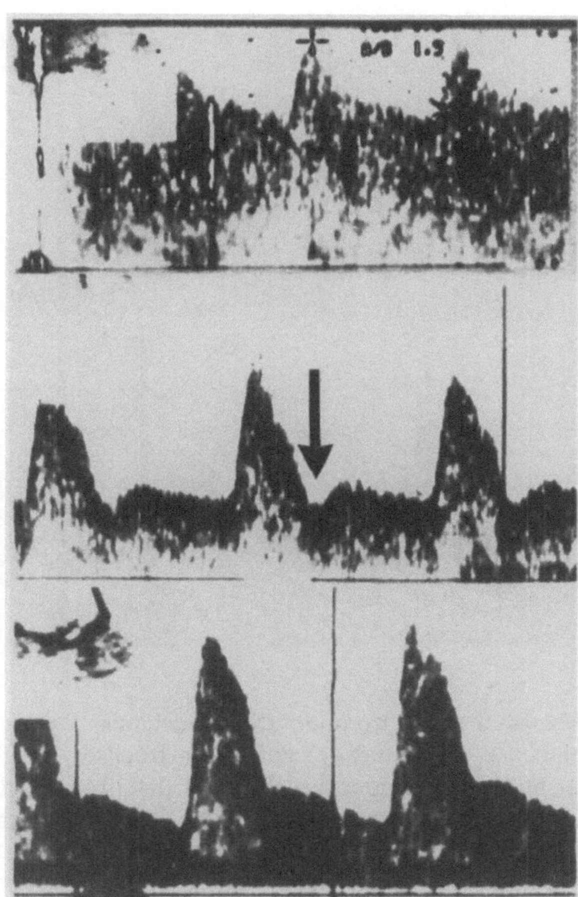

Abb. 1. Normale Dopplerflußmuster des Ramus ascendens der Art. uterina (*oben*), Verminderung der enddiastolischen Flußgeschwindigkeiten mit „Notching" (*Pfeil*; Mitte) und massiver Verminderung der diastolischen Flußgeschwindigkeiten (*unten*)

schaftswochen findet sich eine kontinuierliche Zunahme der diastolischen Flußgeschwindigkeiten. Nach 22 SSW ist physiologischerweise auch keine postsystolische Inzisur mehr nachzuweisen und es findet sich keine weitere Abnahme des RI der uterinen Flußkurven (Abb. 3).

Durch die Dopplersonographie ist somit das uterine Stromgebiet einer nicht-invasiven Untersuchung zugänglich geworden. Die physiologische Referenzkurve des RI der Art. uterina zeigt eine beeindruckende zeitliche Parallelität zu den Abläufen der Trophoblastinvasion. Die Etablierung eines praktisch sinusoidalen Zuflusses zum intervillösen Raum spätestens mit 22 SSW kennzeichnet ein uteri-

nes Durchblutungsgebiet, welches eine extrem geringe Impedanz unter physiologischen Bedingungen aufweist und dessen quantitative Durchblutung im wesentlichen durch den Radius der großen uterinen Arterien bestimmt wird. Thaler et al. (1990) konnten die kontinuierliche Zunahme des Durchmessers des ascendierenden Astes der Art. uterina zeigen.

Nimmt man die 95. Perzentile als Grenzwert der physiologischen Referenzkurve an, so entspricht ein RI von 0,62 (A/B-Quotient 2,6) ab 26 SSW einer pathologisch erhöhten uterinen Impedanz. Wird dieser Wert überschritten so kann ein erhöhter Perfusionswiderstand in diesem Bereich angenommen werden. Bei

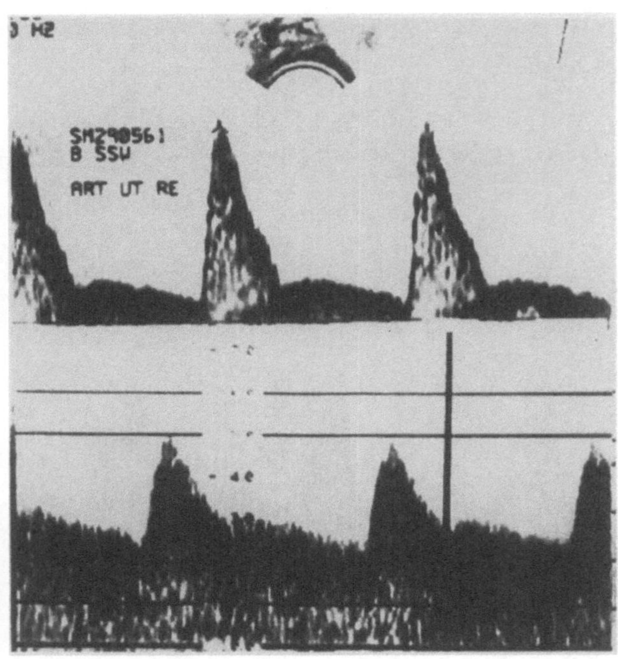

Abb. 2. Physiologisches Dopplerflußmuster des Ramus ascendens der Art. uterina in der Frühgravidität (*oben*) und im letzten Trimenon (*unten*)

Versagen von Kompensationsmechanismen, z. B. Erhöhung des Perfusionsdrucks, ist mit einer Minderdurchblutung des intervillösen Raums zu rechnen. Die ausreichende Perfusion des Intervillosums der Plazenta ist jedoch neben einer ausreichenden Perfusion der fetalen Plazentazotten eine Voraussetzung für den Gasaustausch und die adäquate Versorgung des Feten. Die prompte Verschlechterung des fetalen Zustands bei Drosselung der uterinen Perfusion z. B. im Rahmen eines Vena cava Kompressionssyndroms (Künzel 1977) oder bei uteriner Dauerkontraktion (Fendel· et al. 1987, Janbu et al. 1985) sind klinische Akutbeispiele dieses Zusammenhangs. Die chronische Reduktion der uterinen Durchblutung führt im Tierexperiment zur IUWR (Wiggelsworth 1966).

Die Tatsache, daß das uterine Stromgebiet bereits sehr früh in der Schwangerschaft im Rahmen der Trophoblastinvasion eine maximal verminderte Impedanz zeigt, könnte bei gestörter Trophoblastinvasion der Spiralarterien eine Früherkennung durch dopplersonographische Messung der uterinen Strömungskurven ermöglichen und damit die Schwangeren mit einem erhöhten Risiko für die Entwicklung einer Schwangerschaftshypertonie erfassen. Diese Hypothese wurde von der Arbeitsgruppe um Campbell durch eine routinemäßig durchgeführte Dopplerflowmessung der uterinen Arterien zischen 16 und 18 SSW überprüft (Campbell et al. 1986). Sie fanden bei pathologischen Flußkurven des Ramus ascendens der Art. uterina deutlich mehr Fälle mit schwangerschaftsinduzierter Hypertonie, IUWR und/oder fetaler Asphyxie. Steel et al. (1990) beschreiben in einem großen Kollektiv von 1014 Schwangeren, daß eine Schwangerschaftshypertonie signifikant häufiger bei Frauen auftrat, welche zum Zeitpunkt der Screeninguntersuchung (18 und 24 SSW) ein pathologisches Flußmuster uteroplazentarer Gefäße aufwiesen. Zusätzlich fanden sich schwere Formen der Schwangerschaftshypertonie nur ausnahmsweise bei normalen Flußmustern,

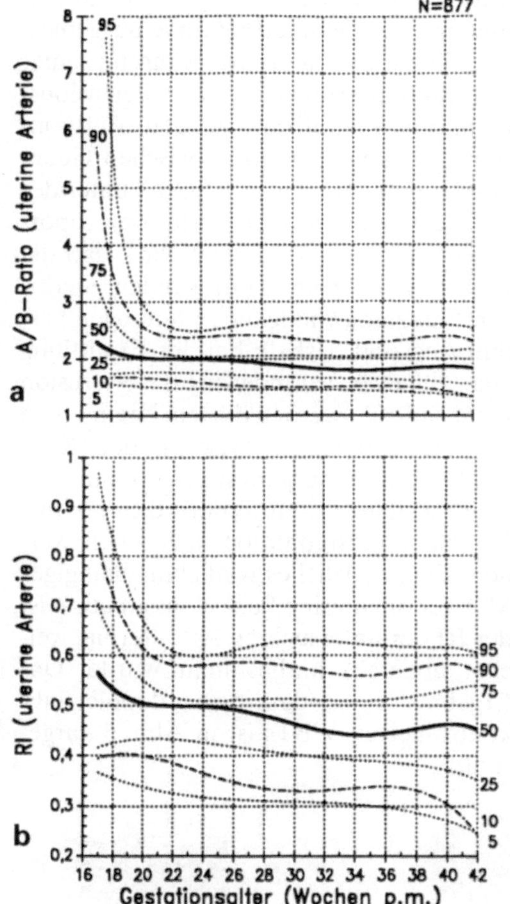

Abb. 3 a, b. A/B-Quotient (**a**) und RI (**b**) des Ramus ascendens der Art. uterina mit Angabe der geglätteten Perzentilenwerte für 877 physiologisch verlaufende Schwangerschaften. (Querschnittsuntersuchung unter Verwendung des jeweils erstmalig in der Schwangerschaft gemessenen Wertes)

eine begleitende Proteinurie zeigten ausschließlich Schwangere mit pathologischem Flußprofil. Die Sensitivität für die Vorhersage einer Schwangerschaftshypertonie war in dieser Studie 39 %, die für die Vorhersage einer Hypertonie und Proteinurie 63 % bei eine Spezifität von 91 bzw. 89 %. Der positive Vorhersagewert betrug jedoch lediglich 25 bzw. 10 %, so daß eine hohe Rate an falsch positiven

Befunden auftrat. Trotz der hohen Rate an falsch positiven Ergebnissen ist doch die Möglichkeit der sehr frühen Selektion von betroffenen Schwangeren von entscheidender Bedeutung. McParland et al. (1990) haben in einer Folgestudie die Auswirkung einer niedrig dosierten Therapie mit Acetylsalicylsäure (Wallenburg et al. 1986) auf Schwangere mit pathologischen uterinen Flußkurven in einem Gestationsalter von 18 und 24 SSW in einer Doppelblindstudie untersucht. Dabei fand sich eine signifikante Verminderung schwerer und/oder durch Proteinurie komplizierter Verlaufsformen.

Es zeigt sich also somit zusammenfassend, daß die Flußkurven der uterinen Gefäße sehr früh die unzureichende Trophoblastinvasion und das damit verbundene Risiko für die Entwicklung einer Präeklampsie erfassen können. Dies scheint jedoch nur für einen Teil der Fälle mit späterer Schwangerschaftshypertonie zu gelten und zusätzlich mit einer hohen Rate an falsch positiven Befunden verknüpft zu sein. Im Rahmen eines Screenings ist es jedoch möglich Patientinnen zu selektionieren, die von einer niedrig dosierten ASS-Therapie profitieren können.

Fluß der Art. uterina unter Kontraktionen

a) Der dopplerflußkontrollierte Wehenbelastungstest (WBT)

Der WBT stellt eine anerkannte Methode zur Messung der plazentaren Reservekapazität dar. Die Reduktion der uterinen Perfusion unter induzierten oder spontanen uterinen Kontraktionen führt zu einer Verminderung der Durchblutung des Intervillosums und bei zusätzlich eingeschränkter plazentarer Leistungsreserve zu einer temporären fetalen Hypoxämie mit der Folge einer wehenabhängigen, meist verspäteten, Dezeleration der FHF.

Der Nachteil dieser *präpartalen* Methode zur Erfassung des „Grenzbereichs eines möglicherweise beginnenden fetalen Sauerstoffmangels" (Hohmann et al. 1986) ist jedoch die durch externe Tokometrie nicht befriedigende Quantifizierbarkeit.

Methodik

Mit der gepulsten Dopplermethode haben wir nach Identifikation des Ramus ascendens der Art. uterina eine kontinuierliche Registrierung der abgeleiteten Frequenzspektren während induzierter Kontraktionen vorgenommen. Der mütterliche Blutdruck wurde durch Messung in 10-minütigen Abständen kontrolliert. Die auf Videoband gespeicherten Flußkurven wurden mittels eines digitalen Analysesystems ausgewertet und eine Messung des Flächenintegrals unter den einzelnen Flußkurven vorgenommen (Abb. 4). Hierzu wurde jeder sechste – bei starken Veränderungen des Dopplerspektrums jeder

dritte – mütterliche Herzzyklus durch Planimetrie der Dopplerflußkurve ausgemessen. Dadurch kann die während einer Kontraktion erreichte uterine Perfusionsreduktion quantifiziert werden. Bei konstant gehaltenem Winkel zwischen Gefäß und Dopplerstrahl ist die Fläche unter der Flußkurve der uterinen Perfusion proportional, wobei vorausgesetzt wird, daß die zum Flußspektrum beitragenden niedrigen Flußgeschwindigkeiten homogen verteilt sind und deshalb bei der Ermittlung einer *relativen* Veränderung der Perfusion vernachlässigt werden dürfen. Nimmt man das Flächenintegral zwischen den Kontraktionen als Ausgangswert, so kann für jede einzelne Kontraktion die relative Durchblutungsreduktion angegeben werden. Ein zusätzliches winkelunabhängiges Maß für die uterine Perfusionssituation ist der RI der untersuchten Art. uterina, welcher ebenfalls mitbestimmt wurde. Das Ergebnis eines derartigen dopplerflußkontrollierten WBTs ist in Abb. 5 dargestellt.

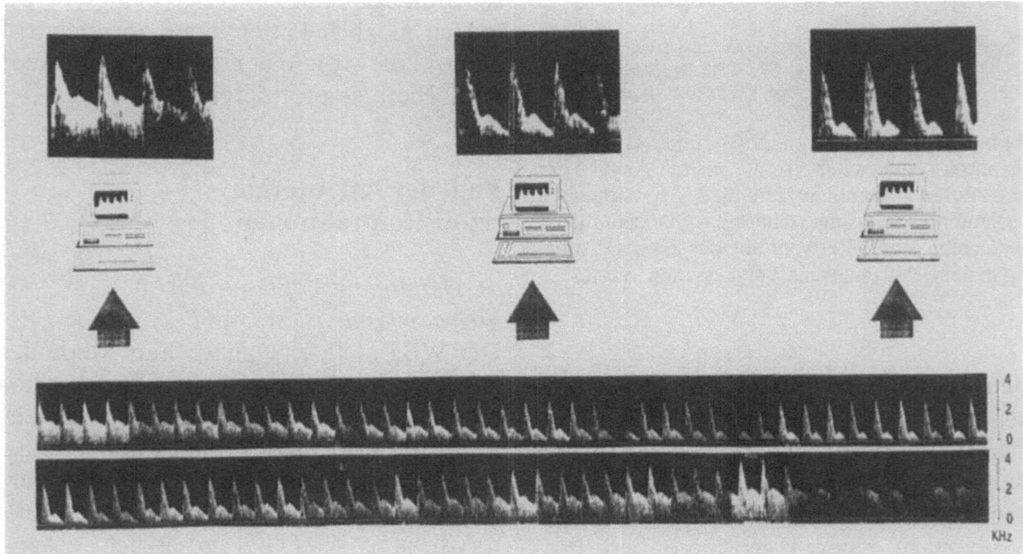

Abb. 4. Blutflußmuster des Ramus ascendens der Art. uterina bei einem Gestationsalter von 37 Wochen während einer durch Oxytocin induzierten uterinen Kontraktion (Oxytocinbelastungstest) und methodisches Vorgehen bei der Auswertung

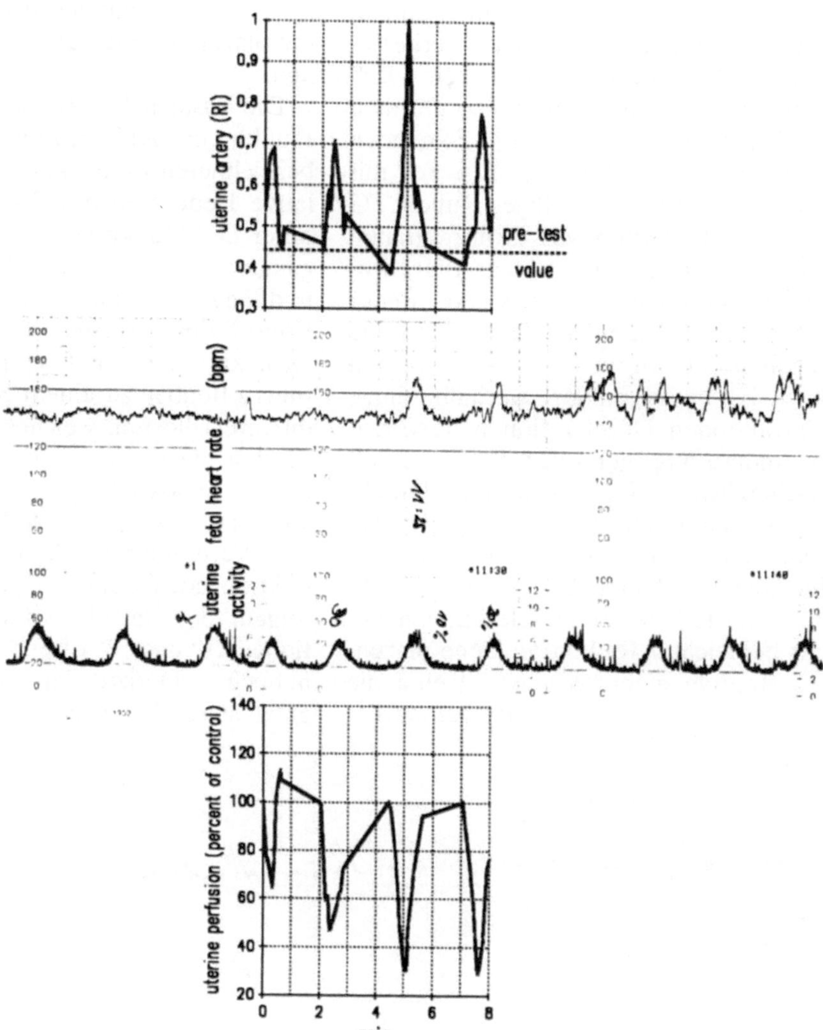

Abb. 5. Zeitgleiche Darstellung des RI der Art. uterina, der FHF in Schlägen/min, der uterinen Wehenaktivität durch externe Tokometrie und des relativen uterinen Blutflusses im untersuchten Gefäß, angegeben in Prozent des Flächenintegrals unter der Flußkurve in Relation zu dem Meßwert im wehenfreien Intervall

Ergebnisse

Insgesamt 68 Kontraktionen wurden an 16 Schwangeren während oxytocininduzierter *antepartaler* Kontraktionen untersucht. Die Indikationen für den WBT waren in 9 Fällen ein pathologischer RI der NA bei vermuteter IUWR. In 4 Fällen lag eine IUWR unter der 3. Perzentile bei normalem Flußmuster der NA vor, in 2 Fällen fand sich ein dNNF der NA bei normalem Ruhe-CTG über 30 SSW und in 1 Fall lag ein suspektes Ruhe-CTG bei unauffälliger Biometrie und unauffälligem Flußbefund der NA vor.

Das Resultat eines dopplerflußkontrollierten WBT und die mögliche Verbesserung der diagnostischen Wertigkeit durch zusätzliche Bestimmung der uterinen Blutflußkurven zeigt der im Folgenden dargestellte Fall (Abb. 6). Ein Fet mit IUWR zeigt ein unauffälliges Ruhe-CTG und nach Induktion von Kontraktionen eindeutige Dezelerationen der FHF, wobei die subjektive Wehenstärke weder durch externe Tokometrie noch durch die Angaben der Mutter objektiviert werden kann. Es bleibt unklar, weshalb einige Kontraktionen Dezelerationen hervorrufen, andere hingegen nicht. Sollte ein unterschiedlicher Grad der uterinen Durchblutungsreduktion vorliegen, so ist zur Abschätzung der plazentaren Reserve eine Quantifizierung der Perfusionsreduktion erforderlich, da Dezelerationen bereits bei leichter Reduktion keine plazentare Reserve mehr anzeigen. Treten die Herzfrequenzänderungen erst bei stärkerer Reduktion auf, so ist mit einer gewissen plazentaren Reservekapazität zu rechnen.

Die zusätzliche Messung der uterinen Flußkurven (Abb. 7) zeigt bei der mit „1" bezeichneten Kontraktion bereits eine relative Reduktion des Blutflusses (Fläche unter der Flußkurve) auf 20% des Ausgangswertes. Die zusätzliche noch stärkere und längere Reduktion bei der folgenden Kontraktion, welche von der Patientin *nicht* als schmerzhaft empfunden wurde, führt offenbar zu einem Sauerstoffdefizit im Intervillosum, welches bei der vorliegenden plazentaren Leistungsreserve zur fetalen hypoxischen Reaktion führt. Die Tatsache, daß nach Tokolyse und deutlicher Verminderung der Durchblutungsreduktion noch weitere Dezelerationen erfolgen, zeigt, daß allein durch die Kontraktionen „1" und „2" offenbar bereits ein erhebliches Defizit der Sauerstoffversorgung dieses Feten eingetreten ist. Ande-

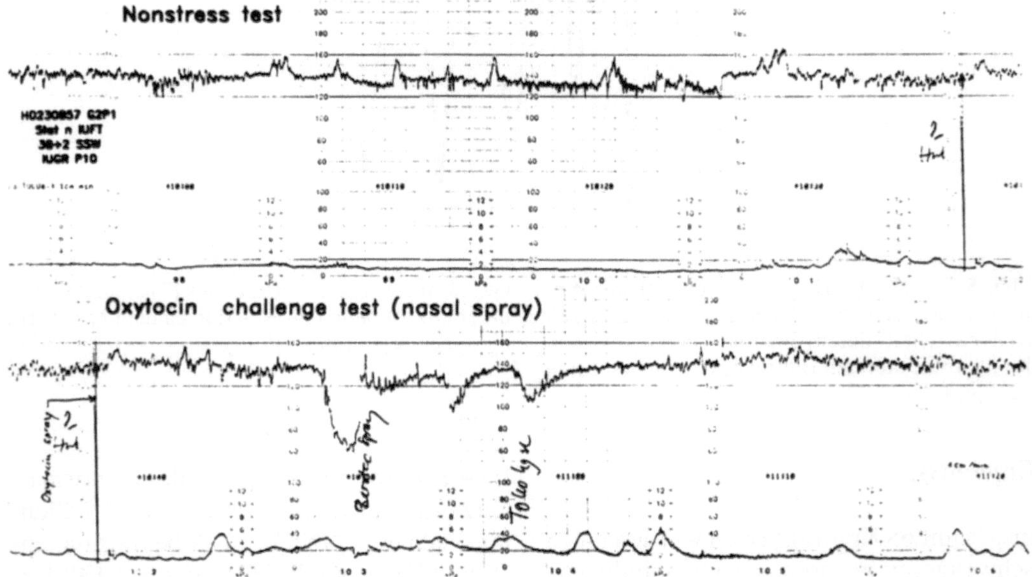

Abb. 6. Ruhe-CTG (*oben*) eines Feten mit einem Gestationsalter von 36 SSW und vermuteter Plazentainsuffizienz. Unter induzierten Kontraktionen (*unten*) kommt es zunächst nicht, dann zunehmend zu Dezelerationen der fetalen Herzfrequenz. Nach Tokolyse finden sich trotz persistierender Kontraktionen keine weiteren Dezelerationen der FHF

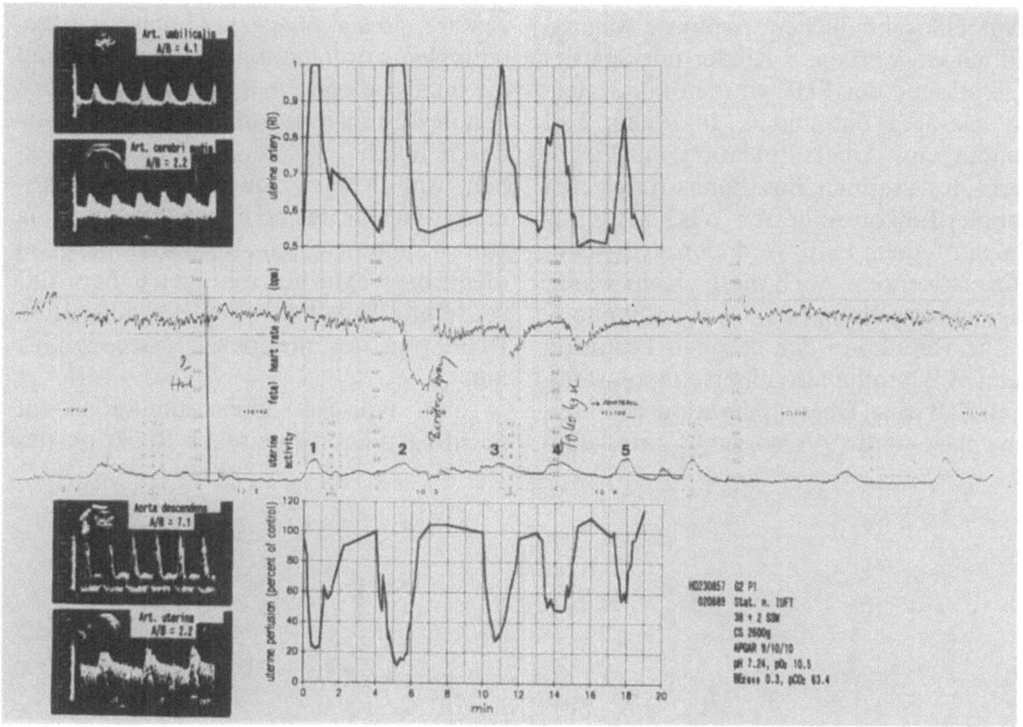

Abb. 7. Auswertung des WBT bei der Patientin aus Abb. 6 bei zeitgleicher Dopplerflußmessung der Art. uterina im Sinne eines dopplerflußkontrollierten WBT

rerseits zeigt die fehlende Hypoxiereaktion bei einer Reduktion um lediglich 40% („5" in Abb. 7) eine begrenzte Leistungsreserve der plazentaren Versorgung an. Bei einem Gestationsalter von 38 + 2 SSW und der durch einen intrauterinen Fruchttod belasteten Anamnese wird man sich aufgrund dieses Ergebnisses aber nicht zum Versuch der vaginalen Entbindung entschließen, da die Eröffnungswehen zu einer Reduktion der uterinen Durchblutung auf Werte von 40–20% in der Wehe führen (Fendel et al. 1984, Fendel et al. 1987, Fendel und Sohn 1989, Janbu et al. 1985), und damit diesen Feten in eine hypoxische Situation bringen würden. Die Durchführung einer geplanten I° Sectio caesarea, nach einem wehenfreien Intervall von 5 Stunden und bei völlig unauffäl-

liger FHF, erbrachte einen arteriellen fetalen pO_2 von 10,5 mm Hg, einen pCO_2 von 63,4 mm Hg und einen pH-Wert von 7,24, was die Grenzsituation der fetalen Sauerstoffversorgung dieses Feten bestätigt.

Wir haben mit dem dopplerflußkontrollierten WBT ingesamt 16 Feten bei Verdacht auf plazentare Insuffizienz untersucht. Durchschnittlich konnten 4–5 Kontraktionen in guter Qualität und mit durchgehender Registrierung des Flußmusters aufgezeichnet werden. 5 Feten zeigten bereits bei einer Reduktion der Fläche unter den Flußkurven von 20–40% repetitive Spätdezelerationen der FHF. Die stärkere Reduktion führte zu späten Dezelerationen der FHF bei 4 weiteren Kindern. Die verbleibenden 7 Fälle zeigten auch hierunter keine Dezelerationen der FHF.

Sie konnten im weiteren Verlauf ohne Zeichen einer kindlichen Asphyxie vaginal entbunden werden. 8 Kinder mit Spätdezelerationen der FHF wurden durch Sectio caesarea entbunden. In einem Fall konnte eine Überstimulation mit Erhöhung des uterinen Basaltonus durch den dopplerflußkontrollierten WBT als Ursache der fetalen FHF-Veränderungen identifiziert werden. Auch dieses Kind wurde vaginal ohne Komplikationen entbunden.

Die Reduktion der uterinen Perfusion beim WBT sollte also einerseits so kräftig sein, daß eine Dekompensation der fetalen plazentaren Versorgung unter Geburtswehen bzw. eine eingeschränkte plazentare Reservekapazität sicher ausgeschlossen werden kann, andererseits muß die unphysiologische Reduktion der uterinen Perfusion vermieden werden, da hierdurch falsch positive Ergebnisse entstehen. Abb. 8 zeigt, daß die externe Tokometrie hierfür nur bedingt geeignet ist, da von 8 untersuchten Kontraktionen bei identischer externer tokometrischer Aufzeichnung lediglich eine zur adäquaten Reduktion des uterinen Flusses geführt hat.

Eine typische Überstimulation mit nachfolgender hypoxischer Reaktion des

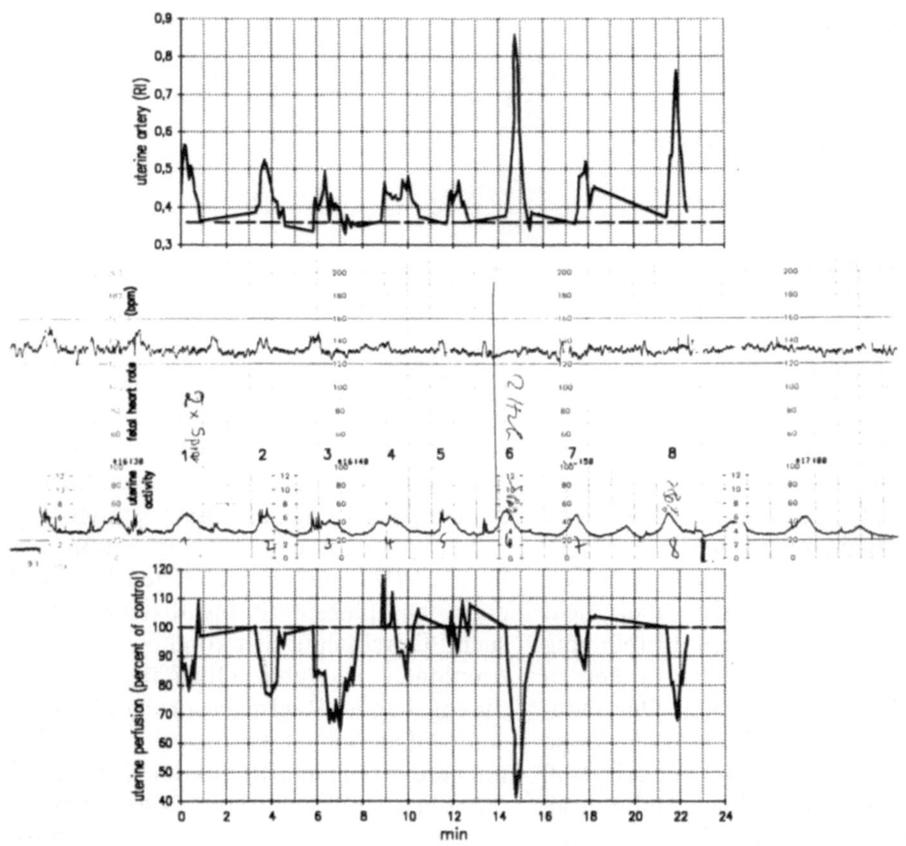

Abb. 8. WBT mit gleichzeitiger Registrierung der uterinen Flußkurven bei einem Gestationsalter von 39+0 SSW und zunächst ungenügender Reduktion der uterinen Durchblutung während der Kontraktionen „1"–„5". Erst die Kontraktion „6" erbringt eine diagnostisch ausreichende Reduktion der uterinen Flußkurven

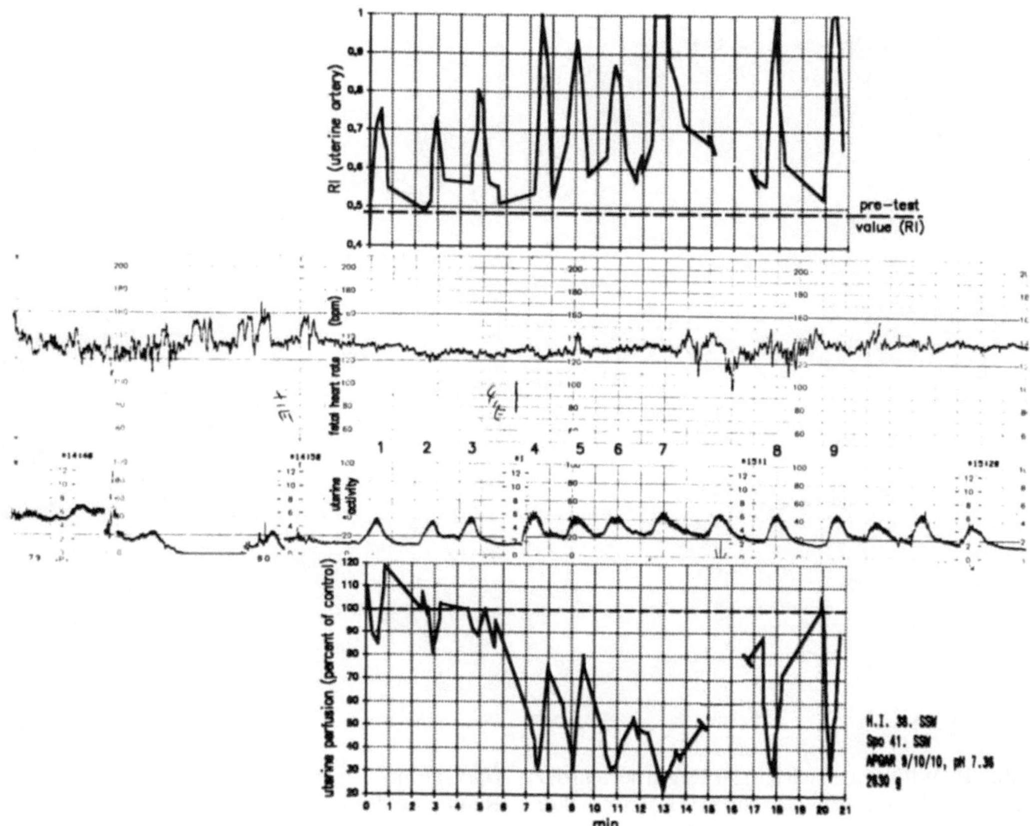

Abb. 9. WBT mit gleichzeitiger Registrierung der uterinen Flußkurven bei einem Gestationsalter von 37 + 6 SSW. Unphysiologische Belastung, vermutlich durch Erhöhung des Basaltonus

Feten ist in Abb. 9 wiedergegeben. Die externe Tokometrie kann die Basaltonuserhöhung allenfalls ahnen lassen. Die Flußmessung jedoch zeigt bereits ab Kontraktion „4" die unphysiologische Reduktion des Blutflusses auch zwischen den subjektiv nicht als schmerzhaft empfundenen Wehen an. Parallel hierzu findet sich ein Anstieg des RI im „wehenfreien" Intervall. Die fetale hypoxische Reaktion besteht in angedeuteten späten Dezelerationen der FHF. Die Wiederholung des WBT mit physiolgischer Belastung ergab eine ungestörte FHF. Die komplikationslose Spontangeburt des hypotrophen Feten erfolgte 3 Wochen später.

Schließlich läßt sich der dopplerflußkontrollierte WBT auch bei Fällen mit dNNF der NA und (noch) normalem Ruhe-CTG über 30 SSW einsetzen. Das in Abb. 10 dargestellte Beispiel zeigt einen Feten mit einem Gestationsalter von 32 + 0 SSW. Die Aorta descendens und die fetale NA zeigen einen dNNF. Die enddiastolischen Flußgeschwindigkeiten der Art. cerebri media sind deutlich gesteigert. Ein repräsentativer Ausschnitt des über 2 Stunden registrierten Ruhe-CTGs ist ebenfalls dargestellt und zeigt eine normale FHF. Die intravenöse Gabe einer äußerst geringen Oxytocindosis von 1 mU/ min ergab leichte uterine Kontraktionen

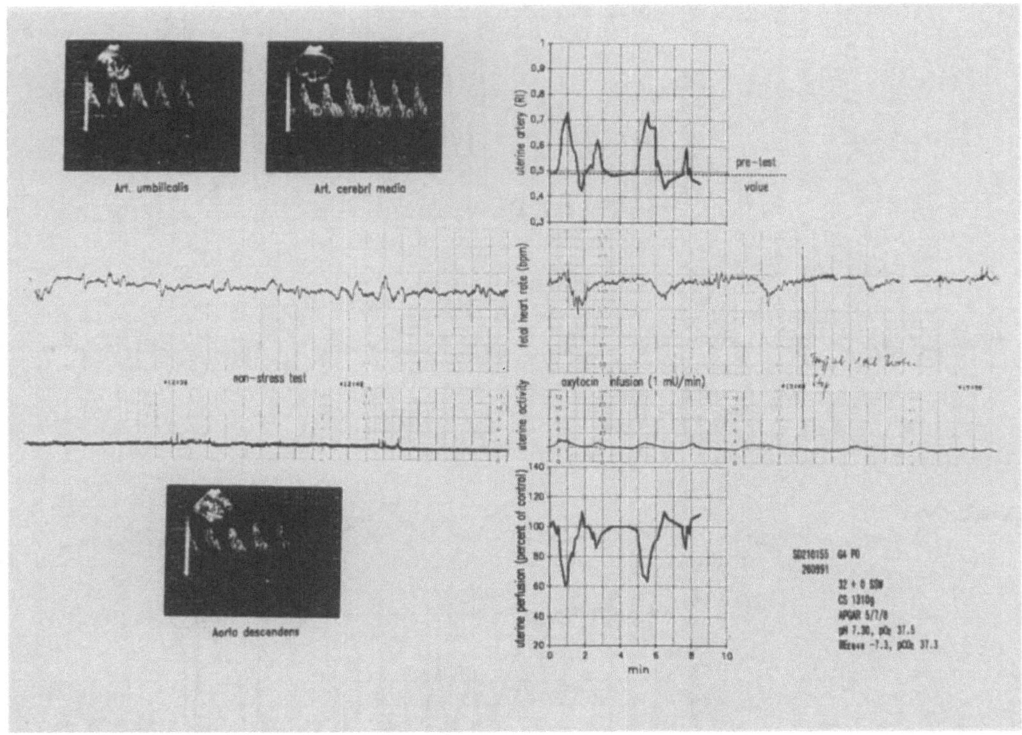

Abb. 10. WBT mit gleichzeitiger Registrierung der uterinen Flußkurven bei einem Gestationsalter von 32 + 0 SSW: Ruhe-CTG mit Flußkurven der NA, Aorta descendens und Art. cerebri media (*links*) und Ergebnis der Belastung mit einer Reduktion des uterinen Flusses um 40 % (Wehen „1", „3") und um 15 % (Wehen „2" und „4") (*rechts*)

mit einer Reduktion des uterinen Flusses von 15–40 %. Die leichte Reduktion von 40 % genügt jedoch bereits zur Auslösung einer eindeutigen fetalen Hypoxiereaktion in Form später Dezelerationen, wobei eine gerade noch feststellbare Reduktion um ca. 15 % keine Dezeleration auslöste. Hier zeigt der dopplerflowkontrollierte WBT die äußerst geringe plazentare Reserve an und führte zur Planung der Sectio. Der Säure-Basenhaushalt des Feten war im Sinne einer leichten metabolischen Azidose verändert.

b) Unphysiologische Reduktion der uterinen Durchblutung bei präpartalen uterinen Kontraktionen

Während die uterinen Flußkurven bei vorzeitiger Wehentätigkeit häufig Veränderungen zeigten, wie sie in Form und Ausmaß für den WBT bereits beschrieben wurde, fand sich in einem Fall (Abb. 11) mit vorzeitiger Wehentätigkeit bei einem Gestationsalter von 31 + 0 SSW ein abweichender Befund. Die durch externe Tokometrie registrierten uterinen Kontraktionen wurden von der Patientin nicht als schmerzhaft empfunden. Die Messung der Dopplerflußkurven der Art. uterina erbrachte jedoch beidseits eine massive Reduktion der Blutflußgeschwindigkeiten

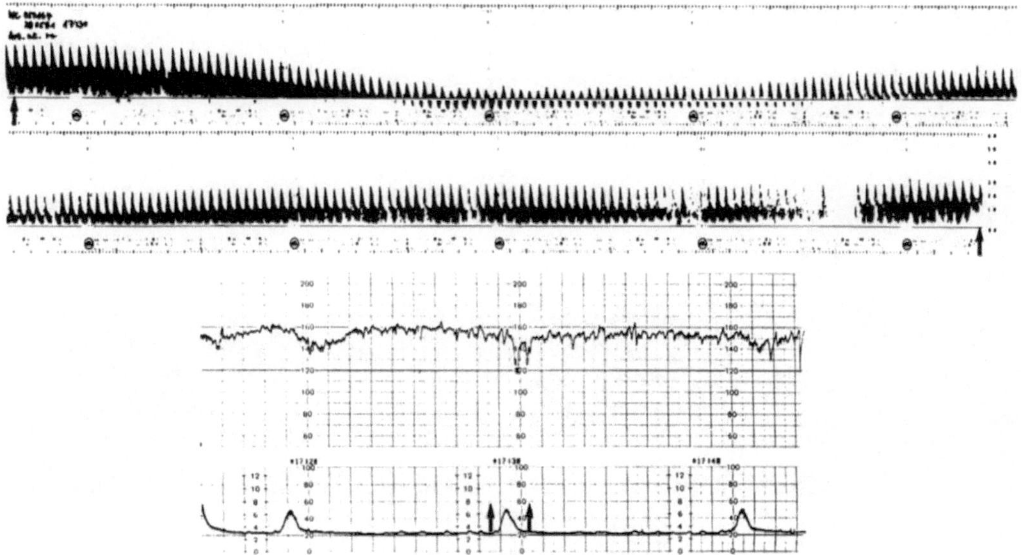

Abb. 11. Dopplerflußprofil des Ramus ascendens der Art. uterina bei kontinuierlicher Registrierung während einer uterinen Kontraktion bei vorzeitiger Wehentätigkeit (31 + 0 SSW)

mit Nachweis eines diastolischen Rückflusses, welcher den Vorfluß praktisch aufwog. Hierdurch bestand während der uterinen Kontraktionen eine unphysiologisch hohe Reduktion der Durchblutung des uterinen Strombettes, was zu einer hypoxischen Reaktion der FHF führte. Nach Tokolyse wurde der eutrophe Fet mit 32 + 4 SSW per Sectio wegen zunehmender Cervixdilatation bei Beckenendlage entbunden. Die Plazenta war histomorphologisch unauffällig (Müntefering H, pers. Mitteilung) der Säure-Basenhaushalt im Nabelschnurblut ungestört.

Vergleicht man die typischen uterinen Flußkurven bei kontinuierlicher Registrierung während einer Kontraktion unter physiologischen Bedingungen mit denen bei vorzeitiger Wehentätigkeit und unphysiologischer Reduktion sowie denjenigen bei vorbestehender Schwangerschaftshypertonie und bereits pathologischem uterinen Flußmuster (Abb. 12), so wird deutlich, daß im physiologischen Fall zunächst die systolische und die diastolische Maxi-

malgeschwindigkeit in gleicher Weise reduziert werden *und* erst im Bereich der Kontraktionsakme sich eine massive Verschiebung des RI ergibt (Abb. 12 A). Bei der unphysiologischen Reduktion im Rahmen vorzeitiger Wehentätigkeit findet sich neben der starken Abnahme der systolischen Flußgeschwindigkeiten ein holosystolischer Rückfluß (Abb. 12 B). Gänzlich unterschiedlich ist die Reaktion bei bereits vorbestehender Schwangerschaftshypertonie und frühdiastolischer Incisur der uterinen Flußkurve (Abb. 12 C). Während die systolische Maximalgeschwindigkeit durch die uterine Kontraktion praktisch nicht beeinflußt wird, findet sich in der Kontraktionsakme *früh*diastolisch ein Rückfluß, wobei die Flußkurve ein Spektrum erhält, wie wir es von der Registrierung der Art. iliaca externa kennen. Die relative Reduktion der Durchblutung, als Fläche unter der Flußkurve bestimmt, beträgt im physiologischen Fall und bei der Schwangerschaftshypertonie etwa 50–60 % des Ausgangswertes. Das Aus-

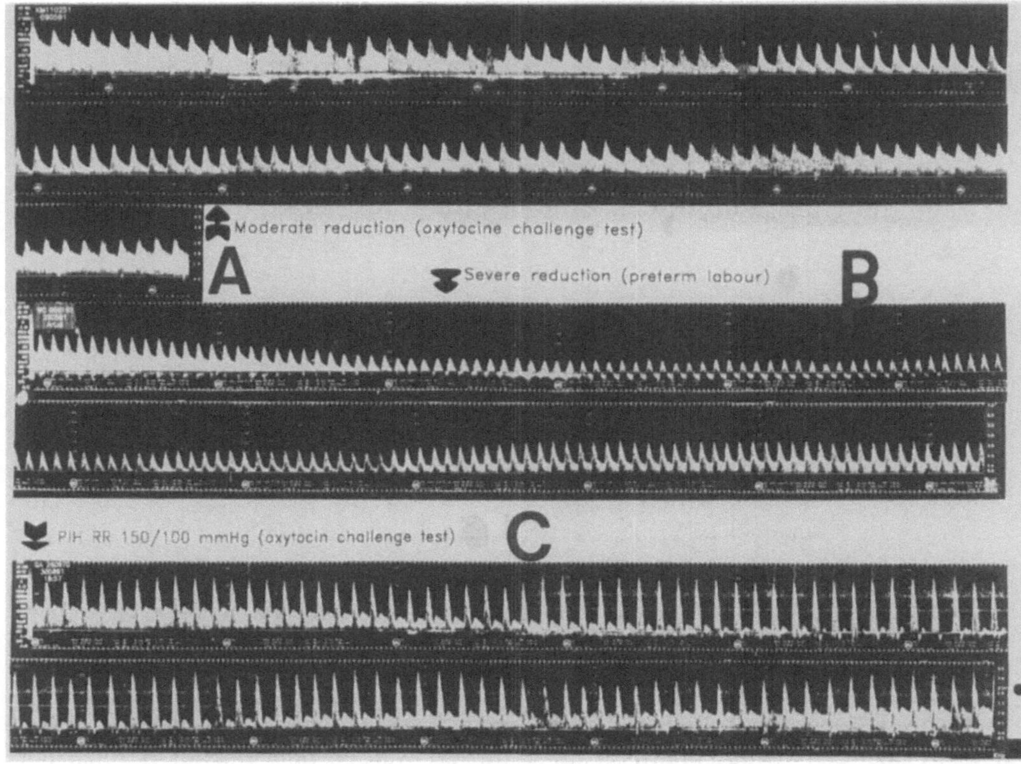

Abb. 12. Flußkurven der Art. uterina.
A Physiologische Reaktion der uterinen Flußkurven bei einer oxytocininduzierten Kontraktion und kontinuierlicher Registrierung.
B Unphysiologische Reaktion der uterinen Fluß-kurven bei einem Fall mit vorzeitiger Wehentätigkeit.
C Reaktion der uterinen Flußkurven bei Schwangerschaftshypertonie und präexistenter frühdiastolischer Incisur

gangsniveau ist jedoch in beiden Fällen unterschiedlich anzunehmen.

Diskussion

Bereits 1983 wurde die Messung des Dopplerblutflusses in den Art. arcuatae erstmalig beschrieben (Campbell et al. 1983). Die ersten Messungen des uterinen Blutströmungsprofils unter Wehentätigkeit (Fendel et al. 1984, Fendel und Sohn 1989) erbrachten eine Reduktion der mittleren Blutströmungsgeschwindigkeit auf ca. 40% des Ausgangswertes bei einem intrauterinen Maximaldruck von ca. 60

mm Hg. Die systolische Maximalgeschwindigkeit vermindert sich dabei lediglich um ca. 25%, während diastolisch gar keine oder nur noch geringe Geschwindigkeiten nachweisbar sind (Fendel und Sohn 1989). Dies erklärt sich durch den in der Wehenakme deutlich reduzierten Perfusionsdruck der uterinen Durchblutung. Er dürfte bei einem intrauterinen Druck von 50–60 mm Hg in der Systole bei ca. 60–70 mm Hg (systolischer Perfusionsdruck = mütterlicher systolischer Blutdruck minus intrauteriner Druck minus zentralvenöser mütterlicher Druck) liegen. In der Diastole ist ein Perfusionsdruck immer dann nicht mehr vorhanden, wenn der intrauterine Druck den mütterlichen arteriellen diastolischen Blutdruck überschreitet, wobei der mütterliche zentralvenöse Druck mit 3–8 mm Hg nicht berücksichtigt ist. Fendel et al. (1987) konnten eine eindeutige Korrelation zwischen der diastolischen Reduktion des Dopplerflows und der Stärke der uterinen Kontraktion zeigen. Dabei findet sich ab einem intrauterinen Druck von 80 mm Hg ein diastolischer Nullfluß. Der systolische Fluß bleibt bis zu einem intrauterinen Druck von 130 Torr noch nachweisbar (Fendel et al. 1987).

Unsere eigenen Untersuchungen wurden im Gegensatz zu den beschriebenen Arbeiten nicht in der Eröffnungsperiode sondern während WBTs durchgeführt. Dabei zeigte sich, daß durch diesen präpartalen Test, trotz subjektiv nicht schmerzhafter Wehentätigkeit, eine Reduktion der mittleren uterinen Blutflußgeschwindigkeit erreicht wird, welche nur unwesentlich unter der sub partu gemessenen wehenabhängigen Reduktion liegt. Damit wird offenbar eine den Kontraktionen sub partu fast ebenbürtige Belastung der utero-feto-plazentaren Einheit erreicht.

Bei einem unter vorzeitiger Wehentätigkeit untersuchten Fall konnten wir zeigen, daß trotz eines systolischen Flusses bei einem diastolischen Rückfluß, welcher dem Vorfluß praktisch gleichzusetzen ist, es zu einem Netto-Nullfluß in der Art. uterina kommen kann. Diese Situation ist mit dem von Moll (1992) beschriebenen 2-Windkesselmodell zu verstehen und dürfte einem diastolischen Ausgleichsstrom bei komplettem Sistieren des uterinen venösen Abstroms entsprechen.

Die Ergebnisse bei Schwangerschaftshypertonie und vorbestehender frühdiastolischer Incisur des Flußmusters der Art. uterina sind aufgrund der kleinen Untersuchungszahl sicher nicht repräsentativ. Sie zeigen aber, daß in diesen Fällen bei Erhöhung des uterinen Tonus der diastoli-

sche Fluß verschwindet und sich durch den hohen peripheren Widerstand eine reflektierte Resonanzwelle frühdiastolisch zeigt. Die Blutzufuhr zum Intervillosum wird in diesen Fällen unter Kontraktionen fast ausschließlich durch die unveränderten systolischen Strömungsgeschwindigkeiten offenbar als Folge des durch die mütterliche Hypertonie erhöhten Perfusionsdrucks teilweise aufrechterhalten. Diese Befunde und Überlegungen mahnen zur Vorsicht bei der Applikation von Antihypertensiva bei Schwangeren mit Schwangerschaftshypertonie und bereits bestehenden pathologisch veränderten uterinen Flußkurven, so daß die alte Vorstellung des Erfordernishochdrucks unter einem neuen Blickwinkel zu sehen ist.

Literatur

Assali NS, Rauramo L, Peltonen T (1960) Measurement of uterine blood flow and uterine metabolism. Am J Obstet Gynecol 79:86–98

Brosens I, Robertson WB, Dixon HG (1967) Physiological response of the vessels of the placental bed to normal pregnancy. J Path Bact 93:569–579

Campbell S, Diaz-Recasens J, Griffin DR, Cohen-Overbeek TE, Pearce JM, Willson K (1983) New Doppler technique for assessing uteroplacental blood flow. Lancet I:675–677

Campbell S, Pearce JMF, Hackett G, Cohen-Overbeek T, Hernandez C (1986) Qualitative assessment of uteroplacental blood flow: Early screening test for high-risk pregnancies. Obstet Gynecol 68:649–653

Campbell S, Cohen-Overbeek TE (1987) Doppler investigation of the uteroplacental circulation during pregnancy. In: Maulik D, McNellis D (eds) Doppler ultrasound measurement of maternal-fetal hemodynamics. Perinatology, Inhaca, NY 147–165

Cretius K (1981) Veränderungen des mütterlichen Organismus. Adaptive Vorgänge an den Genitalorganen. In: Käser O, Friedberg V, Ober KG, Thomsen K, Zander J (Hrsg) Gynäkologie und Geburtshilfe. Schwangerschaft und Geburt 1. Thieme Verlag, Stuttgart, Bd II/1:3.–3.30

Deutinger J, Rudelstorfer R, Bernaschek G (1988) Vaginosonographic velocimetry of both main uterine arteries by visual vessel recognition and pulsed Doppler method during pregnancy. Am J Obstet Gynecol 159:1072–1076

Deutinger J (1992) Physiologie des Doppler-Flusses in maternalen Gefäßen während der Schwangerschaft. Gynäkologe 25:284–291

Fendel H, Fendel M, Pauen H, Liedtke B, Schonlau H, Warnking R (1984) Doppleruntersuchungen des arteriellen uterinen Flows während der Wehentätigkeit. Z Geburtsh u Perinat 188:64–67

Fendel H, Fettweis P, Billet P, Werdin R, Sohn C, Giani G, Freiberg C (1987) Doppleruntersuchungen des arteriellen utero-feto-plazentaren Blutflusses vor und während der Geburt. Z Geburtsh u Perinat 191:121–129

Fendel H, Sohn Ch (1989) Dopplersonographie in der Geburtshilfe. Springer, Berlin Heidelberg New York Tokyo

Funk A, Fendel H, Fuhs A (1992) Dopplerflußuntersuchung der uterinen Versorgung in der Frühschwangerschaft. In: Fendel H, Funk A, Jung H (Hrsg) Pränatale Dopplerdiagnostik, Steinkopff, Darmstadt, S. 51–59

Hohmann M, Künzel W, Kirschbaum M (1986) Wehenbelastungstest mit Oxytocin-Nasenspray zur Diagnose der fetalen Hypoxämie. Z Geburtsh u Perinat 190:210–214

Janbu T, Koss KS, Nesheim B-I, Wesche J (1985) Blood velocities in the uterine artery in humans during labour. Acta Physiol Scand 124:153–161

Künzel W (1977) Das Vena-Cava-Okklusions-Syndrom. Pathophysiologie und Klinik. Z Geburtsh u Perinat 181:135–157

Künzel W (1986) Die regionale Verteilung des Blutvolumens im maternalen Organismus während der Schwangerschaft. In: Wulf KH, Schmidt-Matthiesen H (Hrsg) Klinik der Frauenheilkunde und Geburtshilfe. Urban & Schwarzenberg, München Wien Baltimore, Bd 4:411–429

McParland P, Pearce JM, Chamberlain GVP (1990) Doppler ultrasound and aspirin in recognition and prevention of pregnancy induced hypertension. Lancet I:1552–1555

Moll W, Künzel W (1974) Der uteroplazentare Kreislauf. Z Geburtsh Perinat 178:1–18

Moll W (1992) Strömungsgeschwindigkeit und Doppler-Shift in fetalen und maternen Gefäßen. Gynäkologe 25:278–283

Pijnenborg R, Dixon G, Robertson WB, Brosens I (1980) Trophoblastic invasion of human placenta from 6 to 18 weeks of pregnancy. Placenta 1:3–19

Robertson WB, Brosens I, Dixon HG (1967) The pathological response of the vessels of the placental bed to hypertensive pregnancy. J Path Bact 93:581–592

Steel SA, Pearce JM, McParland P, Chamberlain GVP (1990) Early Doppler ultrasound screening in prediction of hypertensive disorders of pregnancy. Lancet II:1548–1551

Thaler I, Manor D, Itskovitz J, Rottem S, Levit N, Timor-Tritsch I, Brandes JM (1990) Changes in uterine blood flow during human pregnancy. Am J Obstet Gynecol 162:121–125

Wallenburg HCS, Dekker GA, Makovitz JW, Rotmans P (1986) Low dose aspirin prevents pregnancy-induced hypertension and pre-eclampsia in angiotensinsensitive primigravidae. Lancet I: 1–3

Wiest WD (1986) Morphologische Veränderungen am Uterus während der Schwangerschaft. Wulf K-H, Schmidt-Matthiesen H (Hrsg) Klinik der Frauenheilkunde und Geburtshilfe. Urban & Schwarzenberg, München Wien Baltimore, Bd 4:317–328

Wiggelsworth JS (1966) Fetal growth retardation. Br Med Bull 20:13–15

Der rezidivierende Harnwegsinfekt

D. KRANZFELDER

MERKE:

1. Bakterielle Harnwegsinfekte bei Frauen sind in der Regel rezidivierende, d.h. neu aszendierende Infektionen.

2. Ursächlich für rezidivierende Harnwegsinfekte wird heute ein immunologisch-biologischer Abwehrdefekt angenommen. Der Infektionsweg verläuft vom Enddarm über den Damm zur Blase.

3. Grundlagen einer gezielten Therapie ist die Urinkultur mit Resistenzbestimmung. Der am häufigsten gefundene Keim ist E. coli. Die Uringewinnung erfolgt aus dem Mittelstrahlurin oder über einen Katheter.

4. Bei unklarer Klinik sowie vor einer Therapie in der Schwangerschaft ist das Ergebnis des K-Urins dem des MS-Urins vorzuziehen.

5. Zur Therapie des Harnwegsinfektes sollen nur solche Antibiotika benutzt werden, die keine Resistenz der Darmflora hervorrufen. Die Therapiedauer bei einem unkomplizierten Harnwegsinfekt soll zwischen 1 und 3 Tagen betragen, bei einer Pyelonephritis soll zwischen 7 und 14 Tagen behandelt werden.

Infektionen der ableitenden Harnwege, besonders der Blaseninfekt, sind ein häufig zu beobachtendes Krankheitsbild sowohl in der gynäkologischen Ambulanz als auch in der Klinik. Der Umstand, daß Frauen von Harnwegsinfektionen etwa viermal häufiger betroffen werden als Männer, erklärt sich aus der Kürze der weiblichen Harnröhre und der anatomischen Nähe der Anal- und Urogenitalregion. Man kann davon ausgehen, daß etwa 50% aller Frauen im Laufe ihres Lebens an einer Harnwegsinfektion erkranken. Bis zur Pubertät findet sich nur bei 1% der weiblichen Bevölkerung eine signifikante Bakteriurie. Mit Beginn der sexuellen Aktivität steigt die Inzidenz dann sehr rasch auf 4% an. In diesen Lebensabschnitt fällt ein Großteil der Schwangerschaften mit den für Harnwegsinfektionen begünstigenden Faktoren der physiologischen Erweiterung der ableitenden Harnwege. In den folgenden Jahren steigt die Erkrankungsrate noch weiter an, wobei der Kurvenverlauf aber deutlich abgeschwächt ist. In der Gruppe der 50jährigen Frauen muß mit einer Inzidenz von asymptomatischer oder symptomatischer Bakteriurie von etwa 6% gerechnet werden (Shortlife und Stamey 1986). Für die einzuschlagende Therapie von Harnwegsinfektionen ist es wichtig, rezidivierende von persistierenden Infekten zu unterscheiden. Bei der rezidivierenden

Harnwegsinfektion handelt es sich um jeweils neu auftretende Infekte mit Darmbakterien, die aus dem Rektum über den Damm zur Urethra und Blase aszendieren. Bei der persistierenden Infektion erfolgt eine ständige Keimaussaat aus ein und demselben Keimnest des Harntraktes bei meist gleichem Erreger.

95–98 % der Harnwegsinfektionen bei Frauen sind rezidivierende Infekte. Persistierende Infektionen spielen nur eine untergeordnete Rolle (Huland 1987).

Ätiologie

In früheren Jahren wurden urodynamische und anatomische Abnormalitäten wie der vesico-ureterale Reflux, eine enge Harnröhre oder eine Restharnbildung ursächlich für die Entstehung von rezidivierenden Harnwegsinfekten bei Frauen verantwortlich gemacht. In den letzten Jahren hat sich diese Auffassung geändert. Es gibt heute nur noch wenige Zweifel, daß rezidivierende Harnwegsinfekte Ausdruck eines immunologisch-biologischen Abwehrdefektes sind. Verursacht werden rezidivierende Harnwegsinfekte der Frau durch Keime der Enddarmflora, die über den Damm zur Blase hin aszendieren. Es gibt keinen sicheren Beweis dafür, daß neben der Aszension noch ein hämatogener oder lymphogener Infektionsweg existiert. Bei gesunden Frauen werden fast alle aszendierenden Darmkeime spätestens im Introitus der Vagina und in der Periurethra abgetötet. Abstriche aus dieser Region sind bei gesunden Frauen fast immer steril. Im Gegensatz dazu findet sich bei Mädchen und Frauen mit rezidivierenden Infekten fast immer eine hohe Besiedelung gramnegativer Keime im Introitus vaginae und auch schon bereits in der Periurethra. Diese erhöhten Keimbesiedelungen sind auch während eines infektfreien Intervalls nachzuweisen.

Dieses Phänomen wird damit erklärt, daß gesunde Frauen gegen ihre eigenen Darmbakterien spezifische vaginale Antikörper bilden, wozu infektanfällige Patientinnen offenbar nur in viel geringerem Ausmaß in der Lage sind (Stamey und Sexton 1986).

Weitere Untersuchungen zeigen, daß das Überleben von Bakterien im Introitus vaginae durch die gesteigerte Adhärenz gramnegativer Bakterien an den Epithelzellen hervorgerufen wird (Fowler und Stamey 1977). Verantwortlich dafür sind Geißeln und Fimbrien an der Oberfläche der Bakterien, die über spezifische Rezeptoren des Urothels und des Vaginalepithels in Wechselwirkung treten und sich daran fest anheften. Weiterhin konnte gezeigt werden, daß sich im Urothel und im Introitus von Frauen mit häufigen Harnwegsinfekten quantitativ wesentlich mehr Rezeptoren befinden als bei Gesunden. Beide Phänomene, der erhöhte Rezeptorgehalt und die gesteigerte Adhärenz erklären die verstärkte Haftung der Bakterien am Vaginalepithel und Urothel und erschweren eine mechanische Ausschwemmung der Erreger. Trotz dieses bereits schon konkreten Wissens bleibt weiterhin ungeklärt, warum eine Frau gesund bleibt und eine andere die beschriebenen Phänomene mit erhöhter Infektanfälligkeit aufweist.

Von der Ätiologie rezidivierender Infektionen sind die Ursachen der in unserem Fachgebiet sehr seltenen persistierenden Harnwegsinfektion zu unterscheiden. Mögliche Beispiele für eine persistierende Infektion sind infizierte Fremdkörper, Infektsteine, eine infizierte atrophische Niere, ein Urethraldivertikel und ein vesico-ureteraler Reflux.

Prädisponierende Faktoren

Unabhängig von der Ätiologie der Harnwegsinfektion gibt es prädisponierende Faktoren, die rezidivierende Harnwegsinfekte begünstigen.

Mit immer wieder auftretenden Harnwegsinfektionen muß gerechnet werden bei einem Descensus, einer bakteriellen und atrophischen Kolpitis, bei mangelhafter Anal- und Sexualhygiene, bei verstärkter sexueller Aktivität und, was vor allem aus der Anamnese zu erfahren ist, bei gestörtem Miktionsverhalten.

Schmutzige Toiletten und die fehlende Gelegenheit Toiletten aufzusuchen, lassen häufig erst eine Miktion zu, wenn die Blase schon über die Normalkapazität hinaus angefüllt ist und begünstigen damit die Keimvermehrung.

Diagnose

Häufig läßt sich schon anhand der klinischen Symptomatik, wie schmerzhaftes Wasserlassen, Pollakisurie, Flankenschmerz und unterschiedlich hohes Fieber, die Diagnose einer Harnwegsinfektion stellen. Eine Unterscheidung, ob nur der untere oder auch der obere Harntrakt mit befallen ist, ist schwierig. Entscheidend für die Diagnose und gezielte Therapie ist eine möglichst kontaminationsarme Uringewinnung. Drei Arten der Uringewinnung werden unterschieden: der Mittelstrahlurin, der Katheterurin und der Punktionsurin.

Mittelstrahlurin

Die tägliche Praxis zeigt, daß es oft nicht gelingt, mit einem Mittelstrahlurin eine kontaminationsarme, für die bakteriologische Untersuchung brauchbare Urinprobe zu erhalten. Vaginaler Fluor, Menstruation, die Besiedelung des Introitus vaginae und des Meatus urethrae mit Darmkeimen sowie eine Bewegungseinschränkung durch Adipositas oder Schwangerschaft sind ursächlich dafür verantwortlich. Eine nicht ausreichende Aufklärung der Patientin über den richtigen Abnahmemodus kommt erschwerend hinzu. Wegen des häufig unsicheren Ergebnisses der Keimbestimmung wird die Uringewinnung mittels Mittelstrahl von vielen Gynäkologen und Urologen bei klinischer Symptomatik abgelehnt und stattdessen der Harnblasenkatheterismus favorisiert (Retzke 1991).

Katheter- und Punktionsurin

Die Wahrscheinlichkeit einer Urinkontamination mit Urethral- und/oder Introituskeimen ist bei der Entnahme über einen transurethral eingeführten Katheter wesentlich geringer als bei der Mittelstrahlmethode. Es darf aber nicht übersehen werden, daß bei transurethraler Instrumenteneinführung Keime aus der bakterienbesiedelten Urethra in die Blase eingebracht werden. Ein nicht vollständiges Abkatheterisieren des Blaseninhaltes und eine sofortige anschließende Miktion kann die Gefahr der Keimvermehrung reduzieren.

Die dritte Möglichkeit Urin zu gewinnen eröffnet sich aus der suprapubischen Harnblasenpunktion. Bei dieser Art der Urinentnahme ist bereits eine sehr geringe Keimzahl beweisend für einen Harnwegsinfekt. Die klinische Akzeptanz dieser Methode ist allerdings gering, obgleich sie in der Hand des Geübten unter sonographischer Kontrolle problemlos anzuwenden ist.

Signifikante Bakteriurie

Neben der häufig nicht zu vermeidenden Kontamination des Urins bei der Gewinnung muß die Gefahr weiterer Keimvermehrung durch unsachgemäße Aufbereitung des Urins bedacht werden. Um die Keimvermehrung möglichst gering zu halten, sollte der frisch gelassene Urin sofort, spätestens 3–4 Stunden nach der Entnahme, bakteriologisch aufgearbeitet werden. Bis zur Analyse ist der Urin bei 4°C im Kühlschrank aufzubewahren.

Die Grundlage der Diagnose einer Harnwegsinfektion ist die Urinkultur. Um zwischen Kontamination und Erregerbefund differenzieren zu können, wurde der Begriff der signifikanten Bakteriurie eingeführt. Beim Mittelstrahlurin spricht man von einer signifikanten Bakteriurie, wenn sich mehr als 100 000 Keime pro ml im frisch gelassenen Urin finden. Beim Katheterurin ist dieser Grenzbereich bei 10^4 Keimen pro ml erreicht, und beim Punktionsurin bedeutet praktisch schon der Nachweis von einem Keim eine sichere Infektion.

Obgleich die genannten Grenzwerte der signifikanten Bakteriurie eine wichtige Orientierung geben, sollte im Einzelfall die Interpretation des Keimbefundes immer den Zeitpunkt und die Art der Uringewinnung, eine mögliche Medikamenteneinnahme und die Nierenfunktion mit berücksichtigen.

Leukozyturie

Neben der Urinkultur wird häufig das Harnsediment mit Angaben zur Leukozytenzahl zur Diagnostik des Harnwegsinfektes mit herangezogen. Erschwerend für die klinische Bewertung einer Leukozyturie ist einmal, daß sie nicht nur bei Harnwegsinfektionen und hierbei nicht obligatorisch gefunden wird, sondern auch bei Erkrankungen, wie z.B. Tuberkulose, Steinleiden, Glomerulonephritiden, Phenacetinnieren und interstitieller Cystitis. Zum anderen wird die Anzahl der nachzuweisenden Leukozyten vom Ausmaß der Urethral- und Vaginalkontamination, dem Grad der Urinverdünnung, der Technik der Auszählung und der Schwere der Entzündung mitbeeinflußt. Aufgrund der genannten Unsicherheiten erweist sich der Befund einer Leukozyturie als nur beschränkt geeignet für die Diagnose einer Harnwegsinfektion.

Therapie

Die Therapie der Harnwegsinfektionen kann in drei Gruppen untergliedert werden (Huland 1987):

1. Therapie des manifesten Harnwegsinfektes
2. Rezidivprophylaxe rezidivierender Harnwegsinfekte
3. Infektsanierung bei persistierender Bakteriurie

Zu 1. Die Dauer der Antibiotikaeinnahme bei einer manifesten Harnwegsinfektion richtet sich nach der Schwere des Infektes und reicht in der Regel von 1 bis 7 Tage. In den letzten Jahren hat sich die Ein- bzw. Kurzzeitbehandlung (1–3 Tage) bei unkomplizierten akuten Harnwegsinfekten ohne nachweisbare Nierenparenchymbeteiligung durchgesetzt. Dies gilt auch für den einfachen Infekt in der Schwangerschaft. Bei Mitbeteiligung der oberen Harnwege, wie bei der Pyelonephritis, ist eine 7- bis 14tägige antibiotische Therapie erforderlich. Zur Kontrolle, ob das ausgetestete Antibiotikum für die Therapie geeignet ist, soll 48 Stunden nach Therapiebeginn eine Urinkultur abgenommen werden. Bei richtiger Medikation muß der Urin zu diesem Zeitpunkt bereits steril sein. Eine Auswahl geeigneter Antibiotika mit Dosisangaben ist in der folgenden Tabelle zusammengefaßt:

Tabelle 1. Antibiotika mit Dosisangaben

	Mittlere Tagesdosis (g) (Erwachsene)	Dosis bei Einmaltherapie
Amoxycillin	1,5	2,0–3,0
Cefaclor	2,0–4,0	2,0
Cefalexin		
Co-Trimoxazol	1,9	1,9
Gyrasehemmer	0,5–0,8	0,2–0,4
Cefazolin	3,0–4,0	3,0
Cefotaxim	3,0–4,0	1,0

(Lison u. Losse 1988, Simon u. Stille 1989, Thomas u. Hadding 1992)

Zu 2. Dauerchemoprophylaxe. Patientinnen, die an drei oder weniger Infekten der Harnwege pro Jahr erkranken, werden wie unter 1 besprochen, behandelt. Jeder neu auftretende Infekt wird als Einzelinfekt therapiert. Zusätzlich zur medikamentösen Therapie ist eine Aufklärung der Patientin über den möglichen Pathomechanismus einer Harnwegsinfektion nützlich. Weiterhin muß darauf hingewiesen werden, daß durch allgemeine Maßnahmen wie reichliches Trinken, häufige restharnfreie Blasenentleerung und Miktion nach dem Geschlechtsverkehr die Rezidivrate gesenkt werden kann.

Erkrankt eine Patientin mehr als 3–4-mal/Jahr , dann sollte eine Rezidivprophylaxe durchgeführt werden. Ziel der Rezidivprophylaxe ist es, nach der antibiotischen Therapie eines manifesten Infektes und einer kompletten Sterilisierung des Harns neue Infekte zu verhindern. Da die Re-Infektion immer wieder aus dem Enddarm erfolgt, sollen nur solche Antibiotika gegeben werden, die keine Resistenzen in der Darmflora hervorrufen. Sulfonamide, Tetracycline, Ampicillin und Amoxycillin können alle bei sonst sensiblen E. coli-Keimen des unteren Harntraktes eine Resistenzbildung oder Verdrängung mit überwiegend pathogener Flora hervorrufen. Aus diesem Grund sollten diese Stoffgruppen für die prophylaktische Therapie nicht eingesetzt werden. Beispiele geeigneter Antibiotika für die Rezidivprophylaxe sind: Co-Trimoxazol, Gyrase-Hemmer und Nitrofurantoin.

Co-Trimoxazol ist bei einer abendlichen Dosis von $^1/_2$ Tbl. in der Lage, die Rezidivrate signifikant zu senken. Wichtig ist, daß die Tablette wirklich abends genommen und die Einnahme nicht unterbrochen wird. Die Wirkung von Co-Trimoxazol beruht auf 3 Faktoren – einmal diffundiert die Substanz in das Vaginalsekret und verhindert dort eine pathologische Keimkolonisation. Zweitens verschwinden pathogene Bakterien aus dem Darmreservoir bei über 70 % der Patientinnen, und drittens findet sich eine hohe Urinkonzentration, die Bakterien in der Blase abtötet.

Gyrase-Hemmer der neuen Generation erreichen eine gute Gewebediffusion und hohe Harnkonzentration. Eine morgendliche Tagesdosis von 100–200 mg wird empfohlen. Die Behandlungsdauer sollte 8 Wochen nicht überschreiten.

Bei Nitrofurantoin reicht die abendliche Gabe von 50 mg/Tag, um die Rezidivrate signifikant zu senken. Die Wirkung von Nitrofurantoin beruht ausschließlich auf ihrer Urinkonzentration. Mögliche Nebenwirkungen der Substanz sind zu beachten.

Eine Rezidivprophylaxe sollte abhängig vom angewandten Antibiotikum bis zu 6 Monate durchgeführt werden. Die klinische Erfahrung zeigt allerdings, daß nur ein Teil der Patientinnen die Therapie solange durchhält und viele bei Beschwerdefreiheit vorher mit der Tabletteneinnahme aufhören. Wird die Rezidivprophylaxe $^1/_2$ Jahr durchgehalten, dann kann davon ausgegangen werden, daß bei der Hälfte der Patientinnen die Harnwegsinfektanfälligkeit zum Stillstand gekommen ist. Bei den übrigen Patientinnen wird man erneut entscheiden müssen, ob man eine zweite medikamentöse Prophylaxe anschließt.

Selbsttherapie bei erster Symptomatik

Über die Rezidivprophylaxe durch Selbsttherapie bei erster Symptomatik wird in der Literatur berichtet. Da die Medikamenteneinnahme meist ohne Kenntnis des Arztes erfolgt, sind allerdings Aussagen zum Therapieerfolg schwierig.

Postkoitale einmalige Antibiotikaeinnahme

Die einmalige Antibiotikaeinnahme unmittelbar nach dem Geschlechtsverkehr eignet sich besonders für Patientinnen, bei denen anamnestisch ein deutlicher Zusammenhang zwischen Harnwegsinfektanfälligkeit und Geschlechtsverkehr herzustellen ist (Pfau 1987). Die postkoitale Prophylaxe besteht aus einer frühen Harnblasenentleerung und der Gabe einer antibakteriellen Substanz mit hoher Harnkonzentration und Wirksamkeit. Hierzu sind alle Antibiotika geeignet, die bei der Rezidivprophylaxe bereits genannt wurden. Mit der postkoitalen Chemoprophylaxe läßt sich die Menge der eingenommenen Antibiotika in der Regel merklich verringern.

Phytopharmaka

Pflanzliche Drogen eignen sich ebenfalls für die Langzeittherapie entzündlicher Erkrankungen der ableitenden Harnwege. Der therapeutische Effekt beruht auf einer Verstärkung der Diurese, einer Des-

infektion des Harns und einer Spasmolyse. Die meisten Präparate beinhalten eine Kombination verschiedener Einzelsubstanzen. Die Auswahl reicht von Betulae folium (Birkenblätter) über Urticea herba (Brennesselkraut) bis zu Uvae ursi folium (Bärentraubenblätter). Über die empfohlene Dosis dieser Substanzen wird auf entsprechende Lehrbücher der Phytotherapie verwiesen (Fintelmann et al. 1989).

Immunstimulation

Eine mögliche Alternative zu den genannten Therapieformen ist die Gabe von immunstimulierenden Substanzen zur Anregung der körpereigenen Abwehrmechanismen (Tammen 1990, Rugendorff 1992). Es handelt sich hierbei um immunogene Bestandteile von Bakterien (E. coli). Ihre Wirkung soll vor allem auf der Stimulation von Makrophagen, T- und B-Lymphozyten und sekretorischen Immunglobulinen beruhen. Die orale Therapie beginnt während oder im Anschluß an eine gezielte antibiotische Therapie und wird über 3 Monate fortgesetzt. Nach weiteren 3 Monaten wird eine jeweils 1wöchige Auffrischungstherapie/Monat über weitere 12 Wochen empfohlen.

Die klinischen Erfahrungen der letzten Jahre haben die Erwartungen an die Immunstimulation bei der Therapie rezidivierender Harnwegsinfekte allerdings nicht erfüllt. Obgleich mit dieser Medikation in vielen Fällen eine signifikante Senkung der Rezidivrate erzielt werden konnte, liegt die Anzahl der späteren Infekte nach Absetzen der Immunstimulation etwa auf der gleichen Höhe wie bei antibiotischer Rezidivprophylaxe bei ca. 50 %.

Zu 3. Auf mögliche Ursachen einer persistierenden Bakteriurie wurde bereits eingegangen. Bei fehlendem Therapieerfolg bei scheinbar rezidivierenden Harnwegsinfekten muß immer an eine anatomische Ursache und eine damit verbundene persistierende Infektion gedacht werden. Nach einer Infektlokalisation besteht in der Regel immer die Indikation für eine chirurgische Sanierung.

Literatur

Fintelmann V, Menßen HG, Siegers CP (1989) Phytotherapie Manual. Hippokrates, Stuttgart

Fowler JE, Stamey ThA (1977) Studies of introital colonization in women with recurrent urinary infections; VII. The role of bacterial adherence. J Urol 117:472–476

Huland M (1987) Chemoprophylaxe bei Frauen mit rezidivierenden Harnwegsinfektionen. Akt Urol 18:19–22

Lison AE, Losse H (1988) Therapie des Harnwegsinfektes aus internistischer Sicht. Urologe A 27:321–324

Pfau A (1987) Postkoitale Chemoprophylaxe bei rezidivierenden Harnwegsinfektionen der prämenopausalen Frau Akt Urol 18:26–27

Retzke U (1991) Diagnostik der Harnwegsinfektion: Mittelstrahl-, Katheter- oder Punktionsurin verwenden? Speculum, 9. Jg, Heft 3:14–21

Rugendorff EW (1992) Immunological therapy of recurrent urinary tract infections with immunoactive E. coli fractions in women. Int Urogynecol J 3:179–184

Shortlife LD, Stamey ThA (1986) Urinary tract infections in adult women. Campbell's Urology, 1:5. Edition, S 819

Simon C, Stille W (1989) Antibiotikatherapie in Klinik und Praxis. Schattauer, Stuttgart New York, 7. Auflage: 496–510

Stamey Th, Sexton CC (1975) The role of vaginal colonization with enterobacteriaceae in recurrent urinary infections. J Urol 113:214–217

Tammen H, The German urinary tract infection Study group (1990) Immunobiotherapy with Uro-Vaxom in recurrent urinary tract infection. Br J Urology 65:6–9

Thomas L, Hadding U (1992) Aktuelle Entwicklungen beim Antibiotikaeinsatz in Gynäkologie und Geburtshilfe. Gynäkologe 25:220–225

Sonographische Diagnostik des unteren Harntraktes

H. Kölbl

> **MERKE:**
>
> 1. Die sonographische Erfassung morphologischer Verhältnisse im Bereich von Blase und Urethra hat in letzter Zeit in der weiblichen Inkontinenzdiagnostik zunehmend an Bedeutung gewonnen, stellt aber hierzu kein ausschließliches Verfahren dar.
> 2. Abdominal-, vaginal-, rektal-, perineal- und introitussonographische Verfahren stehen mittlerweile zur Verfügung, wobei sich die beiden letzteren auf Grund der geringsten Invasivität und der hohen Akzeptanz durchzusetzen scheinen.
> 3. Auch in der Differentialdiagnostik und gemeinsam mit der urodynamischen Funktionsdiagnostik finden die sonographischen Verfahren zunehmend ihren Einsatz.
> 4. Gegenüber herkömmlichen radiologischen Verfahren konnten vergleichbare Ergebnisse beobachtet werden.
> 5. Auf Grund der fehlenden Strahlenbelastung, aber auch durch den Umstand, daß heute nahezu jedem Gynäkologen ein Ultraschallgerät zur Verfügung steht, wie auch die Tatsache, daß durch die Sonographie im Hinblick auf Indikationsstellung zu verschiedensten Inkontinenzbehandlungen ausreichend Informationen einzuholen sind, werden sich diese Verfahren als vernünftige Alternative zur herkömmlichen Radiodiagnostik der weiblichen Harninkontinenz behaupten, wenn nicht sogar durchsetzen können.

Einleitung

Die Darstellung von Blase und Urethra zur Erfassung des Kontinenzmechanismus war schon vor Entwicklung urodynamischer Verfahren ein wesentlicher Bestandteil der Inkontinenzdiagnostik. Erste Erfahrungen der Urethrozystographie gehen auf von Mickulicz-Radecki anfang der Dreißiger-Jahre zurück, die bereits damals die erschwerte Darstellung der Urethra durch Führungsdrähte zu verbessern trachteten. Die Entwicklung der Kettchen-Methode durch Hodgkinson (1970) und später der Docht-Methode durch Richter (1974) führte zu einer zufriedenstellenderen Darstellung der vesiko-urethralen Funktionseinheit. Radiographisch erhobene Regelgrößen fanden in zunehmendem Ausmaß Anwendung. Neben dem Inkliniationswinkel, der *S*acro-*C*occygeal-*I*nferior-*P*ubic-Point-Linie, kurz SCIPP-Linie genannt, und dem Abstand des vesiko-urethralen Überganges (UVJ) zum unteren Symphysenrand war es die Berechnung des retrovesikalen Winkels β, der entsprechend Untersuchungen von Jeffcoate und Roberts (1952) über Jahrzehnte als der relevante Parameter in der Streßinkontinenzdiagnostik betrachtet wurde.

Ala-Ketola (1973) und Drutz (1978) wiesen auf eine beschränkte Aussagekraft der Urethrozystographie hin, da zum einen bei 43 % kontinenter Frauen ein offener retrovesikaler Winkel, zum anderen bei 60 % streßinkontinenter Frauen ein unauffälliger radiologischer Befund zu erheben war. Die kontroversiell diskutierte und letztlich unbefriedigende Aussagkraft morphologischer Befunde gab Anlaß zur Entwicklung neuer urodynamischer Meßmethoden. Die Pionierarbeit tonometrischer Verfahren im Bereich Blase und Urethra von Enhorning (1961) führte in der Folge zur Entwicklung kombinierter radiographischer und urodynamischer Verfahren, der Video-Urethrozystographie, die der bildgebenden Diagnostik zu einem neuen Stellenwert verhalf. Die Bedeutung der Urethrozystographie bei Streßinkontinenz liegt heute in der Wahl des entsprechenden operativen Verfahrens und in der Objektivierung von Behandlungserfolgen. Generell werden urodynamische und bildgebende Verfahren als sich ergänzende Verfahren der Inkontinenzdiagnostik angesehen.

Dennoch besitzt in einem Zeitalter minimal invasiver Techniken, die Urethrozystographie den Nachteil der radiogenen Nebenwirkung, insbesondere in den reproduktiven Jahren. Ovarielle Strahlendosen im Rahmen der Untersuchung werden zwischen 1,6 und 13 mGy pro Untersuchung angegeben, wodurch gerade längerfristigen Untersuchungen, wie Druck-Flußstudien Grenzen gesetzt sind. Das Bestreben, eben weniger invasive und nebenwirkungsärmere bildgebende Verfahren zum Einsatz zu bringen, führte zu einer raschen Entwicklung sonographischer Methoden. Die ersten Ultraschalluntersuchungen der Blase gehen auf Donald (1958) zurück. Im übrigen beschränkten sich die ersten Veröffentlichungen auf die Bestimmung von Blasenvolumina und Restharnmessungen. Erst allmählich erschienen Studien über die Topographie der Blase zu anderen intrapelvinen Strukturen.

Methode

Prinzipiell stehen zur Durchführung der sonographischen Urethrozystographie transabdominale, endosonographische (Vaginosonographie und Rektosonographie) Verfahren, sowie die Perineal- und die Introitussonographie zur Verfügung.

Obwohl bei der transabdominalen Methode der retrovesikale Winkel genauso gut ermittelt werden kann wie durch die herkömmliche Urethrozystographie, ergeben sich bei adipösen Patientinnen und auch bei Frauen mit ausgeprägtem Genitalprolaps nur unbefriedigende Darstellungsmöglichkeiten von Blase und Urethra, insbesondere am zystourethralen Übergang, so daß diese Technik im klinischen Routinebetrieb keinen wirklichen Eingang gefunden hat.

Die Entwicklung endosonographischer Techniken (Rektosonographie, Vaginosonographie) führte durch deren Applikationsmodus gegenüber der transabdominalen Methode zu einer verbesserten Auflösung der urethro-vesikalen Region, ohne Überlagerung durch die Symphyse oder das subkutane Fettgewebe. Die sonographische Urethrozystographie mittels Rektal-Scanner, wie auch mittels Vaginal-Scanner stellen invasive Techniken dar, die zu Dislokationen relevanter Strukturen führen. Darüber hinaus wird die Artefaktentstehung durch den Umstand begünstigt, daß sich auch die Sonden, insbesondere unter Belastung, selbst mitbewegen.

Die Schwierigkeiten in der störungsfreien Darstellung der urethro-vesikalen Region durch die Vagino- und Rektosonographie gaben Anlaß möglichst nicht invasive Methoden zu entwickeln. Die von Kohorn erstmals 1986 vorgestellte Perinealsonographie ermöglicht durch Applikation eines Linear-Array-Scanners am Damm die urethro-vesikale Funktionseinheit ohne große Schwierigkeiten zur Darstellung zu bringen, ohne dabei topographische Verhältnisse zu beinflussen. Frequenzen zwischen 3,5 und 5 MHz gelangen zur Anwendung (Abb. 1). Dem Anfänger sei zu empfehlen zur leichteren Erkennung der Urethra einen transurethralen Katheter zu verwenden, der aber in der Folge nicht unbedingt erforderlich ist. Dadurch erhöht sich wiederum die Akzeptanz der Untersuchung. Bedingt durch die Größe der Schallköpfe sind aber einer kombiniert sonographisch-urodynamischen Untersuchung deutliche Grenzen gesetzt.

Dies wiederum führte zur Entwicklung der Introitussonographie, die durch die Möglichkeit der gleichzeitig ablaufenden Urethrozystometrie eine Alternative zur herkömmlichen Video-Urethrozystographie darstellen soll. Zur Anwendung gelangen hierbei Sektor-Scanner (3,5–5 MHz), wie sie auch im Rahmen der Vaginosonographie eingesetzt werden, wobei aber der Schallkopf lediglich an den Introitus vulvae knapp suburethral anzulegen ist (Abb. 2). Somit stellt diese Technik eine Mittelstellung zwischen der Perinealsonographie und den endosonographischen Methoden dar. Diese nicht invasive Methode gestattet durch den kleinen Schallkopf und dessen günstige Position simultane urodynamische Untersuchungen (Uroflowmetrie, Zystometrie, Urethrotonometrie, Druck-Flußstudien), ohne daß dabei topographische Alterationen oder tonometrische Artefakte hervorgerufen werden. Auch können hierzu jegliche im Handel erhältliche Kathetersysteme verwendet werden.

Die Bestimmung relevanter Parameter im Rahmen der bildgebenden Inkontinenzdiagnostik durch die jeweiligen sonographischen Verfahren sind in Tabelle 1 dargestellt. Die Perinealsonographie erfaßt, mit Ausnahme der SCIPP-Linie, alle

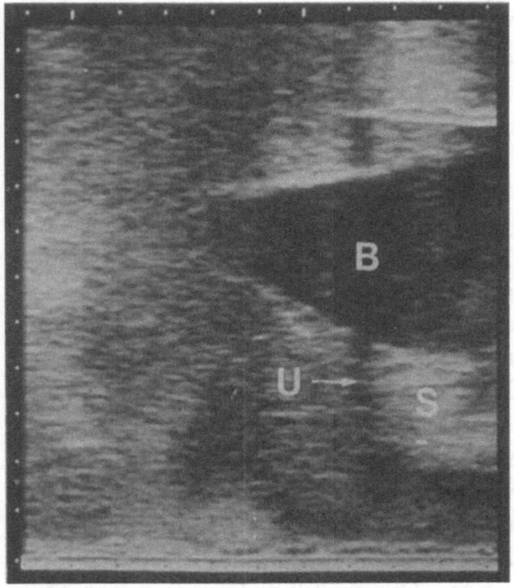

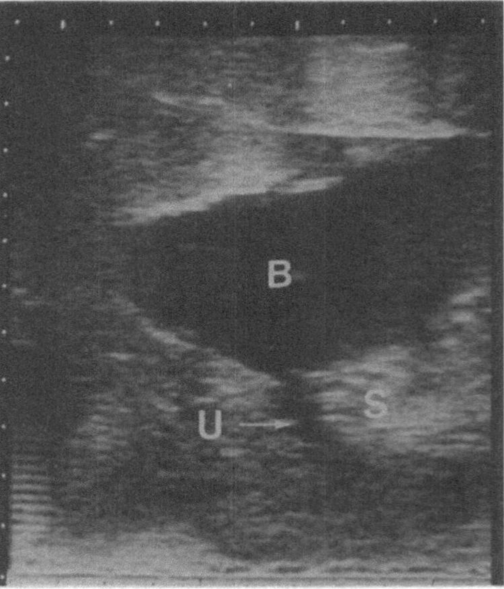

Abb. 1. Perinealsonographische Urethrocystographie zeigt die Blase (*B*), die Symphyse (*S*), die Urethra (*U*), den retrovesikalen Winkel (β), in Ruhe (oben) und unter Belastung (unten) einer kontinenten Patientin

Regelgrößen wie sie auch im Rahmen der herkömmlichen Urethrozystographie Anwendung finden. Darüber hinaus kann bei streng horizontaler Position des Schallkopfes zum Damm der Abstand zwischen

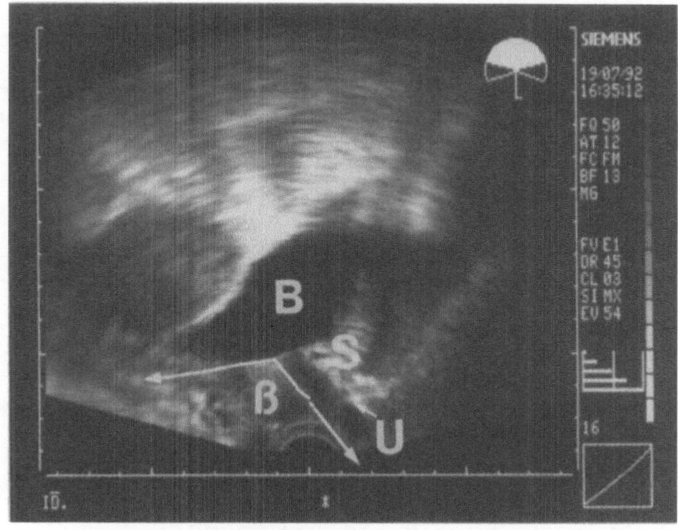

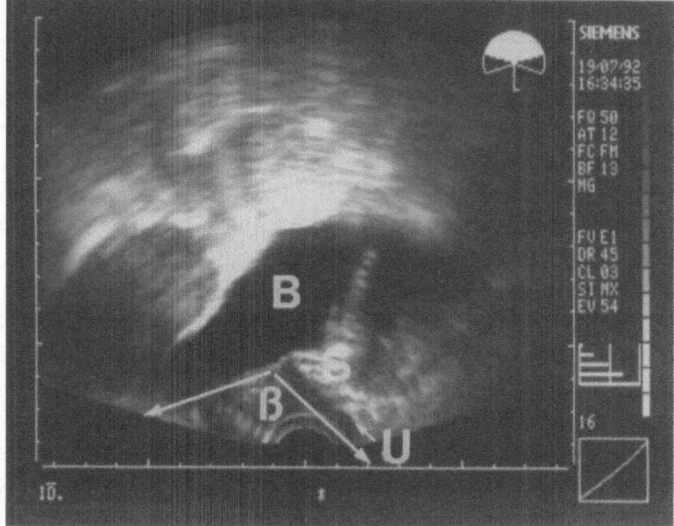

Abb. 2. Introitussonographie mit Darstellung der Blase (*B*), der Symphyse (*S*), der Urethra (*U*), und des retrovesikalen Winkels (*β*) in Ruhe (*oben*) und bei Belstung einer Patientin mit Streßinkontinenz. Abflachung des retrovesikeln Winkels im Preßbild

Transducer-Ebene und dem urethrovesikalen Übergang bestimmt werden, wodurch ein zusätzlicher objektiver Parameter zur Quantifizierung von urethro-vesikalen Dislokationen in Ruhe und unter Belastung, vor allem bei Frauen mit Bekkenbodeninsuffizienz, geschaffen wurde. Bei der Gegenüberstellung der radiologischen mit der perinealsonographischen Urethrozystographie an 30 Patientinnen mit reiner Streßinkontinenz, konnten wir durch die Messung des retrovesikalen Winkels und des Inklinationswinkels zwischen beiden Verfahren keine signifikanten Unterschiede erkennen.

Die Introitussonographie erlaubt eine reproduzierbare Bestimmung des retrovesikalen Winkels in Ruhe und unter Belastungsbedingungen. Darüber hinaus sind durch diese Technik in Kombination mit urodynamischen Verfahren folgende Veränderungen erkennbar: Weitstellung des

Tabelle 1. Möglichkeiten der sonographischen Urethrozystographie

Darstellung	Sonographische Methode			
	Abdominal	Vaginal/Rektal	Perineal	Introitus
retrovesikaler Winkel	(+)	(+)	+	+
Inklinations-Winkel	–	–	+	(+)
SCIPP-Linie	–	–	–	–
Lokalisation UVJ-SUK	(+)	(+)	+	+
Abstand UVJ-Sono	–	–	+	–
Trichterbildung	(+)	(+)	+	+
Blasenhalsweitstellung	(+)	(+)	+	+
gleichzeitig Urodynamik	–	–	–	+

SCIPP Sacrococcygeal-inferior-pubic-point-Linie, UVJ urethro-vesikaler Übergang, SUK Symphysen-unterkante, Sono Schallkopf
+ duchführbar, (+) bedingt durchführbar, – nicht durchführbar

Blasenhalses im Rahmen der Zystometrie bei Patientinnen mit motorischer Reizblase mit urodynamischem Korrelat von isolierten Detrusorkontraktionen. Im Rahmen der Uroflowmetrie zeigte sich ein Tiefertreten des Blasenbodens, eine Weitstellung des Blasenhalses mit Vesikalisierung des inneren Urethraabschnittes und miktionsbedingter Abnahme der Blasengröße. Bei Patientinnen mit reiner Streßinkontinenz gelingt im Rahmen der Urethrotonometrie auch eine Differenzierung zwischen vertikalen und rotatorischen Deszensusformen. Bei manchen Streßinkontinenzen zeigt sich im Sinne der Vesikalisierung des inneren Urethraabschnittes eine auffallende Weitstellung der Urethra.

Diskussion

Der Einsatz sonographischer Verfahren und hier insbesondere der Perineal- und Introitussonographie bietet gegenüber herkömmlichen radiologischen Verfahren entscheidende Vorteile. Die fehlende Invasivität und Strahlenbelastung gestalten die sonographische Urethrozystographie physiologischer und erhöhen die Akzeptanz der Untersuchung für Patient und Arzt. Die simultane urodynamische Messung erweitert das Verständnis für tonometrische Gegebenheiten (Artefakterkennung). Es bedarf freilich noch weiterer Untersuchungen um die Frage der klinischen Relevanz dieser neuen Methode insbesondere bei schwierigeren Inkontinenzformen (neurogene Inkontinenzen, Mischformen, Urethrainstabilität) genügend aufzeigen zu können. Ein weiterer Vorteil zum weiteren Studium gerade dieser urethro-vesikalen Alterationen liegt im fehlenden Zeitlimit und in der beliebigen Reproduzierbarkeit der sonographischen Untersuchungsvorgänge. Die Videotechnik erhöht die Interpretation sonographischer Befunde insbesondere im Rahmen der Miktion, der Zystometrie, aber auch im Rahmen der Streßdruckprofilmessung, da ganz allgemein die Dynamik besser zu erfassen und nachvollziehbar ist.

Die sonographische Urethrozystographie stellt in der Diagnostik der weiblichen Streßharninkontinenz ein additives Verfahren dar, das wie auch die radiologische Methode im Zusammenhang mit urodynamischen Meßtechniken zu einer gezielten Indikationsstellung zu entsprechenden Inkontinenztherapien herangezogen werden muß.

Literatur

Mikulicz-Radecki v F (1931) Röntgenologische Studien zur Ätiologie der urethralen Inkontinenz. Zentbl Gynäk 55:795–810

Hodgkinson CP (1970) Stress urinary incontinence. Am J Obstet Gynecol 108:1141–1146

Richter K, Hausegger K, Lissner J, Kümper H, Koch J, Macktanz P (1974) Die Dochtmethode. Eine vervollkommnete Art der Kolpozystorektographie. Geburtsh Frauenheilk 34:711–713

Jeffcoate N, Roberts H (1952) Stress incontinence. Br J Obstet Gynecol 59:685–720

Ala-Ketola L (1973) Roentgen diagnosis of female stress urinary incontinence. Roentgenological and clinical study. Acta Obstet Gynecol Scand Supp 23

Drutz HP, Shapiro BJ, Mandel F (1978) Do static cystourethrograms have a role in the investigation of female incontinence? Am J Obstet Gynecol 130:516–520

Enhörning G, Miller AE, Hinman F (1964) Urethral closure studies with cine-roentgenography and simultaneous bladder-urethra pressure recording. Surg Gynecol Obstet 118:507–516

Donald I, Mac Vican J, Brown T (1958) Examination of abdominal masses by pulsed ultrasound. Lancet I:1188–1191

Kölbl H (1989) Weibliche Streßinkontinenz. Diagnostische und funktionelle Aspekte. Hippokrates, Stuttgart

Die hypotone Urethra

E. Petri

MERKE:

1. Die hypotone Urethra ist ein unscharf definierter urodynamischer Meßbefund mit prognostischer Bedeutung.

2. Die klinische Bedeutung der hypotonen Urethra ist durch die fortwährende Diskussion um die Methodik des Urethradruckprofiles, wesentlich aber durch die altersbedingten physiologischen Veränderungen des Urethraruhedruckes und die damit fehlende präzise Angabe von Grenzwerten erschwert.

3. Die Vielzahl der Komponenten, die zum Druckaufbau in der Harnröhre beitragen, erfordert eine gewisse Polypragmasie im therapeutischen Konzept.

4. Die hypotone Urethra gilt als prognostisch ungünstiger Parameter bei der vor allem operativen Behandlung der weiblichen Harninkontinenz. Operationsversager oder Rezidive werden etwa dreimal häufiger beobachtet als bei normotoner Urethra. Im Rahmen der präoperativen Diagnostik sollte die Diagnose einer hypotonen Urethra nicht nur den Therapieplan beeinflussen, sondern auch in die Aufklärung der Patientin im Hinblick auf mögliche Erfolgsaussichten, nicht zuletzt zum eigenen Schutze mit aufgenommen werden.

Bei der „hypotonen Urethra" handelt es sich um einen urodynamischen Meßbefund, dem vor allem im Rahmen der operativen Therapie der weiblichen Harninkontinenz ein prognostischer Wert zugemessen wird. Die Beurteilung der klinischen Bedeutung dieses Befundes ist durch die fortwährende Diskussion um die Methodik des Urethradruckprofiles, wesentlich aber durch die altersbedingten physiologischen Veränderungen des Urethraruhedruckes und die damit fehlende präzise Angabe von Grenzwerten erschwert.

Definition

Die wissenschaftlich begründete Definition des Grenzwertes für die hypotone Urethra wurde bereits 1974 von Edwards und Malvern als untere einfache Standardabweichung der Regressionskurve der altersabhängigen Urethraruhedrucke von inkontinenten Patientinnen angegeben, andere Autoren haben diese Beschreibung übernommen (z. B. Schwenzer und Buth 1987). Im klinischen Alltag sind solche Definitionen nur wenig nützlich, so daß die einfache Faustregel für einen normalen Urethraruhedruck „100 minus Alter der Patientin" als Orientierung dient und jeder Wert, der diesen Durchschnittswert unterschreitet, auf eine hypotone Urethra hinweist.

Pathophysiologie

Der urodynamisch registrierte Urethraverschlußdruck in Ruhe reflektiert die Summation von verschiedenen anatomischen Strukturen, die zu diesem Tonus beitragen. Die einfache Aufteilung: ein Drittel glatte Muskulatur, ein Drittel quergestreifte Muskulatur, ein Drittel vaskuläre Komponente bedarf durch die Erkenntnisse der Mikrotiptransducer-Untersuchungen, vor allem aber neuerer histo-chemischer und superselektiver elektromyographischer Untersuchungen gewisser Korrekturen. Bei der heute üblichen Registrierung des Harnröhrenverschlußdruckes mit Mikrotiptransducern werden alle auf den durch die Harnröhre gleitenden Katheter ausgeübten Kräfte registriert (Tabelle 1). Dabei spielen zwar permanente Verschlußkräfte unverändert die entscheidende Rolle, die erhobenen Daten werden aber auch von begleitenden Verschlußkräften, der Deformierbarkeit der Urethra und den Haftmechanismen der Mukosa und Submukosa wesentlich mitbestimmt. Trotzdem ist der Urethraruhe-

druck nur ein Faktor in der Pathogenese der Harninkontinenz, der urethrale Widerstand unter Belastungsbedingungen erscheint prognostisch wesentlich bedeutender. Es ist sehr auffällig, daß Patienten trotz extrem niedrigen Urethraverschlußdruckes kontinent sein können, andererseits Patientinnen mit hypotoner Urethra erfolgreich operiert werden, ohne daß der Urethraverschlußdruck sich meßtechnisch verändert.

Prognoseparameter

Bei Begutachtung der Therapieerfolge der weiblichen Harninkontinenz findet sich in der gesamten Weltliteratur immer wieder die Angabe, daß, in verschiedener Häufigkeit, trotz stabilen Detrusors und anatomisch guter Elevation der Blasenhalsregion nach operativen Eingriffen eine Persistenz der Inkontinenzsymptomatik beobachtet wird. Bei urodynamischen Nachuntersuchungen wird dann sehr häufig eine hypotone Urethra als Ursache vermutet, die Angaben liegen zwischen 27 und 80 % (Tabelle 2). Andererseits findet sich auch bei geheilten Patientinnen postoperativ der Befund der „hypotonen Urethra". Man muß somit davon ausgehen, daß eine prätherapeutische schlaffe Harnröhre zwar ein Risikofaktor ist, jedoch nicht alleinige Ursache des Erfolges oder Mißerfolges eines operativen Eingriffes sein kann.

Tabelle 1. Faktoren, die zum Kontinenzmechanismus beitragen

permanente Verschlußkräfte	Submukosa (Gefäße)
	glatte Muskulatur
	quergestreifte Muskulatur
	Kollagen
	neurale Stimuli
begleitende Verschlußkräfte	Skelettmuskulatur
	Drucktransmission
	Beckenbodenschlinge
	mechanische Faktoren
Deformierbarkeit	intramurales und umgebendes Gewebe
Haftmechanismen	Mukosa
	Submukosa

Tabelle 2. Operationsversager bei hypotoner Urethra

27 %	Wolf u. Noesselt 1991
36 %	de Gregorio et al. 1990
50 %	Koonings et al. 1990
54 %	Sand et al. 1990
56 %	Ralph et al. 1991
60 %	Richardson u. Ostergard 1985
75 %	Wolf et al. 1989
80 %	Summitt et al. 1990

	Vesikourethrale Drucktransmission	Urethraruhedruck
Kolposuspension	↑↑↑	↑
Schlinge	↑↑	↑
Kolporrhapie	↑	↓

Abb. 1. Veränderungen des Urethradruckprofils durch Inkontinenzoperationen

Prä- und postoperative urodynamische Untersuchungen konnten allerdings auch zeigen, daß bestimmte Operationstechniken den urethralen Verschlußdruck ungünstig beeinflussen. So konnte Eberhard zeigen, daß vor allem vaginale Operationstechniken zu einer weiteren Absenkung des Harnröhrenverschlußdruckes führen, bedingt durch die präparative Technik kommt es zu Läsionen der zuführenden Gefäßnervenbündel, welche eine weitere Absenkung des Tonus bewirken. Hierin dürfte auch eine der Erklärungen für das häufige Phänomen einer postoperativen massiven Streßinkontinenz nach subtiler anatomischer Rekonstruktion bei Subtotalprolaps und Prolaps zu finden sein (Abb. 1).

Therapeutische Konsequenz

Bedingt durch die komplexe Pathophysiologie der Streßinkontinenz bzw. Entstehung des Phänomens „hypotone Urethra" ergeben sich zu mindest theoretisch eine Vielzahl von therapeutischen Ansatzpunkten. Eine systemische oder lokale Oestrogenisierung soll neben der Steigerung der Proliferation von Urothel und Scheidenhaut, der besseren Füllung der periurethralen Venenplexus, der Steigerung des Collagengehaltes und einer alphasympathomimetischen Wirkung am Blasenhals zu einer Steigerung des Verschlußdruckes führen. Ein objektiver Nachweis einer Steigerung des Urethraverschlußdruckes ist in sauber geführten Blindstudien nie gelungen. Eine zumindest lokale Oestrogenisierung sollte jedoch bei postmenopausalen Frauen aus vielfältigen anderen Gründen immer empfohlen werden (Petri 1988).

Bei überwiegend glatt-muskulärem Anteil der Harnröhrenwand ist von einer Physiotherapie, Elektrostimulation und anderen, die quergestreifte Muskulatur beeinflussenden Therapieansätzen eine Besserung einer hypotonen Urethra nicht zu erwarten.

Der Einsatz von Alphasympathicomimetica führte in kleineren Patientengruppen, vor allem bei Frauen mit vermindertem Harnröhrentonus, zu einer objektivierbaren Verbesserung des Verschlußdruckes. Die praktische Anwendbarkeit der meisten Alphasympathicomimetica ist durch die kurze Wirksamkeit sehr beschränkt. Midodrin stellt eine Transportform dar, die am alphaadrenergen Rezeptor enzymatisch in die eigentliche Wirksubstanz und Glycin gespalten wird. Diese Reaktion läuft mit hoher Geschwindigkeit ab, so daß über längere Zeit eine wirksamere Konzentration im Organismus erreicht werden kann, als dieses mit Ephedrin, Synephrin oder Norphenylephrin möglich ist. Nachteil der Behandlung ist, in einer am Harntrakt effektiven Dosierung, die mögliche Blutdrucksteigerung und die, durch die Mitstimulation, der Musculi erectores pilii unangenehme Gänsehaut. Bei einer ja notwendigen Dauerbehandlung dürfte gerade bei postmenopausalen Frauen deshalb eine Behandlung mit Alphasympathicomimetica nur im Einzelfall in Frage kommen.

Die Erkenntnisse der Veränderung urodynamischer Parameter durch verschiedene operative Eingriffe erzwingt ein differenziertes Konzept bei schon präoperativem Vorliegen einer hypotonen Urethra. Vaginale Operationstechniken sind aufgrund der groß angelegten Studien der letzten Jahre ohnehin unbefriedigende Inkontinenzeingriffe. Sie senken, abhängig vom Ausmaß der Raffung periurethraler Strukturen, den Urethraruhedruck (Abb. 2), gleichzeitig sind sie nur im geringen Maße in der Lage, die vesicourethrale Druckübertragung zu verbessern. Hieraus erklärt sich die hohe Rezidivrate von 50

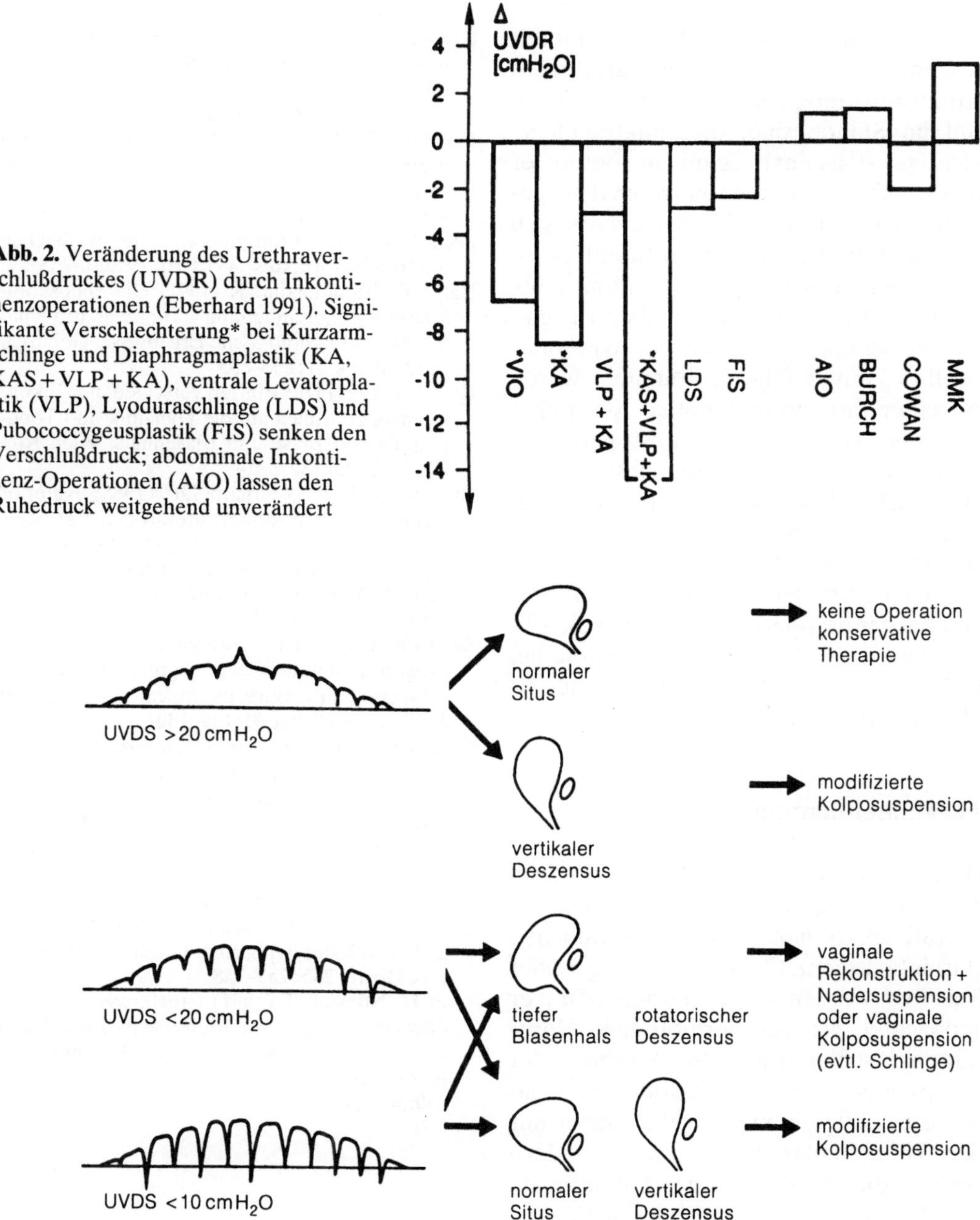

Abb. 2. Veränderung des Urethraverschlußdruckes (UVDR) durch Inkontinenzoperationen (Eberhard 1991). Signifikante Verschlechterung* bei Kurzarmschlinge und Diaphragmaplastik (KA, KAS + VLP + KA), ventrale Levatorplastik (VLP), Lyoduraschlinge (LDS) und Pubococcygeusplastik (FIS) senken den Verschlußdruck; abdominale Inkontinenz-Operationen (AIO) lassen den Ruhedruck weitgehend unverändert

Abb. 3. Niedriges Urethradruckprofil oder hypotone Urethra

bis 60 % in der Langzeitbeobachtung. Es sollten deshalb Patientinnen mit hypotoner Urethra nur dann einem vaginalen Eingriff zugeführt werden, wenn dieser der Rekonstruktion eines beschwerdebereitenden anatomischen Defektes dient. Als Inkontinenzeingriff sollten Verfahren ausgewählt werden, die die periurethralen Strukturen möglichst unberührt lassen und im Stande sind, die funktionell so wichtige Blasenhalsregion in optimaler Weise in das „abdomino-pelvine Gleichgewicht" zu verlagern. Hierzu eignen sich vor allem die verschiedenen Modifikationen der Kolposuspensionsoperation (Abb. 3). Die Hoffnung, mit gezielt überkorrigierenden Schlingenplastiken bei hypotoner Urethra zum Erfolg zu kommen, wurde mit einer unvertretbar hohen Komplikationsrate, vor allem an postoperativen Dranginkontinenzen und obstruktiven Miktionsbeschwerden erkauft, so daß diese Technik nur im selektionierten Einzelfall empfohlen werden kann.

Die Kenntnis einer Hypotonie der Urethra bei der präoperativen Diagnostik sollte immer im Rahmen der Aufklärung bei Wahleingriffen auf das erhöhte Rezidivrisiko hinweisen lassen.

Zusammenfassung

Die hypotone Urethra gilt als prognostisch ungünstiger Parameter bei der vor allem operativen Behandlung der weiblichen Harninkontinenz. Operationsversager oder Rezidive werden etwa dreimal häufiger beobachtet als bei normotonem Harnröhrenverschlußdruck. Im Rahmen der präoperativen Diagnostik sollte die Diagnose einer hypotonen Urethra nicht nur den Therapieplan beeinflussen, sondern auch in die Aufklärung der Patientin im Hinblick auf mögliche Erfolgsaussichten, nicht zuletzt zum eigenen Schutze, mitaufgenommen werden.

Literatur

Eberhard J (1991) Gynäkologische Urologie. Gynäkol Rundsch 31 (Suppl 1):1–52

Edwards L, Malvern J (1974) The urethral pressure profile: theoretical considerations and clinical application. Br J Urol 46:325–335

Gregorio de G, Stein B, Kaltenbach FJ, Hillemanns HG (1990) Der Einfluß von Streßinkontinenzoperationen auf urodynamische Parameter. Geburtsh Frauenheilk 50:548–551

Koonings PP, Berman A, Ballard CA (1990) Low urethral pressure and stress urinary incontinence in women risk factor for failed retropubic surgical procedure. Urology 36:245–248

Petri E (1988) Hormontherapie des weiblichen unteren Harntraktes. Akt Urol 19:251–255

Ralph G, Tammussino K (1991) Die endoskopische Blasenhalsanhebung – klinische, urodynamische und radiologische Ergebnisse. Geburtsh Frauenheilk 51:830–833

Ralph G (1991) Der Einfluß verschiedener Inkontinenzoperationen auf die Dynamik und Topographie von Blase und Blasenhals. Wien Klin Wschr Suppl 185:3–14

Richardson DA, Ostergard DR (1985) Anterior Repair versus retropubic urethropexy: a review of the literature. In: Ostergard DR (Hrsg): Gynecologic Urology and Urodynamics. Williams & Wilkins, Baltimore London Los Angeles Sydney, pp 469–477

Sand PK, Bowen LW, Ostergard DR (1990) The prognostic significance of augmentation of urethral closure pressure and functional length. Int J Gynaecol Obstet 33:135–139

Schwenzer T, Buth C (1987) Daten zur hypotonen Harnröhre und ihrer Ätiologie bei Streßinkontinenz. Arch Gynecol Obstet 242:88–89

Summitt RL, Bent AE, Ostergard DR, Harris TA (1990) Stress incontinence and low urethral closure pressure. J Reprod Med 35:877–880

Wolf H, Coburg v P, Kipke T, Maass H (1989) Die weibliche Rezidiv-Harninkontinenz in Abhängigkeit von der hypotonen Urethra. Arch Gynecol Obstet 245:755–758

Wolf H, Noesselt T (1991) Ergebnisse nach modifizierter Kolposuspensionsplastik nach Burch bei Patientinnen mit hypotoner Urethra oder Rezidiv-Inkontinenz. Arch Gynecol Obstet 250:340–341

Die vorzeitige Beendigung der Schwangerschaft

Zur Wirkung von Mifepristone auf das Corpus luteum

J. Neulen, W. Bernart, M. Kamel und M. Breckwoldt

MERKE:

Wird Mifepriston in verschiedenen Regimen interzeptionell angewandt, so reklamieren ca. 35% der Frauen eine Zwischenblutung innerhalb von 48 Stunden nach der Einnahme. Zusätzlich tritt üblicherweise zum Zeitpunkt der erwarteten Periode nochmals eine Blutung ein. Die Zwischenblutung wird auf eine vorübergehende Luteolyse unter Mifepriston zurückgeführt. Dies kann anhand von peripheren Progesteronkonzentrations-Bestimmungen bei einem Teil dieser Patientinnen nachvollzogen werden.

Zur Beurteilung des Effektes von Antigestagenen muß man die verschiedenen Phasen des Corpus luteum berücksichtigen. Während der ersten 6 postovulatorischen Tage stimuliert das Corpus luteum autokatalytisch die Progesteronsynthese; d.h. Progesteron steigert seine eigene Synthese.

Nach dieser Zeit scheint jedoch die externe Steuerung des Corpus luteum an Bedeutung zu gewinnen. Es gibt Hinweise, daß dann Progesteron durch eine Substrathemmung die weitere Progesteronsynthese reduziert. Im Tierversuch bei Ratten zeigt Mifepriston zunächst keine Wirkung auf die Progesteronsynthese. In der zweiten Corpus luteum-Phase zeigt sich dann aber eine deutlich stimulierende Wirkung.

Für das menschliche Corpus luteum liegen bisher keine detaillierten Ergebnisse vor.

Seit ihrer Entdeckung im Jahr 1980 finden 19-nor Testosteronderivate mit einer Aminophenylgruppe in Position C_{11} und einer mehr oder weniger langkettigen Substitution in Position C_{17} zunehmendes Interesse in Forschung und Klinik.

In der Geburtshilfe und Gynäkologie werden die genannten Wirkstoffe derzeit ausschließlich wegen ihrer antigestagenen Eigenschaften eingesetzt. Darüber hinaus besitzen sie aber auch nicht kompetitive antiöstrogene, antimineralokortikoide sowie teils androgene, teils antiandrogene und antiglukokortikoide Potenzen.

Im Rahmen von Zykluskontrolle, Antikonzeption, Interzeption und Abortinduktion ist die Wirkung von Antigestagenen auf das Corpus luteum von Interesse.

Während der Follikelphase reifen Theca interna und Granulosazellschicht in getrennten Kompartimenten und synthetisieren Androgene und Östrogene unter dem Einfluß hypophysärer Gonadotropine. Außerdem exprimieren beide Zelltypen steigende Mengen von LH-Rezeptoren an den Zelloberflächen. Dadurch wird der Follikel sensitiv für den mittzyklischen LH-Anstieg. Nach der Ovulation mischen sich die zellulären Entitäten. Das Corpus luteum beinhaltet sog. kleine Corpus luteum-Zellen, die der luteinisierten Theca interna entsprechen, und sog. große Corpus luteum-Zellen, die aus luteinisierten Granulosazellen hervorgehen. In den ersten sechs Tagen verhält sich das Corpus luteum hinsichtlich seiner Entwicklung autonom. Die Progesteronproduktion scheint sich im Sinne eines positiven Feed-back-Mechanismus selbst zu steigern. Etwa um den sechsten Tag wird die Progesteronsynthese des Corpus luteum jedoch Gonadotropin-abhängig. Hypophysäres LH oder embryonales hCG steigert die Progesteronausschüttung. Versiegt die Gonadotropinstimulation, so tritt eine Luteolyse ein. Der Einfluß von Gestagenen in dieser Phase auf die Progesteronsynthese ist nicht bekannt (Rothchild 1981).

Corpora lutea besitzen Progesteronrezeptoren. Abhängig von einem LH- bzw. hCG-Stimulus werden in der Granulosazellschicht diese Steroidrezeptoren exprimiert. Hierbei ist offensichtlich ein gewisser Schwellenwert von LH oder hCG nötig. Bleibt die Dosis subeffektiv, so resultiert ein insuffizientes Corpus luteum. Progesteron besitzt also neben seinen endokrinologischen Potenzen auch para- und autokrine Bedeutung im Corpus luteum (Chandrasekher et al. 1991).

Diese Befunde deuten zwei mögliche Wirkansätze für Antigestagene auf die Corpus luteum-Funktion an. Zum einen können Antigestagene direkt an die beschriebenen Progesteronrezeptoren der Granulosazellen binden und so eine gestagene Wirkung unterbinden. Andererseits inhibieren Antigestagene zentral LH-Amplituden und senken die mittlere LH-Konzentration im Serum. Die langsame Frequenz in der Corpus luteum Phase wird nicht verändert (Sanchez-Criado et al. 1992).

Klinische Studien belegen die Komplexität der Wirkung von Antigestagenen. Gelegentlich tritt unter der Wirkung von Mifepriston eine komplette Luteolyse ein. Meistens kann jedoch gar kein Effekt auf das Corpus luteum diagnostiziert werden, soweit Progesteronbestimmungen im Serum eine solche Aussage zulassen. Bei kritischer Evaluation der Gonadotropinspiegel wird die hypophysäre Inhibition der LH-Freisetzung deutlich. Blutungen, die fast immer in engem zeitlichen Zusammenhang mit der Mifepristongabe auftreten, werden der direkten antigestagenen Wirkung im Endometrium zugeschrieben. Üblicherweise erfährt die Probandin anläßlich der zeitgerechten Luteolyse nochmals eine Blutung (Garzo et al. 1988).

Um genauere Aussagen über direkte Wirkungen von Antigestagenen auf Granulosazellen treffen zu können, müssen in vitro Untersuchungen an Zellkulturen durchgeführt werden. Granulosazellen fallen als Beiprodukt bei Follikelpunktionen zur in vitro-Fertilisation an. Diese Zellen können nach entsprechender Reinigung und Aufbereitung in vitro als Monolayer-Zellkulturen für etwa 14 Tage funktionstüchtig gehalten werden.

Material und Methode

Luteinisierte Granulosazellen, welche routinemäßig bei der Follikelpunktion zur in vitro Fertilisation anfallen, wurden zunächst 3mal mit phosphatgepufferter physiologischer Kochsalzlösung (PBS) aufgeschwemmt und anschließend bei $40 \times g$ für 3 min zentrifugiert, um Blutbeimengungen weitgehend zu eliminieren. Anschließend erfolgte die Resuspension in 1 ml PBS supplementiert mit 1 % (v/v) fötalem Kälberserum (FCS) und 150 i.U. Hyaluronidase. Nach einer Inkubation von 20 min bei 37 °C wurden die Zellverbände durch mehrfaches Ansaugen durch eine 20er Nadel vereinzelt. Diese Zellsuspension wurde auf 50 % Percollösung gelagert. Es folgte eine 20-minütige Zentrifugation bei $1500 \times g$. Dadurch wurde eine komplette Reinigung von Blutbestandteilen erreicht. Die Granulosazellen wurden noch zweimal mit PBS/1 % FCS gewaschen, um Percollbeimengungen zu eliminieren. Jeweils ca. 50000 Zellen wurden schließlich auf Transwell-Membraneinhängen (Fa. Costar) in 1 ml Medium 199 (M199) supplementiert mit 1 % FCS ausgesät mit oder ohne Zugabe von 10 i. U./ml hCG. Diese zellbeschickten Einhänge wurden nun zunächst nach 24 Std., danach nach jeweils 48 Std. in frisches Medium überführt. Das konditionierte Medium wurde bis zur weiteren Aufarbeitung bei −80°C gelagert. Mifepriston, in absolutem Äthanol gelöst, wurde in Dosen von 1 nM bis 1 μM dem Medium zugesetzt.

Progesteron wurde im Medium mit handelsüblichen Bestimmungsprodukten der Fa. Serono Diagnostika, Freiburg, Deutschland in einem automatischen Analysator (SR1, Fa. Serono) entspre-chend den Vorgaben des Herstellers quantifiziert.

Chemikalien wurden soweit nicht anders vermerkt von der Fa. Sigma Chemicals bezogen.

Ergebnisse

Die Progesteronkonzentration im Medium beträgt in den ersten sechs Tagen 200–400 ng/ml. Sie sinkt in nicht hCG-stimulierten Kulturen nach 14 Tagen auf 10–50 ng/ml ab. In Kulturen mit hCG-Stimulation beträgt die Progesteronkonzentration während der gesamten Beobachtungszeit 400–600 ng/ml. Hierbei ist auffallend, daß die luteotrophe Wirkung des hCG erst nach dem sechsten Tag der Zellkultur erkennbar wird (Abb. 1).

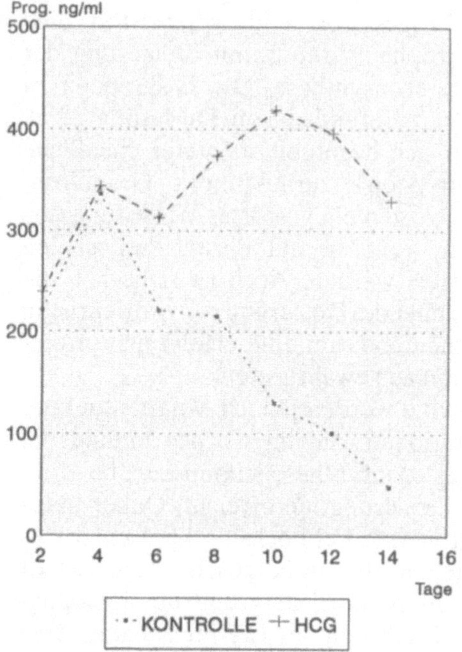

Abb. 1. Luteinisierte Granulosazellen produzieren in vitro Progesteron. Die Progesteronproduktion ist ab dem sechsten Tag der Zellkultur hCG abhängig

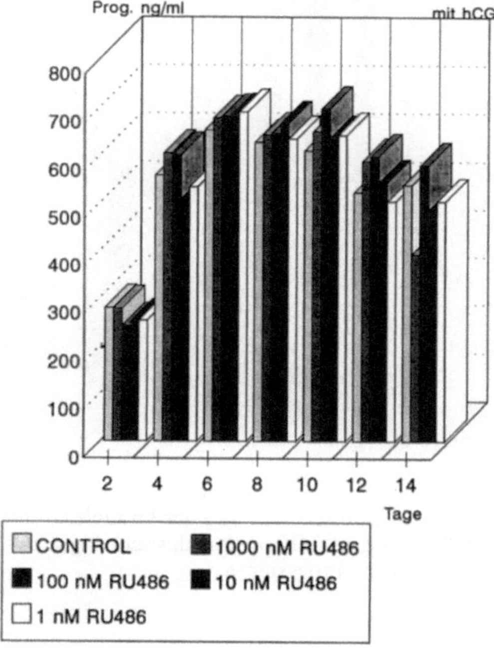

Abb. 2. Die Progesteronproduktion in Zellkulturen von luteinisierten Granulosazellen wird unter dem Einfluß von 10 i.u hCG durch Mifepriston nicht tangiert

Werden Granulosazellkulturen mit hCG und Mifepriston inkubiert, so zeigt sich kein Unterschied der Progesteronkonzentrationen im Medium (Abb. 2). Ohne Zugabe von hCG hat Mifepriston ab dem sechsten Tag eine deutliche luteotrophe Wirkung. 1 µM Mifepristone verdoppelt die Progesteronkonzentrationen verglichen zur Kontrollgruppe. Der Effekt des Mifepristons scheint dabei dosisabhängig zu sein (Abb. 3). Die hohen Dosen des Antigestagens sind nötig, um die vorhandenen Progesteronmengen zu neutralisieren und eine Kompetition am Rezeptor zu ermöglichen.

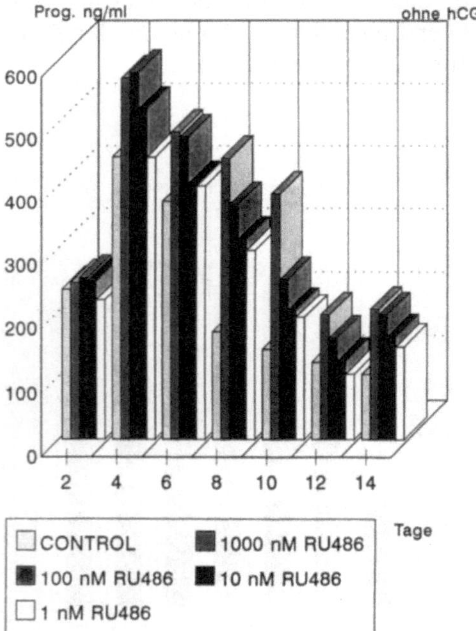

Abb. 3. Ab dem sechsten Tag der Granulosazell-Kulturen steigert Mifepriston dosisabhängig die Produktion von Progesteron

Diskussion

Die hier demonstrierten Daten zeigen, daß luteinisierte Granulosazellen in vitro ihre Fähigkeit behalten, Progesteron in großen Mengen zu synthetisieren. Luteinisierte Granulosazellen verhalten sich unter den genannten Bedingungen für ca. 6 Tage autark hinsichtlich der Progesteronsynthese. Danach benötigen diese Zellen hCG zur Aufrechterhaltung der Progesteronsynthese. Unter dem Einfluß von 10 i. U./ml hCG ist die Progesteronsynthese für mindestens 14 Kulturtage stabil. Im Gegensatz zu früheren Darstellungen konnten wir keine luteolytische Wirkung von Mifepriston in luteinisierten Granulosazellkulturen feststellen (DiMattina et al. 1986). Die stimulierende Wirkung von hCG läßt keine genauere Analyse der Wirkung von Mifepriston auf die Progesteronsynthese in vitro zu. Ohne hCG zeigt sich bei ungefähr äquimolarer Menge von Progesteron und Mifepriston eine luteotrophe Wirkung mit Steigerung der Progesteronsynthese. Die Diskrepanz zu früheren Befunden von DiMattina et al. lassen sich eventuell auf unterschiedliche Kultursysteme zurückführen. Granulosazellen zeigen ein gestörtes Wachstumsverhalten, wenn sie auf Plastik-Petrischalen kultiviert werden. Auch ist sicherlich die ausreichende Dosierung von Mifepriston entscheidend, um eine erfolgreiche Kompetition zu gewährleisten.

In vivo werden jedoch Mifepristonkonzentrationen, die im Corpus luteum die Progesteronsynthese stimulieren, bei üblicher Dosierung nie erreicht. Daher überwiegt in vivo bei höchsten klinischen Dosierungen die luteolytische Eigenschaft des Mifepristons aufgrund der hypophysären Inhibition der LH-Freisetzung. Tritt eine Schwangerschaft ein, so reichen die endogenen hCG-Konzentrationen aus, um eine Luteolyse zu vereiteln (Roseff et al. 1990). Bei klinischem Einsatz von Mifepriston zur Zyklusregulierung, Antikonzeption, Interzeption oder Abortinduktion ist der antigestagene Effekt im Endometrium von ausschlaggebender Bedeutung. Die Wirkung von Mifepriston auf die Funktion des Corpus luteum ist diesem unterzuordnen.

Literatur

Chandrasekher YA, Brenner RM, Molskness TA, Yu Q, Stouffer RL (1991) Titrating luteinizing hormone surge requirements for ovulatory changes in primate follicles. II. Progesterone receptor expression in luteinizing granulosa cells. J Clin Endocrinol Metab 73:584–589

DiMattina M, Albertson B, Seyler DE, Loriaux DL, Falk RJ (1986) Effect of the antiprogestin RU486 on progesterone production by cultured human granulosa cells: inhibition of the ovarian 3β-hydroxysteroid dehydrogenase. Contraception 34:199–206

Garzo VG, Liu J, Ulmann A, Baulieu EE, Yen SSC (1988) Effect of an antiprogesterone (RU486) on the hypothalamic hypophyseal-ovarian-endometrial axis during the luteal phase of the menstrual cycle. J Clin Endocrinol Metab 66:508–517

Roseff SC, Kettel LM, Rivier J, Burger HG, Baulieu EE, Yen SSC (1990) Accelerated dissolution of luteal-endometrial integrity by the administration of antagonists of gonadotropin-releasing hormone and progesterone to late-luteal phase women. Fertil Steril 54:805–810

Rothchild I (1981) The regulation of the mammalian corpus luteum. Recent Progress in Hormone Research 37:183–298

Sánchez-Criado JE, Uilenbroeck JThJ, Karels B (1992) Different effects of the antiprogesterone RU486 on progesterone secretion by the corpus luteum of rats with 4- and 5-day oestrous cycles. J Endocr 132:115–122

Abortinduktion bei fortgeschrittenen Schwangerschaften

W. RATH, T. KRAUSS und W. KUHN

MERKE:

1. Die Intensivierung der pränatalen Diagnostik hat zu einer steigenden Zahl vorzeitiger Schwangerschaftsbeendigungen im II. Trimenon geführt. Dabei stellt heute die Anwendung von Prostaglandinen (PG) ein unentbehrliches Behandlungsprinzip dar.

2. Ziele der Abortinduktion mit PG ist das Erreichen kurzer Weheninduktions-Abortintervalle bei möglichst geringer Rate unerwünschter Begleitwirkungen, die Vermeidung von Zervix- und Uterusläsionen sowie die von frustranen Einleitungen mit der Notwendigkeit zur operativen Intervention.

3. Die Applikationsformen für PG zur Abortinduktion im II. Trimenon sind durch die Richtlinien des Bundesgesundheitsamtes vorgegeben. Bevorzugt angewandt wird das uterusselektive, synthetische PGE_2-Derivat Sulproston. Im Hinblick auf die Effizienz und Akzeptanz hat sich das kombinierte Vorgehen aus medikamentöser Zervixreifung und Weheninduktion gegenüber der alleinigen Wehenauslösung durch systemische Sulproston-Gaben bewährt:
   z. B. Zervixreifung durch intrazervikale Applikation von 500 µg PGE_2-Gel und anschließende Weheninduktion durch intervenöse Infusion von Sulproston. Nach einer eigenen prospektiven Studie stellt die serielle Anwendung eines 1 mg Gemeprost (PGE_1-Analogon) enthaltenen Vag. Supp. eine gute therapeutische Alternative dar.

4. Der zur vorzeitigen Schwangerschaftsbeendigung erforderliche PG-Bedarf vermindert sich mit fortschreitendem Graviditätsalter, da die Sensitivität des Myometriums und der Zervix für Prostaglandine zum Termin hin zunimmt. Für die Behandlung abgestorbener Schwangerschaften sind deutlich geringere Prostaglandin-Dosen nötig als zur Abortinduktion bei vitalen Graviditäten.

Einleitung

Vorzeitige Schwangerschaftsbeendigungen gehören zu den häufigsten operativen Eingriffen bei der Frau. Ungeachtet einer erheblichen Dunkelziffer wird ihre Zahl weltweit auf 30–55 Mio/Jahr geschätzt (Tietze und Lewit 1977). Dabei beträgt der Anteil von Abortinduktionen im II. Trimenon 10–20 %; so werden beispielsweise in den USA jährlich 50 000 dieser Eingriffe im mittleren Trimenon durchgeführt (Toppozada und Ismail 1990). Nicht zuletzt dürfte die Intensivierung der Pränataldiagnostik und die unübersehbaren Fortschritte in der Sonographie zu einer steigenden Zahl vorzeitiger Schwangerschaftsbeendigungen im II. Trimenon geführt haben. Von besonderer klinischer Bedeutung ist die nicht unerhebliche Rate an Komplikationen, die vor allem vom Schwangerschaftsalter, dem Zustand der

Schwangerschaft (intakt oder gestört), präexistenten Erkrankungen der Mutter sowie von der Art der Schwangerschaftsbeendigung abhängt.

Bei einer Gesamtkomplikationsfrequenz von 8–10 % entfallen $^2/_3$ aller schweren Komplikationen und weit über 50 % der mütterlichen Mortalität auf Abortinduktionen im II. Trimenon. Insgesamt steigt die Morbiditätsrate von 2,7 % in der 6.–8. SSW auf 25 % in der 16. SSW an (Steward und Goldstein 1972).

Vor klinischer Einführung der Prostaglandine betrug die Letalität noch 2,2 Todesfälle auf 100 000 Eingriffe vor der 12. SSW und 21 Todesfälle auf 100 000 Eingriffe nach der 12. SSW (Lehfeldt 1977).

Abgesehen von Bemühungen durch Chorionzottenbiopsie im I. Trimenon und Frühamniozentese einen möglichen Schwangerschaftsabbruch aus eugenischer Indikation zeitlich vorzuverlegen, ist im Hinblick auf das Komplikationsrisiko die *Art des Eingriffs* der entscheidende „therapeutische beeinflußbare" Parameter.

Dabei besteht mehrheitlich die Auffassung, daß vor der 14. SSW ein effektives Zervixpriming durch lokale Applikation von Prostaglandinen (z. B. 500 µg PGE$_2$-Gel intrazervikal oder Einlage eines 1 mg Gemeprost enthaltenden Vaginal-Suppositoriums) mit anschließender instrumenteller Uterusentleerung die Methode der Wahl darstellt (Übersicht bei Rath und Kuhn 1987).

Methoden zur vorzeitigen Schwangerschaftsbeendigung im II. Trimenon

Uneinheitlich, geographisch unterschiedlich und z. T. kontrovers diskutiert wird das Vorgehen bei vorzeitigen Schwangerschaftsbeendigungen im II. Trimenon. Dabei haben aber die folgenden Auffassungen prinzipielle Gültigkeit:

1. operative Methoden des Schwangerschaftsabbruches sind bei zunehmendem Gestationsalter mit einem steigenden Morbiditäts- und Mortalitätsrisiko belastet. Die Hysterotomie ist nur noch in Ausnahmefällen indiziert wie z. B. bei Vorliegen einer Placenta praevia totalis oder bei lebensbedrohlicher Blutung infolge vorzeitiger Plazentalösung bei unreifen Muttermundsverhältnissen.

2. Mechanische Verfahren wie z. B. die Ballonbelastung der Zervix in Verbindung mit wehenstimulierenden Maßnahmen sind aufgrund unzumutbar langer Ausstoßungszeiten und erhöhter Infektionsraten weitgehend verlassen worden.

3. Chemische Methoden der Abortinduktion wie die intraamniale Applikation hypertoner Kochsalz-, Glukose- oder Harnstofflösungen sollten heute keine Anwendung mehr finden. Die retroamniale Instillation von 0,1 %iger Rivanol-Lösung ist zwar mit dem Nachteil langer Induktionszeiten zwischen 24 und 72 Std. belastet, kann aber bei Kontraindikationen gegen Prostaglandine eine klinisch relevante Alternative zur Vermeidung operativer Schwangerschaftsbeendigungen im II. Trimenon darstellen (Übersicht bei Toppozada und Ismail 1990).

4. Unter den *medikamentösen Methoden* zur Schwangerschaftsbeendigung hat sich die hochdosierte intravenöse Applikation von Oxytocin nicht bewährt; neben mangelnder Effizienz bei unreifer Zervix und tagelangen Induktionszeiten besteht bei hoher Dosierung die Gefahr von Wasserintoxikationen, Elektrolytverschiebungen und Krämpfen. In Verbindung mit einer frühzeitigen Amniotomie ist das Verfahren zwar effektiver, beinhaltet aber das Risiko einer intrauterinen Sepsis und einer Fruchtwasserembolie. Fehlgeschlagene

Induktionen werden dann zumeist durch operative Intervention mit hoher Morbidität beendet (Toppozada und Ismail 1990).

Die Anwendung von Prostaglandinen (PG)

Unbestrittenermaßen gilt heute die Anwendung von Prostaglandinen (PG) als Methode der Wahl zur Schwangerschaftsbeendigung im II./III. Trimenon.

Im Gegensatz zum Oxytocin mit fast ausschließlich myometriumstimulierender Wirkung zeichnen sich die Prostaglandine durch einen pharmakologischen Synergismus aus uteruskontrahierender und zervixerweichender Wirkung aus. Hinzu kommt, daß es durch die Gabe von PG zur Ausbildung sog. gap junctions (biophysikalische Zellbrücken zwischen den Myometriumzellen) kommt, die die Erregungsausbreitung am Uterus verbessern. Darüber hinaus fördern PG die Bildung und Vermehrung von Oxytocin-Rezeptoren im graviden Uterus.

Die hohe abortive Potenz dieser Substanzen ermöglicht eine vorzeitige Schwangerschaftsbeendigung zu jedem Zeitpunkt der Gravidität. Mit dem Ziel der Abortauslösung wurden Prostaglandine intravenös, intramuskulär, oral, vaginal, intraamnial, extraamnial und intrazervikal verabreicht.

Aufgrund der höheren abortiven Wirksamkeit, der geringeren Frequenz systemischer Begleitwirkungen und der längeren Halbwertszeit wird heute die Anwendung uterusselektiver, vollsynthetischer Prostaglandin-Analoga (z. B. Sulproston, Gemeprost) der nativer Prostaglandine vorgezogen.

In der klinischen Praxis sollte im Hinblick auf die Wirkung und Dosierung der PG das Gestationsalter berücksichtigt und zwischen der Beendigung vitaler und ab-

gestorbener Graviditäten unterschieden werden. Dabei ist zu bedenken, daß die Sensitivität des Myometriums und auch die der Zervix gegenüber PG mit fortschreitendem Schwangerschaftsalter zunimmt. Demzufolge sind zum Termin wesentlich geringere PG-Dosen zur Beendigung der Schwangerschaft erforderlich als im II. Trimenon. Darüber hinaus erfordert die Wehenindukation bei abgestorbener Gravidität deutlich geringere Prostaglandin-Dosen als die zur Beendigung vitaler Schwangerschaften. Diese Überlegungen sollten im Hinblick auf die dosisabhängigen Nebenwirkungen bei der Prostaglandin-Anwendung mit einbezogen werden (Karim 1982).

Vor der Bewertung einzelner Applikationsverfahren zur Abortinduktion sind zunächst die Zielsetzungen zu definieren (Tabelle 1), an denen sich heute gebräuchliche und vom Bundesgesundheitsamt (BGA) zugelassene Methoden der Prostaglandin-Anwendung zu richten haben. Dabei ist immer zu berücksichtigen, daß diese Schwangeren erheblichen physischen und psychischen Belastungen ausgesetzt sind.

Tabelle 1. Ziele der vorzeitigen Schwangerschaftsbeendigung im II./III. Trimenon

Indikationen:	Abruptio aus medizinischer/eugenischer Indikation/missed abortion/IUFT/Blasenmole
Ziele:	1. Kurze Wehenindukations-Abort (Geburt)-Intervalle
	2. Vermeidung von Zervix- und Uterusläsionen (PG-induzierte Rupturen)
	3. Vermeidung frustraner Einleitungen → Notwendigkeit zur operativen Intervention (Sectio parva) – Dyssynergie MM-Eröffnung/Wehentätigkeit
	4. geringe systemische Nebenwirkungsrate
	(5. komplette Ausstoßung Frucht/Plazenta)

Demzufolge sollten:

1. das Weheninduktions-Abortintervall möglichst kurz sein.
2. Traumatisierungen der Zervix und des Uterus vermieden werden, *ebenso*
3. wie frustrane Einleitungen, an deren Ende dann nur die operative Intervention zur Beendigung der Schwangerschaft bleibt.
4. die Rate an unerwünschten systemischen Begleitwirkungen möglichst gering sein.
5. Ob eine komplette Fruchtausstoßung tatsächlich ein unabdingbares Kriterium für eine erfolgreiche Abortinduktion darstellt, wird unterschiedlich beurteilt, zumal in den meisten Kliniken eine Nachcurettage bis zur 24. SSW obligat ist. Andererseits wurde vor kurzem empfohlen, nach Inspektion der Plazenta und sonographisch unauffälligem Befund im mittleren Trimenon auf eine Nachcurettage zu verzichten (Thong und Baird 1992).

Nach den Richtlinien des BGA sind folgende Applikationsformen und Dosierungen zur vorzeitigen Schwangerschaftsbeendigung im II./III. Trimenon zugelassen (Tabelle 2):

Tabelle 2. Vom BGA zugelassene Anwendungen für PG im II./III. Trimenon (nicht Geburtseinleitung)

intravenös:	PGE$_2$ (Minprostin-E$_2$, Upjohn): 0,25–5,0 µg/min Sulproston (Nalador 500, Schering): 1,0–8,3 µg/min
intramuskulär:	Sulproston (Nalador 500, Schering): 500 µg/3–6 Std. (max. 3 000 µg)
extraamnial:	PGE$_2$ (Minprostin-E$_2$, Upjohn): 100–200 µg Sulproston (Nalador 100, Schering): 25–100 µg

1. Die intravenöse Gabe von PGE$_2$ oder Sulproston.
2. Die intramuskuläre Injektion von 500 µg Sulproston alle 3–6 Std.
3. Die extraamniale Applikation von PGE$_2$ oder Sulproston

Im folgenden soll aus den genannten Gründen nur auf die Anwendung von Sulproston eingegangen werden.

Systemische Sulproston-Applikation

Mit der intravenösen Gabe von Sulproston wurde innerhalb von 24 Std. in 67–96 % der Fälle eine erfolgreiche Abortinduktion erreicht. Dabei lagen die mittleren Induktions-Abortintervalle zwischen 12 und 18 Std. Dem Vorteil der guten Steuerbarkeit steht die Belastung der Patientinnen durch Immobilisierung bei z. T. langer Infusionsdauer gegenüber; hinzu kommt der Nachteil von Infusionsphlebitiden an den Einstichsstellen (Übersicht bei Rath und Kuhn 1987). Nach intravenöser wie auch nach wiederholter intramuskulärer Applikation, die bei vergleichbaren Induktions-Abortintervallen innerhalb von 24–36 Std. in 90–95 % der Fälle zu einem Abort führte, lag die Rate unerwünschter systemischer Begleitwirkungen zwischen 22 und 54 %.

Trotz international guter klinischer Erfahrungen mit der intramuskulären Sulprostoninjektion wurde diese Applikationsform im April 1992 von der Herstellerfirma zurückgezogen, d. h. sie steht nicht mehr zur vorzeitigen Schwangerschaftsbeendigung im I. und II. Trimenon oder zur Behandlung atonischer Nachblutungen zur Verfügung. Begründet wurde diese Maßnahme mit schweren Arzneimittelnebenwirkungen in weltweit 23 Fällen, bei denen im Zusammenhang mit der intramuskulären Sulproston-Gabe Lungenödeme, Herzinfarkte, Bradykardien, plötzlicher Blutdruckabfall, Schock und Todesfälle (n = 4) auftraten, vorwiegend allerdings bei internistisch erheblich vorbelasteten Patientinnen. Möglicherweise spielen kurzfristige hohe Wirkstoffspiegel mit konsekutivem Vasospasmus eine ursächliche pathogenetische Rolle.

Die extraamniale Applikation von Sulproston in wässeriger Lösung hat in der klinischen Praxis keine Bedeutung gefunden.

Trotz hoher Effizienz der systemischen Sulproston-Applikation ist diese Methode kritisch zu bewerten. Den in den ersten Stunden nach Applikationsbeginn starken Uteruskontraktionen stellt sich – besonders bei Nulliparität – meist ein erheblicher zervikaler Widerstand entgegen; der Zervixbefund ändert sich in dieser Zeit kaum. Erst nach unterschiedlich langer Latenz ist dann eine „ballonartige" Ausziehung der Zervix mit anschließender plötzlicher Expulsion des Feten zu beobachten; d.h. die systemische Anwendung von Prostaglandinen führt generell über eine primäre Weheninduktion zur Zervixeröffnung. Mögliche Folgen dieser Dyssynergie von Wehen und Zervixdilatation sind neben langen, die Patientin belastenden Induktionszeiten frustraner Einleitungsversuche und vor allem schwerwiegende Komplikationen wie Uterusrupturen und Zervixrisse, über die vor allem bei jungen Nulliparae mit rigider Zervix wiederholt berichtet wurden (Übersicht bei Rath und Kuhn 1987).

Kombinierte Verfahren aus Zervixreifung und Weheninduktion

Zur Vermeidung dieser Komplikationen und zur Verbesserung der Akzeptanz ist daher – analog der Situation am Geburtstermin – die Weheninduktion erst nach ausreichender Zervixreifung sinnvoll und erfolgversprechend. Daher wurde an unserer Klinik bis vor kurzem wie folgt vorgegangen (Abb. 1):

Nach Diagnosesicherung und sonographischem Ausschluß einer Placenta praevia wird zunächst eine Zervixreifung durch intrazervikale Applikation von 500 μg PGE$_2$- oder 50–100 μg Sulproston-Gel

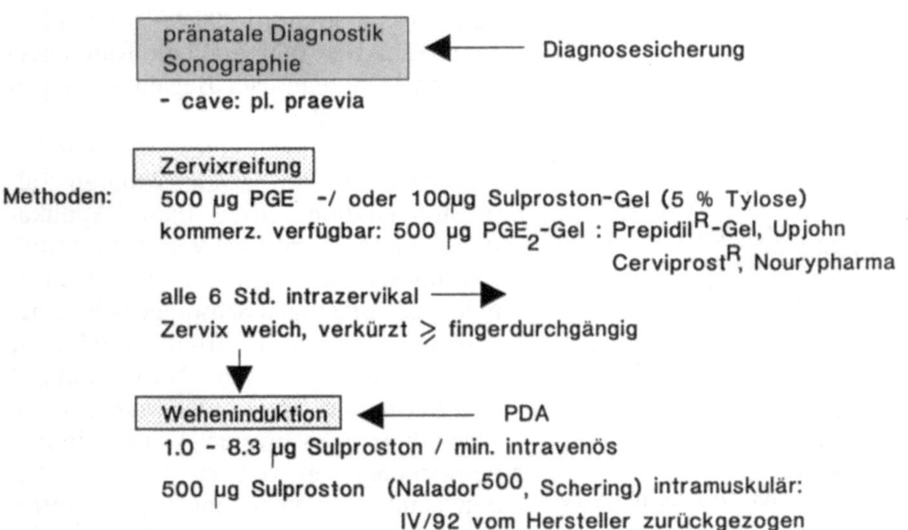

Abb. 1. Vorzeitige SS-Beendigung im II. Trimenon

durchgeführt. Bis zur kommerziellen Verfügbarkeit von Fertiggel-Präparationen haben wir dabei selbst in der Kliniksapotheke hergestellte PG-Tylosegele mit einem Injektionsvolumen von 2–3 ml verwendet, deren Herstellungspreis nur 9–10 DM beträgt. Inzwischen sind zum einen das wasserunlösliche PGE_2-Triacetin-Gel (Prepidil®, Upjohn), zum anderen ein eher wasserlösliches PGE_2-Polydextrin-Gel (Cerviprost®, Nourypharma) im Handel und zur Geburtseinleitung bei unreifer Zervix vom BGA zugelassen, nicht aber zur Abortinduktion im I. und II. Trimenon.

Die intrazervikale Prostaglandin-Applikation wird alle 6 Std. wiederholt bis die Zervix weich, verkürzt und mindestens zeigefingerdurchgängig ist. Vor Weheninduktion hat sich das Legen eines periduralen Verweilkatheters bewährt, durch den zur Analgesie nach Bedarf 0,375%iges Bupivacain verabreicht werden kann. Im Hinblick auf die zu erwartenden gastrointestinalen Nebenwirkungen ist mit der Gabe von Triflupromacin (Psyquil®) Suppositorien neben einem guten antiemetischen auch ein sedierender Effekt zu erreichen. Als alternatives Antiemetikum kommt Metoclopramid (Paspertin®) 10 mg intravenös in Betracht, das zudem den Verbrauch an zentralen Analgetika vermindern soll (Rosenblatt et al. 1991).

Zur Weheninduktion *stand* als praktikable, einfache und sichere Methode die intermittierende Injektion von 500 µg Sulproston und *steht* heute nur noch die intravenöse Sulproston-Infusion zur Verfügung.

Das kombinierte Vorgehen aus intrazervikaler Prostaglandin-Gel-Applikation und systemischer Sulproston-Anwendung erbrachte:

1. eine signifikante Verkürzung des die Patientin besonders belastenden Weheninduktions-Abortintervalls auf im Mittel 4,5–10,1 Std. (Goeschen 1989, Rath et al. 1991, Schmidt und Ditz 1988).
2. Eine deutliche Verminderung der Rate Prostaglandin-induzierter Zervixläsionen und
3. eine Senkung der Frequenz systemischer Begleichwirkungen auf 6–12% (Rath et al. 1985, Rath et al. 1991).

Als Nachteil dieser Methode ist jedoch die in 10–20% der Fälle zu beobachtende Therapieresistenz auf die intrazervikale Prostaglandin-Gel-Gabe zu betrachten, die dann vielfache Wiederholungen der Applikation mit zusätzlicher Belastung der Patientin und des Personals notwendig machen und somit die Gesamttherapiedauer in Einzelfällen erheblich verlängert. Hinzu kommt, daß seit 1992 nur noch die weniger akzeptable intravenöse Darreichungsform von Sulproston zur Verfügung steht.

Serielle Applikation von Gemeprost Vaginal Suppositorien

Als alternative Methode bietet sich die serielle Applikation eines 1 mg Gemeprost-enthaltenden Vaginal-Suppositoriums (Cergem®, Nourypharma) an. Dieses Verfahren ist allerdings vom BGA bisher nur zur präoperativen Zervixdilatation vor Eingriffen am nichtgraviden Uterus und zur Schwangerschaftsbeendigung im I. Trimenon zugelassen; eine Zulassung zur Abortinduktion bei fortgeschrittener Gravidität steht also noch aus. Dabei liegen allerdings aus Japan und den angelsächsischen Ländern bereits jahrelange Erfahrungen im Umgang mit Gemeprost in dieser Indikationsstellung (II. Trimenon) vor (Übersicht bei Bygdeman 1990).

Nach Einlegen des Vaginal-Suppositoriums werden in 1–2 Std. maximale Plasmaspiegel erreicht, die Substanz ist noch 6–8

Std. post applicationem im Plasma nachweisbar. Da 12–28 % der Wirksubstanz resorbiert werden (Dimov et al. 1983), muß von einem lokosystemischen Effekt des Gemeprost ausgegangen werden, wobei in der Initialphase die zervixreifende Wirkung im Vordergrund steht, gefolgt von uterinen Kontraktionen, die im Mittel 2,6–3,9 Std. nach der Applikation beginnen (Anderson et al. 1989, Sakamoto et al. 1982).

Mit einem klinisch nachweisbaren Reifungseffekt der Zervix darf nach 3–4 Std. in 51–64 % und nach 6 Std. in 82 % der Fälle gerechnet werden (Kajanoja 1990, Sakamoto et al. 1982).

Zur Abortinduktion im II. Trimenon wird die vaginale Applikation von Gemeprost in 3stündlichen Intervallen bis zu einem Gesamtverbrauch von 5 Suppositorien mehrheitlich empfohlen. Bei Nulliparität und Abruptiones zwischen der 18.–22. SSW wurde mit einer einmaligen Gemeprost-Einlage in 58,9 % der Fälle eine erfolgreiche Aborteinleitung erreicht (Querido und Haspels 1990). Insgesamt liegt die Abortrate mit dieser Methode zwischen 81–88 % innerhalb von 24 Std. (Thong und Baird 1992, Andersen et al. 1989), die mittleren Induktions-Abortintervalle wurden zwischen 12,9 und 15,9 Std. angegeben (Di Lieto et al. 1991, Thong und Baird 1992), wobei im Mittel 3–4 Applikationen erforderlich waren. Falls nach 5 Anwendungen von Gemeprost keine Schwangerschaftsbeendigung erfolgt, kann ein Zyklus von weiteren 5 Einlagen mit einer Erfolgsrate von insgesamt 96 % angeschlossen werden, in ca. 4 % der Fälle muß die Schwangerschaft durch zusätzliche Oxytocin- oder Sulproston-Infusionen beendet werden (Cameron et al. 1987, Thong und Baird 1992). Dabei liegt die Rate analgetikabedürftiger Schmerzen zwischen 68 und 80 %, die von gastrointestinalen Beschwerden zwischen 14 und 27 %. Komplette Aborte werden in

24–48 % der Fälle erreicht. Zervixläsionen traten bei ca. 1 % der Patientinnen auf (Thong und Baird 1992).

Aufgrund der stark myometriumstimulierenden Wirkung der Prostaglandine sind transfusionsbedürftige Blutungen selten (0–1 %). In einer Vergleichsstudie mit der intramuskulären Injektion von 500 μg Sulproston erwies sich die vaginale Anwendung von Gemeprost als vergleichbar wirksame Methode, allerdings waren die systemischen Nebenwirkungen mit 40 % unter Sulproston deutlich höher als unter Gemeprost mit 22,5 % (Di Lieto et al. 1991), was mit Wahrscheinlichkeit auf die höheren Prostaglandin-Spiegel nach intramuskulärer Verabreichung zurückzuführen ist (Bygdeman 1990).

In Deutschland liegen bisher keine oder nur wenige publizierte Ergebnisse über die Anwendung von Gemeprost im II. Trimenon vor.

In einer eigenen prospektiven Studie bei 20 Abruptiones aus medizinischer oder eugenischer Indikation zwischen der 17.–24. SSW wurden 6-stündliche Applikationsintervalle für Gemeprost gewählt (Tabelle 3).

Dabei ergaben sich bei im Median 3 Applikationen ein medianes Induktions-Abortintervall von 17,4 Std., bei 18 der 20 Patientinnen wurde die Schwangerschaft

Tabelle 3. Abortinduktion mit Gemeprost-Vaginalsuppositorien im II. Trimenon (n = 20)

Anzahl der Applikationen	$\bar{x} = 3$ (1–8)
Induktions-Abortintervall [Std.]	$\bar{x} = 17,4$ (3,7–73,0)
0-para	$\bar{x} = 17,5$
≥ 1-para	$\bar{x} = 17,2$
Abort/24 Std.	$n = 18$ (90 %)
unerwünschte Begleitwirkungen [n]:	
Übelkeit/Erbrechen	2
Temp. ≥ 38 °C	1
Hypotonie	1
gesamt	4 (20 %)

innerhalb von 24 Std. beendet. Systemische Begleitwirkungen traten in 4 Fällen auf. Eine Periduralanästhesie wurde zu dem Zeitpunkt gelegt, zu dem die Patientin erste spürbare Kontraktionen angab.

Unsere Ergebnisse stehen in Übereinstimmung mit einer vor kurzem publizierten Studie von Thong und Baird (1992), bei der die Effizienz einer wiederholten Gemeprost-Applikation in 3-stündlichen Intervallen der in 6-stündlichen Zeitabständen gegenüber gestellt wurde. Dabei ergaben sich bei jeweils 50 Patientinnen zwischen der 12.–18. SSW keine signifikanten Unterschiede hinsichtlich des Induktions-Abortintervalls, der Abortrate/24 Std. und der Frequenz gastrointestinaler Nebenwirkungen; allerdings war die Häufigkeit subfebriler Temperaturen in der 3 Std.-Gruppe deutlich höher. Ein signifikanter Unterschied zeigte sich beim Prostaglandin-Verbrauch mit im Median 5 notwendigen Applikationen bei 3-stündlichem und nur 3 Anwendungen bei 6-stündlichem Therapieintervall, wobei die Autoren in diesem Zusammenhang auf die unterschiedlichen Behandlungskosten aufmerksam machten.

Vor dem Hintergrund dieser Ergebnisse und den geringen alternativen Therapiemöglichkeiten sollte dem BGA geraten werden, die serielle Gemeprost-Applikation als Methode zur vorzeitigen Schwangerschaftsbeendigung im II. Trimenon zuzulassen.

Kombination von PG mit Antigestagenen

Ein weiterer Fortschritt im Hinblick auf Effizienz und Akzeptanz der Methoden wäre zu erwarten, wenn auch in Deutschland die Möglichkeit bestünde, die Prostaglandin-Anwendung mit der von Antigestagenen (Mifepriston) zu kombinieren. Mifepriston (RU 486) bewirkt über einen Progesteronentzug auf zellulärer Ebene nach Blockade der Progesteronrezeptoren und/oder über eine Down-Regulation der Progesteron-Rezeptoren eine Erhöhung der uterinen Kontraktilität und eine Steigerung der Sensitivität des Myometriums für Prostaglandine (Baulieu 1985, Hill et al. 1990). Dies trifft auch für die Abortinduktion im II. Trimenon zu.

So konnte in einer placebokontrollierten Doppelblindstudie von Hill et al. (1990) eindrucksvoll gezeigt werden, daß bei Abruptiones im mittleren Trimenon durch die orale Applikation von 600 mg Mifepriston 24 Std. vor extraamnialer Gabe von 1,5 mg PGE_2-Gel

1. die Abortrate von 40 % auf 90 % innerhalb von 12 Std. erhöht und
2. das mittlere Induktions-Abortsintervall von 18,8 auf 8,5 Std. reduziert werden konnte. Darüber hinaus ist
3. eine Verminderung der erforderlichen Prostaglandin-Dosis und
4. eine Senkung der Rate unerwünschter Begleitwirkungen zu erreichen (Rodger und Baird 1990, Urquhart und Templeton 1987).

Eine vergleichbare randomisierte Doppelblindstudie liegt auch über den Einsatz von Mifepriston und Gemeprost zur Abortinduktion im II. Trimenon vor (Rodger und Baird 1990). Dabei ist offenbar selbst eine Dosis von 200 mg Mifepriston (24 Std. vor der Prostaglandin-Gabe) der intrazervikalen PGE_2-Gel-Applikation hinsichtlich des Primingeffektes überlegen (Gottlieb und Bygdeman 1991). Da aber Mifepriston in Deutschland bisher nicht zugelassen ist, steht diese einfache, effiziente und nebenwirkungsarme Methode nicht zur Verfügung.

Schlußbemerkung

Leitlinien für eine erfolgreiche patientinnenorientierte Abortinduktion bei fortgeschrittener Gravidität sind:

- effiziente Methode (Empfehlung: Mifepriston + synth. PG-Analoga)
- Einhalten der Applikationsintervalle
- optimale psychische Führung der Patientin (einleitendes Gespräch, Aufklärung, Zuwendung)
- engmaschige Betreuung durch behandelnden Arzt (u. a. Überprüfung des Behandlungsfortschrittes)
- intensivmedizinische Überwachung
- adäquate Analgesie (z. B. PDA) und antiemetische Therapie (z. B. Triflupromazin)
- rasches postabortales Management (u. a. Vermeidung von Blutungskomplikationen)
- kurze stationäre Verweildauer

Ohne Zweifel sollten durch die Anwendung effizienter Methoden mit konsequentem Einhalten der Applikationsintervalle möglichst kurze Induktions-Abortintervalle erreicht werden. Dies darf aber im Hinblick auf die physische und vor allem psychische Belastung dieser Schwangeren nicht um jeden Preis erzwungen werden, zumal die Reifung der Zervix immer einen zeit- und erfolgslimitierenden Faktor darstellt. Von besonderer klinischer Bedeutung ist die optimale psychische Führung der Patientin, die neben einem einleitenden Gespräch und einer Aufklärung über Vorgehen und Methoden die individuelle Situation und die Erwartungen dieser Frauen berücksichtigen muß und viel persönliche Zuwendung vom behandelnden Arzt verlangt. Diese engmaschige Betreuung, die vom medizinischen Standpunkt auch die Überprüfung des Behandlungsfortschrittes beinhaltet, ist neben der positiven Motivierung dieser Frauen ausschlaggebend für eine erfolgreiche und patientinnenorientierte Schwangerschaftsbeendigung. Es versteht sich von selbst, daß eine nicht schematische, sondern situationsadaptierte analgetische und antiemetische Prophylaxe oder Therapie in diesem Zusammenhang unerläßlich ist. Da Prostaglandine keine indifferenten Substanzen sind und immer wieder über schwere internistische oder chirurgische Komplikationen z. T. mit Todesfolge berichtet wurde, müssen diese Patientinnen einer intensivmedizinischen Betreuung zugeführt werden, abgesehen von einer korrekten Anamneseerhebung, klinischen Voruntersuchung und dem Ausschluß von Kontraindikationen.

Hohe Blutverluste nach erfolgtem Abort mit bekannter Morbidität sind durch rechtzeitiges und konsequentes medikamentöses oder chirurgisches Eingreifen (z. B. bei retinierten Plazentaresten) zu vermeiden mit dem Ziel, den stationären Aufenthalt, der diese Patientinnen zusätzlich belastet, so kurz wie medizinisch vertretbar zu halten und damit bereits einen ersten Beitrag zu liefern, den „Schmerz der verlorenen Schwangerschaft" zu überwinden. Auch für die Abortinduktion fortgeschrittener Schwangerschaften stellt die klinische Anwendung von Antigestagenen im Hinblick auf eine Risikoverminderung einen unübersehbaren Fortschritt dar, so daß unabhängig von kontroversen und nicht immer medizinisch begründeten Diskussionen deren Anwendung unter definierter Indikationsstellung und kontrollierten Bedingungen dem Geburtshelfer nicht vorenthalten werden sollte.

Literatur

Andersen LF, Poulsen HK, Sorensen SS, Christensen BM, Sponland G, Skjeldestad FE (1989) Termination of second trimester pregnancy with gemeprost vaginal pessaries and intraamniotic $PGF_{2\alpha}$. Europ J Obstet Gynecol Reprod Biol 31:1–7

Baulieu EE (1985) RU 486: An antiprogestin steroid with contragestive activity in women. In: Baulieu EE, Segal SJ (Hrsg) The antiprosterone steroid RU 486 and human fertility control. Plenum, New York S 1–12

Bygdeman M (1990) Non-invasive methods for termination of second trimester pregnancy. Baillieres Clin Obstet Gynaecol 4:351–359

Cameron IT, Michie AF, Baird DT (1987) Prostaglandin-induced pregnancy termination: further studies using gemeprost vaginal pessaries in the early second trimester. Prostaglandins 34:111–117

Di Lieto A, Catalano D, Albano G, Ucello N, Civetta A et al. (1991) Uterine motility and cervical ripening in second trimester elective abortion by two different PGE analogues. Clin Exp Obstet Gynecol 18:251–259

Dimov V, Green K, Bygdeman M, Konishi Y, Imaki K, Hayashi M (1983) Gas chromotographic-mass spectrometric quantitation of 16,16-dimethyl trans-delta 2-PGE$_1$. Prostaglandins 25:225–235

Goeschen K (1989) Behandlung mit Prostaglandinen in Geburtshilfe und Gynäkologie. Enke, Stuttgart

Gottlieb C, Bygdeman M (1991) The use of antiprogestin (RU 486) for termination of second trimester pregnancy. Acta Obstet Gynecol Scand 70:199–203

Hill NCW, Selinger M, Ferguson J, Lopez Bernal A, Mackenzic JZ (1990) The physiological and clinical effects on progesterone inhibition with mifepristone (RU 486) in the second trimester. Br J Obstet Gynaec 97:487–492

Kajanoja P (1990) Is preoperative cervical softening necessary in termination of pregnancy in nulliparous women? Zent Bl Gynäkol 112:589–591

Karim SMM (1982) Clinical applications of prostaglandins in obstetrics and gynaecology. An Acad Med (Singapore) II:491–502

Lehfeldt H (1977) Komplikationsraten und Organisation nach Legalisierung der Schwangerschaftsunterbrechung im Staate New York. In: Beller FK, Böttcher HD (Hrsg) Moderne Kontrazeption, Thieme, Stuttgart S 97–103

Querido L, Haspels AA (1990) Late second trimester abortion with 16,16-dimethyl-trans-delta 2-PGE$_1$ methyl ester (Gemeprost). Contraception 42:43–49

Rath W, Kuhn W (1985) Cervical ripening and induction of labour in cases of intrauterine fetal death. Int J Gynaecol Obstet 23:387–394

Rath W, Kuhn W (1987) Die Anwendung von Prostaglandinen zur Schwangerschaftsbeendigung im I. Trimenon. Gynäkol prax 11:113–126

Rath W, Kuhn W (1987) Die Anwendung von Prostaglandinen zur Schwangerschaftsbeendigung im I. und II. Trimenon. Wien Klin Wschr 99:741–751

Rath W, Kuhn W (1988) Prostaglandine in Gynäkologie und Geburtshilfe, Indikationsspektrum und Anwendungsmöglichkeiten. Arzneimitteltherapie 6:111–121

Rath W, Gerland W, Osmers R (1991) Schwangerschaftsbeendigung im II. und III. Trimenon mit Prostaglandinen in Abhängigkeit vom Zervixstatus. Zent Bl Gynäkol 113:519–526

Rodger MW, Baird DT (1990) Pretreatment with mifepristone (RU 486) reduces interval between prostaglandin administration and expulsion in second trimester abortion. Br J Obstet Gynaec 97:41–45

Rosenblatt WH, Cioffi AM, Sinatra R, Saberski LR, Silverman DG (1991) Metoclopramide: an analgesic adjuvant to patient – controlled analgesia. Anesth Analg 73:553–555

Sakamoto S, Satoh K, Nishiya I, Kunimoto L, Chimura T et al. (1982) Abortifacient effect and uterine cervix-dilating action of 16,16-dimethyl-trans-delta 2 PGE$_1$-metyl ester (ONO 802) in the form of a vaginal suppository (a randomized, double-blind controlled study in the second trimester of pregnancy). Prostaglandins Leukotrienes Med 9:349–359

Schmidt W, Ditz S (1988) Abortinduktion im 2. und 3. Schwangerschaftstrimenon In: Haller U, Kubli F, Husslein P (Hrsg) Prostaglandine in Geburtshilfe und Gynäkologie. Springer, Berlin, Heidelberg, New York, S 114–122

Steward GK, Goldstein P (1972) Medical and surgical complications of therapeutic abortions. Obstet Gynecol 4:539–545

Thong KJ, Baird DT (1992) An open study comparing two regimens of gemeprost for the termination of pregnancy in the second trimester. Acta Obstet Gynecol Scand 71:191–196

Tietze C, Lewit S (1977) Legal abortion. Sci Amer 236:21–28

Toppozada M, Ismail AA (1990) Intrauterine administration of drugs for termination of pregnancy in the second trimester. Baillieres Clin Obstet Gynaecol 4:327–349

Urquhart DR, Templeton AA (1987) Mifepristone (RU 586) and second trimester termination. Lancet II:1405

Die rechtliche und tatsächliche Situation des Schwangerschaftsabbruches in Deutschland

R. WILLE und B. HOFFMANN

MERKE:

Die rechtliche Situation des § 218 StGB spiegelt den augenblicklichen Zustand unseres staatlichen Gemeinwesens wider. Konsens besteht lediglich darin, daß bei unerwünschter Schwangerschaft keine der vielen Konfliktlösungen konsensfähig ist.

Das am 27. 07. 1992 mit einer überraschenden Mehrheit beschlossene „Schwangeren- und Familien-Hilfegesetz" wurde in seinem zentralen Strafrechtsteil vom Bundesverfassungsgericht ausgesetzt und wird nicht vor Februar 1993 entschieden.

Wie dort der Gordische Knoten gelöst wird, ist offen. Ob Fristenlösung oder befristete Indikationslösung, zu den vielen Verlierern dieser Auseinandersetzung zwischen Tradition und Anpassung, zwischen Frau und Foet, zwischen Patriarchat und Emanzipation, zwischen Ost- und Westdeutschland gehören auch Demokratie und Rechtsordnung.

Angesichts einer verlorenen Streitkultur können weitere unnötige Dramatisierungen nur schädlich sein und sollten im ärztlichen Dialog vollkommen vermieden werden.

Das ab August geltende Rumpfgesetz baut auf

1. Aufklärung über Sexualität, Kontrazeption und Familienplanung

2. auf Förderung einer kinderfreundlicheren Gesellschaft und

3. auf Hilfen im Schwangerschaftskonflikt.

In weiterer Ausgestaltung der bisherigen RVO-Bestimmungen 200–200E wird neben den stark geförderten und mit qualifiziertem Personal ausgestatteten Beratungsstellen von uns Ärzten erwartet, den gesetzlichen Anspruch jeder Frau und jeden Mannes auf kontrazeptive Beratung zu erfüllen. Aus den neuen Bundesländern wurde die Versorgung mit ärztlich verordneten Kontrazeptiva bei Versicherten unter 21 Jahren übernommen, während sich die ostdeutschen Kolleginnen mit der ihnen bisher unbekannten Sterilisation vertraut machen müßten.

Für die frauenärztliche Tätigkeit bedeutet dies eine Ausweitung sexualmedizinischer und arztrechtlicher Kenntnisse und Kompetenzen.

Abschließend werden Natalität und Abruptio-Häufigkeit in Ost- und Westdeutschland an Hand der neuesten Statistiken verglichen.

Die rechtliche Situation zum § 218 StGB spiegelt den augenblicklichen Zustand unseres staatlichen Gemeinwesens wider. Konsens besteht lediglich darin, daß keine der vorgelegten rechtlichen Konfliktlösungen konsensfähig ist.

Das am 27. 7. 1992 mit einer doch überraschenden klaren Mehrheit beschlossene

„Schwangeren- und Familienhilfegesetz" wurde am 6. August in seinem zentralen Strafrechtsteil vom Bundesverfassungsgericht ausgesetzt und wird nicht vor März 1993 entschieden.[1]

Wie dort der Gordische Knoten gelöst wird, ist z. Zt. völlig offen.

Unionsvorschlag	Gruppenentwurf
– Indikations-modell	– Fristenmodell nicht rechtswidrig
– psychosoziale Not-lage in Gegenwart oder Zukunft einem Arzt darlegen, der schriftliche Aufzeich-nungen festhält.	– Frau *verlangt* Abruptio mit Vorlage von Beratungs-attest (Not-, Konfliktlage)
– 20 Wochen bei Kindserkrankung, sonst 12 Wochen	– 12 Wochen ohne Indikation, 22 Wochen bei Kindserkrankung
– Gynäkologin/e	– Arzt
– Beratung Aufklärung	dient dem Lebens-schutz durch Rat und Hilfe für die Schwangere unter Anerkennung des hohen Wertes des vorgeburtlichen Lebens

Ob Fristenlösung oder befristete Indikationslösung, zu den Tradition und Anpassung, zwischen Frau und Foet, zwischen Patriarchat und Emanzipation und nicht zuletzt zwischen Ost- und Westdeutschland gehört mit Sicherheit auch demokratischer Umgangsstil und Glaubwürdigkeit der Rechtsordnung.

Bedauerlich ist insbesondere die keineswegs zufällige Formulierung im Titel des neuen Gesetzes, wo das geschützte Rechtsgut als „vorgeburtliches/werdendes Leben" bezeichnet wird.

Bisher war umstritten, ob Embryo oder Foet zutreffender als werdende Menschen oder als ungeborene Kinder benannt werden, aber „werdendes Leben" ist medizinisch unzutreffend und drückt die Tendenz aus, den Grundrechtsanspruch des Ungeborenen zu minimieren oder temporär aufzuheben, etwa bis neuronalen Vernetzung ab 70. Tag. Die traditionelle androzentrische Auffassung – so auch das Bundesverfassungsgericht 1975 –, schon der Embryo genießt als Rechtsgut von hohem Rang weitgehenden Rechtsschutz, scheint der uralten und von vielen Frauen favorisierten Ansicht zu weichen, der Embryo sei (wie die Römer sagten) „pars muliebris", also Teil des weiblichen Körpers und nicht ein beseelter anderer Mensch (so Thomas von Aquin).

Angesichts einer verlorengegangenen politischen Streitkultur können überzogene Formulierungen nur schädlich sein; im ärztlichen Dialog ist ohnehin moderate Sachlichkeit angesagt.

Ich will mich darum bemühen, und wir alle sollten dies in der Diskussion tun.

Das ab August 1992 geltende, bzw. gültig gewordene und vom Bundesverfassungsgericht nicht einstweilig ausgesetzte Schwangeren- und Familienhilfegesetz baut auf

1. Aufklärung über Sexualität, Kontrazeption und Familienplanung,
2. auf Förderung einer kinderfreundlicheren Gesellschaft
3. und auf Hilfen im Schwangerschaftskonflikt.

Das ist leichter gesagt als im Sprechstundenalltag getan.

In weiterer Ausgestaltung der bisherigen RVO-Bestimmungen § 200 b bis 200 e wird neben den stark geförderten und mit

---

[1] Gesetz zum Schutz des vorgeburtlichen/werdenden Lebens, zur Förderung einer kinderfreundlicheren Gesellschaft, für Hilfen im Schwangerschaftskonflikt und zur Regelung des Schwangerschaftsabbruchs (Schwangeren- und Familienhilfegesetz).

qualifiziertem Personal auszustattenden Beratungsstellen von uns Ärzten erwartet, den gesetzlichen Anspruch jeder Frau und jeden Mannes auf kontrazeptive Beratung zu erfüllen, oder z. B. die Sondersituation der Sterilisation geistig Behinderter zu berücksichtigen.

Aus den neuen Bundesländern wurde die Versorgung mit ärztlich verordneten Kontrazeptiva von Versicherten unter 21 Jahren übernommen, während sich die ostdeutschen Kollegen mit den bisher ihnen unbekannten Sterilisationen auseinandersetzen müssen, also mit ihren Indikationen und Gegengründen, mit Alternativen und Refertilisierungschancen, mit positiven und negativen Auswirkungen auf Körper und Psyche, auf Partnerschaft und Familie.

Für die frauenärztliche Tätigkeit bedeutet dies eine beachtliche Ausweitung sexualmedizinischer und arztrechtlicher Kenntnisse und Kompetenzen. Daneben gilt bis zur Entscheidung des Bundesverfassungsgerichtes im März in den alten Bundesländern die Indikations-, in den neuen die Fristenregelung weiter. Mir sind keine Hinweise über einen Ost-West-Abtreibungstourismus zugegangen.

Bei der mündlichen Verhandlung Anfang August letzten Jahres kündigte das Bundesverfassungsgericht für mich überraschend auch Überprüfungen der faktischen Auswirkungen der beiden „grundverschiedenen normativen Konzepte" Fristen- und Indikationslösung an. In der Diskussion können wir darauf eingehen und auch den sogenannten „dritten Weg" von Frau Süssmuth und Frau Retzlaff erörtern, die von einer „eigenverantwortlichen Indikation" sprechen. In der Verhandlung in Karlsruhe wurde von den Befürwortern der Fristenlösung vorgetragen, das Strafrecht habe keinen effektiven Einfluß auf

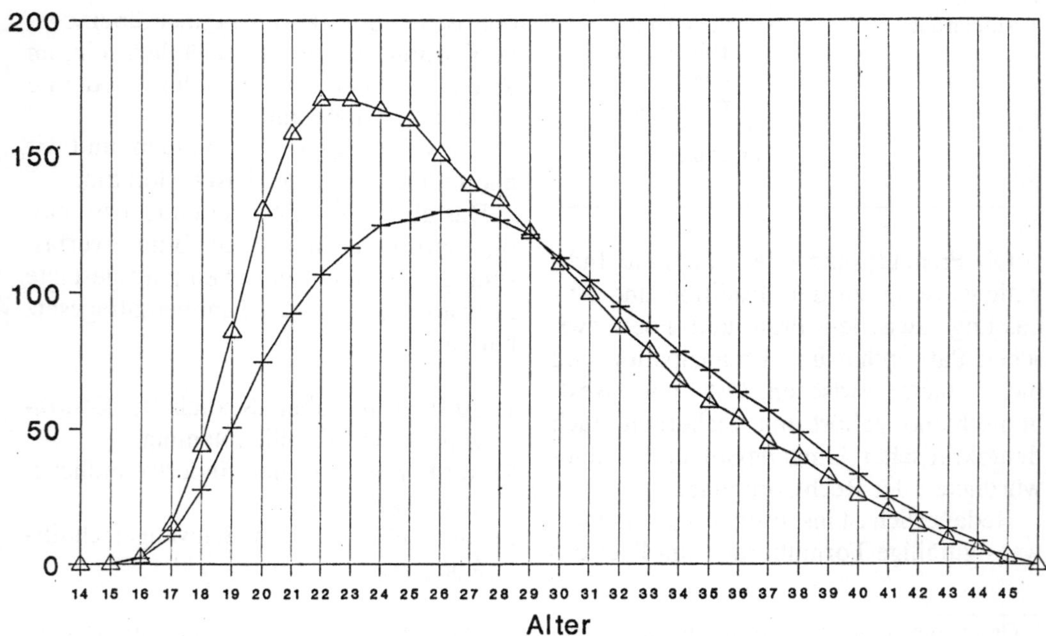

Abb. 1 a–g. Lebendgeborene/1 000 Frauen eines Alters. a BRD 1950, DDR 1952

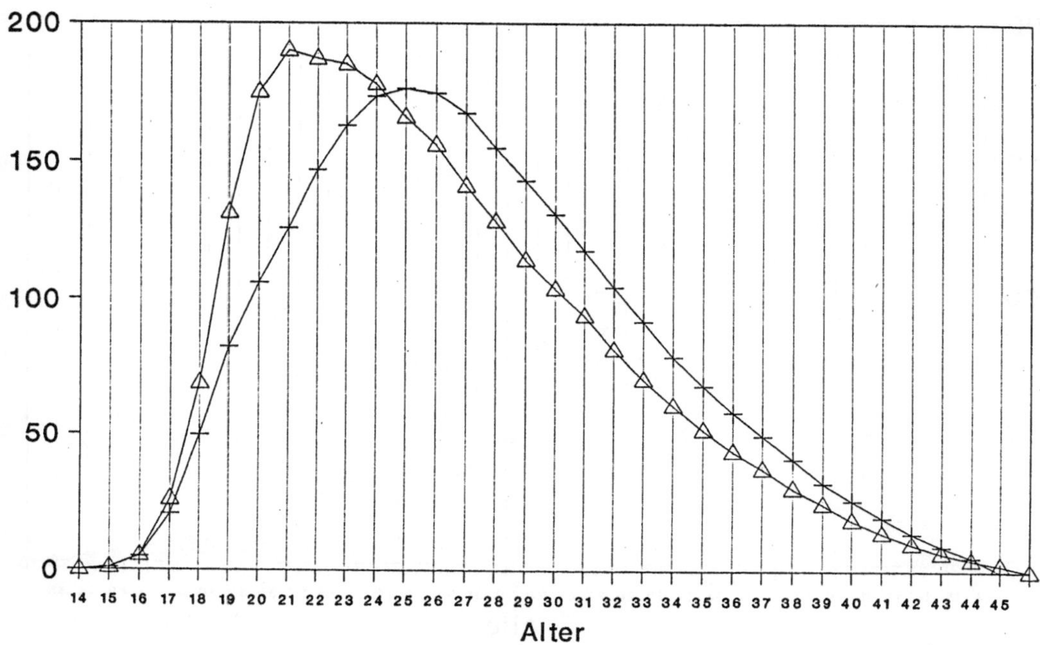

Abb. 1 a–g. Lebendgeborene/1 000 Frauen eines Alters. **b** BRD und DDR 1964; **c** BRD und DDR 1970

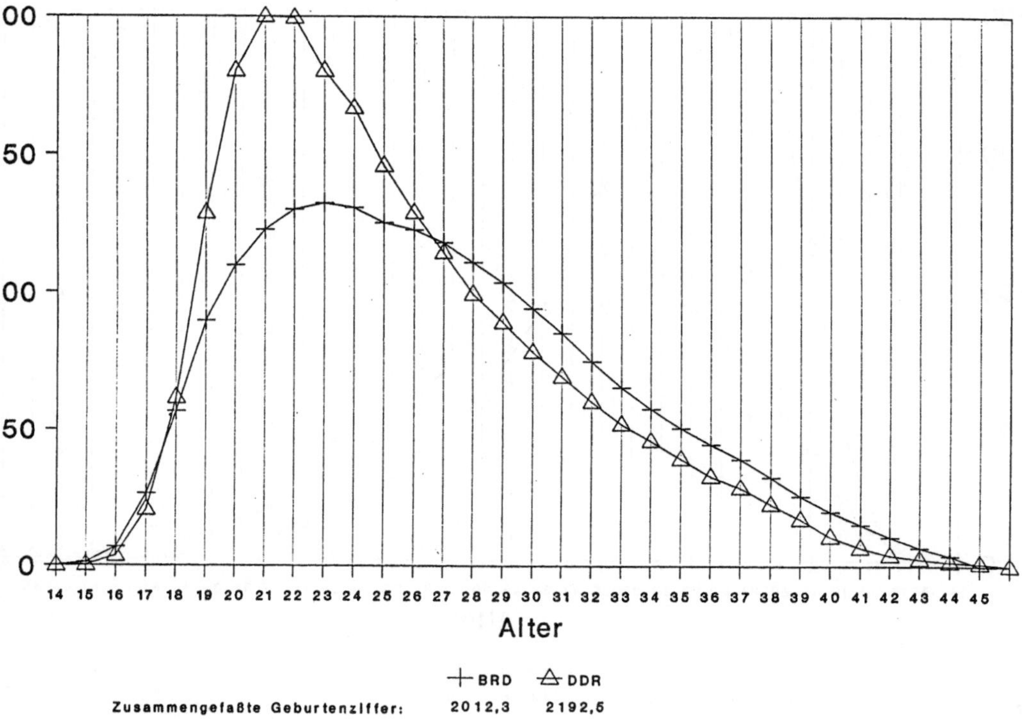

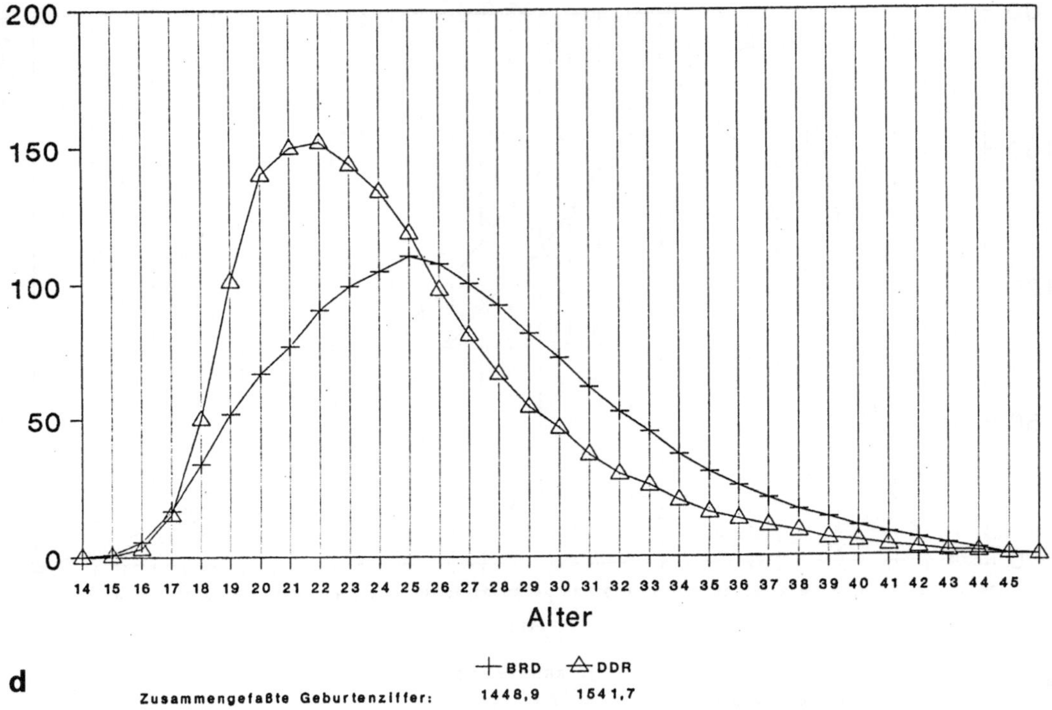

Abb. 1 a–g. Lebendgeborene/1000 Frauen eines Alters. **d** BRD und DDR 1975; **e** BRD und DDR 1980

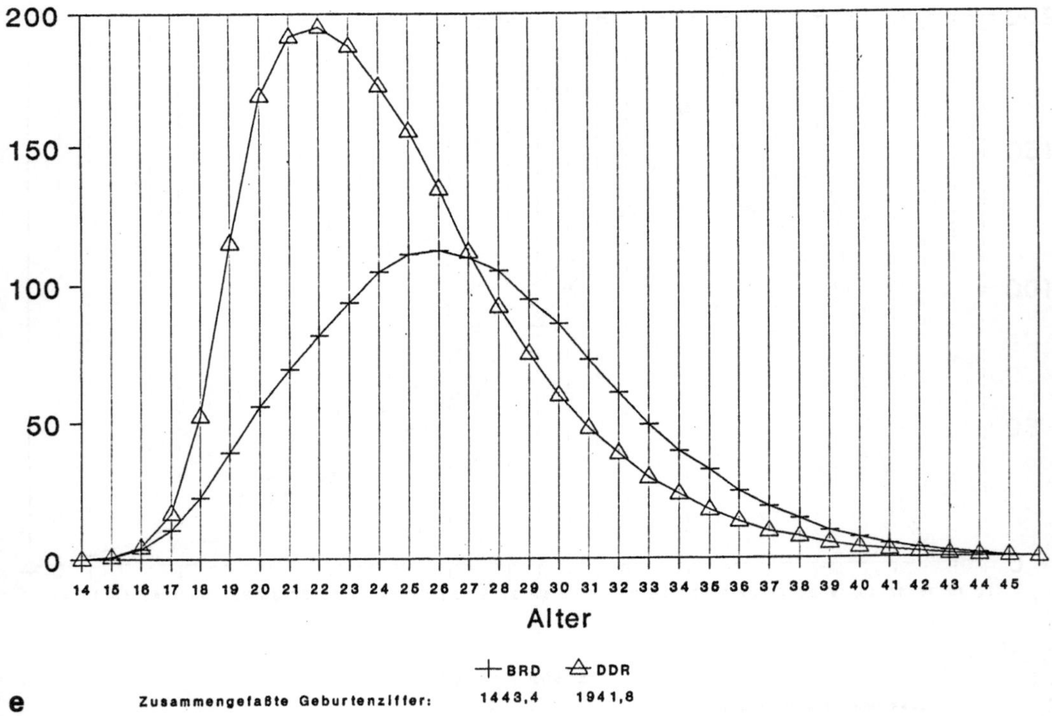

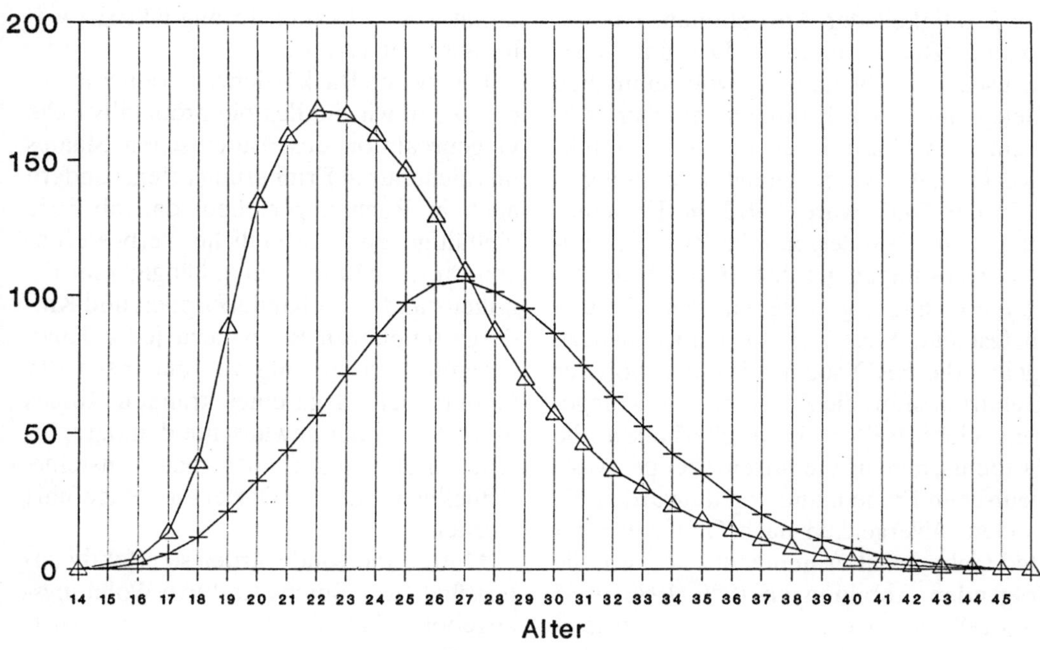

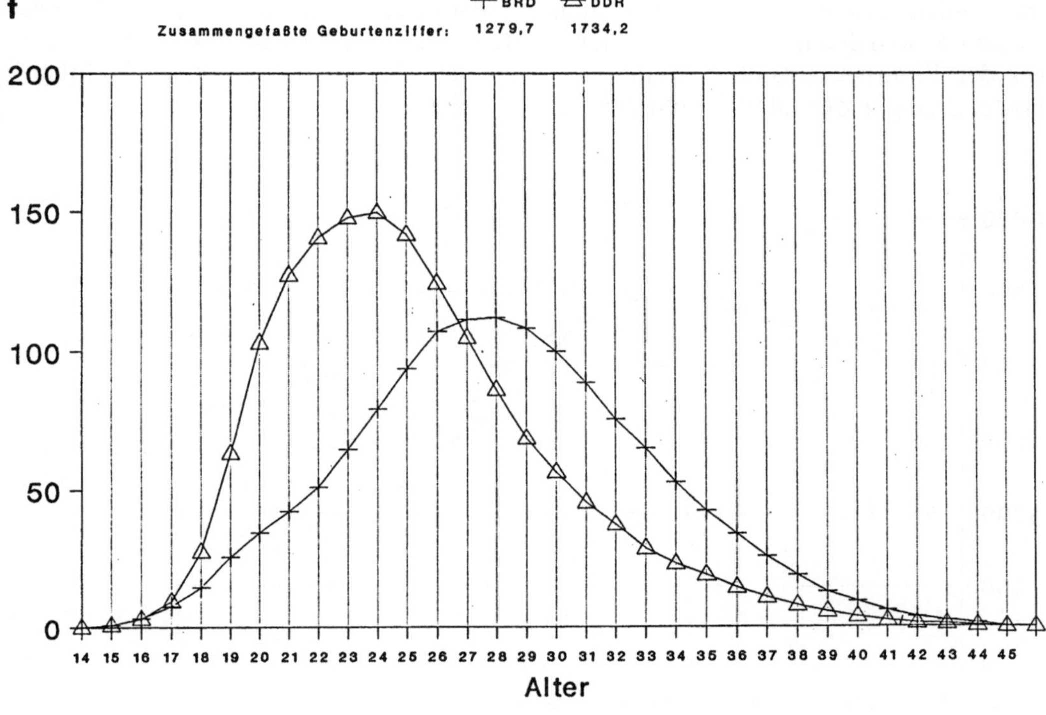

Abb. 1 a–g. Lebendgeborene/1 000 Frauen eines Alters. **f** BRD und DDR 1985; **g** BRD und DDR 1989

die Häufigkeit der Abruptionen. Die gespaltene Rechtsituation in Ost- und Westdeutschland gibt nun die wohl einmalige Gelegenheit, den Einfluß staatlicher, d. h. rechtlicher Maßnahmen auf das reproduktive Verhalten vergleichend darzustellen:

In der DDR wurde 1972 die Fristenlösung, in der Bundesrepublik 1976 die Indikationslösung eingeführt. In der Natalität (s. Abb. 1 a–g) lagen die deutschen Frauen in Ost und West z. B. 1964 noch nahezu gleich, die BRD sogar mit etwas höherer Geburtenziffer, die DDR mit etwas jüngerem Geburtsalter. 1970 überholten die Ostdeutschen die Geburtenziffer der westdeutschen Frauen, und von da wurden die beiden Divergenzen nach Geburtenziffer und Geburtenalter immer stärker, wie die folgenden Abbildungen 1975, 1980, 1985 und 1989 deutlich machen. Auf der zusammengefaßten Geburtenziffer kommt dies im Zeitlängsschnitt unverkennbar zum Ausdruck, so daß auf den ersten Blick sogar der Eindruck entstehen könnte, die Fristenlösung in der DDR erhöht die Natalität, die Indikationslösung läßt sie weiter absinken (Abb. 2).

Der zweite Blick belehrt uns eines anderen, wenn wir die flexible pronatalistische Gegenreaktion des ostdeutschen Staates uns nicht nur in Erinnerung rufen, sondern auch in Rechnung stellen, daß ab 1975 vielfältige und vorbildliche Verbesserungen für die Mutter – unabhängig vom Familienstand – mit Kinderkrippen und Kindergartenplätzen für nahezu jedes Kind, bezahlter Freistellung vor und nach der Geburt, bei Pflege eines kranken Kindes und, als sich der gewünschte demographische Effekt immer noch nicht einstellte, schließlich durch Darlehen eingeführt wurden.

Mutter und Kind wurden so effektiv unterstützt, auch durch attraktive Wohnungsangebote, daß oft Heirat eher mit wirtschaftlicher Verschlechterung einherging.

Parteiliche Politiker würden mit diesem Teilresultat schließen; Wissenschaftler müssen aber nach der ganzen Wahrheit streben.

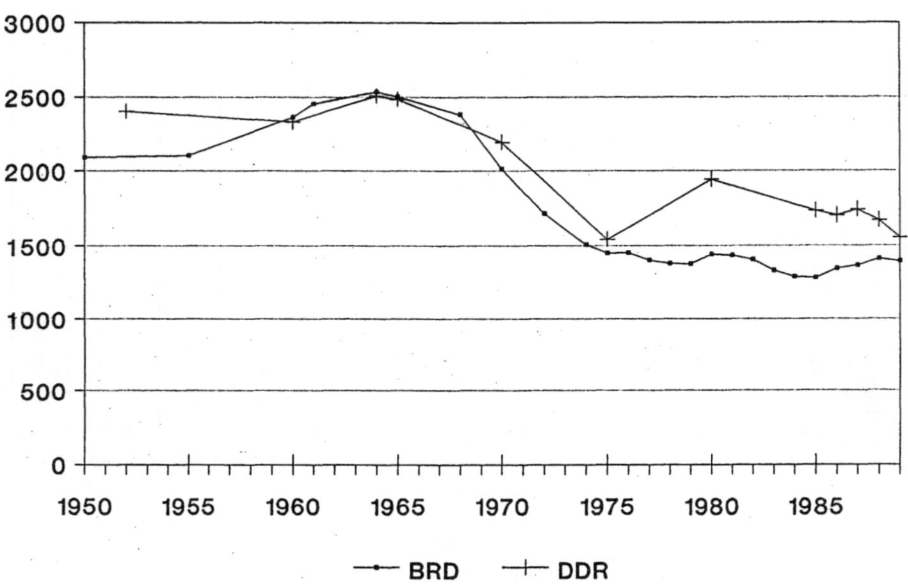

Abb. 2. Zusammengefaßte Geburtenziffer, BRD und DDR 1950–1989

Denn schauen wir uns jetzt die Abruptiozahlen und Abruptioziffern in Ost- und Westdeutschland an, so ergibt sich ein völlig anderes Bild:

Bis 1986 wurden in der DDR mit rund 17 Millionen Einwohnern sogar absolut mehr Schwangerschaften abgebrochen als in der BRD mit über 60 Millionen (s. Tabelle 1).

1989 näherten sich beide Staaten auf etwa 75000 offiziell gemeldete Abbrüche an. Daraus ergeben sich „offizielle Abruptioziffern", die in Ostdeutschland 3–4× höher liegen als in Westdeutschland.

Offensichtliche Diskrepanzen zwischen den kassenärztlich abgerechneten und zum Statistischen Bundesamt gemeldeten Abbrüchen in München, Berlin, Köln und Kiel legen ein Meldedefizit von 50% nahe, für uns westdeutsche Ärzte wahrlich kein Ruhmesblatt. Die Bundes-KV geht statt von 80000 sogar von 200000 Abbrüchen jährlich aus, legt also einen Dunkelfaktor von 2,5 zugrunde. Aber selbst bei einem unwahrscheinlichen Faktor von 3 lassen unter der Fristenlösung mehr Frauen abbrechen als unter der in den alten Bundesländern weiterhin geltenden Indikationslösung (Tabelle 2).

Dabei wird den DDR-Zahlen eine 100%ige stramme Meldegenauigkeit unterstellt, also kein derart nachlässiges ärztliches Meldeverhalten wie bei den Westkollegen.

Da aber die Natalität der Ostdeutschen höher liegt als in den alten Bundesländern, erscheint die Relation von ausgetragenen zu abgebrochenen Graviditäten ein durchaus legitimer zweiter Vergleichsmaßstab neben der Abruptioziffer. Auch hier finden wir den dreifachen Wert unter der ostdeutschen Fristenlösung, allerdings kombiniert mit staatlich pronatalistische kinderfreundlichen Förderungsmaßnahmen (Tabelle 3).

Selbst wenn wir in der Tabelle 3 auch bei diesem zweiten Vergleichsmaßstab wieder den m.E. überhöhten westdeut-

Tabelle 1. Statistisch erfaßte Schwangerschaftsabbrüche in Deutschland 1973–1991 (in Tausend)

	BRD alte BL	DDR neue BL
1973		113
1974		100
1975		89
1976		83
1977	54	80
1978	74	79
1979	83	85
1980	88	92
1981	88	96
1982	91	96
1983	87	94
1984	86	93
1985	84	90
1986	84	86
1987	89	83
1988	84	81
1989	75	74
1990	79	69
1991	75	56

Tabelle 2. Schwangerschaftsabbrüche je 10000 Frauen von 15– unter 45 Jahren, BRD und DDR im Vergleich

Jahr	BRD	BRD einschließlich geschätzte Dunkelziffer			DDR
		(2^a)	$(2,5^b)$	(3^c)	
1974					289
1978	56	112	140	168	221
1982	66	132	165	198	265
1986	63	126	157	189	243
1990	59	118	147	177	198

[a] Der Faktor von 2 entspricht einer eigenen Schätzung.
[b] Der Faktor von 2,5 entspricht etwa der Schätzung der Dunkelziffer durch die Kassenärztlichen Vereinigungen (200000 Fälle bei etwa 80000 gemeldeten).
[c] Der Faktor von 3 geht von den ungünstigsten Schätzungen aus.

Tabelle 3. Schwangerschaftsabbrüche je 1 000 Lebend- und Totgeborene, BRD–DDR im Vergleich

Jahr	BRD	BRD + DZ		DDR
		(2[a])	(2,5[b])	
1975				484
1980	141	282	352	373
1983	145	290	362	400
1984	147	294	368	404
1985	142	284	355	394
1986	134	268	335	384
1987	137	274	343	364
1988	123	246	308	372
1989	111	222	277	370
1990	109	218	271	384[c]
1991	103	206	258	523[c]

[a] Der Faktor von 2 entspricht einer eigenen Schätzung.

[b] Der Faktor von 2,5 entspricht etwa der Schätzung der Dunkelziffer durch die Kassenärztlichen Vereinigungen (200 000 Fälle bei etwa 80 000 gemeldeten).

[c] Je 1 000 Lebendgeborene.

schen Dunkelfaktor von 2,5 einführen, wird man nur für die beiden Jahre 1980 und 1987 eine gewisse Annäherung aufzeigen können, so daß bei einiger Großzügigkeit der Ausspruch einer ansonsten von mir wegen ihrer unverbildeten Direktheit außerordentlich geschätzten ostdeutschen Politikerin nicht völlig verfehlt ist, daß in Ost- und Westdeutschland gleichermaßen jede vierte Schwangerschaft abgebrochen wird.

Aufklärung über Sexualität und Liebe, über Kontrazeption und Familienplanung kann ärztlicherseits nur unterstützt und sollte sogar noch gezielter ausgebaut werden. Fraglich kann nur sein, ob damit unerwünschte Schwangerschaften und deren Abbrüche in nennenswertem Umfange reduziert werden können. Die Altersprofile der Abruptionen gleichen weitestgehend denen der Geburten (s. Abb. 3). Ein Altersgipfel der unerfahrenen 15–18jährigen und der kontrazeptiv nachlässiger werdenden Frauen ab 40, wie man früher annahm, gibt es nicht, sondern einen langsamen Anstieg bis zum Gipfel der 25–35-jährigen und danach wieder ein deutlicher Abfall. Allerdings wurden von den jüngeren und von den älteren Jahrgängen mehr Schwangerschaften abgebrochen als ausgetragen.

Auch die wissenschaftliche Wahrheit ist nur der jeweilige Stand des Irrtums. Wenn aber sowohl in der öffentlichen als auch in der veröffentlichten Meinung der Unterschied zwischen Irrtum und Lüge verschwimmt, dann ist etwas faul im Staate. Wahlfälschungen haben zum Ende des ostdeutschen Staates beigetragen, auch die Meinungsfreiheit ist immer die des Andersmeinenden. Sie ist bei manchen Themen faktisch nicht mehr voll gewahrt.

Ein wichtiges Fundament der Freiheit ist aber das Streben nach Wahrhaftigkeit.

Ein weiteres Fundament der Demokratie ist auch die Akzeptanz der Mehrheitsentscheidung. Höchstrichterliche Urteile müssen hingenommen werden, auch von der unterlegenen Minderheit. Für die Kollegen unter uns mit konservativer Auffassung heißt dies, daß sie auch mit der Fristenlösung leben müssen und m.E. auch können, so lange die weiterhin gültige Weigerungsklausel, nämlich ohne Angaben von Gründen sich von jeder Mitwirkung an einem – dann nicht einmal mehr fiktiv indizierten – ärztlichen Eingriff fernzuhalten, unangetastet bleibt.

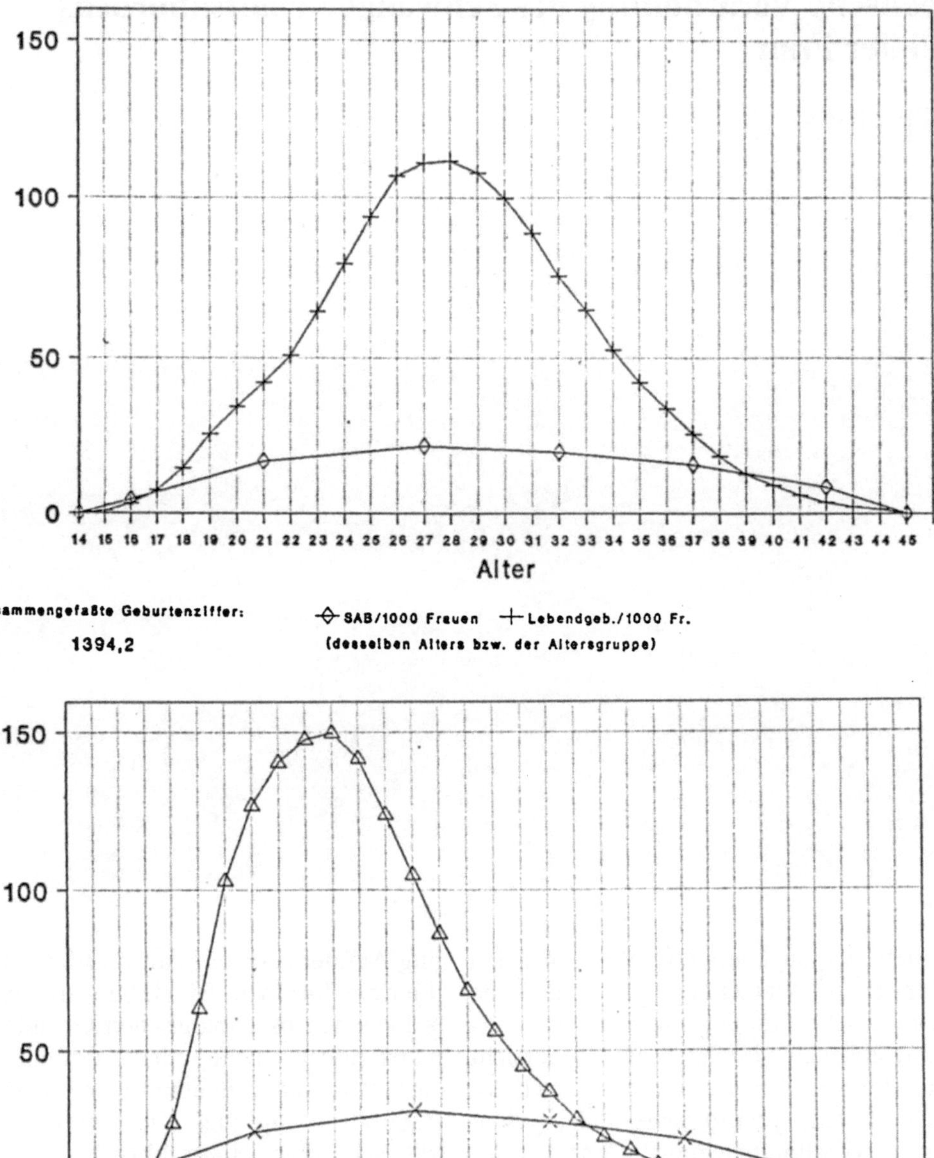

Abb. 3. a Vergleich Natalität/SAB-Ziffer (+ DZ; * 2,5) BRD 1989/88; **b** Vergleich Natalität/SAB-Ziffer DDR 1989/88

Seelische Verarbeitung des Schwangerschaftsabbruchs bei der Frau

P. PETERSEN

> **MERKE:**
>
> Bei der seelischen Verarbeitung des Schwangerschaftsabbruchs der Frau lassen sich vier Dimensionen der Verarbeitung unterscheiden:
>
> 1. Normalpsychologische Bewältigung mit tiefenpsychologisch kennzeichenbaren Abwehrformen; dabei kommt es zum größten Teil zur erheblichen Entlastung, zu einem kleineren Teil zu leichten Störungen und zu einem geringen Teil zu schweren seelischen Störungen.
> 2. Durchbruch destruktiver Tiefenerlebnisse mit Panik und archaischen Ängsten.
> 3. Akzeptieren individueller Verantwortung und existenzieller Wirklichkeit.
> 4. Zwischenmenschliche Beziehung zum toten Kind.
>
> Diese vier Erlebnisschichten sind nicht konstant, sie fluktuieren, und sie folgen auch nicht einer chronologischen Reihe. Sie sind wichtig für Beratungen, Psychotherapien (z. B. auch Beratungen im Rahmen der psychosomatischen Grundversorgung) nach dem Schwangerschaftsabbruch. Ihre Unterscheidung ist notwendig für das Verständnis der seelischen Befindlichkeit der Frau.

In den vergangenen 60 Jahren wurden zahlreiche Untersuchungen über seelische Zustände bei Frauen nach Schwangerschaftsabbruch durchgeführt (Übersicht bei Petersen 1986); es sind sozialpsychologische, tiefenpsychologische und psychiatrische Nachuntersuchungen fast nur aus westlichen Industrieländern (vor allem Skandinavien, BRD, Schweiz, Niederlande, UK, USA) bekannt, Untersuchungen aus früheren Ostblockstaaten fehlen praktisch ganz bis auf wenige Ausnahmen.

Die verwertbaren Studien umfassen etwa 3000 Frauen. Bemerkenswerterweise ist das Wissen aus diesen Studien wenig verbreitet; auch in gynäkologischen und psychotherapeutischen Kreisen gibt es wenig Aufmerksamkeit dafür. Offenbar liegt hier ein Tabu vor. Ein Tabu wäre aus verschiedenen psychologischen Gründen gut verständlich, nicht zuletzt deshalb, weil sich Psychotherapeuten zu Recht für die Liberalisierung und Entkriminalisierung des Schwangerschaftsabbruchs einsetzten; ebenso verständlich wäre es aus politischen Gründen: könnten nicht Lebensrechtler und Fundamentalisten die Tatsache seelischer Störungen nach Schwangerschaftsabbruch benutzen, um beispielsweise strafrechtliche Restriktionen scheinbar begründet zu fordern oder gar durchzusetzen? Jedoch wäre es letztlich kurzsichtig, seelische Veränderungen nach dem Schwangerschaftsabbruch zu verschweigen oder eine pathologische Verdrängung zuzulassen – auch deshalb, weil wir als Ärzte den betroffenen Frauen und ihren Partnern durch kollektive Verdrängung nicht gerecht würden.

Bei dieser Materialsammlung ist folgendes bemerkenswert: zwar sind vom Schwangerschaftsabbruch mindestens vier Personen unmittelbar betroffen, nämlich die Frau, ihr Partner, die Beraterin und der operierende Arzt (Amtenbrink 1989, Petersen 1991). Die seelische Verarbeitung ist jedoch wissenschaftlich fast nur bei der Frau untersucht worden. Sogar in der Forschung scheint der Frau eine Stellvertreterrolle durch uns Wissenschaftler zugesprochen zu werden; sie wird zum Objekt und zur Projektionsfigur unserer eigenen Abspaltung. Ich weiß aber aus eigener Erfahrung als Psychoanalytiker und als Leiter von Selbsterfahrungsgruppen mit Frauenärztinnen und Frauenärzten, daß die anderen davon betroffenen Personen ähnliche seelische Erfahrungen hervorbringen wie die Frauen, insbesondere auch ihre Partner und die Ärzte (Blaschke 1987, Petersen 1991).

Die bisher publizierten und bekannt gewordenen Befunde sind schon dann von verwirrender Vielfalt, wenn man qualitativ die Verschiedenartigkeit der seelischen Zustände betrachtet: wollte man quantitativ die Häufigkeit seelischer Veränderung bestimmen, so käme man wegen der methodischen Unvergleichbarkeit der Studien sehr rasch an eine Grenze (Buck 1976, Petersen 1977).

Um diese verwirrende und widersprüchliche Vielfalt zu gliedern, habe ich vier Dimensionen des Erlebens versuchsweise eingeführt. Diese Dimensionen unterscheiden sich durch die Tiefe und die Intensität des Erlebens: die Intensität wächst von Schicht zu Schicht. Die Dimensionen sind durch verschiedenartige methodische Zugänge erkennbar. Das Konzept dieser vier Dimensionen ist nicht nur von wissenschaftlichem Interesse; es ist vor allem für die Praxis der Beratung bei betroffenen Frauen unmittelbar hilfreich zur Orientierung.

Die vier Dimensionen bilden keine chronologische Folge seelischer Phänomene; vielmehr können diese Erlebnisschichten scheinbar willkürlich fluktuieren. Das zu wissen ist deshalb wesentlich, weil unser kausal orientiertes Denken zu der Annahme neigt, seelische Erlebnisweisen müßten in der chronologischen Abfolge ihres inneren Zusammenhanges auftauchen. Nur selten bleibt eine Erlebnisschicht über längere Zeit konstant.

Die vier Erlebnisschichten beim Schwangerschaftsabbruch

Normalpsychologische Bewältigung

In dieser Erlebnisschicht reagiert die überwiegende Anzahl der Frauen (nämlich etwa 60–90 %) mit Entlastung.

Sie werden als psychisch symptomlos bezeichnet, sie schildern ihr Befinden als unproblematisch. Manche Untersucher (Goebel 1984) sprechen von einer Reifung der Persönlichkeit: denn die Frauen gehen verantwortlicher mit Kontrazeption um, sie stehen positiv zu einer zukünftigen Schwangerschaft, und ein kleiner Teil hat eine feste Partnerschaft gefunden. Nicht selten erreichen die Frauen nach und durch den Schwangerschaftsabbruch ihre seelische und zwischenmenschliche Kompetenz. Insofern ergibt sich in dieser Schicht des Erlebens ein positives Bild.

Ein geringerer Teil der Frauen ist seelisch gestört: an schweren, länger dauernden seelischen Störungen leiden 4–10 %; bei 10–27 % zeigen sich leichte, sich allmählich verflüchtigende seelische Reaktionen. Es lassen sich mindestens zwei *Verlaufsformen* unterscheiden: bei einem größeren Teil kommt es innerhalb der ersten Tage nach dem Abbruch zu heftigen seelischen Krisen mit zahlreichen, meist depressiven Symptomen, die sich im Laufe von Monaten bis zu zwei Jahren allmählich normalisieren. Ein kleiner Teil der Frauen fühlt sich zunächst entlastet, in fast gehobener Stimmung. Erst nach Tagen, manchmal nach Wochen, kommt es zu teils offenbaren Beschwerden, teils untergründigen Auseinandersetzungen mit destruktiven Träumen, Fehlleistungen (wie Unfällen) oder vermutlich psychosomatisch zu verstehenden körperlichen Symptomen: hier läßt sich auch eine sogenannte gespaltene Wahrnehmung (kognitive Dissonanz) erkennen: einerseits fühlen die Frauen sich wohl, zugleich spalten sie ihre mißliebigen und unverarbeiteten Erlebnisse ab. Bei der durch Goebel festgestellten Häufung von Körperkrankheiten sehen die Frauen deshalb auch keinen Zusammenhang mit ihrem Abbruch.

Bei den manifesten Störungen handelt es sich vor allem um Schuldgefühle, gepaart mit Schuldvorwürfen (Delegationen) gegen den betroffenen Partner, weiterhin um Ängste vor Strafe und Verlust und um Angstträume. Dazu gehören auch depressive Reaktionen wie beim Verlust eines geborenen Menschen und indirekte Trauergedanken („Wenn ich Kinder sehe, werde ich traurig"). Dazu kommen verschiedenartige Verstimmungen (Reizbarkeit, Verärgerung, Depression), jedoch kaum ein eigentlicher intensiver Trauerprozeß.

Wenige Frauen verkraften die Abtreibung so schlecht, daß sie den Schwangerschaftsabbruch durch eine geplante Schwangerschaft wieder „rückgängig machen". Durch diese Wiedergutmachung überkompensieren sie ihre Schuldgefühle und erlangen auf diese Art ihre seelische Stabilität, so daß sie etwa bei der Nachuntersuchung als seelisch unauffällig erscheinen.

Im Hinblick auf den Abbruch lehnen etwa die Hälfte der Frauen einen weiteren Abbruch ab, etwa $^1/_5$ hegen Zweifel an der Richtigkeit ihrer seinerzeitigen Entscheidung.

Ein durchgehendes Kennzeichen dieser Erlebnisdimension scheint die seelische Stabilisierung zu sein. Auch die als Störung erlebten und beschriebenen Phänomene garantieren diese Stabilität, die eher einen statischen als einen dynamischen Eindruck hervorrufen.

Wissenschaftliche Instrumente zur Erforschung und Beschreibung dieser Erlebnisschicht sind am ehesten sozialpsychologisch und klassisch-psychiatrischer Art, wobei die statistische Verfügbarkeit der Daten ein wesentliches Kriterium ist.

Betrachtet man die stabilisierenden Strukturen genauer, so lassen sich unschwer *zahlreiche Bewältigungsformen* erkennen, welche Tiefenpsychologen als Abwehr gegen tieferes und heftigeres Erleben bezeichnen. Dazu gehört etwa ein Positivismus, welcher die Depression als Störung wider die Ordnung klassifiziert, Schuld und Scham gar nicht in sein Blickfeld kommen läßt, und für den ein längergehender Trauerprozeß mit Abschied vom toten Kind ein fremder Begriff ist.

Dazu gehört auch ein Sozialdarwinismus, der ein behindertes Kind hinter schönenden Worten letztendlich als lebensunwertes Leben deklariert – statt Ekel, Verzweiflung und Wut über den Krüppel zuzulassen. Ebenso ist ein Determinismus zu nennen, der aus der Tatsache der Ungewolltheit einer Schwangerschaft eine ganze zukünftig verfehlte Biographie dieses Menschen festlegen zu müssen glaubt – fast zwanghaft mutet dieser deterministische Glaube an.

Auch ein Biologismus ist zu nennen, der verschämt vom Menschen als „werdendem Leben spricht", so als ob es ein Pflanzenkeim sei.

Der Legalismus benutzt die abstrakte Formel eines in der Lebenswirklichkeit längst überfälligen Strafrechtsparagraphen, um sich das tiefere Problem von Tod und Leben eines Menschen vom Leib zu halten – sei es durch emotionalisierende Demonstration oder durch einen geisterhaft anmutenden Strafprozeß. Schließlich ist da die Anklage, die mit gut verpackter Lüsternheit durch die scheinbar sachliche Feststellung „Beim Schwangerschaftsabbruch wird ein Mensch getötet!" lebensvernichtende Vorwürfe ausstreut – nicht zuletzt um den Büßerkomplex auf subtile Weise entstehen zu lassen.

Es gibt weitere Abwehrformen – wie Objektivismus, Reduktionismus, Hedonismus – die im Dienste der Stabilität des Erlebens stehen (siehe auch Petersen 1986).

Durchbruch destruktiver Tiefenerlebnisse

Wenn die normalpsychologische Bewältigung aufbricht, wenn daraufhin tiefere Erlebnisse in Verbindung mit der Abtreibung aufsteigen, so breitet sich Panik, jagende Angst und emotionales Chaos aus. Hinter Abwehrmauern von Schuldgefühlen brechen archaische Ängste auf – panische Angst vor Verrücktsein, vor der Abnormität des Ausgestoßenseins, vor Erbkrankheit, vor Existenzverlust. Dieses destruktive Chaos ist durchsetzt von Verzweiflung und seelischem und psychosomatischem Schmerz. Der Berliner sozialkritische Zeichner Heinrich Zille hat Anfang dieses Jahrhunderts diese Panikatmosphäre in seinem eindrucksvollen Bild „Ins Wasser" eingefangen. Eine hochschwangere Frau steht im Begriff, sich mit ihrer kleinen Tochter, die sich angstvoll an sie klammert, aus Verzweiflung über ihre ausweglose Situation ins Wasser zu stürzen. Panik wird hier durch Zynismus gebändigt, wenn die schwangere Mutter die

Frage ihres angsterfüllten Töchterchens „Mutter, is' es ooch nich kalt?" in kühler Manier zurückweist: „Sei ruhig – die Fische leben immer drin!".

Diese Tiefenschicht wird auch im Schwangerschaftskonflikt schon mobilisiert – hier manifestiert sie sich als seelischer Schock. Die Frauen sind infolge des mit tiefgehender Ambivalenz durchsetzten Schwangerschaftsschocks unfähig zu einer geklärten Entscheidung, ohne daß sie jedoch im psychiatrischen und forensischen Sinne urteilsunfähig sind. Die äußerlich gefaßte und kühle soziale Maske läßt die innere Panik nicht erkennen. Im Rückblick auf ihre emotionale Verwirrung bei ihren zwei Schwangerschaftsabbrüchen sagte mir eine selbstbewußte und differenzierte Frau mit später vier Kindern im Hinblick auf die für sie lebenswichtige Selbstbestimmung bei der Abtreibung: „Sagen Sie einem losen Blatt im Winde, wie es sich selbst bestimmen soll!"

Diese Tiefendimension kann in psychoanalytischen Interviews erreicht werden. Es gibt nur wenige systematische Untersuchungen mit psychoanalytischer Methode (Merz 1988, Jürgensen et al. 1982, Trainer 1983). Die Interviews sind für die Interviewer selbst ein erheblicher seelischer Streß. Nicht nur, daß sie zur Projektionsfigur für den destruktiven Haß der Frauen gegen Ärzte werden – auch im Interviewer selbst werden massive Schuldgefühle und Aggressionen während dieser Interviews mobilisiert. Es gehört eine erhebliche Ich-Stärke dazu, diese destruktive Gegenübertragung zu bewältigen.

Bemerkenswerterweise kamen diese destruktiven Erlebnisse bei fast allen untersuchten Frauen (mit Ausnahme Schwachsinniger) zum Durchbruch. Einige Züge des destruktiven Erlebens sind etwa unverarbeiteter Haß gegen Männer (operierende Ärzte, Partner, Vater), die sich in Träumen, Phantasien und Protektionen äußern. Die Träume beschäftigen sich mit verstümmelten, verhungerten, vernachlässigten Babys. Das Chaos spiegelt sich wider im seelischen Bilde des „inneren Verfolgers, der sich so leicht nicht beschwichtigen läßt" (Jürgensen 1982).

In systematischen Untersuchungen sind diese Störungen bis 12 Monate nach der Abtreibung gefunden worden; ich erlebte solche eruptionsartigen Einbrüche bei Frauen bis zu 20 Jahre nach ihrer Abtreibung. Derartige Durchbrüche sind von besonderer Eindrücklichkeit: die emotionale Verwirrung, die Panik der Sprachlosigkeit ist wie ein Notschrei. Wenn die Frauen in akuten Zuständen hochgradig gespannt und erregt erscheinen, so beruhigt sich doch ihre seelisch-vegetative Verfassung in der Regel nach ziemlich kurzer Zeit (1–2 Stunden). Offenbar bedeutet ein solcher Durchbruch im geschützten, professionellen Rahmen eine große Entlastung.

Akzeptieren individueller Verantwortung und existentieller Wirklichkeit

Schmerzliche Klarheit und unsägliche Trauer kennzeichnen die Stimmung dieser Erlebnisschicht. Der chaotische, panikgetriebene Schmerz ist zur Ruhe gekommen. Es herrscht besonnene Trauer. Die Frau trauert darüber, daß ihr Kind getötet wurde, damit sie leben kann. Es ist typisch für diese Erlebnisschicht: die Frauen sprechen dezidiert von „Kind" und „töten", ohne einen anklägerischen Nebenton in ihrer Stimme. Dagegen gebrauchen die Frauen hier niemals das Wort „Embryo" oder „Foetus". In dieser Besinnung übernimmt die Frau mehr und mehr die bewußte Verantwortung für ihr Handeln. An die Stelle von Schuldzuweisungen (gegen den Partner, gegen die Ärzte und Männer überhaupt) ist das Akzeptieren eigener Verantwortung getreten.

Dazu ein Beispiel: Eine 24-jährige Frau hatte vier Monate lang nach der Abtreibung ihres Kindes eine schwere Depression mit gelähmten Kräften, mit aggressiven Schuldzuweisungen an ihren Partner und an das Krankenhauspersonal durchlaufen. Ich hatte sie psychotherapeutisch begleitet. Jetzt befand sie sich im Zustand einer fast unheimlich wirkenden Ruhe. Mit klaren Worten erzählte sie mir einen Traum der letzten Tage: „Ich stehe mit meinem Freund am Meer in einer Atmosphäre bleigrauer Schwere – unter uns auf dem Wasser schwimmt ein Boot, darin ein Kind. Das Boot kentert und das Kind ertrinkt. Mein Freund und ich sehen gemeinsam zu".

Hier ist es dem Paar gelungen, gemeinsam vom Kind Abschied zu nehmen – jeder der beiden hat seinen Anteil Verantwortung an der Abtreibung auf sich genommen – an die Stelle von Schuldzuweisungen ist das Akzeptieren von Schuld getreten.

Diese Verantwortung hat existentielles Gewicht. Der Frau kommt zum Bewußtsein, daß die Abtreibung ein wesentliches und einschneidendes Ereignis des eigenen Lebens ist. Jedoch ist diese Erfahrung keine ethische Reflexion von der Qualität eines philosophischen Diskurses. Ebensowenig ist sie das Produkt eines neurotischen Über-Ich. Sofern hier die Figur des o. g. „inneren Verfolgers" erscheint, hat diese seelische Macht ihre lähmende, destruktive Wirkung verloren. Aus destruktiver Gewalt ist der Anstoß für einen Prozeß schmerzhafter Klärung geworden. In diesem Prozeß der Reifung wandelt sich Schuldgefühl zu bewußt vollzogener Verantwortung. Es ist ein entscheidender innerer Reifungsschritt.

An diesem Bewußtsein der Tötung lassen sich bei der Frau zwei Aspekte unterscheiden. Erstens, einem Teil des eigenen Selbst eine Chance der Selbstverwirklichung abgeschnitten zu haben, sich so verstanden eine Selbstverletzung gesetzt zu haben. Das Kind ist in diesem Sinn Symbol für bestimmte Bereiche des eigenen Selbst, etwa für die eigene Ganzheit, für das eigene Lebendigsein und für die eigene Geborgenheit.

Zweitens kann das Kind als ein vom eigenen Selbst unterschiedenes Wesen erkannt werden.

Manche Frauen sprechen in dieser Schicht von einer Lebenstrauer.

Wissenschaftlich erreicht man diese Schicht am ehesten durch anthropologische Einstellungsweise – Anthropologie verstanden etwa im Sinne Victor von Weizsäckers und seiner anthropologischen Denkweise. Nur wenige Autoren, unter ihnen Merz (1988), beschreiben diese Dimension genauer.

Beziehung zum toten Kind

Diese Erlebnisschicht ist in der wissenschaftlichen Literatur am wenigsten beschrieben, vermutlich weil Wissenschaftler hier besondere Berührungsängste haben. Zu Recht gibt es diese Ängste, um sich abzugrenzen gegen Mystifikation, Dogmatismus und Sentimentalität.

Es ist die Sphäre der leisen Töne und die Dimension des Unsagbaren. Die Scharfsinnigkeit der Ratio schweigt hier ebenso wie die Panik der Emotion. In dieser Stille berichten Frauen über Begegnungen mit ihrem toten Kind. Sie halten innere Zwiesprache. In diesem Dialog können sie auch die konkrete Wahrnehmung haben, ihr Kind an ihrer rechten Seite im Abstand von einem Meter zu spüren – vielleicht hat dieser Spür-Sinn eine andere Qualität als der optische oder akustische Sinn. Auch Träume können hinweisen auf die Gegenwart der toten Kinder.

Meine Berliner Psychotherapie-Kollegin Dr. Heidemarie Streich berichtet mir eine solche Erfahrung:

„Eine Frau von 40 Jahren kam zu mir in die Beratung, nachdem sie bereits drei Abbrüche hinter sich hatte. Jetzt war sie zum vierten Mal schwanger und wollte wieder abtreiben lassen. Da erschienen ihr im Traum drei kleine gelbe Vogelküken, die vor ihrer Tür standen und dringend Einlaß begehrten in hohen Tönen und die keine Ruhe ließen. Die Frau erkannte in den lichten Vogelküken die Seelen ihrer abgetriebenen Kinder, die sich hier meldeten, Einlaß begehrten, und in dem vierten, das sie in sich trug, nun alle zusammen aufgenommen und nicht wieder weggetrieben werden wollten. Sie entschloß sich, das Kind auszutragen, obwohl sie mit einer Risikoschwangerschaft angesichts ihres Alters rechnen mußte. Das Kind kam gesund zur Welt, und Mutter und Kind sind heute nach viereinhalb Jahren wohlauf.“

Diese Geschichte soll keine heile Welt simulieren. Sondern ich möchte darauf hindeuten: im dialogischen Prozeß zwischen Mutter und totem Kind sind Antworten denkbar und erfahrbar, wenn die Mutter Ohren hat zu hören.

Diese Schicht entzieht sich der Definition mit Hilfe rationaler Begriffe und der sozialpsychologischen Operationalisierung. Vermutlich kann diese Schicht am ehesten erreicht werden durch eine hochdisziplinierte meditative Einstellung, die konkrete Intuition von Wunsch und Spekulationen unterscheiden kann.

Es ist die Sphäre, auf die ein Wort des alten deutschen Arztes Paracelsus aus dem 16. Jahrhundert zutrifft: „Der ist ein Arzt, der das Unsichtbare weiß, das keinen Namen hat, das keine Materie hat und doch Wirkung.“

Schlußfolgerungen

Die Kenntnis dieser vier Erlebnisschichten und ihre Differenzierung kann im Beratungsgespräch vor und nach dem

Schwangerschaftsabbruch für Ärzte, Berater und Therapeuten hilfreich sein. Denn für das Selbstverständnis und die Selbstachtung der Frau ist es wichtig, das Akzeptieren eigener Verantwortung (Dimension 3) nicht zu verwechseln mit dem emotionalen Schuldgefühl von Dimension 2 oder einem normativen Schuldgefühl der Dimension 1. Und es kann für eine Frau sehr heilsam sein, wenn sie erfährt: ihr Arzt akzeptiert die Existenz ihres toten Kindes (Dimension 4), das sie selbst konkret spürt – statt daß der Arzt es als Wunschillusion entwertet.

Im Interesse einer heilsamen und vernünftigen Verarbeitung des Schwangerschaftsabbruchs lohnt es sich, dieser Differenzierung des Erlebens auch weitere Forschung zu widmen.

Literatur

Atembrink B (1989) Der Schwangerschaftsabbruch im Erleben des ausführenden Arztes. Repräsentative Umfrage unter besonderer Berücksichtigung der Notlagenindikation. Med Dissertation, Hochschule Hannover

Blaschke C (1987) Mann und Schwangerschaftsabbruch: eine kasuistische Studie über das Erleben des Schwangerschaftsabbruchs bei Männern, deren Frauen abtreiben ließen. Medizinische Dissertation, Hochschule Hannover

Buck W (1976) Psychische Folgezustände nach legalem Schwangerschaftsabbruch. Med Dissertation, Hochschule Hannover

Goebel P (1984) Abbruch der ungewollten Schwangerschaft. Ein Konfliktlösungsversuch? Springer, Berlin Heidelberg New York Tokyo

Jürgensen O, Siedentopf HG, Trainer U (1982) Das Selbstverständnis der Frauen nach dem Schwangerschaftsabbruch. In: Poettgen H (Hrsg) Die ungewollte Schwangerschaft. Dtsch Ärzteverlag, Köln

Merz M (1988) Schwangerschaftsabbruch und Beratung bei Jugendlichen. Eine klinisch-tiefenpsychologische Untersuchung. Walter, Olten b. Freiburg i.Br.

Petersen P (1977) Seelische Folgen nach legalem Schwangerschaftsabbruch. Dtsch Ärztebl 74: 1205–1212

Petersen P (1986) Schwangerschaftsabbruch: Unser Bewußtsein vom Tod im Leben. Tiefenpsychologische und anthropologische Aspekte der Verarbeitung des Schwangerschaftsabbruchs. Urachhaus, Stuttgart

Petersen P (1991) Schwangerschaftsabbruch im Erleben der durchführenden Ärztin u. des durchf. Arztes. DER FRAUENARZT 32, 3: 310–312

Trainer U (1983) Das Selbstverständnis von Frauen nach Schwangerschaftsabbruch. Ergebnisse einer empirischen Untersuchung an 49 Frauen in Frankfurt/M., Dissertation Fachber. Humanmedizin, Universität Frankfurt a. M.

Sexualität als Kommunikation

K. LOEWIT

MERKE:

1. Sexualität im weiten Sinn von Geschlechtlichkeit und im engeren Sinn von Genitalität wird weithin unreflektiert unter den Aspekten von Triebbefriedigung/Lustgewinn und von Fortpflanzung gesehen, nicht aber als körpersprachliche Kommunikation in Beziehungen begriffen.

2. Auch wo von „sexueller Kommunikation" gesprochen wird, geschieht dies meist in einem allgemeinen Sinn und werden die konkret durch das sexuelle Verhalten erfahrbaren Botschaften einer wörtlich genommenen „Sprache der Sexualität" nicht bewußt.

3. Versucht man, die je nach Beziehungsqualität positiven, negativen oder ambivalenten Bedeutungen der sexuellen Körpersprache zu erfassen, so ergibt sich ein Verständnis von Sexualität als verleiblichter Beziehung in einem ganzheitlich psychosomatischen Sinn.

4. Diese Sichtweise kann dem sexuellen Erleben neue Dimensionen eröffnen, sich sinngebend, belebend, auch therapeutisch auswirken und den größeren Rahmen für alle anderen Aspekte des Sexuallebens abgeben. Dies betrifft Paare und freiwillig oder unfreiwillig Partnerlose in je entsprechender Weise.

5. Darüber hinaus eröffnet dieser konkret-kommunikative Ansatz weitere Aspekte:
   - für die Überwindung des Körper-Geist-Dualismus zugunsten eines ganzheitlichen, die Sexualität integrierenden Menschenbildes
   - für eine auf Kommunikations- und Beziehungsfähigkeit im weiten Sinn ausgerichtete Sexualerziehung
   - für eine an der Stimmigkeit der sexuellen Kommunikation orientierte Sexualethik
   - für ein neues Verständnis der vitalen Bedeutung der sexuellen Kommunikation nicht nur für den jungen und gesunden Menschen, sondern auch für Kranke, Behinderte und Alte.
   - für ein erweitertes Verständnis gleichgeschlechtlicher Liebe und nicht zuletzt
   - für eine Ergänzung der bisherigen Sexualtherapie durch die bewußt integrierte Kommunikationsfunktion der Sexualität als neuer sinnstiftender Bedeutungserteilung.

Das Thema „Sexualität als Kommunikation" mag auf den ersten Blick banal erscheinen. Zahlreiche Autoren haben seit Jahrzehnten von Sexualität als einer besonderen Form der Kommunikation gesprochen oder sie als Sprache bezeichnet (Frank 1957, Leist 1961, Montagu 1971, Kentler 1977, Kolodny 1979, Bartholomäus 1987). Allerdings ist diese Sichtweise noch keineswegs Allgemeingut geworden und vor allem wird bei genauerem Hinsehen deutlich, daß dabei nicht konkret nach den Inhalten sexueller Kommunikation, nach den möglichen Botschaften dieser zusätzlichen Sprache und deren anthropologischer Bedeutung gefragt wird (Loewit 1975, 1978).

Wie die sexualmedizinische Erfahrung zeigt, resultieren sexuelle Funktionsstörungen häufig aus „psychotoxischen" Interpretationen der alltäglich erlebten Sexualität. Um diese Noxe auszuschalten, wäre eine neue Bedeutungserteilung, die gleichzeitig auch die Qualität der Beziehung verändern kann, erforderlich. Derzeit wissen die wenigsten Paare eine befriedigende Antwort auf die Frage, was es für sie heißt, miteinander zu schlafen. Die meisten einfach deswegen nicht, weil sie sich „so eine Frage" noch nie gestellt haben. Es muß also wieder bewußt werden, daß jedes Verhalten, auch das Sexualverhalten, „etwas heißt", weil es als non-verbale, zeichenhafte Kommunikation Botschaftsträger ist. Daraus ergibt sich ja die „Unmöglichkeit nicht zu kommunizieren" (Watzlawick 1969) als grundlegendes kommunikationstheoretisches Axiom.

Eigentlich müßte man sich fragen, wieso diese in anderen Bereichen von Körpersprache, z. B. Mimik und Gestik (mehr oder weniger) bewußten Gegebenheiten gerade im sexuellen und hier nochmals besonders im genitalen Bereich so gründlich aus dem Bewußtsein geschwunden sind? Während nämlich die körpersprachlich durch Zärtlichkeiten übermittelten Botschaften meist unmittelbar in die Wort- und Begriffs-Sprache übersetzt werden können, ihre Inhalte also bewußt oder zumindest bewußtseinsnah wahrgenommen werden, trifft dies für genitales Sexualverhalten nicht mehr zu. Hier ist eine solche Betrachtungsweise an sich höchst ungewohnt („so haben wir das noch nie gesehen") und oft selbst im Verlauf einer Se-

xualtherapie schwer nachvollziehbar. Die Gründe hierfür mögen vielfältiger Art sein. Etwa eine allgemeine Verminderung des Gespürs für die Signale der Körpersprache: „unsere Primärsprache ist zur Fremdsprache geworden" (Molcho 1983). Tatsächlich wird ja die Körpersprache als zunächst einziger Botschaftsträger im Laufe der normalen Entwicklung von der Wortsprache abgelöst (Spitz 1985). Das zunächst leibhaftige, sinnenhafte „Begreifen" wird dabei zum abstrakten „Begriff". Ein weiterer Faktor mag der in allzuvielen Beziehungen herrschende „Kommunikations-Notstand" sein: man hat die Grundelemente zwischenmenschlicher Kommunikation, geschweige denn das „wesentliche Zwiegespräch" (Moeller 1991) nie erlernt und eingeübt. Dieses allgemeine Nicht-miteinander-reden-können wird im Bereich der Sexualität durch deren Tabuierung – gesellschaftlich wie als persönlicher Intimbereich – und durch das Fehlen eines passenden Vokabulars noch wesentlich verschärft und gleichzeitig aufrechterhalten: die Sprachlosigkeit überwiegt. Dabei belasten die Mängel der verbalen Kommunikation auch die non-verbale, die wegen ihrer Vieldeutigkeit ganz besonders auf die verbale Klärung im Sinne notwendiger Metakommunikation angewiesen ist. Diese eher abstrakten und theoretischen Vorbemerkungen sollen im folgenden konkretisiert und damit die „Sprache der Sexualität" (Loewit 1992) verständlicher gemacht werden.

Zu diesem Zweck muß zuerst der meist auf Genitalität oder noch punktueller auf Geschlechtsverkehr eingeengte Begriff von Sexualität wieder so erweitert werden, daß er sowohl Geschlechtlichkeit im Sinne von Frau/Mann-Sein, als auch Erotik und Genitalität enthält. Es wird also zwischen Sexualität in einem weiten, nicht genital zentrierten und einem engeren, die Geschlechtsorgane und die Fortpflanzung betreffenden Sinn zu unterscheiden sein.

Ferner ist an die Untrennbarkeit und das Zusammenwirken von Biologischem, Psychischem und Sozialem, also an die Ganzheitlichkeit des Menschen zu erinnern, die körpersprachliche Kommunikation überhaupt erst möglich macht: Was auf der Verhaltensebene geschieht, hat seine Entsprechungen auf der psychisch-emotionalen Ebene und umgekehrt. Schließlich darf nicht vergessen werden, daß erst der Beziehungsaspekt eine zutreffende inhaltliche Deutung der Botschaft ermöglicht, aus dem Faktischen allein ist sie nicht zu gewinnen.

Zur Verdeutlichung soll zunächst zu den Anfängen unserer individuellen Kommunikationsfähigkeit und damit gleichzeitig zu den Anfängen der Sprache der Sexualität zurückgegangen werden. Gemeint ist die ausschließlich körpersprachlich-sinnenhafte erste Zwiesprache zwischen Mutter/Vater und Kind. Hier erfolgte Verständigung auf ganzheitliche Weise über die „Gestaltsignale von Körperhaltung und Verhalten" (Spitz 1985), ohne Trennung zwischen körperlicher und geistiger Ebene. Diese „Gestaltsignale" vermittelten sinnenhafte Voll-Erfahrungen, die durch die späteren, dieselben Inhalte bezeichnenden, abstrakten Begriffe nicht mehr erfahrbar sind. So umfaßt die ursprüngliche „Zuneigung" der Mutter zu ihrem Kind nicht nur das Sich-zuwenden mit dem Gesicht, das tatsächliche Zu-Neigen des Kopfes, den unmittelbaren Blickkontakt und damit die Erfahrung von Nähe, Vertrautsein und Verbundenheit, sondern ebenso die Wahrnehmung ihres Geruches, das Hören ihrer Stimme, das Fühlen der Wärme ihrer Haut, kurz eine Fülle von Sinneseindrücken und begleitenden Emotionen. Sie alle verdichten sich zum späteren abstrakten Begriff „Zuneigung" und geben ihm seine individuelle Färbung, auch wenn er sich längst von den begleitenden Körperhaltungen, Sinneserfahrungen und Empfindungen von da-

mals losgelöst und „vergeistigt" hat. Es gibt eine Menge von Begriffen und Redewendungen, deren ursprünglich leibhaftige Seite auf diese Weise aus dem Bewußtsein geschwunden ist und wieder neu entdeckt werden muß. So z. B. Augen-Blick und Ansehen, Zugehörigkeit, Angehöriger, Gehorsam oder aufhören, Verlangen, Entgegenkommen, Herzensanliegen bzw. am Herzen liegen, von jemandem etwas halten, sich sehr nahe stehen, jemand stehen lassen, jemandem unterliegen oder überlegen sein und so fort.

So betrachtet ereignen sich in der frühen Mutter/Vater-Kind-Beziehung auf der Verhaltensebene z. B.: aufnehmen und annehmen, ansehen, bergen und halten, (Haut-)Kontakt haben, Wärme spüren, Nähe erfahren, jemanden riechen, schmecken können, zufriedengestellt werden und Ruhe finden etc. Dabei handelt es sich nicht um Einbahnerfahrungen, sondern um echte Kommunikation auf Gegenseitigkeit. Die Art und Weise wie diese Erfahrungen gemacht werden bestimmt ihre emotionale Tönung. Die körpersprachlichen Gestaltsignale als die wichtigsten Botschaftsträger dieser Zeit übermitteln das Thema, die Art der Beziehung entscheidet über das Vorzeichen: positiv, negativ oder ambivalent. Damit auch über die Erlebnisqualität von seinerzeit erfahrener Aufnahme und Annahme (oder Gleichgültigkeit, Ablehnung und Zurückweisung), von Ansehen, Geborgenheit, Kontakt, Halt, Geschmack finden, satt und zufrieden werden und so weiter. Die Eltern-Kind-Beziehung realisiert sich also in der Körpersprache, sie wird gleichzeitig durch sie erfahren und mitgeteilt. Aus späterer, begrifflich-abstrakter Sicht könnte man die körpersprachliche Interaktion zwischen Mutter/Vater und Kind auch als die Verleiblichung der vielen Inhalte dieser Beziehung auffassen. Dabei sind Sinnlichkeit, selbst ungestüme Leidenschaft zu dieser Zeit (noch) nicht verpönt und

Triebhaftigkeit gilt in aller Unschuld als Zeichen von Vitalität und Lebensfreude.

Nun spricht aber M. Balint (1965) von diesen „Ur-Formen der Liebe" als dem Kern und der Basis der Erwachsenen-Intimität oder A. Montagu (1987) bezeichnet die sexuelle Verbindung „in mancher Hinsicht als eine Reproduktion der zärtlichen Liebe zwischen Mutter und Kind". In tiefenpsychologischer Terminologie geht es um die Entwicklung und Entfaltung der Partialtriebe innerhalb der kindlichen Sexualität, die ja zunächst noch keine genital zentrierte ist. Diese Bausteine der späteren genital-betonten Erwachsenensexualität dürfen nicht verloren gehen, sondern sollen sich ab der Pubertät unter den Primat der Genitalität stellen, folgt man Freuds grundlegenden Thesen (1905). Wenn also der Satz von Balint konkret „beim Wort genommen" wird, so bedeutet er, daß die Urformen der Liebe nicht verloren gehen oder später durch andere, z. B. genitale Formen der Liebe ersetzt werden, sondern daß sie nach wie vor bestehen bleiben und die Basis und den Kern der, nun auch genitalen, Erwachsenenintimität bilden. Diese prägenitalen Liebesformen werden also um die genitalen Aspekte erweitert und ergänzt: um Leidenschaftlichkeit in einem je weiblich/männlich-geschlechtlichen Sinn, um die unberechenbare Macht des Eros bis zur Ekstase. Dadurch erfahren sie im positiven Fall eine Bereicherung, andernfalls könnten sie auf ihrem prägenitalen Stand fixiert, auf die neue Genitalität reduziert oder überhaupt zunichte gemacht werden.

Vielleicht ist das die Stelle des „Grabenbruches" zwischen Prägenitalität und Genitalität, der zur Trennung von Zärtlichkeit und Liebe auf der einen und Sex auf der anderen Seite des Grabens führt, so daß sozusagen Liebe und Sexualität zwei verschiedenen, durch eine tiefe Bruchlinie voneinander getrennten Kontinenten zugewiesen werden. Wenn dann noch, um beim Bild zu bleiben, diese Kontinente immer weiter auseinanderdriften, weil in der individuellen Entwicklung oder im Laufe einer Beziehung die Integration der Sexualität nicht gelingt, dann kann der ursprüngliche Zusammenhang vollständig verloren gehen, können sich die zwei Ufer so weit voneinander entfernen, daß der Abstand unüberbrückbar wird. So sieht zumindest die in der sexualmedizinischen Sprechstunde immer wieder vorgefundene Situation aus. Hinter sexuellen Funktionsstörungen steht häufig eine bewußt oder unbewußt vorhandene Einstellung von: „Liebe und Zärtlichkeit – ja, Sex – nein". Äußerungen wie: „Von Liebe und Zärtlichkeit könnte ich nicht genug bekommen, auf Sex kann ich verzichten" bringen solche Einstellungen klar zum Ausdruck. Dabei scheint dies nur vordergründig eine „typisch weibliche", nur auf Libidostörungen von Frauen zutreffende Feststellung zu sein. Im Grunde geht es um dasselbe Problem, wenn Männer bei der geachteten und geliebten Frau impotent werden, während sie „sonst" keine Potenzprobleme kennen. Wenn „Softies" Zärtlichkeit nicht in die sexuelle Begegnung integrieren, sondern an die Stelle genitaler Sexualität setzen. Wenn es, ganz allgemein, als „typisch männliches" Problem gilt, genital-dominierte Wünsche und emotionale Beteiligung, körperlich-genitale und gefühlsmäßige Bindung zusammenzubringen. Daß all dies bei beiden Geschlechtern keine unverrückbaren und geschlechtstypischen Notwendigkeiten, sondern durchaus durch Lernen veränderbare weiblich-männliche Schwerpunktsetzungen sind, zeigen z. B. neue Untersuchungen des Sexualverhaltens deutscher Jugendlicher. Im Vergleich zwischen 1970 und 1990 blieben zwar deutliche Geschlechtsunterschiede bestehen, relativierten sich aber, indem sich das männliche Verhalten deutlich stärker dem weiblichen annäherte, als umgekehrt, aber doch beide Tendenzen grundsätzlich zu finden waren (Schmidt et al. 1992). Es besteht also für beide Geschlechter die im Prinzip ähnliche Aufgabe, eine Verbindung zwischen dem jeweils eigenen und dem anderen Ufer herzustellen, also auf je weiblich oder männlich akzentuierte Weise prägenitale und genitale Fähigkeiten und Bedürfnisse harmonisch zu entfalten und zu verbinden.

Die (Wieder-)herstellung dieser oft fehlenden Brücke zwischen Liebe und Zärtlichkeit sowie genitaler Sexualität ist also der Weg, um die genannten Aufgaben zu bewältigen bzw. Störungen zu überwinden. Die Umsetzung des erwähnten Zitates von M. Balint bedeutet konkret, nicht nur die „Gestaltsignale von Körperhaltung und Verhalten" der Eltern-Kind-Beziehung, sondern auch die der genitalen Liebesbeziehung zwischen Erwachsenen auf ihre möglichen Inhalte zu untersuchen. Welche Botschaften können durch die genitalen Formen der Liebe übermittelt, in welche Begriffsinhalte kann Sexualverhalten übersetzt werden?

Wenn auch bei dieser Übersetzung vom beobachtbaren Verhalten ausgegangen und versucht wird, das ursprünglich Konkret-Sinnenhafte mit dem später Begrifflich-Abstrakt-Gewordenen wiederum zu verbinden, so ist die weitgehende Parallelität zwischen Verhaltenselementen aus der Liebesbeziehung des Kleinstkindes und der des Erwachsenen unübersehbar. Auch bei der geschlechtlichen Begegnung Liebender ereignet sich auf der Verhaltensebene: ansehen, entgegen- bzw. sich näher-kommen und nahe-stehen, sich einander zuwenden und zuneigen um in Berührung zu kommen, aufeinander eingehen, (sich) öffnen, einlassen, einfühlen, auf- und annehmen, überlassen, (zusammen)halten und Halt finden, bergen und geborgen sein, sich am Herzen liegen, ein Anliegen sein, beieinander ein- und ausgehen, miteinander verbunden sein und sich wieder lösen, loslassen und so fort. In die

Wortsprache übersetzt, geht es um die gleichen Urerfahrungen und zugleich Grundbedürfnisse, die im psychosomatischen Sinn buchstäblich lebensnotwendig sind. Das Ausmaß ihrer Erfüllung oder Frustrierung entscheidet über Lebensmöglichkeiten und Lebensqualität, wobei wiederum der Beziehungsaspekt das Vorzeichen bestimmt. Ist das jeweilige Gestaltsignal der Körpersprache z.B. mit „aufeinander zu-" oder „aufeinander losgehen", mit „sich nahe stehen" oder „sich zu nahe treten", mit „aufeinander eingehen" oder „übereinander herfallen", mit „Annahme" oder „Besitzergreifung", „Geborgenheit" oder „Freiheitsberaubung", „Einlaß" oder „Einbruch" zu übersetzen? Zu diesen – entwicklungspsychologisch gesprochen großteils prägenitalen – Inhalten kommen die genitalen hinzu: geschlechtliche Anziehung und Verlangen, Triebhaftigkeit, Außer-sich-geraten und wieder entspannt beieinander Ruhe und Zufriedenheit finden.

Ob also Kind an der Mutterbrust oder erwachsener Liebender, es geht um dieselben „Begriffe" von Angenommen-Sein, Zugehörigkeit, Ansehen, Entgegenkommen, Zuneigung, Nähe, Wärme, Kontakt, Geborgenheit, Eingehen und Einfühlung, Verbundenheit, Offenheit, Echtheit, Eigenständigkeit und Entfaltung, Beheimatung und so weiter. Oder anders ausgedrückt: es geht um dieselben Lebensnotwendigkeiten bzw. Existenzminima. Das eine mal als menschliche Grunderfahrungen an der Basis von Ich-Werdung und Persönlichkeitsentwicklung, das andere mal und erweitert um den Bereich der geschlechtlichen Triebhaftigkeit, als Bausteine der Erwachsenensexualität. Im ersten Fall legen Sinneserfahrungen auf einer noch prä-verbalen Entwicklungsstufe die Grundlagen späterer Begriffe. Im zweiten Fall müssen diese wieder mit ihren leiblichen Wurzeln bewußt in Zusammenhang gebracht werden, soweit sie ins „rein Geistige" abgedriftet sind, denn beidemale liegt das Entscheidende in ihrer Ganzheitlichkeit. „Menschlich" heißt eben weder bloß „körperlich", noch rein „geistig", sondern immer beides zusammen. Deswegen ist auch die Frage nach der inhaltlichen Übereinstimmung der beiden Ebenen ausschlaggebend für das Erleben von Harmonie oder Disharmonie, Stimmigkeit und Echtheit oder Unstimmigkeit und Schein bzw. ihrer Mischung. In Anlehnung an Moeller (1991) kann echter Lebenshunger nur durch echte „Lebens-Mittel" und nicht durch Atrappen gestillt werden. Jeder kennt die Bedeutung des Inhaltes dieser Begriffe aus eigenem Erleben: als allgemein menschliche Grundbedürfnisse bzw. als das Wissen um die Angewiesenheit auf Angenommen-sein, Wertschätzung, Zugehörigkeit und Sicherheit, Entfaltungsmöglichkeit und Beheimatung etc. Dieselben Inhalte würden sich auf einer Wunschliste von Erwartungen an Partnerschaft und Partner wiederfinden. Es kann also auch hier das konkrete Verhalten als sexuelle Körpersprache Beziehungsinhalte verleiblichen, wie sie in sämtlichen mitmenschlichen Begegnungen, ganz besonders intensiv aber in Liebesbeziehungen gesucht werden.

Das wird im täglichen Leben zumeist auf nicht-genitale Weise geschehen, z.B. als aufeinander eingehen durch Sprechen und Hören, als sich im Händedruck, mit offenen Armen oder im Kuß begegnen, annehmen und verbinden, als in gemeinsamen Aufgaben Erfüllung finden etc. Es kann aber auf genitale Weise als besonders intensiver, eindringlicher und umfassender Ausdruck erfolgen.

Sexuelle Kommunikation meint also nicht irgendein miteinander Reden über oder um sexuelle Themen. Sexuelle Kommunikation heißt, Sexualität selbst ist die Sprache, ist die buchstäbliche Verkörperung derjenigen menschlichen Grundbedürfnisse, die ihrerseits als Inhalte von Liebesbeziehungen erhofft und gesucht werden. Sie symbolisiert diese Inhalte nicht, sondern realisiert sie, macht sie spür- und erfahrbar und teilt sie, indem sie sie ausdrückt, gleichzeitig dem Partner mit. Sexualität kann im Positiven wie im Negativen verleiblichte Beziehung, verkörperte Partnerschaft sein – nur nicht „nichts-sagend"! Die „Unmöglichkeit nicht zu kommunizieren" auf der einen und die Unverzichtbarkeit der in der sexuellen Begegnung realisierten und damit zugesprochenen Inhalte auf der anderen Seite stehen dagegen, auch wenn Enttäuschung und Resignation gelegentlich mit „Nichtssagend" umschrieben werden. Vielleicht kann diese neue Dimension einer „viel-sagenden" und integrierten genitalen Sexualität anhand eines Zitates verdeutlicht werden. Unter der Überschrift „Probleme der Innigkeit" schreibt Nowinski (1987) in „Die Sexualität des Mannes": „‚Innigkeit' ist eigentlich ein abstrakter Begriff, den man sehr unterschiedlich interpretieren kann. Nüchtern ausgedrückt scheinen Personen, die von Innigkeit sprechen, ein Gefühl enger Verbundenheit und Zusammengehörigkeit zu meinen. Innigkeit umfaßt Zuneigung, Respekt, Vertrauen, Fürsorge und Offenheit zwischen den Partnern ... verinnerlichte Bindung". Offensichtlich sind diese Begriffe hier nur im herkömmlich-übertragenen, d.h. abstrakten Sinn verwendet. So wird nicht bewußt, daß sie in ihrer Verleiblichung gleichzeitig die Botschaft der „Sprache der Sexualität" darstellen können. Im liebevollen Coitus verkörpern sie sich buchstäblich, bis hin zur „verinnerlichten Bindung". Gleichzeitig wird nochmals deutlich, warum die Übereinstimmung zwischen den Ebenen, die Echtheit der Inhalte nicht nur in der sexuellen Körpersprache, sondern auch im Alltag der Beziehung so wesentlich ist. Sobald Inhalts- und Beziehungs-Ebene nicht prinzipiell übereinstimmen, wird Kommunikation doppelbödig und inkongruent, in sich unstimmig und dadurch belastend, kränkend, u. U. sogar krankmachend. „Klinische Beobachtungen" des zitierten Autors, wonach bei Ehepaaren, denen das Gefühl für innige Zusammengehörigkeit fehlt, Libidoprobleme häufig sind, werden aus dieser Sicht zur in sich logischen Selbstverständlichkeit.

Ein solches Verständnis von Sexualität als Körpersprache, die Verleiblichung der Beziehung sein kann, eröffnet vielen einen neuen Zugang oder macht vorbewußt Vorhandenes bewußt. Nun „heißt" Coitus genau das, was bisher nur mit Zärtlichkeit, nicht aber mit „Sex" in Verbindung gebracht und daher oft vermißt wurde. Die Überbrückung der Kluft zwischen Zärtlichkeit, Liebe und Sexualität wird wieder möglich, „weil ich nun die Verbundenheit unserer Seelen ins Körperliche mithineinnehmen kann", wie es eine Ratsuchende treffend auf den Punkt brachte. Ihr Gatte beschrieb bewegt sein „Aha-Erlebnis": „Mir fällt es wie Schuppen von den Augen. Das ist die Philosophie hinter dem Ganzen, die ich schon immer gesucht habe". Es geht dabei keineswegs um eine Rückkehr in den Bereich prägenitaler Zuwendung anstelle der Genitalität, vielmehr um das Aufzeigen der beiden gemeinsamen Basis psychosozialer Grundbedürfnisse. Damit wird gleichzeitig ein Rahmen geschaffen, in welchem Triebhaftigkeit, geschlechtliche Anziehung, Leidenschaft und Ekstase, sowie alle für sich allein enttäuschenden „Liebes-Techniken" ihren Platz finden und überhaupt erst auf Dauer „aufgehoben" sein können. Das gilt in entsprechender Weise auch für die im weiten Sinn „sexuell-körpersprachliche", aber nicht unbedingt genital-sexuelle Kommunikation von freiwillig oder unfreiwillig Partnerlosen oder wiederum partnerlos Gewordenen. Die Erfahrung der sexualmedizinischen Sprechstunde zeigt immer wieder, daß die Entdeckung dieser kom-

munikativen Bedeutung der Sexualität und ihrer konkreten Botschaften über Jahre fortwirkende Impulse geben und neue Kräfte mobilisieren kann.

Über diese individuell und für das Paar wichtige Bedeutung hinaus, kann der kommunikative Ansatz eine Reihe weiterer Anregungen geben:

– Er kann zunächst die beiden Aufgabenbereiche unserer Sexualität bewußt werden lassen: einerseits der Kommunikation und damit der Förderung der Beziehung und der Festigung der Paarbindung zu dienen und andererseits Werkzeug der Fortpflanzung zu sein. Dabei stellt die sozial-kommunikative Seite, die eigentlich tragende und umfassende, lebenslang aktuelle und obligatorische, nicht außer Kraft setzbare Funktion dar: Niemand kann nicht kommunizieren. Sie geht dem Fortpflanzungsaspekt voraus, begleitet ihn und folgt ihm nach. Jahrhundertelang wurde sie mehr oder weniger ignoriert, zumindest auf den zweiten Platz verwiesen und Sexualität auf ihre Reproduktionsfunktion reduziert, obwohl diese nur eine zeitweilige, zudem grundsätzlich begrenzte und fakultative Funktion darstellt. Mit steigender Lebenserwartung und damit immer länger dauernden zwar sexuellen, aber nicht mehr reproduktiven Beziehungen, wird dies besonders augenfällig. Die Kommunikationsfunktion ist aber noch in einem weiteren Sinn die eigentlich tragende. Sie pflegt alle jene Werte und Qualitäten, die auch in der Eltern-Kind-Beziehung grundlegend und lebenswichtig sind. Es genügt ja nicht, ein Kind nur physiologisch zu zeugen, es sollte auch erwünscht und angenommen sein. Erst wenn es auch psychologisch, also wiederum ganzmenschlich zur Welt gebracht wird, kann es optimale Lebens- und Entwicklungschancen vorfinden.

– Der kommunikative Ansatz kann somit mithelfen Sexualität nicht als eines von vielen menschlichen Attributen zu verstehen, sondern als konstitutiv für je weiblich/männliches Menschsein. Damit könnte er auch den Angelpunkt abgeben, um das dualistische Denken, die Zerlegung des Menschen in Geist und Körper und die Zuweisung alles Sexuellen zur körperlichen und damit niedrigeren Sphäre zu überwinden und im Sinne eines längst überfälligen „Paradigmawechsels" durch ein ganzheitliches, beziehungsorientiertes Menschenbild zu ersetzen.

– Sexualität grundsätzlich als Kommunikationsmöglichkeit statt als Konsumgut zu begreifen, kann gerade den heutigen Jugendlichen in ihrer erneuten Sehnsucht, Sexualität und Liebe zu verbinden (Schmidt et al. 1992), das nötige gedankliche Konzept und eine erfahrungsgemäß gut nachvollziehbare Orientierungshilfe bieten. Darüber hinaus müßte sich ein solches Verständnis auch auf die Einstellung gegenüber der Sexualität von älteren und alten Menschen, von Kranken, auch von Behinderten auswirken und ebenso zu einem erweiterten Verständnis gleichgeschlechtlicher Liebe führen.

– Diese kommunikative Bedeutungserteilung hat sich auch therapeutisch bewährt. Sie vermag eine pathogene, „psychotoxische" Deutung des sexuellen Geschehens durch eine erwünschte, als sinnvoll und mit den eigenen Bedürfnissen in Einklang stehende zu ersetzen. Dieser Brückenbau, der ja gleichzeitig mit einer Arbeit an der Beziehung, also für den „Liebesunterhalt" (Moeller 1991), verbunden ist, kann das eigentlich therapeutische Element sein. Kommunikationszentrierte Sexualtherapie (Loewit 1990) integriert diesen Ansatz als neue, sinnstiftende Bedeutungserteilung in bestehende Therapieformen. Das erfordert zusätzlich eine Erarbeitung bzw. Bewußtmachung dieses Kommunikationskonzeptes, bevor mit den „verschriebenen Erfahrungen" (Kaplan 1974, Kaplan und Langer 1979) oder den „Sensate Focus"-Übungen (Masters und Johnson 1970, 1976, Kolodny 1979) begonnen werden kann. Diese „Hausaufgaben" stehen dann jedoch von Anfang an bewußt unter dem Aspekt der sexuellen Kommunikation und erhalten dadurch tiefere Bedeutung: als zunächst ansatzweise Erfahrung der gewünschten Veränderung oder als unausweichliche Konfrontation mit Widerständen in der Therapie oder mit der partnerschaftlichen Realität. In diesem Fall können die sexuellen „Funktionsstörungen" durchaus stimmige körpersprachliche Mitteilungsformen über die Qualität der Beziehung sein, also „funktionale" Dysfunktionen: er läßt sie kalt, sie öffnet sich ihm nicht, er steht nicht auf sie, wären mögliche verbale Umschreibungen.

Mit diesen Ausführungen wurde versucht, Sexualität als Kommunikation konkret werden zu lassen. Im Interesse einer nicht nur „Symptome zum Schweigen bringenden" (Gathmann 1992), sondern sich um die Wurzeln der Leiden bemühenden Medizin, erst recht im Interesse der Rat- und Hilfesuchenden ist zu fordern, daß die Frage nach der Bedeutung der gemeinsamen Sexualität in keiner umfassenden, d.h. auch biographisch orientierten Anamnese fehlen darf. Es bleibt der ärztlichen Kunst überlassen, die jeweils angemessene Art und Weise zu finden, diesem sensiblen Bereich möglichst gerecht zu werden.

Literatur

Balint M (1965) Die Urformen der Liebe und die Technik der Psychoanalyse. Huber, Klett, Bern Stuttgart
Bartholomäus W (1987) Glut der Begierde-Sprache der Liebe, Unterwegs zur ganzen Sexualität. Kösel, München
Frank LK (1957) Tactile Communication, Genetic Psychology Monographs 56:209–255
Freud S (1905) Drei Abhandlungen zur Sexualtheorie. (Gesammelte Werke, Bd 5; Fischer, Frankfurt am Main 1968)

Gathmann P   (1992) Psychosomatik. Dialog 4: 11–13

Kaplan HS (1974) The New Sex Therapy. Brunner & Mazel, New York

Kaplan HS, Langer D (1979) Sexualtherapie, ein neuer Weg für die Praxis. Enke, Stuttgart

Kentler H   (1977) Sexualität ist anders. In: Brender I (Hrsg) Die Sache mit dem Sex. Beltz, Weinheim Basel

Kolodny RC, Masters WH, Johnson VE (1979) Textbook of Sexual Medicine. Little, Brown, Boston

Leist F   (1961) Liebe und Geschlecht. Schwab, Stuttgart

Loewit K (1975) Arzt und Ehetherapie. J Autog Training und allg Psychother 2:H 2–4

Loewit K (1978) Der kommunikative Aspekt der Sexualität. Sexualmedizin 7:971–975

Loewit K (1990) Sexuelle Störungen. In: Th v Uexküll et al. (Hrsg) Psychosomatische Medizin. 4 A, Urban & Schwarzenberg, München Wien Baltimore, S 635–643

Loewit K (1992) Die Sprache der Sexualität. S Fischer, Frankfurt

Masters WH, Johnson VE (1970) Human Sexual Inadequacy. Little, Brown, Boston

Moeller ML (1991) Die Liebe ist das Kind der Freiheit. Rowohlt, Reinbek

Molcho S (1983) Körpersprache. Mosaik, München

Montagu A (1987) Körperkontakt. Klett-Cotta, Stuttgart (1971 Columbia University Press)

Nowinski J (1987) Die männliche Sozialisation und das Sexualdilemma der Männer. In: Swanson JM, Forrest KA (Hrsg) Die Sexualität des Mannes. Dt Ärzte Verlag, Köln, S 231–238

Schmidt G, Klusmann D, Zeitzschel U (1992) Veränderungen der Jugendsexualität zwischen 1970 und 1990. Sexualforschung 5:191–218

Spitz RA   (1985) Vom Säugling zum Kleinkind. Klett-Cotta, Stuttgart

Watzlawick P, Beavin JH, Jackson DD (1969) Menschliche Kommunikation. Huber, Bern Stuttgart Wien

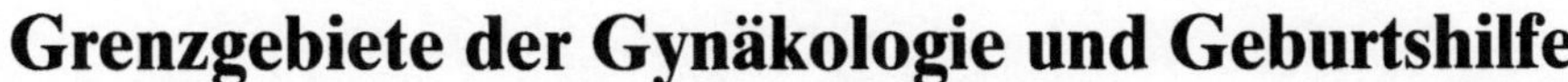

Grenzgebiete der Gynäkologie und Geburtshilfe

Endokrinologie des Haarausfalls

H. GIPS

MERKE:

1. Je nach durch die Evolution sich herausgebildeter Funktion der Haare in den verschiedenen Körperregionen unterliegt der Haarzyklus differenten Kontroll- und Regulationsmechanismen.

2. Zum einen liegt ein genetisch fixierter Rhythmus des Haarfollikels vor, der durch lokale Faktoren, wohl auch autokrin und/oder parakrin moduliert wird.
   Der Einfluß jahreszeitlich differenter Temperaturen und Lichtverhältnisse auf den Haarzyklus lassen sich auch beim Menschen durch unterschiedliche Wachstumsgeschwindigkeit der Haare und differenten Haarstatus nachweisen. Eine zusätzliche endokrine Regulation des Haarzyklus und des Haarstatus erfolgt durch die folgenden Hormone: Wachstumshormon (hGH), Schilddrüsenhormone, Corticosteroide, Östrogene und Androgene.

3. Eine Schilddrüsendysfunktion, wie die Hypo- und Hyperthyreose, führt zu einer ausgeprägten Veränderung im Haarzyklus, ebenso im Metabolismus und in der Ausbildung der Haare mit folgender diffuser Alopecie.
   Temporäre physiologische Konzentrationsveränderungen der Östrogene und der Androgene bei der Frau führen vorübergehend zu einem erhöhten telogenen Effluvium. Diese passagere Alopecie tritt in der Pubertät, nach der Menarche, postpartal, im Klimakterium und nach Absetzen eines hormonalen Kontrazeptivums auf.
   Die häufigste Ursache eines pathologischen Ausfalls der Kopfhaare bei der Frau ist androgenetisch bedingt (Alopecia androgenetica), entweder hervorgerufen durch vermehrte ovarielle Androgenproduktion, im generativen Alter meist bedingt durch polycystische Ovarien und/oder durch eine vermehrte adrenale Androgenproduktion, häufig hervorgerufen durch ein Hyperplasie der NNR.
   Bei normalen Serumkonzentrationen der Androgene und typischem androgenetischen Haarstatus ist eine genetisch fixierte erhöhte 5-Alpha-Reduktaseaktivität am Haarfollikel als Ursache in Betracht zu ziehen. Androgenproduzierende Tumore sind eher eine seltene Ursache.

4. Pathogenese der Alopecia androgenetica:
   Verkürzung der Wachstumsphase (Anagenphase), früher Eintritt in die Ruhephase (Telogenphase) mit folgendem frühen Ausfall und Zunahme der dysplastischen Anagenhaare. Insgesamt zunehmende Verkürzung des Haarzyklus mit Erschöpfung der Keratinozyten und zunehmender Atrophie der Haarfollikel bis zu deren Verschwinden (Glatzenbildung).

5. Therapie des hormonell bedingten Haarausfalls:
   Schilddrüsendysfunktion:

Therapeutische Korrektur der Hypo- bzw. Hyperthyreose.
Physiologische passagere Alopecie in der Pubertät, nach der Menarche, postpartal oder nach Absetzen eines hormonalen Kontrazeptivums:
Nach Ausschluß pathologischer Ursachen ist keine Therapie notwendig.
Alopecia climacterica:
Zwei-Phasen-Substitutionstherapie mit einem natürlichen Östrogen, evtl. vorübergehender Einsatz eines östrogenhaltigen Haarwassers.
Nicht tumorbedingte androgenetische Alopecie:
a) Hemmung der ovariellen und/oder adrenalen Androgenproduktion durch ein hormonales Kontrazeptivum, evtl. zusätzliche selektive Suppression der NNR durch niedrig dosierte Corticosteroidtherapie.
b) Induktion der SHBG-Biosynthese in der Leber mit vermehrter Bindung des freien Testosterons und verminderter Wirkung am Haarfollikel durch das im hormonalen Kontrazeptivum enthaltene Äthinylestradiol.
c) Periphere Blockade des Androgenrezeptors am Haarfollikel oder Hemmung der 5-Alpha-Reduktaseaktivität durch Einsatz eines Antiandrogens.

Aufgrund der im Verlauf der Evolution sich herausbildender differenter Funktionen der Haare unterliegen diese je nach Körperregion einer differenten Ausbildung und Regulation des Haarzyklus. Neben der geschlechtsspezifischen Differenz liegt auch eine rassespezifische Modulation vor.

Die Herausbildung des Fellkleides war für die Entwicklung der Warmblüter eine Voraussetzung. Die später wiederum bei Menschen sich reduzierende Körperbehaarung mit entsprechender Verhinderung einer Überwärmung stellt ebenfalls eine wichtige Entwicklung in der menschlichen Evolution dar.

Die wichtigsten Funktionen der Haare sind in Tabelle 1 aufgeführt.

Zum einen dienen diese als taktile Organe. Durch die ausgeprägte nervale Versorgung werden bereits geringste Berührungsreize übertragen und erkannt. Die ersten bereits bei einem 9 Wochen alten Embryo entstehenden Haarfollikel im Bereich der Augenbrauen, der Oberlippe und des Kinns haben wie bei vielen Tieren eine taktile Funktion.

Die in der Pubertät bei Mädchen und bei Jungen auftretende Achsel und Pubesbehaarung signalisiert die beginnende geschlechtliche Entwicklung, auch den Beginn des Erwachsenwerdens. Zusätzlich liegen in der Region der Pubes- und Achselbehaarung apokrine Drüsen vor, mit der Exkretion von Pheromonen, so daß neben den visuellen Signalen auch olfaktorische Reize auftreten, mit entsprechen-

Tabelle 1. Die wichtigsten Funktionen der Haare

● Taktile Funktion	– Ausgeprägte nervale Versorgung
	– Ausgeprägte Sensitivität auf Berührung
● Sexualitätssignale	– Achsel- und Pubesbehaarung, in der Pubertät auftretend
	– Produktion von Pheromonen
● Ausdruck der Weiblichkeit/ Männlichkeit	– Langes Kopfhaar
	– Bartbehaarung
Evolution:	Fell → Voraussetzung für die Entwicklung der Warmblüter
	Mensch → Reduktion der Körperbehaarung, Schutz vor Überwärmung

der Beeinflussung des sexuellen Verhaltens und der Beeinflussung der Reproduktion.

Haare unterstreichen den Ausdruck der Weiblichkeit (z. B. langes Kopfhaar), ebenfalls auch der Männlichkeit (z. B. Bart- und Brustbehaarung). Die Haarverteilung, die Darstellung des Kopfhaares in Form von Frisuren, auch der männlichen Bartbehaarung, stellt auch heute noch eine wichtige Ausdrucksform des Individuums dar.

Die Haartypen

Je nach Struktur der Haare wird unterschieden zwischen einer Lanugo-, Vellus- und Terminalbehaarung.

Lanugohaare finden wir beim Feten und in der frühen postpartalen Phase. Diese Haare sind weich, dünn, von variabler Länge und ohne Medulla. Sie werden postpartal ersetzt durch Vellus- und Terminalhaare.

Vellushaare sind kurze, weiche und oft farblose Haare. Sie sind die generellen Oberflächenhaare. Lediglich die Augenbrauen, Wimpern und Kopfhaare, ebenso auch später die Haare der Achsel- und Pubesregion sowie beim Mann die Haare im Bart- und Brustbereich entsprechen nicht diesem Haartyp.

Die Terminalhaare sind pigmentiert mit einer Medulla und von variabler Länge. Diese Haare zeigen den größten Durchmesser und ebenfalls den längsten Haarfollikel. Bei der Geburt entsprechen die Augenbrauen, die Wimpern und die Kopfhaare den Terminalhaaren. Später dann unter dem Einfluß der Androgene verwandeln sich die Vellushaare der Achsel- und Pubesregion, beim Mann auch des Bart- und Brustbereichs, in Terminalhaare.

Vellus- und Terminalhaare entstehen somit aus dem gleichen Haarfollikel. Unter Einfluß der Androgene kann im Kopf-bereich auch eine Regression der Terminalhaare in Vellushaare eintreten.

Der Haarzyklus

Die Vellus- und Terminalbehaarung unterliegt während des gesamten Lebens einem sich wiederholenden Wachstumszyklus (Abb. 1) [2]. Dieser Zyklus setzt sich zusammen aus der Wachstumsphase (Anagenphase), der Übergangsphase (Katagenphase) und der dann folgenden Ruhephase (Telogenphase), die bis zum Ausfall des Haares abläuft.

Die Anagenphase des Haares dauert zwischen 2–6 Jahre. Insbesondere die Kopfbehaarung der Frau, ebenso auch der Kinder, zeigt eine längere Anagenphase als beim Mann. Die durchschnittliche Wachstumslänge liegt bei 1 cm im Monat. Die folgende Katagenphase dauert im Mittel 35 Tage. In dieser Phase löst sich das Haar von der Haarpapille mit folgender kompletter Absorption der unteren Struktur des Haarfollikels. Nach Absorption der unteren Struktur bleibt die obere Follikelhülle erhalten mit dem verbleibenden Haarschaft. Die jetzt folgende Telogenphase des Haarzyklus dauert im Mittel zwischen 100–150 Tage und endet mit dem Ausfall des Haares. Während der Telogenphase entsteht das neue Haar und wächst in der frühen Anagenphase in den Haarkanal des Telogenhaares. Mit dem Ausfall des Telogenhaars zeigt sich gleichzeitig dann das Haar der neuen Generation in seiner Wachstumsphase.

Die endokrinologische Beeinflussung des Haarwachstums und seine Störung

Bei Kindern mit Wachstumshormonmangel (hGH) zeigen sich primär dünne Haare, auch das Wachstum ist verlangsamt.

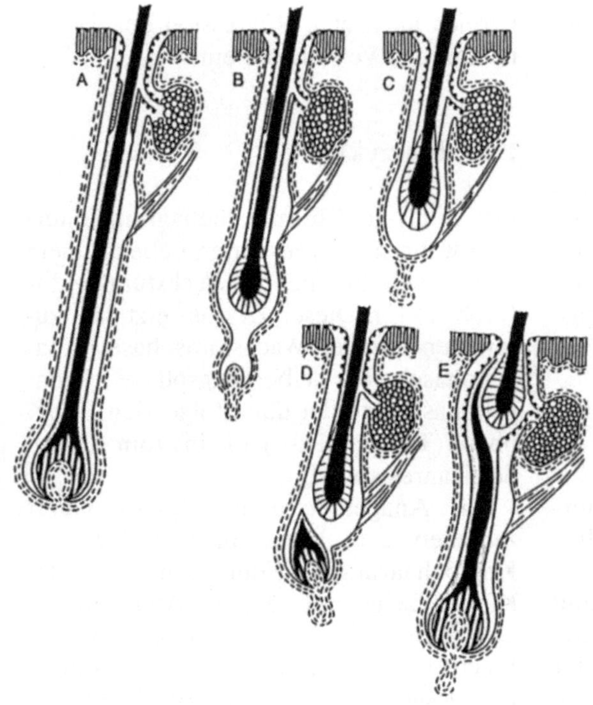

Abb. 1. Phasen des Haarzyklus
(Nach Baran et al. 1991)

Phasen des Haarzyklus

Anagenphase (A, D, E) = Wachstumsphase
Dauer: 2–6 Jahre
Catagenphase (B) = Übergangsphase
Dauer: ~35 Tage
Telogenphase (C) = Ruhephase
Dauer: 100–150 Tage

Im Kontrast hierzu zeigt sich bei der Akromegalie, d.h. bei einer exzessiv erhöhten hGH-Produktion, ein vergröbertes und verdicktes Haar [5, 14]. Auch bei einer Unterfunktion der Nebennierenrinde im Sinne eines Addison-Syndroms zeigt sich insbesondere die Sexualbehaarung im Bereich der Pubes- und Achselbehaarung vermindert. Ebenfalls ist diese meist fein und dünn [22]. Zusätzlich werden insbesondere auch die Talgdrüsen durch das hGH, ebenso auch durch das MSH (Melanozytenstimulierendes Hormon) beeinflußt. Beide Hormone führen zu einer Proliferation der Sebozyten [3, 18].

Insbesondere der Anstieg des hGH in der Pubertät mit dem gleichzeitigen Anstieg der adrenalen Androgenproduktion (Adrenarche) induziert das Wachstum der Pubes- und Achselbehaarung.

Schilddrüsenhormone sind ebenfalls notwendig für das physiologische Haarwachstum. Schilddrüsendysfunktionen, wie die Hypothyreose, ebenso auch die Hyperthyreose, führen zu einer empfindlichen Störung im Haarwachstum und auch zu einer Veränderung des Haarzyklus.

Eine Hypothyreose führt zu sprödem und glanzlosem Kopfhaar, mit zunehmender Verdünnung, ebenso zu einer Verminderung der Genital- und Bartbehaarung.

Typisch für die Unterfunktion der Schilddrüse ist auch der Verlust der Augenbrauen, primär im lateralen Anteil. Die Hypothyreose zeigt einen hohen Anteil an Telogenhaaren mit diffusem Effluvium und chronisch fortschreitendem Verlust der Kopfhaare.

Erwähnenswert ist, daß eine Hypothyreose mit einer verminderten SHBG-Produktion in der Leber einhergeht und die Alopecie zusätzlich noch mit androgenetisch induziert sein kann, aufgrund einer verminderten Bindung des freien Testosterons mit entsprechend vermehrter biologischer Wirksamkeit am Haarfollikel.

Nach einer Substitutionstherapie kann partiell nach 8-wöchiger Therapie wieder ein normaler Haarstatus erreicht werden [4, 9, 19, 22].

Ebenfalls zu einem diffusen Haarausfall der Kopfhaare führt die Hyperthyreose.

Ein durch eine Überfunktion der Schilddrüse bedingter Haarausfall kann partiell sehr ausgeprägt sein. Die Haare zeigen sich sehr häufig im Durchmesser verdünnt, spröde und häufig leicht schweißig. Es besteht zusätzlich eine Neigung zum frühen Ergrauen [19, 20, 22].

Da Schilddrüsenhormone den Metabolismus nahezu sämtlicher Körperzellen beeinflussen, ist auch eine Beeinflussung des Haarwachstums und der Haarformation nicht verwunderlich. Zumindest tierexperimentell läßt sich durch Thyroxingabe bei Ratten die Wachstumsgeschwindigkeit der Haare beschleunigen, die Anagenphase und auch die Telogenphase signifikant verkürzen [6, 7, 11].

Zu erwähnen ist, daß eine Therapie bei einer Hyperthyreose vorübergehend zu einer Zunahme des Haarausfalls führt, mit dann folgender Normalisierung.

Eine Schilddrüsendysfunktion, insbesondere die Hypothyreose und auch latente Hypothyreose, ist heute bei der Frau mit die häufigste Ursache der diffusen Alopecie der Kopfhaare.

Der Einfluß der Sexualhormone (Östrogene und Androgene) auf das Haarwachstum und den Haarzyklus der Frau

Östrogene und auch Androgene können die Anagen- und auch Telogenphase im Haarzyklus verändern und somit zu einem temporären oder auch dauerhaften Haarausfall führen.

Insbesondere die beginnende Ovarialfunktion kann zu einem passageren Haarausfall um die Menarche herum führen. Hier ist jedoch auch zusätzlich noch die beginnende adrenale Androgenproduktion (Adrenarche) mit in Betracht zu ziehen, als Ursache einer vorübergehend eventuell in der Pubertät auftretenden androgenetischen Alopecie. Mit Ausklingen der Ovarialfunktion im Klimakterium zeigt sich wiederum gehäuft temporär eine Alopecie aufgrund der nachlassenden ovariellen Östrogenproduktion (Alopecia climacterica) [15].

Zu einer dramatischen Veränderung des Haarzyklus führt die Schwangerschaft, bedingt durch die hohe placentare Östrogenproduktion. Insbesondere in der dann folgenden postpartalen Phase tritt häufig ein ausgeprägter Haarausfall auf (postpartale Alopecie), der vorübergehend zu einem beängstigenden Verlust der Kopfhaare führen kann.

Zu erwähnen in diesem Zusammenhang ist auch die nach Absetzen eines hormonalen Kontrazeptivums vorübergehend auftretende Alopecie, die ebenfalls mit einer Veränderung des Östrogenmilieus am Haarfollikel einhergeht.

Östrogene verlängern sowohl die Anagen- wie auch Telogenphase im Haarzyklus und führen zu einem verminderten Haarausfall.

Bereits eine verminderte ovarielle Östrogenproduktion im generativen Alter wie sie bei einer Amenorrhoe zu finden ist, kann über eine Verkürzung der Anagen- und Telogenphase zu einer diffusen Alopecie führen.

Eine typische Form des durch ein Östrogendefizit hervorgerufenen Haarausfalls ist die Alopecia climacterica.

Bedingt durch die nachlassende ovarielle Produktion von Östradiol-17β mit folgender Verkürzung von Anagen- und Telogenphase im Haarzyklus zeigt sich ein erhöhtes telogenes Effluvium. Zusätzlich führt eine überschießende Wirkung der Androgene am Haarfollikel, aufgrund einer wohl verminderten Kompetition des Östradiol-17β am Androgenrezeptor, zu einer androgenetisch bedingten Verstärkung des Haarausfalls [8]. Der Abfall der Östrogene bewirkt außerdem eine verminderte SHBG-Produktion in der Leber mit verminderter Bindung des freien Testosterons und entsprechend wiederum vermehrter androgenetischer Wirkung am Haarfollikel.

Insgesamt ähnelt das Bild des diffusen Haarausfalls im Klimakterium der androgenetisch bedingten Alopecie [15].

Eine adäquate Substitutionstherapie mit einem natürlichen Östrogen führt wiederum zu einer Normalisierung der Anagen- und Telogenphase im Haarzyklus. Anfänglich kann zusätzlich noch ein östrogenhaltiges Haarwasser eingesetzt werden mit entsprechender lokaler Verstärkung des Östrogeneffekts.

Die Substitutionstherapie mit natürlichen Östrogenen induziert auch eine vermehrte SHBG-Biosynthese in der Leber mit vermehrter Bindung des freien Testosterons, so daß auch der androgenetische Effekt im Rahmen der Alopecia climacterica sich hierdurch vermindert.

In der Schwangerschaft kommt es zu einem steilen Anstieg der Serumkonzentration sämtlicher Östrogene (Östron, Östradiol-17β und Östriol). Am Ende der Schwangerschaft liegt die Serumkonzentration des Östradiol-17β ca. um den Faktor 100 höher als das Maximum in einem spontanen Zyklus.

Die am Ende der Schwangerschaft vorhandene Produktion der Östrogene ist nahezu ausschließlich placentarer Genese. Nach der Geburt mit der Entfernung der Placenta folgt entsprechend ein steiler Abfall.

Während der Schwangerschaft und kurz vor der Geburt läßt sich beim Östradiol-17β eine mittlere Serumkonzentration von 23 ng/ml nachweisen. Am ersten Tag nach der Geburt beträgt diese Konzentration nur noch 0,5 ng/ml. Konzentrationen der frühen Follikelreifungsphase werden in der zweiten Woche nach Partus wieder erreicht [10].

Durch die östrogeninduzierte Verlängerung der Anagenphase im Haarzyklus kommt es im Verlauf der Schwangerschaft zu einer ausgeprägten Veränderung des Haarstatus mit einem Anstieg der Anagenfollikel auf im Mittel 95 % mit entsprechender Reduktion der Telogenfollikel (Abb. 2) [13].

Legt man außerhalb der Schwangerschaft einen Anteil der Anagenfollikel mit 60–70 % zugrunde, so ist verständlich, daß sich nach dem postpartalen Östrogensturz ein hoher Übergang der Haare aus der Anagen- in die Telogenphase zeigt, mit passager folgendem ausgeprägten Haarausfall bis zur Etablierung eines normalen Haarstatus.

2–4 Monate nach der Schwangerschaft zeigen sich sogar Telogenfollikel mit einem Anteil zwischen 30 und 40 %. Dieses weist auf einen vorübergehend überschießenden Übergang von Anagen- in Telogenfollikel, mit erst dann sich wieder langsam einstellender Normalisierung [16].

Nach Absetzen eines hormonalen Kontrazeptivums mit folgender abrupter Beendigung der exogenen Zufuhr von Ethinylestradiol zeigt sich häufig ebenfalls, je nach Dosis des vorher zugeführten Ethinylestradiols, ein passagerer Haarausfall,

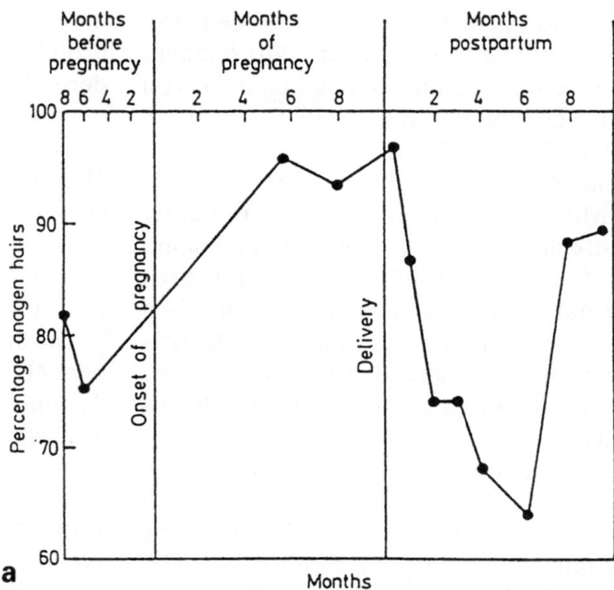

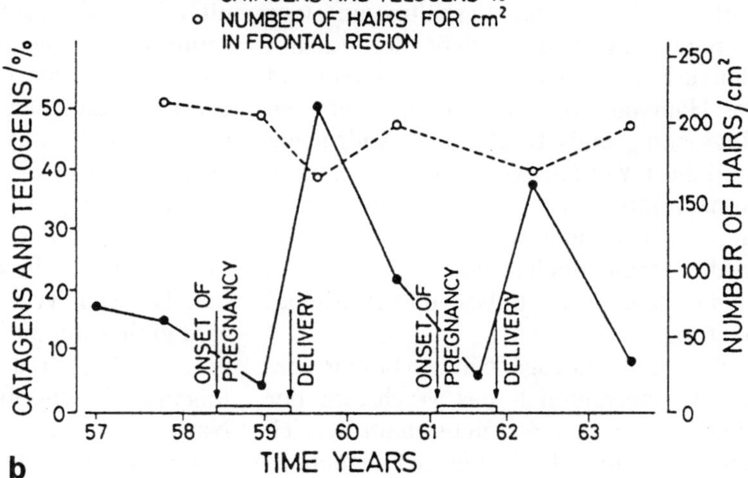

Abb. 2. Veränderung des Haarstatus in der Schwangerschaft und postpartalen Phase. **a** Nach Lynfield 1960, **b** nach Pecoraro et al. 1969

der der postpartalen Situation ursächlich ähnlich ist, jedoch nicht in der ausgeprägten Form einer postpartalen Alopecie auftritt.

Die androgenetische Alopecie

Androgene induzieren in den verschiedenen Körperregionen eine differente Wirkung am Haarfollikel.

So ist die Pubes- und Achselbehaarung androgenabhängig, benötigt zur Ausbildung jedoch nur niedrige Konzentrationen der Androgene oder auch Androgene mit nur geringer biologischer Wirksamkeit, wie sie mit beginnender Adrenarche von der Nebennierenrinde produziert werden (DHEA und DHEAS, sowie Androstendion und Testosteron in geringer Menge).

Mit zunehmender dann auftretender testikulärer Testosteronproduktion kommt es dann unter Einfluß dieses biologisch hochaktiven Androgens beim männlichen Jugendlichen zu einer stärkeren Ausprägung, insbesondere der Pubesbehaarung mit auch typisch männlichem Verteilungsmuster.

Die testikuläre hohe Testosteronproduktion beim Mann induziert dann auch zusätzlich den Übergang der Vellus- in die Terminalbehaarung im Bereich des Gesichts, der Brust und der Oberschenkel.

Dieses typische Verteilungsmuster der männlichen Terminalbehaarung tritt unter pathophysiologischen Verhältnissen einer Hyperandrogenämie auch bei der Frau auf (Hirsutismus), so daß die Haarfollikel und das Haarwachstum in den beschriebenen Regionen grundsätzlich durch Androgene moduliert werden, wobei jedoch höhere Konzentrationen, insbesondere des Testosterons, notwendig sind, um den Übergang in die Terminalbehaarung zu induzieren, als im Bereich der Pubes- und Achselbehaarung.

Während Androgene in den beschriebenen Körperregionen das Wachstum der Haare induzieren, so zeigt sich im Bereich der Haarfollikel des Kopfes der gegenteilige Effekt.

Die Ursache der androgenetischen Alopecie im Bereich der Kopfhaare ist im einzelnen auch heute noch nicht bekannt, sie wird wohl multifaktoriell sein, wobei auf jeden Fall eine genetische Prädisposition, primär wohl bedingt durch die Sensitivität und Konzentration von Androgenrezeptoren am Haarfollikel mit eine entscheidende Rolle spielt, in Kombination mit der Produktionsrate der Androgene,

deren Bindung an spezifische Transportproteine wie dem SHBG, ebenso auch deren Metabolisierung.

Diskutiert wird eine verminderte Energieversorgung am Haarfollikel durch eine Hemmung der Adenylcyclase durch DHT, ebenso eine Beeinträchtigung durch eine androgeninduzierte Vasokonstriktion mit folgender verminderter Mikrozirkulation [1, 21].

Die androgenetische Alopecie im Kopfbereich führt über eine Regression der Terminalfollikel zum Vellusfollikel, letztendlich zur kompletten Follikelatresie mit folgender Kahlheit.

Unter dem erhöhten androgenetischen Einfluß, sei es durch erhöht anflutende Androgene am Rezeptor oder durch eine gesteigerte Rezeptorsensitivität, bedingt durch eine erhöhte 5-Alpha-Reduktaseaktivität am Follikel oder eine erhöhte Affinität bzw. Konzentration des Cytosolrezeptors, zeigt sich eine Verkürzung der Anagenphase am Haarzyklus mit frühem Eintritt in die Telogenphase. In jedem folgenden Haarzyklus verkürzt sich die Anagenphase dann mit folgender mangelhafter Ausbildung der Haarstruktur (zunehmende Dystrophie) und frühem Übergang in die Telogenphase mit folgendem Ausfall. Die sich verkürzende Anagenphase geht einher mit einer zunehmenden Atrophie und Verkürzung der Haarfollikel und folgender Erschöpfung der Keratinozyten. Nach vorübergehender Ausbildung von Vellushaaren zeigt sich dann eine Kahlheit aufgrund einer kompletten Atrophie der Haarfollikel [15].

Ein typisches Verhalten der androgenetischen Alopecie ist das periodische Auftreten. Perioden des vermehrten Haarausfall folgen wiederum Phasen mit relativer Stabilität. Zum späteren Zeitpunkt zeigt sich dann jedoch eine zunehmende Persistenz der Alopecie.

Der Haarausfall erfolgt überwiegend im centroparietalen Kopfbereich, wobei typi-

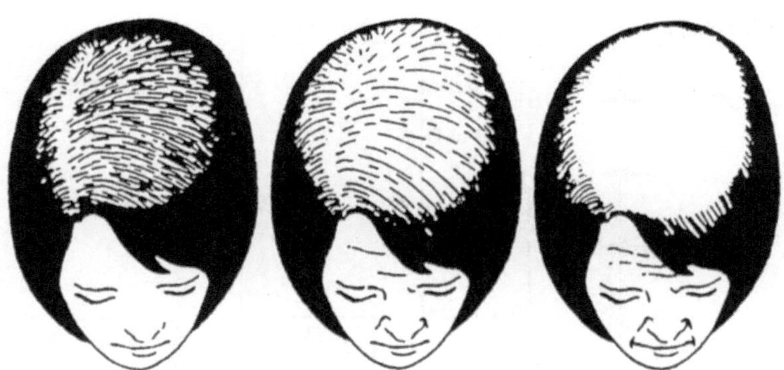

Abb. 3. Graduierung der weiblichen androgenetischen Alopecie (Nach Ludwig 1977)

scherweise eine frontale Haarlinie erhalten bleibt (Abb. 3) [12].

In Tabelle 2 ist die Verteilung der Haare bei normalem Haarstatus dem der androgenetischen Alopecie gegenübergestellt.

Häufigste Ursache des androgenetisch bedingten Haarausfalls bei der Frau ist eine vermehrte ovarielle Androgenproduktion, hervorgerufen durch polycystische Ovarien.

Eine vermehrte adrenale Androgenproduktion, hervorgerufen durch eine Hyperplasie der Nebennierenrinde, findet sich häufig in Vergesellschaftung mit polycystischen Ovarien, so daß die kombinierte vermehrte ovarielle und adrenale Androgenproduktion keine Seltenheit ist. Während bei polycystischen Ovarien eine er-

höhte Serumkonzentration von Testosteron und/oder Androstendion gefunden wird, weist insbesondere die Erhöhung des nahezu ausschließlich in der Nebennierenrinde produzierten Dehydroepiandrosteronsulfat (DHEAS) auf eine vermehrte adrenale Androgenproduktion. Auch wenn das DHEAS primär eine nur geringe biologische androgenetische Wirkung hat, auch das Androstendion nicht das primär am Haarfollikel wirksame Androgen ist, so ist die Enzymausstattung des Haarfollikels jedoch in der Lage, eine Metabolisierung zum Testosteron zu bewirken, mit dann folgender Konversion zum biologisch wirksamen 5-Alpha-Dihydrotestosteron (5 DHT) durch die 5-Alpha-Reduktase, mit folgender androgenetischer Wirksamkeit (Abb. 4).

Als weitere Ursache einer adrenal vermehrten Androgenproduktion ist das kongenitale adrenogenitale Syndrom (AGS) zu erwähnen.

Auch ein Cushing-Syndrom zeigt häufig eine vermehrte Androgenproduktion der Nebennierenrinde.

Androgenproduzierende ovarielle oder adrenale Tumore gehen mit einer ausgeprägten Erhöhung der Androgene im Serum einher und bewirken neben der Induktion eines Hirsutismus auch eine exzessive androgenetische Alopecie.

Bei einer Hyperandrogenämie in der Postmenopause muß zusätzlich differen-

Tabelle 2. Die Verteilung der Haare (Trichogramm) bei normalem Haarstatus und bei androgenetischer Alopecie (Nach Orfanos 1990)

Normales Trichogramm	
Anagen	60–70 %
Dysplastische Anagenhaare	~20 %
Telogen	12–15 %
	(maximal 20 %)
Catagen	1–3 %
Dystrophische Haare	<2 %
Gebrochener Haarschaft	5–6 %
Androgenetische Alopecie	
Telogen	25–35 %
Anagen	↓ bis 30 %
Dysplastische Anagenhaare	↑

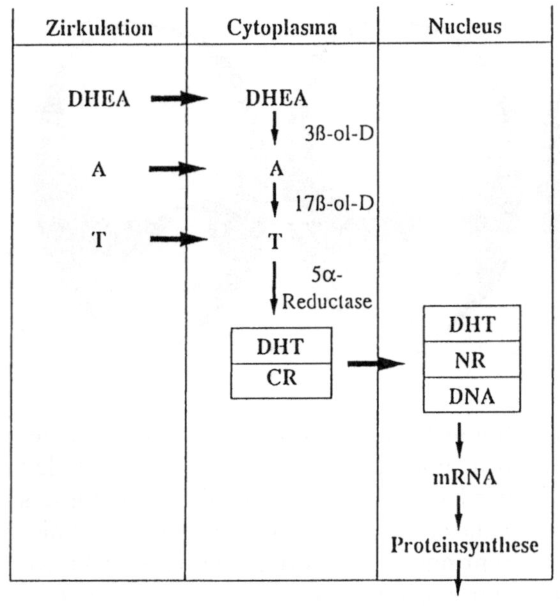

DHEA = Dehydroepiandrosteron   A = Androstendion
DHT = 5α-Dihydrotestosteron   T = Testosteron
        CR = Cytosolrezeptor
        NR = Nucleusrezeptor

Abb. 4. Metabolismus und Wirkmechanismus der Androgene am Haarfollikel

tialdiagnostisch eine Stromahyperplasie der Ovarien in Betracht gezogen werden.

Eine androgenetische Alopecie, ohne Nachweis einer vermehrten ovariellen oder adrenalen Androgenproduktion, kann letztendlich durch eine wohl genetisch fixierte erhöhte Enzymaktivität der 5-Alpha-Reduktase am Haarfollikel hervorgerufen werden.

Über eine erhöhte Konversion des Testosterons zum biologisch aktiven 5-Alpha-Dihydrotestosteron folgt eine erhöhte androgenetische Wirkung am Haarfollikel [17].

Auch eine erhöhte Affinität oder Konzentration des Cytosolrezeptors, wie bereits zitiert, mag die Ursache sein.

Erwähnenswert ist hier auch noch das Auftreten einer Alopecie unter Einnahme hormonaler Kontrazeptiva, die Gestagene enthalten mit androgener Restwirkung.

Gestagene mit androgener Partialwirkung sind:

– Norethisteron
– Norethisteronacetat
– Levonorgestrel
– Norgestrel
– Lynestrenol
– Ethinodioldiacetat

Hier ist der Wechsel auf ein Gestagen ohne Androgenwirkung wie dem Desogestrel oder Gestoden zu empfehlen (z. B. Marvelon oder Femovan) oder auf ein Gestagen mit antiandrogener Wirkung wie dem Cyproteronacetat oder Chlormadinonacetat (z. B. Diane 35 oder Neo-Eunomin).

Therapie der androgenetischen Alopecie

Im Folgenden sollen nur kurz die Therapievarianten aufgezeigt werden bei nicht tumorbedingter vermehrter ovarieller und/oder adrenaler Androgenproduktion, hervorgerufen durch polycystische Ovarien oder der Hyperplasie der Nebennierenrinde.

Mit dieser Form der Hyperandrogenämie und hiermit verbundener androgenetischer Alopecie wird der Gynäkologe in der Praxis am häufigsten konfrontiert.

Angestrebt wird eine verminderte ovarielle oder auch adrenale Produktionsrate der Androgene, zum einen durch den Einsatz eines hormonalen Kontrazeptivums mit entsprechender Suppression der ovariellen Androgenproduktion. Zusätzlich kann bei ausgeprägt vermehrter adrenaler Androgenproduktion noch niedrig dosiert abends ein Corticoid gegeben werden zur selektiven Suppression der adrenalen Androgenproduktion. Eine Hyperandrogenämie geht meist einher mit einer verminderten oder niedrigen Biosynthese des SHBG in der Leber und entsprechend verminderter Bindung des freien Testosterons. Unter der Therapie mit einem hormonalen Kontrazeptivum kommt es durch den Einfluß des Ethinylestradiols zu einem ausgeprägten Anstieg der SHBG-Biosynthese mit entsprechend vermehrter Bindung des freien Testosterons und verminderter Wirksamkeit am Haarfollikel. Dieses stellt einen zusätzlichen Effekt der Therapie mit einem hormonalen Kontrazeptivum dar.

Ein weiterer Aspekt ist die kompetitive Blockade des peripheren Testosteronrezeptors durch den Einsatz eines Antiandrogens, partiell wirken diese auch über eine Hemmung der 5-Alpha-Reduktase mit verminderter Konversion des Testosterons in das biologisch wirksame 5-Alpha-Dehydrotestosteron.

Entsprechend ist der Einsatz eines antiandrogenhaltigen hormonalen Kontrazeptivums indiziert.

Die wichtigsten Gestagene mit antiandrogener Wirkung sind Cyproteronacetat

Tabelle 3. Therapieansätze bei Alopecia androgenetica

Antiandrogenhaltige hormonale Kontrazeptiva	Therapievarianten	Prä-, Peri- oder Postmenopause oder Kontraindikation gegen Ethinylestradiol
Diane 35 35 μg EE + 2 mg CPA – 21 Tage	Zyklische Antiandrogentherapie 1–2 Tbl. Gestafortin (2–4 mg CMA/die) 10–12 Tage	1–2 mg EV (Progynova mite, Progynova) 21 Tage oder
Neo-Eunomin 50 μg EE + 1 mg CMA – 11 Tage 50 μg EE + 2 mg CMA – 11 Tage	Beginn Tag 12–14 des Zyklus alternativ 2 Tbl. Menova (40 μg EE + 4 mg CMA/die)	2 mg E$_2$ (Estrifam) + 5 mg CPA (Androcur) – Tag 1–10 alternativ – Tag 12–21 oder
Gestamestrol N 50 μg MES + 2 mg CMA – 21 Tage		2 mg CMA (Gestafortin) – Tag 12–21 parallel zu EV/E$_2$
	Nach Hysterektomie 5–10 mg CPA (Androcur) oder	
Kombinierte Therapie	2–4 mg CMA (Gestafortin)	**Nach Hysterektomie**

Diane 35   – 21 Tage
+
Androcur 5–10 mg – die *ersten* 15
    oder 10 Tage
    kombiniert
    mit Diane 35
	+
	1–2 Tbl. Progynon C
	(20–40 μg EE)
	täglich durchgehend ohne
	Pause
		5 mg CPA/2 mg CMA
		+
		2 mg EV/E$_2$
		durchgehend *täglich* ohne Pause

CPA = Cyproteronacetat; EE = Ethinylestradiol; EV = Estradiolvalerat; CMA = Chlormadinonacetat; MES = Mestranol; E$_2$ = Estradiol-17β

und Chlormadinonacetat. Zu erwähnen in diesem Zusammenhang ist die glucocorticoide Partialwirkung des Cyproteronacetats, die über eine Suppression des ACTH zu einer Suppression der adrenalen Androgenproduktion führt, so daß häufig auch eine vermehrte adrenale Androgenproduktion, hervorgerufen durch eine Hyperplasie der Nebennierenrinde, unter der Therapie mit diesem Antiandrogen einen Abfall in den Normbereich zeigt. Grundsätzlich sollte daher zunächst eine Therapie mit einem Antiandrogen begonnen werden. Erst wenn sich auch unter einer höheren Dosis von Cyproteronacetat weiterhin eine vermehrte adrenale Androgenproduktion zeigt, dann ist eine zusätzliche niedrig dosierte Corticoidgabe des Abends angezeigt.

Ebenfalls eine antiandrogene Wirkung zeigt das Spironolacton. Auch dieses kann zyklisch eingesetzt werden.

Die Therapieansätze sind noch einmal in Tabelle 3 aufgeführt.

Literatur

1. Adachi K, Kano M (1970) Adenyl cyclase in human hair follicles. Its inhibition by dihydrotestosterone. Biochem Biophys Res Commun 41:884–890
2. Baran R, Dawber RPR, Levener GM (1991) A Colour Atlas of the Hair. Scalp and Nails. Wolfe Publishing
3. Burton JL, Libman LJ, Cunliffe WJ, Wilkinson R, Hall R, Shuster S (1972) Sebum excretion in acromegaly, Br Med J 1:406–408
4. Church RE (1965) Hypothyroid hair loss. Br J Dermatol 77:661
5. Daughaday WH (1985) The anterior pituitary. In: Williams Textbook of Endocrinology, 7. edn, Saunders, Philadelphia, pp 568–613
6. Ebling FJ, Johnson E (1964a): The control of hair growth. Symp Zool Soc Lond 12:97–130
7. Ebling FJ, Johnson E (1964b) The action of hormones on spontaneous hair growth cycles in the rat. J Endocrinol 29:193–201
8. Eil C, Edelson SK (1984) The use of human skin fibroblasts to obtain potency estimates of drug binding to androgen receptors. J Clin Endocrinol Metab 59:51–55
9. Freinkel RK, Freinkel N (1972) Hair growth and alopecia in hypothyroidism. Arch Dermatol 106:349–352
10. Gips H (1983) Die Funktion der mütterlichen Nebennierenrinde in der Schwangerschaft und im Wochenbett. Habilitationsschrift
11. Hale PA, Ebling FJ (1979) The effect of a single epilation on successive hair eruptions in normal and hormone-treated rats. J Exp Zool 207:49–72
12. Ludwig E (1977) Classification of types of androgenetic alopecia (common baldness) occuring in the female sex. Br J Dermatol 97:247–254
13. Lynfield YL (1960) Effect of pregnancy on the human hair cycle. J Invest Dermatol 35:323–327
14. Martin CR (1985) Endocrine Physiology. Oxford Press, New York
15. Orfanos CE (1990) Androgenetic Alopecia: Clinical aspects and treatment. In: Orfanos CE, Happel R (eds.) Hair and Hair diseases, pp 485–527
16. Pecoraro V, Barman JM, Astore I (1969) Hair Growth. In: Montagna W, Dobson RL (eds) Advances in Biology of Skin Ser, Vol 9, Pergamon Press, Oxford, p 203
17. Schweikert HU, Wilson JD (1974) Regulation of human hair growth by steroid hormones. I. Testosteron metabolism in isolated hairs. J Clin Endocrinol 38:811–819
18. Shuster S, Burton JL, Thody AJ, Plummer N, Goolamali SK, Bates D (1973) Melanocyte stimulating hormone and parkinsonism. Lancet I:463–465
19. Uno H (1986) Biology of hair growth. Sem Repr Endocrinol 4, 2:131–141
20. Valkovic V (1988) Human Hair. CRC Press I:3–38
21. Wester RC, Maibach HI, Goy RH, Novak E (1984) Minoxidil stimulates cutaneous blood flow in human balding scalps. Pharmacodynamics by laser Doppler velocimetry and photopulse plethysmography. J Invest Dermatol 82:515–517
22. Zaun H, Perret C (1990) Internal diseases affecting hair growth. In: Orfanos CE, Happel R (eds) Hair and Hair Diseases, Springer Berlin Heidelberg New York Tokyo, pp 587–600

Sport und Schwangerschaft –
Ist Sport schädlich für Schwangerschaft und Geburt?

M. HOHMANN und W. KÜNZEL

> **MERKE:**
>
> 1. Bei sporttreibenden Schwangeren sind die hormonale Regulation, der Wärmehaushalt, das kardiovaskuläre System und der Substratstoffwechsel verändert.
>
> 2. Kriterien sportlicher Betätigung sind bei Schwangeren Art, Dauer und Intensität der körperlichen Belastung sowie ihr Trainingszustand.
>
> 3. Frauen mit Schwangerschaftsrisiken, wie Frühgeburtsbestrebungen und Erkrankungen, die mit einer Einschränkung der uterinen Durchblutung einhergehen, sollten keinen Sport treiben.
>
> 4. Schmerzen, Atemnot und Müdigkeit bilden bei Schwangeren die Grenzen sportlicher Belastung.
>
> 5. Bei sportlicher Betätigung sollten Schwangere hinsichtlich Flüssigkeitszufuhr, Ernährung, Ruhepausen, Körperposition und Umgebungstemperatur Vorsorge treffen.
>
> 6. Sport mag therapeutisch bei Hypotonie, Varikosis und Diabetes mellitus hilfreich sein.
>
> 7. Weder der Anteil an weiblicher Infertilität, noch Störungen in der Frühschwangerschaft, wie Aborte, fetale Fehlbildungen, atypische Plazentalokalisation oder ektope Graviditäten sind bei Sportlerinnen erhöht.
>
> 8. Sport scheint die Schwangerschaftsdauer zu verkürzen. Jedoch ist der Anteil an vorzeitigem Blasensprung und Frühgeburten im sporttreibenden Schwangerenkollektiv nicht erhöht.
>
> 9. Schwangere Sportlerinnen gebären Kinder mit einem um etwa 10% reduzierten Geburtsgewicht, wobei Kopfumfang und Körperlänge der Neugeborenen sowie Plazentagewicht nicht unterschiedlich sind.
>
> 10. Kinder gesunder sporttreibender Frauen zeigen eine geringere fetale Gefährdung. Dafür spricht die geringere Inzidenz an grünem Fruchtwasser, an Dezelerationen, an Nabelschnurumschlingungen und an niedrigen Apgar-Werten.

Zunehmend möchten immer mehr Frauen in Deutschland ihre sportlichen Freizeitaktivitäten auch während der Schwangerschaft fortsetzen. Dieser verständliche Trend zeichnet sich in den Vereinigten Staaten schon seit vielen Jahren ab, wo selbst schwangere Leistungssportlerinnen nicht auf ihr intensives Fitnesstraining verzichten wollen. Gleichzeitig verspüren diese Athletinnen die verständliche Sorge, daß starke sportliche Dauerbelastungen möglicherweise ihrer Gesundheit und der des Feten schaden könnten. Sie stellen daher dem betreuenden Frauenarzt die einfache aber entscheidende Frage: „Ist Sport schädlich für meine Schwangerschaft und meine Geburt?"

Mit der Beantwortung einer solchen Frage fühlen sich konsultierte Frauenärzte vielfach überfordert und neigten in der Vergangenheit zu eher restriktiven Empfehlungen. Inzwischen liegen jedoch ausgezeichnete Erkenntnisse über den Einfluß von Sport auf den Verlauf von Schwangerschaft und Geburt vor. Dies ist insbesondere dem bekannten amerikanischen Gynäkologen Professor James F. Clapp III von der Case Western Reserve University in Cleveland/Ohio zu verdanken [1, 2], der weltweit das größte sporttreibende Schwangerenkollektiv wissenschaftlich betreut. Während mehrerer Forschungsaufenthalte an dem renommierten Institut von Prof. Clapp bekamen die Autoren einen umfangreichen Einblick in seine hervorragenden kardiovaskulären und metabolischen Untersuchungen an graviden Athletinnen, dessen Ergebnisse mit seiner freundlichen Genehmigung auszugsweise hier dargestellt werden.

Sport und Schwangerschaftsrisiko

Die Empfehlung, Sport während der Gravidität zu erlauben, erscheint vielen Frauenärzten, die sich um die Betreuung schwangerer Risikopatientinnen kümmern, zunächst nicht einleuchtend. Bei einer Reihe von typischen Erkrankungen während der Schwangerschaft ist eine sportliche Betätigung geradezu kontraindiziert. Häufig muß solchen Patientinnen körperliche Schonung, in manchen Fällen sogar strikte Bettruhe angeraten werden. Tabelle 1 gibt eine Übersicht über wesentliche Risiken.

Tabelle 1. Sport und Schwangerschaftsrisiko

Thrombose	Vaginale Blutung
Herzfehler	Cervixinsuffizienz
Mehrlinge	Vorz. Blasensprung
Infektion	Vorz. Wehentätigkeit
Gestose	Wachstumsretardierung
Anämie	

Ein typisches Beispiel hierfür stellt die tiefe Beinvenenthrombose dar. Bei zu früher Mobilisation der Patientin besteht die Gefahr, daß sich ein Thrombus löst und zu einer Lungenembolie führt. In einer solchen akuten Notfallsituation ist nicht nur das Leben der Mutter gefährdet, sondern ebenso das des Kindes in utero. Ähnlich verhält es sich bei einem Herzfehler der Mutter. Der Schaden kann so ausgeprägt sein, daß durch geringste körperliche Anstrengungen der Kreislauf der Mutter dekompensiert und somit der Fet als auch die Mutter Schaden nehmen können.

Die drohende Frühgeburt stellt wegen der Unreife des Feten ein weiteres Risiko dar. Diese kommt bei Mehrlingsschwangerschaften gehäuft vor, oder wird durch Infektionen insbesondere des Amnions ausgelöst. Bei der klinischen Untersuchung finden sich zunächst eine Cervixinsuffizienz mit vorzeitiger Wehentätigkeit oder möglicherweise sogar ein vorzeitiger Blasensprung. Gerade Bewegung und Sport können die Frühgeburtsbestrebungen noch unterstützen und sollten in derartigen Fällen unterbleiben.

Bei einer Reihe von mütterlichen Erkrankungen kann es zu einer Sauerstoffunterversorgung des Feten kommen. Als ein typisches Beispiel gilt eine ausgeprägte Anämie während der Schwangerschaft, bei der die maternale Sauerstofftransportkapazität deutlich erniedrigt ist. Andere kardiovaskuläre Erkrankungen, wie die schwere Gestose, gehen mit einer Einschränkung der uterinen Durchblutung einher. Sie führt häufig zu fetalen Wachstumsretardierungen und in manchen Fällen zur Abruptio placentae mit teilweise erheblichen vaginalen Blutungen. Bei Vorliegen solcher Störungen ist zu bedenken, daß ausgeprägte sportliche Belastungen ebenfalls die uterine Durchblutung bis zu einem gewissen Grade reduzieren können, wie dies durch mehrere Untersuchungen an Schwangeren als auch im Tierexperiment belegt ist. Um einem Sauerstoffmangel beim schon gestreßten Feten zu verhindern, muß in solchen Fällen auf körperliche Belastung vollständig verzichtet und körperliche Schonung, manchmal sogar Bettruhe, empfohlen werden.

Bedenken gegen Sport

Allgemeine Übereinstimmung besteht im wesentlichen darüber, daß bei bestimmten Schwangerschaftsrisiken ein sportliches Training kontraindiziert ist. Vielfach wird jedoch auch in jüngster Zeit die Meinung geäußert, daß Sport einen negativen Effekt auf den Verlauf einer risikofreien Schwangerschaft und Geburt habe. Hierfür werden eine Reihe von Gründen aufgeführt:

Für die Frühschwangerschaft werden eine erhöhte Abortrate und vermehrte Fehlbildungen beim Feten diskutiert. Hinsichtlich der Abortrate besteht die Vorstellung, daß bei Spitzenathletinnen die Gonadotropine und die Hormone des Eierstocks ähnlich einer Ovarialinsuffizienz erniedrigt seien. Für das möglicherweise gehäufte Auftreten von Fehlbildungen wird eine erhöhte Kerntemperatur verantwortlich gemacht, deren teratogenetische Grenze bei 39,2 °C liegt, und die bei ungünstigen Umgebungsbedingungen leicht überschritten werden kann.

Die sich während des Trainings wiederholenden, teilweise ruckartigen Körperbewegungen werden als Ursache für Frühgeburtsbestrebungen angeführt. Diese mit Uteruskontraktionen einhergehenden Störungen treten besonders im letzten Schwangerschaftsdrittel auf. Im gleichen Zeitraum befindet sich der Fet in der linearen Phase seines Wachstums. Deshalb besteht weiterhin die Sorge, daß durch sportliche Belastung die uterine Durchblutung reduziert wird und dem Feten zu wenig Sauerstoff und Nährstoffe zugeführt werden. Dieser Mangelzustand könnte bei ungünstigen Bedingungen nicht nur zur fetalen Wachstumsretardierung, sondern auch zu einer akuten Hypoxie des Feten führen.

Kriterien für sportliche Betätigung

Weiterhin soll nun die Frage beantwortet werden, ob sich sportliche Aktivität begrifflich näher eingrenzen läßt?

Kriterien für sportliche Belastung sind Art, Dauer, Intensität der einzelnen Übungseinheiten und der Trainingszustand der Schwangeren. Zunächst müssen Ausdauersportarten wie Jogging oder Schwimmen von Sportarten abgegrenzt werden, die neben Perioden von höchster Anstrengung auch kurze Ruhepausen aufweisen wie bei Squash oder vielen Ballsportarten. Während beim Jogging, Aerobics und Skilanglauf die gesamte Körpermuskulatur beansprucht wird und das eigene Körpergewicht bei jedem Bewegungsablauf überwunden werden muß, trifft dies bei Fahrradfahren oder Schwimmen nur für einen Teil der Muskelgruppen zu.

Häufigkeit, Dauer und Intensität der körperlichen Belastung sind wesentliche Gesichtspunkte für die Beurteilung der sportlichen Leistung. Die persönliche Leistung steht im direkten Zusammenhang mit dem Trainingszustand der Schwangeren. Da für jede Sportlerin die individuellen Gegebenheiten unterschiedlich sind, sollte die Schwangere zum Schutz gegen Überlastung auf Warnsignale ihres Körpers achten. Bei Auftreten von Schmerzen, Atemnot und Müdigkeit sind sicher Grenzen der sportlichen Belastung erreicht. Eine Umstellung des Trainingsprogramms ist dann dringend zu empfehlen.

Störungen in der Frühschwangerschaft

Welchen tatsächlichen Effekt hat nun ein intensives Ausdauertraining bei gesunden Leistungssportlerinnen auf deren Schwangerschaft und Geburt?

Tabelle 2 gibt eine Übersicht über den Anteil von Störungen in der Frühschwangerschaft bei Athletinnen (n = 158) im Vergleich zu einer nicht sporttreibenden Kontrollgruppe (n = 83). Bei der schon vor der Konzeption begonnenen Longitudinalstudie war der Anteil von Frauen, die innerhalb von 6 Monaten nicht schwanger wurden, zwischen beiden Gruppen nicht signifikant unterschiedlich (6 % vs. 4 %). Der Anteil von Aborten war in beiden Gruppen gleich (19 % vs. 18 %). Auch die Fehlbildungen zeigten mit je 2 % keine Unterschiede.

Durch ruckartige Bewegungen beim körperliche Training soll es häufiger zu einer Fehllokalisation der Plazenta kommen (z. B. Placenta praevia) oder vermehrt ektope Graviditäten auftreten. In dem untersuchten Kollektiv war der Anteil einer fehlerhaften Plazentation mit je 2 % in beiden Gruppen gleich und ektope Schwangerschaften kamen nicht vor.

Schwangerschaftsdauer

Da sich in der Frühschwangerschaft keine Nachteile einer sportlichen Dauerbelastung verifizieren ließen, war es von Interesse zu prüfen, ob der Anteil an Frühgeburten im sporttreibenden Kollektiv erhöht war?

Tabelle 3 gibt Auskunft über Frühgeburtenrate und die gesamte Schwangerschaftsdauer. Interessanterweise war die Dauer der Schwangerschaft bei den Frauen, die Jogging betrieben, um 7 Tage kürzer als beim Kontrollkollektiv (282 Tage vs. 275 Tage, $p < 0,05$). Frauen, die sich Aerobics verschrieben hatten, gebärten ihre Kinder 3 Tage früher (279 Tage, n.s.). Jedoch gilt festzuhalten, daß der Anteil an Frühgeburten mit 8 % und an vorzeitigem Blasensprung mit 28 % in allen drei Gruppen gleich war.

Fetale Gefährdung

Die wesentliche Befürchtung für viele Mütter liegt in der Frage, ob das Kind intrauterin durch den sportlichen Streß Schaden nimmt?

Tabelle 2. Sport und Störungen in der Frühschwangerschaft

	Kontrolle n = 83	Ausdauer- training* n = 158
Infertilität	6 %	4 %
Aborte	19 %	18 %
Fehlbildung	2 %	2 %
Plazentation	2 %	2 %
Ektope Gravidität	0 %	0 %

* Jogging, Aerobics, Skilanglauf, Radfahren

Tabelle 3. Sport und Dauer der Schwangerschaft

	Kontrolle n = 60	Ausdauertraining* n = 49	
		Aerobics	Jogging
Frühgeburt	8 %	8 %	8 %
Vorz. Blasensprung	28 %	28 %	27 %
Schwangerschaftsdauer	282 Tage	279 Tage	275 Tage[a]

(^{a} = p < 0,05)

Tabelle 4. Sport und fetale Gefährdung

	Kontrolle n = 60	Ausdauer- training* n = 98
Grünes Fruchtwasser	23%	13%[a]
Dezelerationen	25%	15%[a]
Nabelschnur- umschlingung	48%	27%[a]
APGAR <7	20%	12%[a]

* Jogging, Aerobics; ([a] = p < 0,01)

Tabelle 5. Sport und fetoplazentares Wachstum

	Kontrolle n = 55	Ausdauer- training* n = 77
Geburtsgewicht	3690 g	3380 g[a]
Fettanteil	16%	11%[a]
Kopfumfang	35 cm	35 cm
Körperlänge	51 cm	51 cm
Plazentagewicht	456 g	449 g

* Jogging, Aerobics; ([a] = p < 0,01)

Als Kriterien für eine fetale Gefährdung wurde das Vorhandensein von grünem Fruchtwasser, das Auftreten von Dezelerationen, das Vorhandensein von Nabelschnurumschlingungen sowie die Häufigkeit von einem – 1 min – Apgar-Wert von <7 herangezogen (Tabelle 4). Grünes Fruchtwasser kam bei sporttreibenden Frauen etwa halb so häufig vor (23% vs. 13%, p < 0,01). Ähnlich verhielt es sich mit den Dezelerationen, die deutlich in der Sportgruppe verringert waren (25% vs. 15%, p < 0,01). Auch der Anteil der Nabelschnurumschlingungen lag im sporttreibenden Kollektiv etwa um die Hälfte niedriger (48% vs. 27%, p < 0,01). Diese durchaus positiven Daten werden zusätzlich durch den 1 min nach der Geburt erhobenen Apgar-Wert unterstrichen. Einen Apgar-Wert von <7 war lediglich bei 12% der Neugeborenen sporttreibender Mütter anzutreffen, dagegen bei 20% im Kontrollkollektiv (p < 0,01).

Fetoplazentares Wachstum

Tabelle 5 beantwortet die Frage, ob Sportlerinnen kleinere Kinder zur Welt bringen.

Die Körperlänge der Neugeborenen unterschied sich in beiden Gruppen mit 51 cm nicht voneinander. Ebenfalls war in beiden Kollektiven keine Differenz zwischen dem Kopfumfang zu finden (35 cm). Lediglich das Geburtsgewicht war bei den Kindern von Frauen, die Jogging und Aerobics ausübten, mit 3380 g um 310 g geringer als bei den nicht sporttreibenden Frauen (3690 g, p < 0,01). Bei näherer Betrachtung zeigte sich, daß für diesen Gewichtsunterschied im wesentlichen der geringere Fettanteil bei den Kindern der Sportlerinnen (16% vs. 11%, p < 0,01) verantwortlich war. Das Plazentagewicht unterschied sich in beiden Gruppen nicht signifikant voneinander (456 g vs. 449 g).

Vorsorge bei sportlicher Betätigung

Wenn auch in den Untersuchungen ein nachteiliger Einfluß von Sport auf Schwangerschaft und Geburt nicht festzustellen war, sollten wesentliche Vorsichtsmaßnahmen beachtet werden. Der Flüssigkeitsverlust kann bei intensivem Training erheblich sein. Daher sollte für eine ausreichende Flüssigkeitszufuhr gesorgt werden. Der Energiebedarf der Muskulatur muß durch eine kalorienreichere Ernährung gedeckt werden. Falls sportliche Belastungen nicht von entsprechenden Ruhepausen begleitet werden, kommt es zu einer überschießenden Laktatanhäufung im mütterlichen Organismus. Das Laktat kann ebenfalls auf den Feten übergehen und zur Übersäuerung beitragen.

Auf den Einfluß einer zu hohen Umgebungstemperatur auf die Kerntemperatur wurde bereits hingewiesen. So sollte Sport in der Schwangerschaft weder in überhitzten Räumen noch während der ausgeprägten Mittagshitze stattfinden.

Sport als Therapie

Bisher gibt es keine sicheren Ergebnisse, ob durch Sport bestimmte Erkrankungen während der Schwangerschaft positiv beeinflußt werden können. Empfehlungen existieren im wesentlichen aus der Inneren Medizin, die ein mäßiges Training bei Hypotonie, Varikosis der Beine und Diabetes mellitus für günstig erachtet. Wichtig erscheint abschließend der Hinweis, daß Sport häufig das Lebensgefühl von schwangeren Frauen verbessert und mit dazu beitragen kann, die Schwangerschaft angenehm zu erleben.

Zusammenfassung

1. Bei sporttreibenden Schwangeren sind die hormonale Regulation, der Wärmehaushalt, das kardiovaskuläre System und der Substrat-Stoffwechsel verändert.
2. Als Kriterien sportlicher Betätigung gelten Art, Dauer und Intensität der körperlichen Belastung sowie der Trainingszustand der Schwangeren.
3. Weder der Anteil an weiblicher Infertilität noch Störungen in der Frühschwangerschaft wie Aborte, fetale Fehlbildungen, atypische Plazentalokalisationen oder ektope Graviditäten sind bei Sportlerinnen erhöht.
4. Sport scheint die Schwangerschaftsdauer zu verkürzen. Jedoch ist der Anteil an vorzeitigem Blasensprung und Frühgeburten im sporttreibenden Schwangerenkollektiv nicht erhöht.
5. Kinder gesunder sporttreibender Frauen zeigen eine geringere fetale Gefährdung. Dafür spricht die geringere Inzidenz an grünem Fruchtwasser, an Dezelerationen, an Nabelschnurumschlingungen und an niedrigen Apgar-Werten.
6. Schwangere Sportlerinnen gebären Kinder mit einem um etwa 10 % reduzierten Geburtsgewicht, wobei Kopfumfang und Körperlänge der Neugeborenen sowie Plazentagewicht nicht unterschiedlich sind.
7. Frauen mit Schwangerschaftsrisiken wie Frühgeburtsbestrebungen und Erkrankungen, die mit einer Einschränkung der uterinen Durchblutung einhergehen, sollten keinen Sport treiben.
8. Bei sportlicher Betätigung sollten Schwangere hinsichtlich Flüssigkeitszufuhr, Ernährung, Ruhepausen, Körperposition und Umgebungstemperatur Vorsorge treffen.
9. Die Grenzen sportlicher Belastung liegen im Auftreten von Schmerzen, Atemnot und Müdigkeit. Grundsätzlich sollten Sportarten mit erhöhtem Verletzungsrisiko gemieden werden.
10. Sport mag therapeutisch hilfreich sein bei Hypotonie, Varikosis und Diabetes mellitus.

Literatur

1. Clapp JF (1990) Exercise in pregnancy: a brief clinical review. Fetal Med Rev 2:89–101
2. Clapp JF (1991) Exercise and fetal health. J Dev Physiol 15:9–14

Der Gang zum Frauenarzt bzw. zur Frauenärztin

E. Raffauf

MERKE:

1. Die Situation auf dem Gynäkologenstuhl – nackt mit ausgebreiteten Beinen vor einem fremden Menschen zu liegen, in kühler steriler Atmosphäre – ist für die Frauen ungewohnt und wird als unpassend erlebt.

2. Wünsche, Ängste und Phantasien spielen beim Besuch des Frauenarztes/der Frauenärztin in dieser sensiblen Situation eine wichtige Rolle.

3. In „Statements" von Frauen zeigen sich deren Wünsche und Befürchtungen:
   - Für den Gynäkologen sind Frauen Harnleiter, 'ne Gebärmutter und 'ne Scheide mit zwei Beinen dran.
   - Er könnte denken: Mensch, was hat die für Wabbelschenkel oder was hat die'n dicken Hintern.
   - Auf dem Stuhl fühle ich mich hilflos ausgeliefert, noch nackter als nackt.

4. Die größten Ängste neben der vor der Entdeckung einer schlimmen Krankheit sind die Angst vor Auslieferung, die Angst davor, nicht schön gefunden zu werden, die Angst, keine „richtige" Frau zu sein und die Angst vor moralischer Verurteilung.

5. Gynäkologinnen und Gynäkologen können dazu beitragen, die Ängste abzubauen.

Zunächst möchte ich mich ganz herzlich für die Einladung bedanken und für Ihr Interesse, aus der Sicht des Psychologen mehr über den Gang zum Frauenarzt aus Patientinnenperspektive zu erfahren. Eingangs möchte ich sagen, wenn ich von Frauenarzt oder Gynäkologen spreche, so sind immer Frauenärzte und Frauenärztinnen gemeint.

Ich bin schon oft gefragt worden, wie bist Du eigentlich auf das Thema gekommen, wieso hast Du darüber Deine Diplom-Arbeit geschrieben? – Irgendwie hat mich diese Frage an die berühmte Frage erinnert: Wieso wird Mann eigentlich Frauenarzt? und ich muß sagen, neben ganz vielen sachlichen Gründen, war der Auslöser für mich, dieses Thema zu wählen, ein persönliches Erlebnis: Ich saß bei meiner Frauenärztin im Wartezimmer und wartete, hatte mir vorsorglich schon Zeitungen mitgebracht, weil ich wußte, hier muß man immer warten. Es dauerte eine Stunde, es dauerte zwei Stunden, die Zeitungen hatte ich schon durch und es dauerte. Nach gut zwei Stunden war es dann soweit. Ich war dran, ich hatte mir auch einige Fragen zurecht gelegt, aber als ich dann endlich drin war, stand ich schon so unter Druck, daß ich da nur noch raus wollte und habe die Hälfte vergessen zu fragen, wußte ja auch, da warten noch fünfzehn andere.

Gut, das war die Situation, in der ich dann gemerkt habe, hier steckt auch einiges drin, was die Seele betrifft.

Und da ich gerade ein Thema suchte, habe ich einen Professor gefragt, was er davon hält. Entgegen meinen Erwartungen war er sofort gewonnen und es konnte losgehen.

Was ich untersucht habe, ist die Sichtweise der Patientinnen. Es gibt sicher sehr viele Gemeinsamkeiten für Patientinnen und Gynäkologen im Erleben der Situation im gynäkologischen Sprechzimmer. Aber es gibt auf jeden Fall auch Unterschiede. Ein gravierender Unterschied ist die Routine. Einige Gynäkologen sehen täglich 80 bis 100 Frauen auf dem Untersuchungsstuhl.

Für die meisten Frauen ist diese Situation die absolute Ausnahmesituation. $^2/_3$ aller Frauen beispielsweise gehen überhaupt nicht zur Vorsorgeuntersuchung (Kölner Express 1990, Schenk 1981), die anderen kommen maximal ein- bis zweimal im Jahr.

Die Frage ist: Wieso ist das so? Wieso gehen viele Frauen selten oder gar nicht? oder zugespitzt: Wieso vergleichen Frauen den Weg zum Gynäkologenstuhl mit dem Weg zum „Schafott", assoziieren „Foltermethoden", „Haft", „Demütigung", „Vergewaltigung".

Wie kommt es beispielsweise, daß Frauen sagen, sie gehen erst, wenn sie „so starke Blutungen haben, daß man'n Eimer drunter stellen kann" oder daß eine Frau mit 48 erstmalig zum Frauenarzt geht, und das, nachdem sie bereits ein halbes Jahr Blutungen hatte?

Auf der anderen Seite, wie kommt es, daß Gynäkologen bezeichnet werden mit Ausdrücken wie Tittendoktor, Damenschneider, Fruchtwasserkapitän, Hobbyraumrestaurator u. ä.?

Ein weiterer faktischer Unterschied zwischen dem Frauenarzt und der Patientin ist natürlich die unterschiedliche körperliche Position, der Frauenarzt oben, die Patientin unten (Amendt 1988). Der Internist Georg Groddeck (Groddeck 1979) vergleicht die Situation der Frau mit dem Gynäkologenstuhl heute, mit der vor dem Aufschwung der Gynäkologie im 19. Jahrhundert. Während die Frauen damals nur bekleidet zur Untersuchung kamen, werden sie heute zur totalen Entkleidung gebracht. Aus der ehemaligen Untersuchung des knienden Arztes vor der stehenden Frau im langen Gewand sei die hingestreckte, nackte Frau auf dem Gynäkologenstuhl geworden, die der Arzt mittels Hydraulik für seinen Blick in alle Stellungen zu bewegen vermag. Die Disziplin der Geburtshilfe habe mit verbundenen Augen vor der Nacktheit der Frauen begonnen und ende mit optisch scharfen Gläsern zur Inspektion der inneren Organe (Amendt 1988).

Eine Interviewpartnerin assoziierte zu dieser Situation: „wie ein Kafka-Käfer, hilflos mit ausgebreiteten Beinen auf dem Rücken liegend". (Kafka)

Die These, daß der Besuch beim Gynäkologen irgendwie mit Angst verbunden ist, ist nicht neu. Zahlreiche Bestätigungen finden sich in der Literatur (Pauli und Frick 1969, Rechenberger 1977, Senarcles de 1978, Weidner 1981).

Wichtig war mir, herauszuarbeiten, welches seelische Problem besteht beim Besuch des Frauenarztes und wie wird es jeweils von den Frauen gelöst. Damit verbunden ist die Frage: *Wovor* haben die Frauen in diesem Bezugsrahmen Angst? (Riemann 1987, Salber 1973)

Um diesen tieferliegenden, zum Teil unbewußten Zusammenhängen auf die Spur zu kommen[1] (Rechenberger 1977), habe ich 31 sogenannte Tiefeninterviews, das heißt tiefenpsychologisch orientierte In-

---

[1] Rechenberger macht darauf aufmerksam, daß sich diejenigen Prozesse, die für den Ablauf beim Frauenarzt von Bedeutung sind, meist unbewußt abspielen (Rechenberger 1977)

terviews, durchgeführt. Das bot die Möglichkeit Erzählungen zu folgen, mehr zu hören als die stereotype Erklärung „Ich hatte ja nichts, also brauchte ich auch nicht zu gehen" (Argelander 1983, Stephan 1961, Undeutsch 1983).

Auf die Interviews folgten dann Beschreibungen, in denen ich durchgängige Themen und Strukturen herausgearbeitet habe (Salber 1969b).

So wurde es möglich zu sagen, welche Wünsche, Ängste, Hoffnungen und Befürchtungen hängen mit dem Besuch beim Frauenarzt zusammen, wie werden sie bearbeitet und welches Prinzip liegt diesen Bearbeitungsformen zugrunde.

Was die Arbeit nicht leisten kann und sollte ist eine statistische Aussage über Verteilungen in der Bevölkerung.

Soweit zur Methode, zurück zur Situation:

Der Besuch beim Frauenarzt wird grundsätzlich erlebt als ein Zusammentreffen von krassen „Gegensätzen". Es wird von den Frauen gefordert, Zitat, „das Intimste und das Ureigenste, was Du als Frau hast und bist" „auszuliefern". Dies soll jedoch nicht in einer Situation geschehen, die ihnen dafür vertraut ist, wo sie „intim" und „liebevoll" behandelt werden mit einem „entsprechenden Gegenüber", sondern vor einem fremden Menschen, in einer Situation, die die Frauen als unpassend empfinden, die „kühl" und „steril" ist.

Sie wollen einem eigenen Ideal entsprechen, in einer Situation, in der etwas diesem Ideal widersprechendes gelebt wird[2] (Freud 1974, De Senarcles 1978).

Das grundsätzliche seelische Problem, mit dem die Frauen fertig werden müssen, läßt sich wie folgt beschreiben: Die Notwendigkeit sich nackt mit ausgebreiteten Beinen einem fremden Menschen zu präsentieren, bringt die Frauen in einen Konflikt. Das heißt, sie müssen zur gleichen Zeit mit zwei sich widersprechenden Forderungen fertig werden: Einerseits der moralischen Forderung „du darfst dich da nicht so hinlegen, das tut frau nicht", andererseits die Belebung sexueller Wünsche. Je nachdem, wie groß die Diskrepanz zwischen moralischen Forderungen einerseits und sexuellen Wünschen ist, entsteht ein mehr oder weniger großes Schuldgefühl (Salber 1973, Richter 1992).

Den Frauen fehlt in dieser Situation ein Übergang, eine Verbindung, d. h. eine Verhaltensform, die diese nicht zusammengehörig erscheinenden Forderungen vereint. So greifen sie auf alte, vertraute Verhaltensmuster zurück, die sie aus anderen Zusammenhängen kennen. Ich habe vier typische Versuche, mit diesen Forderungen fertig zu werden, herausgestellt:

1. Spielwiese
2. Vertrauensbund
3. Kampfarena
4. Gerichtshof

Eins ist mir ganz wichtig zu betonen:

Diese vier Typen sind persönlichkeitsübergreifend zu sehen, das heißt, es werden oft mehrere Bewältigungsformen zugleich angewandt oder im Laufe einer Entwicklung, z. B. nach Arztwechsel, wird eine andere Form gefunden.

Die erste Bewältigungsform habe ich *Spielwiese*[3] genannt, weil sich die Frauen

---

[2] Woher solche Ideale kommen, bzw. was da weggehalten werden muß, ist sicher nur im Zusammenhang mit kulturgeschichtlicher Forschung zu verstehen, siehe u. a. Freud 1974. De Senarcles macht aufmerksam auf „das Aufeinandertreffen traditioneller Vorbilder und neuer sozialer Forderungen". Sie verstärkten die Unsicherheit vieler und behinderten den legitimen Zugang zur Sexualität. Senarcles de 1978.

[3] Hier stellt sich die Frage, ob das spezifisch für den Besuch bei einem männlichen Frauenarzt ist. Frauen sind der Meinung, daß bei Ärztinnen „dieses Gefallen müssen" keine Rolle spielt; es wäre auch denkbar, daß der Wunsch, einer Frau zu gefallen ein größeres Tabu ist, deshalb entschiedener weggehalten werden muß. Interessant wäre eine Untersuchung mit lesbischen Frauen.

beim Frauenarzt ein Freiraum eröffnet, der es ihnen beispielsweise erlaubt, ihre Wirkung auf einen fremden Menschen auszuprobieren, ohne dafür die Konsequenzen tragen zu müssen. In der geschützten Situation werden Phantasien möglich, „gefesselt auf dem Gynäkologenstuhl" sitzen und das „lustvoll" zu finden oder „Spaß daran" haben, wenn ihnen ein fremder Mann die „Brüste durchknetet".

Der Arzt soll sympathisch sein, „durchaus auch als Mann" attraktiv, er muß jedoch in seiner Rolle als Arzt bleiben, damit die Situation ‚Spiel' bleibt. Er wird von den Frauen idealisiert, für ihn würden sie alles tun, z.B. überall hinfahren, wenn er seine Praxis verlegt. Er wird zum – wohlgemerkt – phantasierten Liebhaber. Brüche werden weggehalten, etwa daß sein „Strahlelächeln" „teilweise aufgesetzt ist". So ist der Besuch für die Frauen ein freudiges Ereignis, eine Bestätigung des Selbstwertgefühls. Die Frauen gehen gerne, würden beispielsweise am liebsten jede Woche dorthingehen. Wenn er z.B. ein Kompliment macht über die Figur, das fänden sie gut, denn er hat ja Vergleiche. Nach dem Besuch fühlen sie sich „aufgebaut", „befreit" und „beschwingt".

Frauen, die einen *Vertrauensbund* zu ihrem Gynäkologen herstellen, suchen eine Bestätigung ‚in Ordnung' zu sein und zwar sowohl physisch als auch moralisch. Der Arzt soll beispielsweise sagen, daß eine Pilzerkrankung „'ne normale Krankheit" ist. Sie gehen regelmäßig zur Vorsorgeuntersuchung und verlangen die Verantwortung dafür nach außen. „Es ‚muß' sein" sagen sie sich. Im Verhältnis zum Arzt wird eine zweite Ebene hergestellt, es wird über den schönen Pullover oder einen Film geredet. Der Arzt wird zum Freund bzw. zur Freundin. Um das gute Einvernehmen zu unterstreichen, finden manche es gut, vom Arzt geduzt zu werden. „Vertraulichkeit" und Besonderheit des Verhältnisses werden herausgestri-

chen. Der Zuständigkeitsbereich des Arztes wird jedoch eingegrenzt, eine „gewisse Distanz" muß gewahrt bleiben. Die Gefahr, daß man die „Berührungen" des Arztes „unter Umständen" schön fände, muß gebannt werden. So wird der Arzt geschlechtslos gehalten.

Er oder sie werden als „mütterlich" oder „väterlich" erlebt. Die Frauen können sich anlehnen, Verantwortung abgeben. Wünsche werden ausgeblendet, vom Arzt glauben sie, der betrachte sie nicht so genau. So erscheint der Besuch ganz „normal", die Frauen sagen sich, „daß es vielen Frauen so geht wie ihnen", sie sind erleichtert und können den Besuch abhaken.

Für Frauen, die den Besuch zur *Kampfarena* machen, geht es hier um alles, „um Leben und Tod". Sie könnten „krepieren, wenn der Arzt nicht richtig" an sie denkt. Es geht ihnen um die Bestätigung, auch in solch' extremen Situationen durchzukommen. So rüsten sie sich für diesen Kampf, holen sich Rückenstärkung von anderen Stellen „pro familia" dem Internisten etc., führen Eigenuntersuchungen durch. Sie übernehmen selbst die Führung, machen den Arzt zum Gegner, werten ihn ab. Er/Sie werden gesehen als „totaler Trottel", „Oberarsch", „doofe Kuh". Diese Abwertung entlastet die Frauen selbst, gibt ihnen Halt.

Die Frauen gehen regelmäßig dorthin, die Krankheit steht bei ihnen im Vordergrund. Sie sehen sich selbst als Opfer, als „gebranntes Kind", das „erträgt".

Zum Arzt halten sie Distanz, mit ihm wollen sie „keine großen Privatgespräche" führen. Er soll sachlich sein, „tun was zu tun ist". – Hinterher tritt eine enorme Entlastung ein, sie haben es „wieder geschafft", fühlen sich „total befreit", „wie aus'm Gefängnis entlassen". Nach gewonnenem Kampf „gönnen" sie sich was, belohnen sich, kaufen sich etwas.

Frauen, die aus dem Besuch beim Frauenarzt einen *Gerichtshof* machen, empfinden den Besuch als „Horror". Sie gehen so wenig wie möglich dorthin, wenn sie da sind, lassen sie alles über sich ergehen, halten still, verkrampfen sich. Um einen reibungslosen Ablauf zu garantieren, werden vor dem Besuch Vorbereitungen getroffen: Sie ziehen sich eine lange Bluse oder einen Rock an, machen sich Notizen, um dem Arzt auf jeden Fall „klipp und klar" Auskunft geben zu können. Der Arzt wird als Richter gesehen, er ist „zynisch", könnte „moralische Bedenken" haben. Er urteilt über die bisherige Lebensführung. Ihrer Meinung nach schmeißt er „bestrafende Blicke runter", denkt „das hast Du Dir eingebrockt, nun sieh' zu wie Du damit fertig wirst", sagt „ja, was wollen Sie eigentlich mit ihrer Scheide. Sie sind doch so und so alt".

Um eine Begründung für den Besuch zu haben, werden die fachlichen Qualitäten des Arztes in den Vordergrund gerückt, er ist „sehr fürsorglich", „übergewissenhaft", „ein guter Diagnostiker".

Hinterher beschäftigt die Frauen der Besuch weiter. Sie gehen sofort nach Hause, um sich zu waschen und wieder frische Unterwäsche anzuziehen, um das Gefühl loszuwerden, das sie beschreiben „wie wenn ein anderes Männchen auf mir 'ne Duftmarke hinterlassen hätte". Sie sind „heilfroh", wenn sie „es mal wieder abgestrichen" haben.

Soweit zur Untersuchung.

Die Bilder, die den von mir beschriebenen Umgangsformen zugrundeliegen, sind von den Patientinnen hergestellt. Jedoch sind solche Produktionen natürlich nicht unabhängig von dem, was die Frauen vorfinden.

Im Gegenteil ist es so, daß es auf der anderen Seite, auf der Seite der Untersuchenden, genaue Entsprechungen zu diesen Umgangsformen, Ängsten und Problemen geben muß. Das wird vielleicht besonders deutlich, wenn Sie sich an die erste gynäkologische Untersuchung erinnern, die sie durchgeführt haben. So sagte mir ein 61-jähriger Gynäkologe zu seinem Erleben der Situation: Er habe totale Hemmungen gehabt, einen fremden Körper im Genitalbereich zu berühren. Das entspricht der Situation, die Frauen für sich als ungewohnt und als paradox erleben.

Die Bedeutung der besonderen Situation wird deutlich, wenn man sich überlegt, worum es geht. Fervers-Schorre formuliert das so: „Es geht um die tief verborgen gelegenen, geheimnisumwitterten, stets bedeutungslosen Geschlechtsorgane" (Fervers-Schorre 1989).

Das spezifische an der Situation zwischen Patientin und Arzt ist für den Arzt die ‚Totalität', mit der Gynäkologen für das gesamte Leben der Frauen zuständig sind; oder, wie Heiss es formuliert: „für alle Probleme des gesunden und kranken Weibes". – Es gehe, sowohl seelisch, als auch körperlich um einen tiefen Eingriff in die Intimsphäre einer Frau." (Heiss 1969)

Die Ängste der Frauen, neben der Entdeckung einer schlimmen Krankheit sind: Die Angst vor Auslieferung, die Angst davor, nicht schön gefunden zu werden, die Angst keine ‚richtige' Frau zu sein und die Angst vor moralischer Verurteilung. Auch bei den Gynäkologen und Gynäkologinnen gibt es diese Ängste: Die Angst nicht alles richtig zu machen, die Angst vor der Patientin nicht akzeptiert zu werden, die Angst sie zu verlieren oder die Angst die Situation aus dem Griff zu verlieren, die Angst ausgeliefert zu sein (Cosmopolitan 1990).

Eins ist auch klar: Den idealen Gynäkologen gibt es nicht; Patientinnen suchen sich ihren Gynäkologen aus und umgekehrt (Fervers-Schorre 1989). Es kann nicht darum gehen, jeder Patientin gerecht zu werden, oder alle Störungen, eigene aggressive, ungehaltene, ängstliche Gefühle zu ignorieren. Aber man kann sich ihrer bewußt werden – etwa in Balint-Gruppen – und sie somit steuern. Notwendig wäre eine entsprechende Ausbildung bereits an der Universität (Aigner[4] 1987).

Um nochmal an die Unterschiede anzuknüpfen: Die Gynäkologen und Gynäkologinnen sind langfristig routinierter und natürlich in ihrer Praxis diejenigen, die in der Lage sind, etwas zu steuern:

Die Kenntnis der Bewältigungsformen der Patientinnen ermöglicht es den Frauenärzten, die Schwierigkeiten der Frauen besser zu verstehen und damit gleichzeitig etwas über sich selbst zu erfahren.

Die ersten beiden Typen machen den Umgang sowohl für die Patientinnen als auch für die Gynäkologen leicht, die beiden anderen schwer:

In der Umgangsform Spielwiese sind die Frauen bereit zu kommen, Moralvorstellungen über Bord zu werfen und sich preiszugeben. Gefahr ist, daß die Ärzte das Idealbild nicht halten können, daß es kippt, daß eine Entwertung folgt, wenn das Spiel nicht ausreicht, wenn es ernst wird (Fervers-Schorre 1989).

Die Bewältigungsform Vertrauensbund ermöglicht eine reibungslose Abwicklung der Untersuchung. Die Gynäkologen werden mit der Erwartung konfrontiert, daß sie die Frauen bestärken, diese sich bei ihnen anlehnen können. Zum Scheitern käme es, wenn der Gynäkologe diesen Schutz nicht gewährt, seine Eltern-Rolle nicht mehr erfüllt.

Eine Möglichkeit die Kampfsituation aufzubrechen wäre, nicht mitzukämpfen. Die Patientin, die sich munitioniert, in ihrer Ansicht zu bestätigen, ihr beispielsweise ein zusätzliches Buch zu empfehlen. Ebenso ist es wichtig den Frauen, die den Besuch zum Gerichtshof machen, Platz einzuräumen. Ihnen Gelegenheit zu geben „auf Umwegen zum Punkt zu kommen", ihnen klarzumachen, daß ihr Ausfluß „'ne ganz normale Krankheit" ist und

zu versuchen ein ‚Urteil' rauszuhalten. Wenn der Arzt der Frau, die erst nach einem halben Jahr Blutungen zu ihm kommt mit der Frage „Wieso kommen Sie erst jetzt?" begegnet, ist diese Reaktion verständlich. Doch die Frau wird in ihrer Angst, hier verurteilt zu werden, dadurch bestätigt. Besser wäre es, zunächst Verständnis für ihre Lage zu signalisieren, etwa zu sagen: „Das ist sicher nicht leicht für Sie gewesen."

Viele Fragen konnten in dieser Untersuchung nur am Rande gestreift werden. Es wäre beispielsweise interessant, eine Studie über die $^2/_3$ der Frauen zu machen, die nicht zum Gynäkologen gehen.

Weiterhin könnte man mit den hier gewählten Methoden spezielle Probleme von Frauen in den Wechseljahren untersuchen, oder die Ängste und Strategien junger Mädchen vor ihrem ersten Besuch beim Frauenarzt. Besonders interessant wäre es, das Erleben der Gynäkologen und Gynäkologinnen genauer unter die Lupe zu nehmen.

Wie Sie sehen, gibt es in dieser Richtung noch einiges zu erforschen.

Literatur

Aigner JC (1987) Ein Rezept ist leichter als ein Gespräch über Intimes. Sexualmedizin 7: 280–286

Amendt G (1988) Die bevormundete Frau oder die Macht der Frauenärzte. Erw. Ausgabe, Frankfurt

Argelander H (1983) Das Erstinterview in der Psychotherapie. 2. Aufl, Darmstadt

Cosmopolitan 10/1990

Fervers-Schorre B (1989) Einflüsse auf den Stil der Praxisführung. S. 16 (unveröffentlichtes Manuskript)

Freud S (1974) Totem und Tabu. Fischer, Frankfurt am Main (Studienausgabe Bd. IX, S. 287–444)

Groddeck G (1979) Das Buch vom Es. Psychoanalytische Briefe an eine Freundin. Frankfurt

Heiss H (1969) Sozialmedizin und Frauenheilkunde, Archiv f Gynäkol 207:9–22

---

[4] Aigner weist auf den Mangel an Ausbildung für Gynäkologen hin.

Kafka F (1935) Die Verwandlung. Fischer, Frankfurt am Main

Kölner Express, Freitag, 19. Jan. 1990, S. 4

Pauli HK, Frick V (1969) Der Einfluß sozialer Merkmale von Patientinnen auf Vorstellungen vom Gynäkologen und auf die Einstellung zur Unterleibsuntersuchung. Geburtsh u Frauenheilk 29:449–455

Rechenberger H-G (1977) Rehabilitation und Vorsorge in der Gynäkologie aus der Sicht des Psychotherapeuten. Therapiewoche 27:692–698

Richter H (1992) Umgang mit Angst. Hoffmann und Campe, Hamburg

Riemann F (1987) Grundformen der Angst. Eine tiefenpsychologische Studie. Ernst Reinhard Verlag, München

Salber W (1969b) Strukturen der Verhaltens- und Erlebensbeschreibung. In: Thiel M (Hrsg) Enzyklopädie der geisteswissenschaftlichen Arbeitsmethoden. Oldenbourg, München Wien, S. 3–52

Salber W (1973) Aggression, Angst, Charakterbildung, Neurose, Sexualität, Tiefenpsychologie, Traum und Tagtraum, Verdrängung. In: Groothoff HH et al. (Hrsg) Lexikon für Eltern und Erzieher, Varia Bd II, S. 439–464, Universitäts- und Stadtbibliothek Köln

Salber W (1973) Das Unvollkommene als Kulturprinzip. Anmerkungen zur Kulturpsychologie S. Freuds. In: Groothoff HH et al. (Hrsg) Lexikon für Eltern und Erzieher, Varia Bd II, S. 383–398, Universitäts- und Stadtbibliothek Köln

Schenk U (1981) Zwei Drittel der Frauen kommen nicht. Effektivität der gynäkologischen Krebsvorsorgeuntersuchung. Sexualmedizin 10:189–191

De Senarcles M (1978) Das „Prae" des Praktikers – Die Bedeutung der sexologischen Nachfrage für den Frauenarzt. Sexualmedizin 7:739–742

Stephan E (1961) Methoden der Motivforschung. Verlag Moderne Industrie, München, S. 95

Undeutsch U (1983) Exploration. In: Enzyklopädie der Psychologie, Bd. 1, Verlag für Psychologie Dr. C. J. Hogrefe, Göttingen

Weidner D (1981) Gestaltungsvorschlag zur Verbesserung des gynäkologischen Untersuchungsplatzes. In: Frauen und Gesundheit. Forum für Medizin und Gesundheit. Verlag Gesundheit, Berlin, S. 68–69

Hypertonie und Schwangerschaft

Kardiovaskuläre Regulationsmechanismen bei der Hypertonie während der Schwangerschaft

W. KÜNZEL

> **MERKE:**
>
> 1. Die Gestose – besser: die schwangerschaftsinduzierte Hypertonie (SIH) ist Ausdruck einer generalisierten Vasokonstriktion, in die auch der Uterus primär (Goldblattphänomen des Uterus) oder sekundär (Niere) mit einbezogen ist.
>
> 2. Die Vasokonstriktion im arteriellen Gefäßsystem führt zum Anstieg des systolischen und diastolischen Blutdrucks, wobei insbesondere der diastolische Blutdruck auf den veränderten Gefäßwiderstand hinweist.
>
> 3. Regelgröße der Kreislaufdynamik ist nach (1)
>
> $$(1) \quad pa = HMV \times R_T$$
>
>   der arterielle Blutdruck (pa), das bedeutet, daß bei erhöhtem Gefäßwiderstand (R_T) gegenregulatorisch das Herzminutenvolumen (HMV) und das Plasmavolumen sinkt, um den Blutdruck zu normalisieren. Das führt u. a. zur Hämokonzentration (Hämatokrit erhöht) und zum Abfall der Uterusdurchblutung.
>
> 4. Schlußfolgerungen: Bereits ein geringer Anstieg des diastolischen Blutdrucks bedeutet eine potentielle Gefährdung des Feten. Blutdrucksenkende Substanzen, deren Wirkungen in der Reduktion des Herzminutenvolumens bestehen, stellen daher eine „Blutdruckkosmetik" dar und sind zur Behandlung der SIH nicht geeignet, da sie zusätzlich die uterine Perfusion reduzieren und das Sauerstoffangebot an den Feten vermindern.

Die schwangerschaftsinduzierte Hypertonie (SIH) ist eine Erkrankung, die sich ab der 20. Schwangerschaftswoche ausbildet und in der Regel mit einer Proteinurie und Ödemen einhergeht. Sie wird während regelmäßiger Schwangerschaftskontrollen durch den Anstieg des systolischen und diastolischen Blutdrucks, aber auch durch eine überproportionale Gewichtszunahme erkannt. Bei extremen Formen der Hypertonie ist der Fetus durch die Reduktion der uterinen Perfusion und des daraus resultierenden eingeschränkten maternofetalen Sauerstofftransfers in hohem Maße gefährdet. Durch das verminderte Sauerstoffangebot zum Feten ist das Wachstum oft eingeschränkt. Der bei der Gestose erhöhte Blutdruck der Mutter fällt mit Beendigung der Schwangerschaft oder mit dem intrauterinen Fruchttod des Feten wieder ab.

Diesem pathophysiologischen Geschehen liegt ein Regelkreis zugrunde, dessen einzelne Störkomponenten noch nicht vollständig aufgeklärt sind. Die Kenntnis einzelner Faktoren des Regelkreises ist jedoch wichtig, um die adaptiven Vorgänge des mütterlichen Organismus an die Schwangerschaft verstehen zu können, andererseits aber auch um Ansatzpunkte für eine Therapie zu erkennen. Im folgenden soll daher zunächst die physiologische Adaptation des maternalen Kreislaufs an die Schwangerschaft dargestellt werden.

Die Kreislaufregulation während der Schwangerschaft

Unter physiologischen Bedingungen stellt der Blutdruck auch im maternalen Kreislauf während der Schwangerschaft eine Regelgröße dar (Abb. 1 a). Blutdruckänderungen werden über Afferenzen zu den Pressorezeptoren und zm Kreislaufzentrum gemeldet, die dann ihrerseits den peripheren Widerstand und das Herzmi-

nutenvolumen so regeln, daß der Blutdruck konstant bleibt. Mit dem Beginn einer Schwangerschaft erfolgen Veränderungen an den Stellgliedern dieses Regelkreises: Das Herzminutenvolumen steigt von etwa 4,5 l/min vor der Schwangerschaft, auf etwa 6,0 l/min in den ersten Wochen der Schwangerschaft an (Abb. 3). Der Anstieg des Herzminutenvolumens wird durch den Anstieg der Herzfrequenz und durch die Zunahme des Schlagvolumens verursacht (Abb. 2). Die Herzfrequenz steigt nach den Untersuchungen von Capeless und Clapp (1989) von 65 auf 75 Schläge/min an, während sich das Schlagvolumen von 65 auf 80 ml/min erhöht.

Beobachtungen des arteriellen Blutdrucks während der Schwangerschaft zeigen, daß in den ersten Wochen der Gravidität der mittlere arterielle Blutdruck nur geringfügig abfällt und dann im weiteren

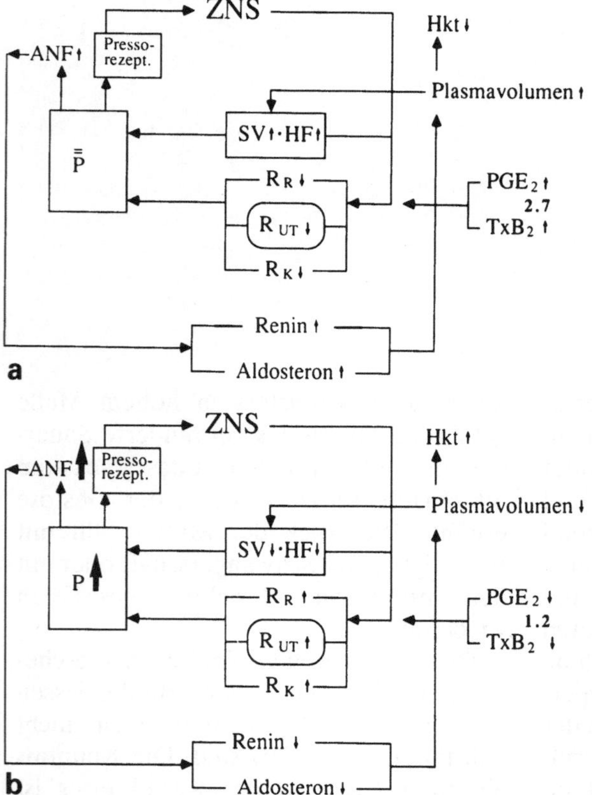

Abb. 1 a, b. Die Regelung des Blutdrucks während der normalen Schwangerschaft (**a**) und bei der schwangerschaftsinduzierten Hypertonie (**b**).
Ziel der Regelung ist durch Einfluß auf die Stellglieder den Blutdruck konstant zu halten. Durch den Abfall des peripheren Widerstandes nehmen die Renin- und Aldosteronkonzentration zu und bewirken über einen Anstieg des Plasmavolumen eine Zunahme des Schlagvolumens und Herzminutenvolumens.
Bei der schwangerschaftsinduzierten Hypertonie ist der Gefäßwiderstand erhöht und alle Regulationsmechanismen erfolgen mit dem Ziel den Blutdruck zu normalisieren

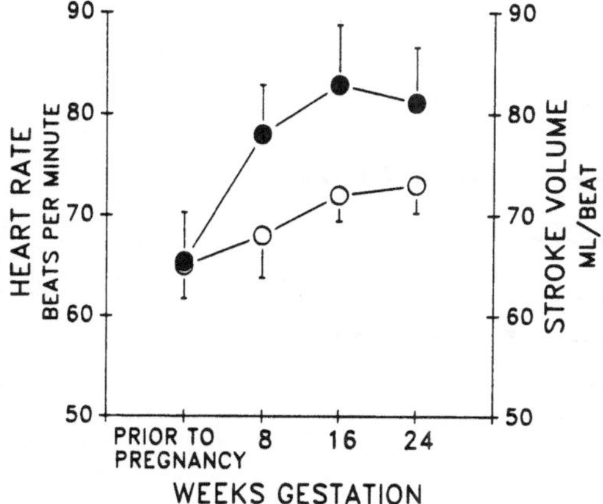

Abb. 2. Schlagvolumen (Punkte) und Herzfrequenz (Kreise) als Komponenten des Herzminutenvolumens vor der Schwangerschaft und bis zur 24. Woche der Gravidität (Capeless and Clapp, 1989)

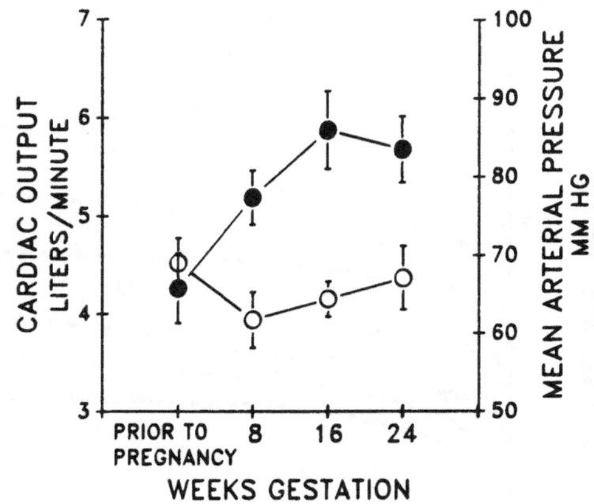

Abb. 3. Herzminutenvolumen (Punkte) und mittlerer arterieller Blutdruck (Kreise) als Komponenten des systemischen vaskulären Widerstandes vor der Schwangerschaft bis zur 24. Woche der Gravidität (Capeless und Clapp, 1989)

Verlauf der Schwangerschaft wieder ansteigt (Abb. 3). Daraus ist zu schließen, daß beträchtliche Veränderungen im peripheren Gefäßwiderstand einschließlich des uterinen Gefäßwiderstandes erfolgen. Allein durch die Dilatation der Gefäße des Uterus nimmt der gesamte periphere Widerstand um etwa $^1/_3$ ab.

Der Anstieg des Blutvolumens ist notwendig, damit das Schlagvolumen und somit auch das Herzminutenvolumen ansteigen können. In tierexperimentellen Untersuchungen konnte nachgewiesen werden, daß das Blutvolumen und das Plasmavolumen zur Reninkonzentration, die während der Schwangerschaft erhöht ist, korreliert ist (Abb. 4) (Valenzuela und Longo 1985). Es wird vermutet, daß einerseits die Östrogene die Plasmarenin-Aktivität und diese wieder das Angiotensin II und das Aldosteron erhöhen, und über eine erhöhte Kochsalzretention in der Niere das extrazelluläre Wasser und das Plasmavolumen steigern. Andererseits konnte auch, wie Valenzuela und Longo (1985) postulierten, der „arteriovenöse Shunt" der Plazenta zum Abfall des peripheren Gefäßwiderstandes führen und auf

diese Weise die renale und uterine Reninproduktion stimulieren, um den Blutdruck durch Anstieg des Blutvolumens konstant zu halten.

Neuere Untersuchungen belegen jedoch, daß der Gefäßwiderstand während der Schwangerschaft über einen weiteren Mechanismus gesteuert wird (Buren et al. 1992). Möglicherweise induzieren die Östrogene die Nitric Oxide Synthetase (Abb. 5) (Magness et al. 1992). Nitric Oxide ist mit dem Endothelium-derived relaxing factor (EDRF) identisch. Es wird von den Endothelzellen während der enzymatischen Konversion von L-Arginin zu L-Citrulline produziert und freigesetzt. (Palmer et al. 1988a, Schmidt et al. 1988, Palmer et al. 1988b). Unter dem Einfluß von Östradiol-17β erfolgt eine Aktivierung des Enzyms Nitricoxide Synthetase in den Endothelzellen, die die Uterusgefäße auskleiden um aus dem verfügbaren L-Arginin größere Mengen an Nitric Oxide zu produzieren. Dies mag für die Regulation der uterinen Durchblutung von großer Bedeutung sein. Die Behandlung von Tieren mit L-Nitroarginin-Methylester (L-Name), das kompetitiv L-Arginin verdrängt,

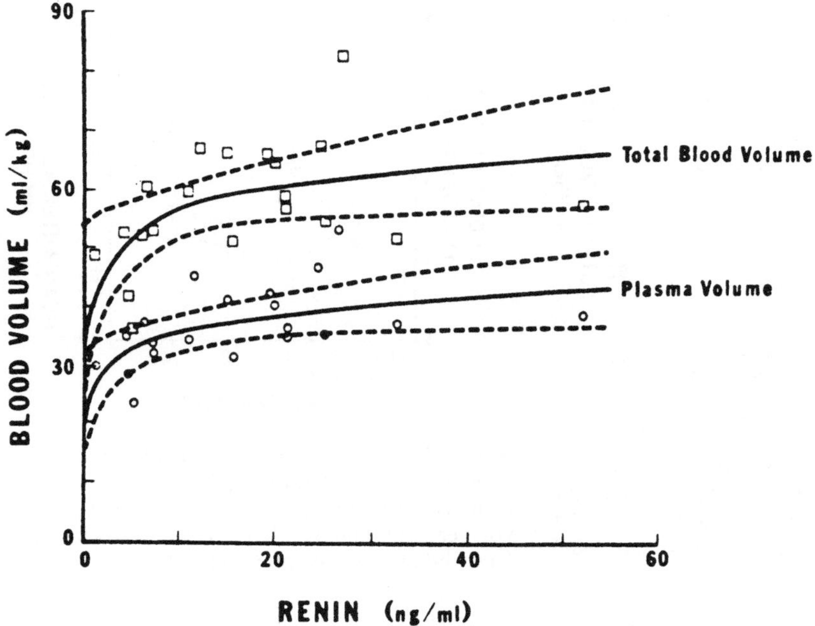

Abb. 4. Maternales Blutvolumen und Plasmavolumen als Funktion der Plasmareninaktivität. Es besteht ein signifikanter Zusammenhang zwischen der Reninkonzentration und dem Blutvolumen. Die Regressionskurven für das gesamte Blutvolumen r = 0,53, P < 0,05 und für das Plasmavolumen r = 0,59, P < 0,007 (Valenzuela, GJ, Longo LD 1985)

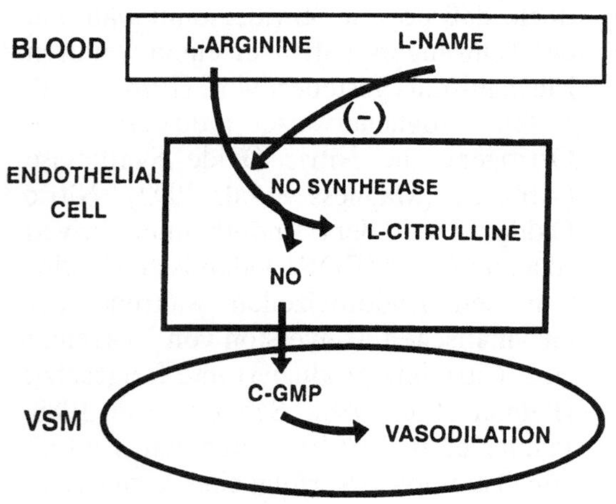

Abb. 5. Schematische Übersicht über den Einfluß der Nitric-oxide synthetase, welche L-arginine in L-citrulline umwandelt und dabei Nitric oxide (NO) in den endothelialen Zellen freigibt. Dies führt zu einer Stimulation von zyklischem Guanosine monophosphat in den glatten Muskelzellen und der Gefäße und zur Vasodilatation. L-nitroarginine methyl ester (L-Name) zeigt eine kompetitive Hemmung mit L-arginine als Substrat für Nitric oxide (NO) synthetase und verhindert auf diese Weise die Bildung von Nitric oxide. VSM = glatte Gefäßmuskulatur

führt zu einem dosisabhängigen Abfall der uterinen Durchblutung und des Herzminutenvolumens und einem Anstieg des systemischen arteriellen Blutdrucks und Gefäßwiderstands (van Buren et al. 1992). Mit dieser Erkenntnis ist ein wichtiger Schlüsselmechanismus für die Veränderung des peripheren Widerstandes, insbesondere im Bereich des uterinen Gefäßsystems aufgedeckt. Die Beziehung zu gewissen epidemiologischen Daten, wie sie nachfolgend aufgezeigt werden, ist damit jedoch noch nicht verständlich.

Epidemiologie der Hypertonie während der Schwangerschaft

Schwangerschaftswoche

Die Analyse der Daten der Hessischen Perinatalerhebung gibt eine Information über die Inzidenz der Erkrankung in den einzelnen Schwangerschaftswochen. Danach besteht eine deutliche Beziehung der Inzidenz der Hypertonie, der Ödeme und der Proteinurie zum Schwangerschaftsalter (Abb. 6). Die Hypertonie ist am häufigsten zwischen der 28. und der 36. Schwangerschaftswoche nachzuweisen. Die niedrigste Inzidenz besteht um die 40. Schwangerschaftwoche. Danach erfolgt ein erneuter Anstieg. Eine ähnliche Beziehung zum Schwangerschaftsalter zeigt die Häufigkeit der Ödeme und die Proteinurie. Die unterschiedliche Häufigkeit der klassischen Symptome dieser Schwangerschaftserkrankung in Abhängigkeit zum Schwangerschaftsalter weist daraufhin, daß ein hoher Anteil der Frauen mit diesen Symptomen vor der 36. Schwangerschaftwoche entbunden wird. Interessant ist der erneute Anstieg der Symptome bei Überschreiten der Schwangerschaftsdauer nach der 41. Schwangerschaftswoche.

Mütterliches Alter

Die Häufigkeit der Hypertonie beträgt im Alter bis zu 30 Jahren etwa 3,5 bis 4,0 %. Bei Überschreiten dieses Alters steigt die Häufigkeit der Hypertonie steil an. Das ist verbunden mit einem Anstieg der Proteinurie von 1,5 % auf 3,0 % und einer stärkeren Neigung zu Ödemen (Abb. 7). Der steile Anstieg der Hypertonie mit zunehmendem Alter läßt vermuten, daß zusätzliche Faktoren, möglicherweise renaler Art, eine Rolle spielen. Interessant ist ferner, daß auch ein steiler Anstieg der Eklampsiefrequenz von ca. 4 % auf 7,5 % bei Frauen zwischen 40 und 45 Jahren zu verzeichnen ist.

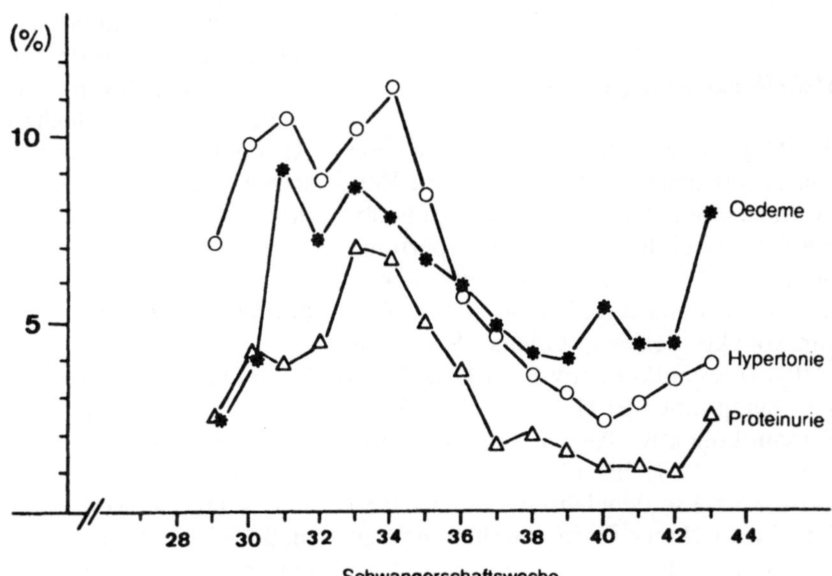

Abb. 6. Die Häufigkeit von Ödemen, Proteinurie und Hypertonie, bezogen auf das Alter der Schwangerschaft. Frauen, die zwischen der 30. und 35. Schwangerschaftswoche gebären, haben einen besonders hohen Anteil der genannten Symptome (Hessische Perinatalerhebung 1986)

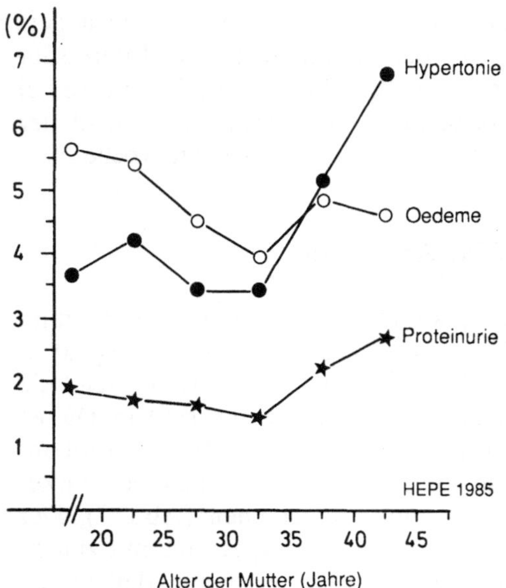

Abb. 7. Die Beziehung zwischen der Gestosehäufigkeit und dem Alter der Mutter. Mit steigendem Lebensalter nehmen Hypertonie, Proteinurie und Eklampsie, wohl als Ausdruck eines latenten, jetzt dekompensierenden Nierenleidens während der Schwangerschaft zu. Der Anteil der Parität spielt offenbar nur eine untergeordnete Rolle (Hessische Perinatalerhebung 1985)

Mehrlingsschwangerschaft

Bei Mehrlingsschwangerschaften ist eine höhere Inzidenz der Hypertonie im Vergleich zu einem Gesamtkollektiv zu beobachten: Wobei die Symptome Hypertonie zwischen 7,7 % bis 9,0 % (Gesamtkollektiv 3,1 %), Proteinurie 2,7 % bis 6,5 % (Gesamtkollektiv 1,5 %), Ödeme 8,5 % bis 13,9 % (Gesamtkollektiv 8,9 %), die Trias der Symptome EPH 1,8 % bis 3,6 % (Gesamtkollektiv 0,8 %) und Gestose/Eklampsie 7,1 % bis 12,6 % (Gesamtkollektiv 2,9 %) in den Jahren 1982 bis 1986 der Hessischen Perinatalerhebung zu beobachten war.

Es ist bisher nicht bekannt, welche ursächlichen Mechanismen der erhöhten Hypertonieinzidenz bei Mehrlingsschwan-

gerschaften zugrunde liegen. Möglicherweise ist die relative Einschränkung der uterinen Perfusion eine der zugrundeliegenden Ursachen, da auch in dieser Gruppe die Anzahl der Wachstumsretardierungen und vorzeitigen Beendigung der Schwangerschaft erhöht ist.

Parität

Das Phänomen der erhöhten Inzidenz der Gestose bei Erstgebärenden gegenüber Mehrgebärenden ist seit längerem bekannt. Es läßt sich auch an den Daten der Hessischen Perinatalerhebung belegen.

Von 17586 Erstgebärenden trat eine Gestose unterschiedlicher Ausprägung in 716 Fällen (4,1 %) auf, während dies bei 24517 Mehrgebärenden nur in 655 Fällen (2,7 %) vorkam. Dabei war bei den Mehrgebärenden das Symptom „Hypertonie" als einziger Faktor häufiger nachzuweisen (28,7 %) als bei den Erstgebärenden (19,0 %). Auch bei der Parität stellt sich die Frage nach der Ursache der unterschiedlichen Inzidenz: Ist es die ungenügende Adaptation des uterinen Gefäßsystems an die Schwangerschaft oder sind es immunologische Mechanismen, die die Akzeptanz des „Transplantats Fetus" erschweren und auf diese Weise die Adaptation des Gefäßsystems beeinflussen?

Diabetes mellitus

Beim Diabetes mellitus Typ I wird in 17 % der Fälle eine Präeklampsie festgestellt. Diese Inzidenz steigt mit der Schwere des Krankheitsbildes an (van Assche et al. 1992). Die schwere Form des Diabetes mellitus ist in der Regel von Gefäßkomplikationen und im Wachstum retardierter Feten begleitet.

Aufenthalt in größeren Höhen

Auf der Höhe des Meerespiegels beträgt der Sauerstoffpartialdruck im Blut etwa 100 mmHg. Menschen, die in Denver/ Colorado leben haben aufgrund der Höhenlage (1600 m) einen niedrigeren PO_2 im Blut: Die Auswirkungen auf das intrauterine Wachstum des Feten sind offensichtlich: Die 10. Percentile für das Gewicht des Kindes in der 40. Woche bei Geburt beträgt in normalen Höhenlagen 2900 g, während in Denver 10% der Kinder für das entsprechende Schwangerschaftsalter 2500 g und weniger wiegen. Ausgeprägter sind die Veränderungen in noch höheren Wohngebieten, wie beispielsweise in Leadville/ Colorado in 3000 m Höhe.

Überraschenderweise ist auch die Inzidenz der Gestose in höheren Wohnlagen erhöht, so daß ein direkter Zusammenhang zwischen dem O_2-Angebot an den Feten und der Ausbildung der Gestose angenommen werden kann (Übersicht Künzel, 1991).

Gegenregulatorische Mechanismen als Folge des Blutdruckanstiegs beim Schwangerschaftshochdruck

Tierexperimentelle Untersuchungen an Ratten zeigen, daß bei dosierter Konstriktion der maternalen Aorta der Blutdruck des Muttertieres signifikant ansteigt (Casper et al. 1992). Dieser Anstieg des Blutdrucks erfolgt bei der graviden Ratte am 13., 14. Schwangerschaftstag. Bei einer mittleren Schwangerschaftsdauer der Ratte von etwa 21 Tagen entspricht der Beginn des Blutduckanstiegs mit 66% der Schwangerschaftsdauer etwa dem Beginn des Blutdruckanstiegs beim Menschen (28. Woche = 70%).

Für den Blutdruckanstieg scheint das vasokonstriktorische Peptid Endothelin bei der Gestose eine dominierende Rolle zu spielen. Es wird von den Endothelzellen produziert. Es steigt während der Schwangerschaft signifikant an, ist gegenüber normalen Graviditäten bei der Präeklampsie und bei Mehrlingsschwangerschaften erhöht (Abb. 8) (Clark et al. 1992). Diese Autoren konnten ebenfalls nachweisen, daß mit ansteigender Endothelinkonzentration die Harnsäurekonzentration und die Serumkreateninkonzentration ansteigen und die Kreatenin-

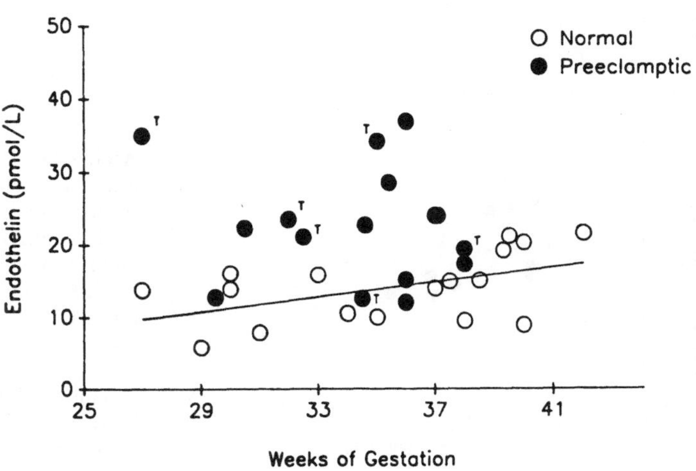

Abb. 8. Die Beziehung zwischen der Endothelinkonzentration und der Schwangerschaftswoche bei normalen Schwangerschaften (Kreise) und bei präeklamptischen Frauen und Zwillingsschwangerschaften (Punkte). Die Endothelinkonzentration steigt während der Schwangerschaft an ($r = 4{,}092$, $p < 0{,}05$). Die Endothelinkonzentration ist bei präeklamptischen Frauen und bei Zwillingsschwangerschaften im Mittel höher. T = Zwillingsschwangerschaften (Clark et al. 1992)

clearance abfällt. (Abb. 9). Dies ist mit tierexperimentellen Untersuchungen in Übereinstimmung. Die Infusion von Endothelin an schwangeren Tieren erhöht den gesamten peripheren Widerstand und führt zum Abfall der renalen Perfusion und glomerulären Filtration (Madeddu et al. 1989, King et al. 1990, Firth et al. 1988). Hohe Affinitäten (Bindungsstellen) für Endothelin-1 wurden in der Plazenta (Mondon et al. 1993) nicht nur an den Membranen der glatten Muskulatur der Stammgefäße der Zotten, sondern auch an den Plasmamembranen des Trophoblasten nachgewiesen.

Die exakte Wirkung des Endothelins in der fetoplazentaren Zirkulation muß jedoch noch eingehender untersucht werden, da diese Peptide möglicherweise sowohl an der systemischen Widerstandsregulation als auch am regionalen Blutfluß beteiligt sind. In einigen Gefäßgebieten führen sie in niedriger Dosierung zu einer Dilatation, während sie in hohen Dosen eine Vasokonstriktion verursachen (Faraci 1989). Es ist ferner bekannt, daß Endothelin die Freisetzung von relaxierenden Substanzen aus dem Endothel wie Prostacyclin (Miura et al. 1991) und EDRF (nitric oxide) (Gude et al. 1990) induziert.

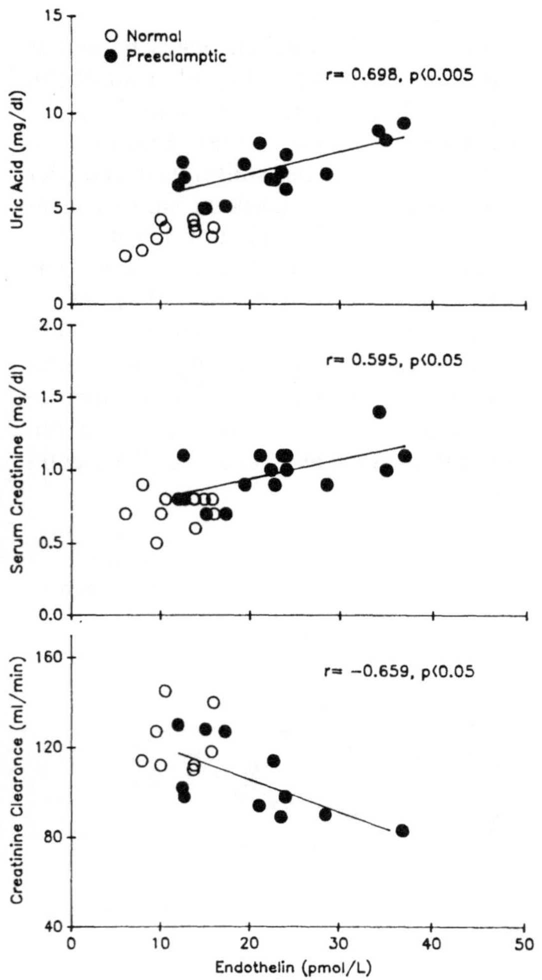

Abb. 9. Die Beziehung zwischen der Harnsäurekonzentration der Serumkreateninkonzentration und der Kreatenin-Clearance und der Endothelinkonzentration.
Die Endothelinkonzentrationen korrelieren signifikant mit der Harnsäure r=0,698, p<0,005, der Serumkreatininkonzentration r=0,595, p<0,05 und der creatinin clearance r= −0,659, p<0,05 bei Frauen mit Präeklampsie (Punkte). Keine Korrelationen bestehen bei Frauen mit normaler Schwangerschaft (Kreise)

Die generalisierte Vasokonstriktion im maternalen Kreislauf, die das uterine Gefäßsystem mit einbezieht, und der daraus resultierende Anstieg des Blutdrucks leitet eine Reihe von Gegenregulationen ein, mit dem Ziel den arteriellen Blutdruck zu normalisieren. In den tierexperimentellen Untersuchungen an der Ratte (Casper et al. 1992) fiel bei den Tieren mit reduzierter uteriner Perfusion (Aortenclip) die Reninkonzentration und Aldosteronkonzentration ab. Beim Menschen konnte bei Patienten mit Präeklampsie nur eine signifikant niedrige Aldosteronkonzentration: 1395 (SD 261) pmol/l versus 2665 (SD 350) pmol/l, aber nicht eine reduzierte Plasma-Reninaktivität gegenüber normalen Schwangeren nachgewiesen werden (Clark et al. 1992). Die Folgen dieser Veränderung sind bekannt: Das Plasmavolumen sinkt, das Schlagvolumen und das Herzminutenvolumen fallen ab und der Hämatokrit steigt an. In dieses gegenregulatorische Prinzip ist auch der atrionatriuretische Faktor (ANP) ein Peptid, das im rechten Vorhof des Herzens gebildet wird und während der Schwangerschaft sowohl beim Menschen als auch im Tierexperiment einen geringfügigen Anstieg zeigt, einbezogen.

Bei der Präeklampsie (Clark et al. 1992) und bei der experimentellen Reduktion der uterinen Perfusion (Casper et al. 1992) erfolgt ein signifikanter Anstieg des ANF der direkt mit dem Blutdruck korreliert war. Signifikante Zusammenhänge zwischen dem Endothelin, dem Hämatokrit, dem Aldosteron und dem Plasmarenin konnten jedoch nicht gefunden werden, da wohl mehrere Faktoren auf die genannten Parameter einwirken.

Die Prostaglandine

Das Gleichgewicht zwischen den vasodilatatorischen Prostaglandinen PGI2 (Prostacyclin) und dem vasokonstriktorischen TXA2 (Thromboxan) ist während der Schwangerschaft von besonderer Bedeutung. Wegen der Instabilität der zirkulierenden Prostaglandine im Serum und im Gewebe wird bevorzugt, die Metabolite im Urin nachzuweisen. Die Metabolite des PGI2 und TXA2 steigen während der Schwangerschaft beim Menschen und im Tierexperiment um ein mehrfaches an (Fitzgerald et al. 1987, van Geet et al. 1990, Casper et al. 1992). Bei diabetischen Schwangeren und bei solchen, die eine Präeklampsie entwickelten, war die 2,3-dinor-TXB2 um das 3-fache und 11-dehydro-TXB2 Konzentration um das 4,5-fache im Urin erhöht.

Im Tierexperiment zeigte sich ein Abfall der TX-A2-Metabolite und PGI2-Metabolite jedoch auch eine Verschiebung zugunsten des Thromboxans (Abb. 1b). Welche Interaktionen zum Endothelin bei der Präeklampsie bestehen, ist derzeit nicht bekannt.

Therapeutische Ansätze zur Behandlung der Präeklampsie

Das therapeutische Prinzip bei der Behandlung der Gestose und deren Prävention ist die Normalisierung des Blutdrucks durch Senkung des peripheren und uterinen Gefäßwiderstandes. Blutdrucksenkende Substanzen, die an den Stellgliedern Schlagvolumen (SV) und Herzfrequenz (HF) ansetzen, senken (nach 1)

$$(1) \quad p = SV \cdot HF \cdot R_T$$

wohl den Blutdruck (p), verbessern aber nicht die Perfusion der Organe einschließlich des Uterus, da der Strömungswiderstand (R_T) in diesen Gefäßgebieten unbeeinflußt bleibt. Die Frage, ob bei der Gestose die uterine Perfusion durch therapeutische Maßnahmen generell zu beeinflussen ist oder ob die primäre Einschränkung der uterinen Perfusion in vielen Fällen Ursache der SIH ist, ist bisher noch nicht geklärt.

Für eine Therapie zur Erniedrigung des peripheren Widerstands bieten sich folgende Möglichkeiten an:

Salzrestriktion, Magnesiumgabe und Kalzium-Kanal-Blocker.

Durch vermehrte Kochsalzaufnahme oder vermehrte Natrium-Rentention kommt es durch einen bisher unbekannten Mechanismus zu einer Erhöhung der intrazellulären Natrium- und Kalzium-Konzentration (Losse 1983, Losse et al. 1982, Brown et al. 1988). Das extra/intrazelluläre Verhältnis von Natrium wird zugunsten des intrazellulären Natrium verschoben. Das bedingt eine Erhöhung des Gefäßtonus, eine erhöhte Kontraktilität der Gefäßmuskulatur, mit der Folge der Widerstandserhöhung. Salzrestriktion, Magnesiumgabe im Sinne einer kompetitiven Verdrängung des Kalziums durch das Magnesium (Kovacs et al. 1988) und Kalzium-Kanal-Blocker haben in diesem System ihren Angriffspunkt.

Sie beugen über eine Gefäßdilatation der Entstehung der Hypertonie vor (Walters und Redham 1984). Hohe Dosen von Nifedipin führen jedoch zur Abnahme der uterinen Durchblutung und zur Einschränkung der fetalen Oxygenation (Harake et al. 1987).

Hemmung der Thromboxansynthese durch Azetyl-Salizylsäure (ASS)

Zahlreiche Untersuchungen belegen, daß die Gabe von Azetylsalizylsäure über die Hemmung der Zyklooxygenase die Bildung von Thromboxan A2 verhindert. Das Verhältnis zwischen TXA2 wird zugunsten des PGI2 verschoben (van Assche et al. 1984, Keith et al. 1987, Everett 1978, Wal-

lenburg 1987). Untersuchungen von Sanches-Ramos (1987) belegen, daß dieses therapeutische Prinzip effektiv ist: die Angiotensin-Pressor-Dosis, also die Menge Angiotensin, die notwendig ist, den Blutdruck um 20 mmHg zu erhöhen, nimmt unter der Gabe von 80 mg ASS zu, d. h. das Gefäßsystem reagiert weniger empfindlich auf das infundierte A II. In einer Übersicht von Dekker und Sibai (1993) wird ausführlich auf den Wirkungsmechanismus eingegangen.

Alpha-Methyl-Dopa und Hydralazin

Bewährte Substanzen in der Therapie der Hypertonie in der Schwangerschaft sind Alpha-Methyl-Dopa und Hydralazin. Dopa wirkt durch kompetitive Hemmung zum Noradrenalin an den Endplatten des sympathischen Nervensystems und verhindert dadurch die Kontraktion der Gefäße (Übersicht Girndt, 1981). Es besteht bei kurzfristiger Therapie kein nachteiliger Effekt auf den Feten (Montan et al. 1993). Der Angriffsort des Hydralazin sind die präkapillären Gefäße. Es bewirkt durch die Senkung des Blutdrucks infolge der Vasodilatation einen Anstieg der Herzfrequenz, des Schlagvolumens und des Herzminutenvolumens. Ob sich auch die uterine Perfusion nachhaltig verbessert, ist eine noch nicht geklärte Frage (Lipschitz et al. 1987, Suonio et al. 1985).

Beta-Rezeptoren-Blocker
Ungeeignet sind Substanzen, die nicht auf den peripheren Gefäßwiderstand einwirken. Die Verabreichung von Parmaka, die die Beta-Rezeptoren blockieren, senken den Blutdruck vornehmlich durch Reduktion des Herzminutenvolumens und der Herzfrequenz. Ihre Anwendung in der Schwangerschaft ist aufgrund des theoretischen Zusammenhangs, der zwischen Blutdruck, Gefäßwiderstand und Herzmi-

nutenvolumen besteht, umstritten. Beta-Blockade mit intrinsischer-sympathischer Aktivität (ISA) scheint diesen Effekt jedoch teilweise aufzuheben (Übersicht Girndt, 1981). Da diese Substanzen auf den Feten übergehen, ist auch ein Einfluß auf fetale, kardiovaskuläre Parameter zu bedenken. Unter der Gabe von Labetalol war ein Anstieg des Pulsatility Index beim Feten in der Nabelarterie zu beobachten, der bei Gabe von Hydralazin ausblieb. (Harper und Murnaghan, 1992). Auch die Therapie mit Atenolol zeigt einen deutlichen negativen Einfluß auf das fetale Wachstum gegenüber einer Kontrollgruppe (Butters et al. 1990).

ACE-Hemmer
Die Serum Angiotensin-Converting Enzyme Aktivität (ACE) ist bei Frauen mit Präeklampsie erhöht. Es zeigt sich eine direkte Korrelation zur Höhe des Blutdrucks (Li et al. 1992). Dennoch ist die Verwendung von Angiotensin-Converting-Enzyme Inhibitoren (Enalapril) während der Schwangerschaft zur Behandlung nicht zu empfehlen, da sie die Nierenfunktion des Feten einschränken und mit einem Oligohydramnion einhergehen (Hulton et al. 1990).

Schlußfolgerungen

Die Therapie der Gestose setzt also zunächst einmal die Kenntnis der physiologischen Anpassungsvorgänge des kardiovaskulären Systems der schwangeren Frau voraus. Alle adaptiven Mechanismen sind im wesentlichen darauf gerichtet, die Perfusion der Plazenta und des Uterus und damit das Sauerstoffangebot an den Feten sicherzustellen. Regelgröße ist der Blutdruck, der durch die Stellglieder Widerstand und Herzminutenvolumen konstant gehalten wird. Störungen der fetalen Oxygenation beeinflussen offenbar dieses Re-

gelsystem durch Veränderung der Stellglieder, hier des peripheren Widerstands (in den der Uterus wohl später einbezogen wird), um die Perfusion der Plazenta zu erhöhen (Endothelin-Anstieg). Gegenregulationen haben zum Ziel, den Blutdruck zu senken, um die Regelgröße Blutdruck zu normalisieren: Renin, Aldosteron und das Plasmavolumen nehmen ab und beeinflussen auf diese Weise auch das Herzminutenvolumen, es fällt ab. Aus diesen Zusammenhängen leitet sich das therapeutische Ziel ab: Es besteht in der Verhinderung oder Beseitigung der Vasokonstriktion und nicht nur in der „Normalisierung" des Blutdrucks.

Literatur

Brown MA, Gallery EDM (1988) Sodium excretion in normal and hypertensive pregnancy: A prospective study. Am J Obstet Gynecol 159: 297

Butters L, Kennedy S, Rubin PC (1990) Atenolol in essential hypertension during pregnancy. BMJ 301:587

Capeless EL, Clapp JF (1989) Cardiovascular changes in early phase of pregnancy. Am J Obstet Gynecol 161:1449

Casper FW, Seufert RJ, Schäfer W, Friedberg V (1992) Tierexperimentelle Untersuchungen zur Präeklampsie. Gynäkologe 25:364

Clapp JF (1985) Maternal heart rate in pregnancy. Am J Obstet Gynecol 152:659

Clark BA, Halvorson L, Sachs B, Epstein FH (1992) Plasma endothelin levels in preeclampsia: Elevation and correlation with uric acid levels and renal impairment. Am J Obstet Gynecol 166:962

Dekker GA, Sibai BM (1993) Low-dose aspirin in the prevention of preeclampsia and fetal growth retardation: Rationale, mechanisms, and clinical trials. Am J Obstet Gynecol 168: 214

Everett RB, Worley RJ, MacDonald PC, Gant NF (1978) Effect of prostaglandin synthetase inhibitors on pressor response to angiotensin II in Human pregnancy. J Clin Endocr Metab 46: 1007

Firth JD, Ratcliffe PJ, Raine AEG, Ledingham JGG (1988) Endothelin: an important factor in acute renal failure. Lancet 2:1179

Fitzgerald DJ, Mayo G, Catella F (1987) Increase thromboxane biosynthesis in normal pregnancy is mainly derived from the platelets. Am J Obstet Gynecol 157:325

Girndt J (1987) Hochdrucktherapie während Schwangerschaft und Stillperiode. Münch med Wsch 123:1819

Harake B, Raymond DG, Ashwal S, Power GG (1987) Nifedipine: Effects on fetal and maternal hemodynamics in pregnant sheep. Am J Obstet Gynecol 157:1003

Harper A, Murnaghan GA (1991) Maternal and fetal haemodynamics in hypertensive pregnancies during maternal treatment with intravenous hydralazine or labetalol. Br J Obstet Gynaecol 98 (5):453–459

Hulton SA, Thomson PD, Cooper PA, Rothberg AD (1990) Angiotensin-converting enzyme-inhibitors in pregnancy may result in neonatal renal failure. S Afr Med J 78 (11):673

Keith JC, Thatcher CD, Schaub RG (1987) Beneficial effects of U-63, 557 A, a thromboxane synthetase inhibitor, in an ovine model of pregnancy-induced hypertension. Am J Obstet 157:199

King AJ, Pfeffer JM, Pfeffer MA, Brenner BM (1990) Systemic hemodynamic effects of endothelin in rats. Am J Physiol 258:787

Kovàcs L, Molnàr BG, Huhn E, Bódis L (1988) Magnesiumsubstitution in der Schwangerschaft. Eine prospektive, randomisierte Doppelblindstudie. Geburtsh Frauenheilk 48:595

Künzel W (1990) Das „Goldblatt-Phänomen" am Uterus und die latente Nierenerkrankung als Ursache der schwangerschaftsinduzierten Hypertonie – Epidemiologie und therapeutische Konsequenzen. Geburtsh Frauenheilk 50:833

Künzel W, Braems G, Jensen A (1991) Oxygen consumption of the fetus under hypoxic conditions. A hypothesis for the development of pregnancy induced hypertension. In: Cosmi EV, Di Renzo GC (eds) Hypertension in Pregnancy. Monduzzi Editore, Bologna

Li J, Hu HY, Zhao YN (1992) Serum angiotensin-converting enzyme activity in pregnancy-induced hypertension. Gynecol Obstet Invest 33:138

Lipschitz J, Ahokas RA, Reynolds SL (1987) The effect of hydralazine on placental perfusion in the spontaneously hypertensive rat. Am J Obstet Gynecol 156:356

Losse H, Zidek W, Dorst KG, Vetter H, Zumkley H (1982) Die Bedeutung intrazellulärer Elektrolyte bei der arteriellen Hypertonie. Herz/Kreislauf 14:27

Losse H (1983) Kochsalz und Hypertonie, Stellenwert in der Entstehung und für die Langzeittherapie. Inform Arzt Jg 11, 8:16

Madeddu P, Troffa C, Glorioso N et al. (1989)

Effect of endothelin on regional hemodynamics and renal function in awake normotensive rats. J Cardiovasc Pharmacol 14:818

Magness RR, Roy T, Rosenfeld CR (1992) Endothelium-derived relacing factor (EDFR) modulates estradiol-17β-induced increases in uterine blood flow (UBF) in nonpregnant sheep. (Abstract 567) In: Proceedings of the thirty-ninth annual meeting of the Society for Gynecologic Investigation, San Antonio, Texas, March 18–21

Montan S, Anandakumar Ch, Arulkumaran S, Ingemarsson I, Ratnam ShS (1993) Effects of methyldopa on uteroplacental and fetal hemodynamics in pregnancy-induced hypertension. Am J Obstet Gynecol 168:152

Moncada S, Radomski MW, Palmer RMJ (1988) Endothelium-derived relaxing factor. Indentification as nitric oxide and role in the control of vascular tone and platelet function. Biochem Pharmacol 37:2495

Mondon F, Malassine A, Tobaut Ch et al. (1993) Biochemical characterization and autoradiographic localization of [125] endothelin-1 binding sites on trophoblast and blood vessels of human placenta. J Clin Endocr Metab 76:237

Palmer RMJ, Ferrige AG, Moncada S (1987) Nitric oxide release accounts for the biological activity of endothelium-derived relaxing factor. Nature 327:524

Palmer RMJ, Ashton DS, Moncada S (1988) Vascular endothelial cells synthesize nitric oxide from L-arginine. Nature 333:664

Palmer RMJ, Rees DD, Ashton DS, Moncada S (1988) L-arginine is the physiological precursor for the formation of nitric oxide in endothelium-dependent relaxation. Bioche Biophys Res Commun 153:1251

Samuels Ph, Steinfeld JD, Braitman LE, Rhoa MF, Cines DB, McCrae KR (1993) Plasma concentration of endothelin-1 in women with cocaine-associated pregnancy complications. Am J Obstet Gynecol 168:528

Sanchez-Ramos L, O'Susslivan J, Garrido-Claderon J (1987) Effect of low-dose aspirin on angiotensin II pressor response in human pregnancy. Am J Obstet Gynecol 156:193

Suonio S, Saarikoski S, Tahvanainen K, Pääkkönen A, Olkkonen H (1985) Acute effects of dihydralazine mesylate, furosemide and metropolol on maternal hemodynamis in pregnancy induced hypertension. Am J Obstet 155:122

Schmidt H, Klein MM, Niroomand F, Bohne E (1988) Is arginine a physiological precursor of endothelium-derived nitric oxide? Eur J Pharmacol 148:293

Valenzuela GJ, Longo LD (1985) The relation of

maternal blood volume to plasma renin activity in the pregnant rabbit. Journal of Developmental Physiology 7:99

Van Assche FA, Spitz B, Vermylen J, Deckmyn H (1984) Preliminary observations on treatment of pregnancy-induced hypertension with a thromboxane synthetase inhibitor. Am J Obstet Gynecol 148:216

Van Assche FA, Spitz B, Hanssens M et al (1992) Prostacyclin and thromboxane in pregnancy. Curr Obstet Gynecol 2:247

Van Assche FA, Spitz B, Hanssens M, Van Geet Ch, Arnout J, Vemylen J (1993) Increased thromboxane formation in diabetic pregnancy as a possible contritubor to preeclampsia. Am J Obstet Gynecol 168:84

Van Buren GA, Yang D, Clark KE (1992) Estrogen-induced uterine vasodilatation is antagonized by L-nitroarginine methyl ester, an inhibitor of nitric oxide synthesis. Am J Obstet Gynecol 167, 3:828

Van Buren GA, Lang U, Yang DS, Clark KE (1992) Nitric oxide synthesis inhibition in pregnant and nonpregnant sheep: maternal and fetal hemodynamic responses (Abstract 566). In: Proceedings of the thirty-ninth annual meeting of the Society for Gynecologic Investigation, San Antonio, Texas, March 18–21

Van Geet C, Arnout J, Eggermont E, Vermylen J (1990) Urinary thromboxane B2 and 2,3-dinor-thromboxane B2 in the neonate born at full-term age. Eicosanoids 3:39

Walters BNJ, Redman WG (1984) Treatment of severe pregnancy-associated hypertension with the calcium antagonist nifedipine. Br J Obstet and Gynecol 91:330

Wallenburg HCS (1987) Changes in the coagulation system and platelets in pregnancy-induced hypertension and pre-eclampsia. In: Sharp F, Symonds EM (eds) Hypertension in Pregnancy. Perinatology Press, Ithaca, New York, 227

Yang D, Clark KE (1992) Effect of endothelin-1 on the uterine vasculature of the pregnant and estrogen-treated nonpregnant sheep. Am J Obstet Gynecol 167:1642

Variabilität der klinischen Symptomatik der schwangerschaftsinduzierten Hypertonie

P. KAMALI, M. HOHMANN und W. KÜNZEL

> **MERKE:**
>
> 1. Die chronische Hypertonie geht häufig mit einer Nierenerkrankung einher. Sie tritt schon vor der 20. Schwangerschaftswoche auf und kann über den 42. Wochenbettag fortdauern.
>
> 2. Der Schwangerschaftshochdruck tritt frühestens in der 20. Schwangerschaftswoche auf und hat sich bis zum 42. Tag post partum vollständig zurückgebildet.
>
> 3. Die häufigste Reihenfolge für das Auftreten klinischer Symptome ist das Ödem, die Hypertonie und die Proteinurie.
>
> 4. Tritt zum Schwangerschaftshochdruck eine Proteinurie, so wird dies als Präeklampsie bezeichnet. Die zusätzliche Proteinurie verschlechtert die Prognose für Mutter und Kind deutlich.
>
> 5. Die Ursache für den Schwangerschaftshochdruck liegt in einem Vasospasmus der Blutgefäße. Diese Engstellung der Gefäße führt in vielen Fällen zu einer Reduktion der uteroplazentaren Durchblutung mit Folge einer fetalen Wachstumsretardierung.
>
> 6. Als Risikogruppen für das Auftreten eines Schwangerschaftshochdrucks gelten Erstgebärende, fortgeschrittenes Alter, Menschen mit dunkler Hautfarbe (Afrikanerinnen, bzw. Afro-Amerikanerinnen), schlechter sozioökonomischer Status sowie Familienangehörige erkrankter Frauen.

Vergleicht man die Hypertonie während und außerhalb einer Schwangerschaft, so fallen primär drei bedeutende Unterschiede auf.

1. Das Intervall zwischen Auftreten einer Hypertonie und nachfolgenden Komplikationen ist in der Schwangerschaft oft deutlich verkürzt.
2. Die Komplikationen betreffen in der Schwangerschaft die Mutter und den Feten, und obwohl sich bei der Mutter der Hochdruck entwickelt, trägt häufig das ungeborene Kind das höhere Risiko.
3. Bei der Hypertonie in der Schwangerschaft sind im Vergleich zu der chronischen Hypertonie die Komplikationen reversibel.

Betrachtet man die in der Literatur angegebene Inzidenz einer Hypertonie in der Schwangerschaft, so finden sich große Schwankungsbreiten. So geben Statistiken der WHO Häufigkeitsraten von 1,1 bis 31,4 Prozent an (Davies 1979). Nach Angaben der Hessischen Perinatalerhebung der Jahre 1986–1990 lag die Häufigkeit für das Auftreten einer schwangerschaftsinduzierten Hypertonie (SIH) bei 4,5 Prozent (Peterseim 1992). Bis heute gibt es keine einheitliche und allen Bedürfnissen gerechtwerdende Nomenklatur der verschiedenen Hochdruckformen in der Schwangerschaft. Es existieren aber einige Begriffe, die falsch, gegenstandslos oder ungeeignet sind und daher aus dem Sprachgebrauch verschwinden sollten. Dazu gehören die Begriffe wie Toxikose und Toxämie, weil weder im Blut noch sonst irgendwo ein Toxin nachgewiesen werden konnte, das für die Blutdrucksteigerung oder für eine andere Symptomatik verantwortlich ist.

Eine weltweit einheitliche Definition der verschiedenen Hypertonieformen in der Schwangerschaft ist jedoch dringend erforderlich, um einen internationalen Dialog über die Ätiologie, die Symptomatologie und mögliche Therapiekonzepte zu ermöglichen.

Einteilung der Hypertonien in der Schwangerschaft

Die weltweit am häufigsten angewandte Einteilung der verschiedenen Hypertonieformen in der Schwangerschaft erfolgt nach dem Vorschlag des „Commitee on Terminology of the American College of Obstetricians and Gynecologists" aus dem Jahre 1972. Hierbei werden fünf Gruppen unterschieden:

Klassifizierung der Hypertonie in der Schwangerschaft

   I. Schwangerschaftsinduzierte Hochdruckformen:
     1. Präeklampsien
     2. Eklampsien
  II. Chronische Hypertonien
III. Präeklampsien bzw. Eklampsien, die sich einer chronischen Hypertonie aufpfropfen
IV. Transitorische Hypertonien
 V. Nicht klassifizierbare Hypertonien

Die *erste Gruppe* stellt die schwangerschaftsinduzierten Hypertonien (SIH) dar. Diese Hochdruckform tritt frühestens in der 20. Schwangerschaftswoche auf und muß sich bis zum 42. Tag post partum per definitionem völlig zurückgebildet haben.

Drei Schweregrade werden hierbei unterschieden.

1. SIH ohne Proteinurie oder generalisierten Ödemen
2. SIH mit Proteinurie sowie mit oder ohne generalisierten Ödemen (Präeklampsie)
3. SIH mit oder ohne Proteinurie oder Ödemen, die mit klonisch-tonischen Krämpfen einhergehen, die keiner anderen z. B. neurologischen Genese zugeordnet werden können (Eklampsie)

Die *zweite Gruppe* umfaßt die chronischen Hypertonien. Sie sind definiert als das Vorhandensein oder Auftreten eines Bluthochdruckes vor der 20. Schwangerschaftswoche, und/oder das Anhalten dieses Hochdruckes über den 42. Wochenbetttag hinaus. Der chronischen Hypertonie liegt häufig eine Nierenerkrankung zugrunde.

Die *dritte Gruppe* umfaßt die Pfropfgestosen. Hierbei pfropft sich eine Präeklampsie oder Eklampsie einer chronischen Hypertonie auf.

Bei der *vierten Gruppe* handelt es sich um transitorische Hypertonien. Sie werden definiert als das Auftreten eines Bluthochdruckes innerhalb von 24 Stunden post partum, ohne andere Zeichen einer Präeklampsie bzw. einer chronischen Hypertonie.

Die *fünfte Gruppe* umfaßt die nicht zu klassifizierenden Hypertonien in der Schwangerschaft.

Ätiologie der schwangerschaftsinduzierten Hypertonie

Der schwangerschaftsinduzierte Hochdruck scheint eine dem Menschen eigene Erkrankung zu sein. Trotz weltweiter intensiver Forschung bleibt die genaue Ätiologie dieser Erkrankung bis heute unklar.

Im Mittelpunkt der Diskussion stehen folgende Theorien:

1. Immunologische Intoleranz zwischen maternalen und fetalen Geweben
2. Störungen im Arachidonsäurestoffwechsel
3. Gestörte kardiovaskuläre Adaptation
4. Endothelialer vaskulärer Schaden
5. Genetische Faktoren
6. Gestörte Plazentation

Welcher Pathomechanismus nun ursächlich für die Entstehung der SIH verantwortlich ist, ist bis heute nicht sicher geklärt.

Einige Faktoren sind jedoch festzuhalten.

I. Das Auftreten eines SIH muß einen Zusammenhang mit der uteroplazentaren Einheit haben, da er in Abwesenheit einer Plazenta nicht ausgelöst wird, bei der hydativen Mole trotz Fehlen eines Feten in hohem Maße auftritt und letztendlich nur durch Entfernen der Plazenta behoben werden kann.
II. Die Erkrankung geht offensichtlich mit einer massiven Störung des Gefäßendothels einher, die regelmäßig an den Gefäßen der Plazenta, der maternalen Niere, des Auges sowie auch an den Umbilikalarterien von Kindern präklamptischer Mütter nachzuweisen ist.
III. Es besteht bei dieser Erkrankung im Gegensatz zu komplikationslosen

Schwangerschaften eine deutlich veränderte Gefäßreaktion auf vasoaktive Substanzen.

Klinische Zeichen und subjektive Symptome der SIH

Eine SIH besteht meist lange bevor eine Patientin subjektive Symptome dieser Erkrankung verspürt. Vor dem Auftreten dieser Symptome finden sich jedoch eine Reihe typischer Zeichen.

Das Erkennen der Zeichen einer drohenden Präklampsie oder Eklampsie stellt daher eine entscheidende Aufgabe der Schwangerenvorsorge dar.

Diese typischen Zeichen sind Ödeme, die Hypertonie, die Proteinurie, Augenhintergrundveränderungen sowie die Hyperreflexie. Treten weitere Zeichen wie, z. B ein Anstieg der Leberwerte oder ein Abfall der Thrombozyten auf, so signalisieren diese eine besonders schwere Form der Erkrankung die als HELLP-Syndrom bezeichnet wird.

1. Ödeme

Im Jahre 1797 postulierte Demanet einen Zusammenhang zwischen dem Auftreten von Ödemen und Konvulsionen in der Schwangerschaft (Demanet 1797). Von seinen sechs Patienten mit Eklampsie zeigten alle generalisierte Ödeme, so daß er die Anasarka zu den drei bis dahin angenommenen Ursachen der Eklampsie, nämlich mütterliche Erschöpfung, Übergewicht und Geburtsschmerzen hinzufügte. Doch schon damals wie auch heute, wurde die Bedeutung von Ödemen bei der Diagnose bzw. Prognose der SIH kontrovers diskutiert.

Dies liegt hauptsächlich darin begründet, daß besonders Ödeme im Bereich der unteren Extremitäten, bedingt durch das in der Schwangerschaft erhöhte Blut- und Plasmavolumen bei erhöhtem venösen und kapillären Druck und vermindertem onkotischen Druck, ein häufiges und physiologisches Zeichen sind.

So fand Robertson im Rahmen einer prospektiven Studie, daß bei komplikationslosen Schwangerschaften generalisierte Ödeme in der 38. Schwangerschaftswoche in 30 Prozent nachweisbar waren, während bei weiteren 10 Prozent sich Ödeme an Händen und Gesicht ohne gleichzeitiges Auftreten an den unteren Extremitäten nachweisen ließen (Robertson 1971). In dieser Arbeit ließ sich eine Beziehung zwischen dem Auftreten von Ödemen und Hypertonie nicht nachweisen.

Andere Untersuchungen, wie zum Beispiel von Thomson und Mitarbeitern, zeigten sogar, daß Frauen mit generalisierten Ödemen, ohne gleichzeitige Hypertonie, größere Kinder gebaren, und daß die perinatale Mortalitätsrate bei diesen Kindern erniedrigt war (Thomson et al. 1967).

Anhand einer kollaborativen Studie ging Chesley der Frage einer Abhängigkeit der perinatalen Mortalität von dem Auftreten generalisierter Ödeme und/oder einer Proteinurie bei weißen Frauen nach. Es wurden zwei Gruppen unterschieden. In der ersten Gruppe wurden alle Frauen zusammengefaßt, bei denen Ödeme bzw. eine Proteinurie erstmalig im ersten oder zweiten Trimenon auftraten (Tabelle 1). Die zweite Gruppe umfaßte all jene Fälle, bei denen diese Zeichen erstmalig im dritten Trimenon nachweisbar waren (Tabelle 2). In der ersten Gruppe lag die perinatale Mortalitätsrate bei Frauen ohne Proteinurie oder Ödeme bei 28 Promille. Bei Frauen mit generalisierten Ödemen ohne gleichzeitige Proteinurie, lag im Gegensatz dazu die perinatale Mortalität mit 19 Promille auf signifikant niedrigerem Niveau. In der Gruppe der Frauen mit nachgewiesener Proteinurie

Tabelle 1. Perinatale Mortalität in Promille in Abhängigkeit vom Auftreten einer Proteinurie bzw. generalisierter Ödeme im ersten oder zweiten Trimenon bei weißen Frauen mit schwangerschaftsinduziertem Hypertonus. (Aus Chesley 1978)

Gruppe	Fallzahl	Perinatale Mortalität (Promille)
Ödeme (Nein), Proteinurie (Nein)	7040	28
Ödeme (Ja), Proteinurie (Nein)	5101	19
Ödeme (Nein), Proteinurie (Ja)	243	50
Ödeme (Ja), Proteinurie (Ja)	198	30

Tabelle 2. Perinatale Mortalität in Promille in Abhängigkeit vom Auftreten einer Proteinurie bzw. generalisierter Ödeme im dritten Trimenon bei weißen Frauen mit schwangerschaftsinduziertem Hypertonus. (Aus Chesley 1978)

Gruppe	Fallzahl	Perinatale Mortalität (Promille)
Ödeme (Nein), Proteinurie (Nein)	2702	19
Ödeme (Ja), Proteinurie (Nein)	1742	13
Ödeme (Nein), Proteinurie (Ja)	71	14
Ödeme (Ja), Proteinurie (Ja)	74	95

ohne gleichzeitige Ödeme stieg die perinatale Mortalitätsrate auf 50 Promille an. Waren neben der Proteinurie auch generalisierte Ödeme nachweisbar, so lag die perinatale Mortalitätsrate mit 30 Promille wiederum deutlich niedriger.

Diese Ergebnisse schienen darauf hinzudeuten, daß bei der SIH das Auftreten generalisierter Ödeme im ersten oder zweiten Schwangerschaftstrimenon keinen prognostisch ungünstigen Faktor darstellt.

Anders sah es jedoch aus, wenn die Zeichen Ödeme und/oder Proteinurie erstmalig im dritten Trimenon auftraten (Tabelle 2).

Wiederum lag die perinatale Mortalität bei alleinigem Vorhandensein von generalisierten Ödemen mit 13 vs. 19 Promille niedriger als bei völlig unauffälligen Schwangerschaften. Bei kombiniertem Auftreten von Proteinurie und generalisierten Ödemen stieg hingegen die perinatale Mortalität auf das Siebenfache an (Chesley 1978).

Diese Ergebnisse scheinen darauf hinzudeuten, daß generalisierte Ödeme bei Gestosen und unkomplizierten Schwangerschaften über unterschiedliche Pathomechanismen entstehen.

Sicherlich stellen prätibiale Ödeme im ersten und zweiten Trimenon kein wesentliches pathognomonisches Zeichen einer sich ankündigenden Präeklampsie dar, jedoch sollte man immer im Auge behalten, daß generalisierte Ödeme oder eine plötzliche, starke Gewichtszunahme – besonders im dritten Trimenon – auch die ersten dunklen Wolken eines sich androhenden Unwetters bedeuten könnten.

Da eine Unterscheidung dieser verschiedenen Formen jedoch nicht möglich ist, sollte das Auftreten von Ödemen, – vor allem bei gleichzeitiger Proteinurie –, bei hypertonen Schwangeren besonders im letzten Drittel der Schwangerschaft, zu einer erhöhten Aufmerksamkeit des betreuenden Gynäkologen führen.

2. *Hypertonie*

Eine in der Schwangerschaft auftretende Hypertonie besitzt Krankheitswert wenn sie bestimmte systolische und diastolische Werte überschreitet. Dabei gelten heute allgemein folgende Grenzwerte:

1. Systolischer Blutdruck ≥ 140 mmHg
2. Diastolischer Blutdruck ≥ 90 mmHg
3. Anstieg des systolischen Blutdruckes ≥ 30 mmHg im Laufe der Schwangerschaft
4. Anstieg des diastolischen Blutdruckes ≥ 15 mmHg während der Schwangerschaft

Dabei müssen die erhöhten Blutdruckwerte in zwei Messungen im Abstand von mindestens 6 Stunden reproduzierbar sein.

Leider besteht bis heute keine Einigkeit hinsichtlich der Technik der Blutdruckmessung. Die WHO sowie die Britische Gesellschaft für Hypertonie empfehlen zur Bestimmung des diastolischen Blutdruckes die Phase IV der Korotkoffschen Töne. Dabei kann es jedoch trotz Auswahl der richtigen Manschettengröße zu einer Überschätzung des diastolischen Blutdruckes um 7–15 mmHg kommen. Daher empfehlen die Working Group on High Blood Pressure in Pregnancy sowie das National Heart, Lung and Blood Institute der Vereinigten Staaten die Verwendung der Korotkoffschen Töne V. Hierbei kann es jedoch aufgrund der Hyperzirkulation in der Schwangerschaft dazu kommen, daß die diastolischen Blutdruckwerte nicht sicher abgrenzbar sind. Daher erscheint die Verwendung der Korotkoffschen Töne IV in der Schwangerschaft das geeignetere Verfahren darzustellen. In Zweifelsfällen sollte der Blutdruck mit beiden Methoden bestimmt werden.

Wichtiger als die Auswahl der Korotkoffschen Töne ist jedoch eine korrekte und einheitliche Blutdruckmessung. Für die Praxis empfiehlt sich daher, bei der Schwangeren – nach einer mindestens fünfminütigen Ruhephase – die Blutdruckwerte mit der richtigen Manschettengröße an beiden Armen zu ermitteln. Wichtig hierbei ist, daß der zu messende Arm in Höhe des Herzens liegen sollte. Empfehlenswert sind drei aufeinanderfolgende Messungen. Die Meßwerte der zweiten und dritten Messung sollten gemittelt und der Arm mit den höheren Blutdruckwerten zu weiteren Blutdruckkontrollen verwendet werden.

3. *Proteinurie*

Das Auftreten einer Proteinurie bei fehlendem Harnwegsinfekt oder Nierenleiden und gleichzeitig erhöhten Blutdruckwerten ist von allen Zeichen einer Präeklampsie das sicherste einer fetalen Gefährdung.

Im Verlaufe jeder Schwangerschaft kommt es zu einem erhöhten Proteinverlust der Niere. So liegt der Grenzwert einer noch normalen Eiweißausscheidung im Urin bei nichtschwangeren Frauen bei 150 mg/l, während bei schwangeren Frauen Werte bis zu 300 mg/l als normwertig gelten. Diese erhöhte Proteinausscheidung wird auf eine erhöhte glomeruläre Filtrationsrate und einen erhöhten renalen Plasmafluß zurückgeführt.

Ein über dieses Maß hinausgehender Eiweißverlust der Niere ist typisch für eine Präeklampsie und wird meist begleitet von charakteristischen morphologischen Veränderungen. Licht- sowie elektronenmikroskopische Untersuchungen zeigen dabei vor allem Endothelzellschwellungen mit kernförmig in das Lumen vorspringenden Endothelien. Aufgrund dieses charakteristischen Aussehens werden diese Veränderungen als glomeruläre Endotheliose bezeichnet.

Derartige Veränderungen lassen sich bei etwa 70 Prozent der Erstgebärenden mit Präeklampsie und durchgeführter Nierenbiopsie nachweisen (Altchek et al. 1968).

Welche Auswirkung die Hypertonie und Proteinurie auf die perinatale Mortalität hat, wurde in einer kollaborativen Studie von Neff und Friedman eindrucksvoll dokumentiert.

In ihrem Patientenkollektiv fand sich bei einem Anstieg des diastolischen Blutdruckes über 95 mmHg ohne gleichzeitige Proteinurie eine zwei- bis dreifache Erhöhung der perinatalen Mortalitätsrate (Tabelle 3). Man beachte, daß bei normotonen Schwangeren eine auftretende Proteinurie fast keinen Einfluß auf die perinatale Mortalität zeigte. Ließ sich neben einer Hypertonie eine Proteinurie nachweisen, so stieg die kindliche Mortalitätsrate signifikant an und lag um so höher, je ausgeprägter die Proteinurie war (Friedman und Neff 1976).

Tabelle 3. Perinatale Mortalität in Promille in Abhängigkeit vom diastolischen Blutdruck und Auftreten einer Proteinurie bei der schwangerschaftsinduzierten Hypertonie (Aus: Friedman und Neff 1976)

Diastol. RR. (mmHg)	Proteinurie				
	Keine	1+	2+	3+	4+
<65	15,50[a]	6,20	–	–	–
65– 74	9,30	5,58	32,86[a]	41,45	–
75– 84	6,20	6,20	19,22[a]	–	–
85– 94	8,68	23,56[a]	–	22,32	–
95–104	19,22[a]	26,66[a]	55,80[a]	115,32[a]	143,22[a]
>105	20,46[a]	62,62[a]	68,82[a]	125,24[a]	143,22[a]
Total	8,60	12,94	23,22[a]	41,96[a]	56,76[a]

[a] P<0,01

4. Augenfundusveränderungen

Ein weiteres wichtiges Diagnostikum bei bestehender Präeklampsie sind Veränderungen retinaler Gefäße bei der Augenfundusuntersuchung. Diese teils lokalisierten, teils generalisierten Veränderungen in den Arteriolen der Retina lassen sich bei bestehender Präeklampsie in etwa 50 Prozent der Fälle nachweisen. Diese Veränderungen basieren auf segmentalen Gefäßspasmen, die sich nach Beendigung der Schwangerschaft völlig zurückbilden.

5. Hyperreflexie

Eine Hyperreflexie läßt sich häufig vor dem Auftreten eines eklamptischen Anfalles nachweisen. Da jedoch besonders junge Frauen eine Hyperreflexie auch ohne bestehende Präeklampsie haben können, und eine Hyperreflexie einem eklamptischen Anfall nicht unbedingt vorausgehen muß, ist der Wert dieses Zeichens als Diagnostikum einer SIH als eingeschränkt zu bewerten.

6. Andere Zeichen

Treten während einer Präeklampsie weitere Zeichen, wie ein Anstieg der Leberwerte oder ein Abfall der Thrombozyten auf, so signalisiert dies eine Beteiligung weiterer Organe am Krankheitsgeschehen und deutet so auf eine ernste Prognose der Erkrankung hin.

Diese typischen Zeichen einer SIH gehen meist klinischen Symptomen voraus und sollten daher frühzeitig richtig eingeordnet werden. Es lassen sich cerebrale, visuelle, gastrointestinale und renale Symptome unterscheiden.

Zu den cerebralen Symptomen zählen: Kopfschmerzen, Schwindel, Tinnitus, Somnolenz, Tachykardie und Fieber.

Zu den visuellen Symptomen zählen: Doppelsehen, Scotome, verschwommenes Sehen bis schließlich hin zur Amaurosis.

Die gastrointestinalen Symptome sind: Übelkeit, Erbrechen, epigastrischer Schmerz und Hämatemesis.

Renale Symptome können sein: Oligurie, Anurie, Hämaturie und Hämoglobinurie.

Diese Symptome signalisieren eine durch Vasospasmus deutlich eingeschränkte Perfusion in diesen Organen und deuten den drohenden eklamptischen Anfall an. Das Auftreten dieser Symptome sollte daher zu einer raschen Beendigung der bestehenden Schwangerschaft führen.

Diese Engstellung der Gefäße führt in vielen Fällen auch zu einer Reduktion der uteroplazentaren Durchblutung mit der Folge einer fetalen Wachstumsretardierung. So fand McGillivray, daß das durchschnittliche Geburtsgewicht bei präeklamptischen Primigravidae mit 3 108 Gramm vs. 3 373 Gramm bei normotensiven Schwangeren signifikant niedriger war (McGillivray 1983). In einer weiteren kontrollierten Studie fanden Moore und Redman bei 18 von 24 Kindern präeklamptischer Mütter mit einem Gestationsalter kleiner der 34. SSW ein Geburtsgewicht unterhalb der 10. Perzentile. In ihrem Kollektiv fand sich nur ein Kind mit einem Geburtsgewicht über der 25. Perzentile (Moore und Redman 1983).

Bemerkenswert ist, daß die Wachstumsretardierung der Kinder in vielen Fällen besteht, bevor klinische Zeichen und Symptome der Präeklampsie manifest werden.

Auf der Abbildung 1 sind dargestellt die Veränderungen vom systolischen und diastolischen Blutdruck nach erstmalig nachgewiesener Wachstumsretardierung bei 6 Feten. Es wird deutlich, daß die Wachstumsretardierung in den meisten Fällen lange vor dem Auftreten der ersten hypertonen Werte nachweisbar war (Goodlin 1986, Künzel 1990). Daher sollte in der

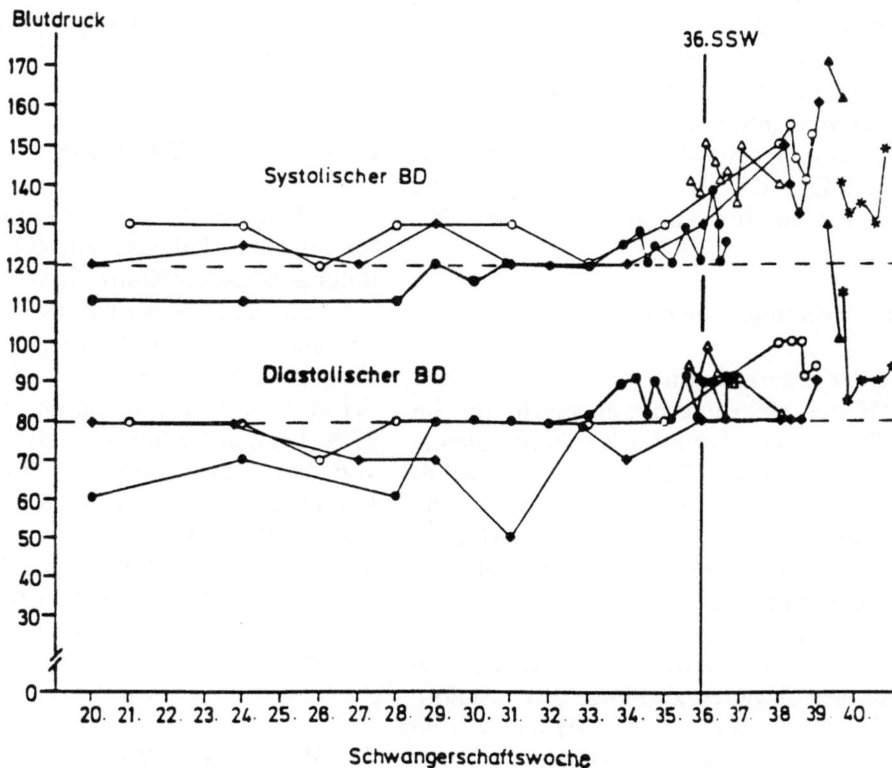

Abb. 1. Die Veränderungen des Blutdrucks bei nachgewiesener Wachstumsretardierung bei 6 Feten. Aus einer Hypotonie heraus manifestiert sich zu einem variablen Zeitpunkt die Hypertonie möglicherweise als adaptive Leistung eines minderperfundierten Uterus

Praxis bei nachgewiesener fetaler Wachstumsretardierung an die Möglichkeit einer sich andeutenden SIH gedacht werden.

Epidemiologie der schwangerschaftsinduzierten Hypertonie

Epidemiologische Untersuchungen konnten eine Reihe von Faktoren herausfinden, die die Inzidenz des Schwangerschaftshochdruckes zu beeinflussen scheinen.

A. Parität

Die meisten Studien stimmen dahingehend überein, daß Präeklampsie und Eklampsie deutlich häufiger bei Erstgebärenden vorkommen. Unterschieden werden muß jedoch im Einzelfall, ob in den vorhergehenden Schwangerschaften normale Entbindungen vorlagen, oder ob vielmehr die Schwangerschaft per Abruptio, Früh- oder Spätabort vorzeitig beendet wurde. Untersuchungen von Campbell und Mitarbeiter konnten zeigen, daß das Auftreten einer Präeklampsie oder Eklampsie in der zweiten Schwangerschaft bei vorangegangenem Abort mit 7,6 % vs. 1,9 % signifikant höher lag als bei normalem Schwangerschaftsverlauf (Campbell et al. 1985).

Daß die Inzidenz der SIH bei Erstgebärenden erhöht ist wird dahingehend gedeutet, daß die maternale Immunantwort auf das fetale Antigen gestört ist. Diese Theorie wurde durch eine Arbeit von Need weiter unterstützt. Frauen mit bereits stattgehabten Entbindungen hatten bei erneuter Schwangerschaft und neuem Kindsvater, aufgrund der neuen fetalen Antigene, eine erhöhte Inzidenz an SIH (Need 1975).

B. Mehrlingsschwangerschaften

In der Literatur wird die Inzidenz einer SIH bei Mehrlingsschwangerschaften im Allgemeinen als fünffach erhöht angegeben. Im Kollektiv der hessischen Perinatalerhebung der Jahre 1982 bis 1988 lag die Inzidenz für das Auftreten einer SIH bei Geminigraviditäten bei 9,2 Prozent, und lag damit nur etwa doppelt so hoch wie bei Einlingsschwangerschaften.

Campbell und Mitarbeiter konnten bei Müttern dizygoter Zwillinge eine fast doppelt so hohe Inzidenz an SIH nachweisen wie bei monozygoten Zwillingen (Campbell et al. 1977). Aufgrund der niedrigen Fallzahlen ließ sich eine Signifikanz dieser Ergebnisse jedoch nicht nachweisen. Daher interessierte die Frage inwieweit sich anhand der großen Datenmenge der hessischen Perinatalerhebung ein derartiger Zusammenhang nachweisen läßt. Die Analyse der Jahre 1986–1989 konnte dabei zeigen, daß die Gestosehäufigkeit bei Frauen mit Zwillingen unterschiedlichen Geschlechts mit 8,7 % vs. 6,9 % zwar höher lag als bei Frauen mit Kinder gleichen Geschlechts, dieser Unterschied jedoch statistisch nicht signifikant war. Natürlich befanden sich in der Gruppe der Frauen mit gleichgeschlechtlichen Zwillingen nicht ausschließlich homozygote Zwillinge, so daß spekulativ die Gestosehäufigkeit in einem rein homozygoten Kollektiv kleiner seien dürfte. Größere Studien wären diesbezüglich sehr von Interesse, da die Bestätigung dieser Ergebnisse die Hypothese einer gestörten immunologischen Anpassung der Mutter an das fetale Antigen unterstützen würde.

C. Familiäre Disposition

Es gibt eine Reihe von Hinweisen, die dafür sprechen, daß das Auftreten einer SIH unter genetischer Kontrolle steht.

Chesly und Cooper untersuchten diesen Zusammenhang ausführlich. In Ihrem Kollektiv lag die Inzidenz der SIH bei den Schwestern von erkrankten Frauen bei 37 %, bei den Töchtern bei 26 %, während von den Schwiegertöchtern nur 6 % erkrankten (Chesley et al. 1968, Chesley und Cooper 1986). Diese und Ergebnisse anderer Studien führten zu der Vermutung, daß möglicherweise ein rezessives Gen für das Auftreten der Erkrankung verantwortlich ist.

D. Maternales Alter

Die Beurteilung von Studien, die den Zusammenhang zwischen maternalem Alter und Häufigkeit von SIH aufklären sollen, ist aufgrund uneinheitlicher Gruppeneinteilungen kaum möglich. Mit dieser Einschränkung in der Aussagefähigkeit dieser Arbeiten (Rauramo 1961, Shapiro et al. 1968, Butler und Albermann 1965, Vollman 1970) zeigen diese eine erhöhte Inzidenz bei sehr jungen Frauen sowie Frauen ab dem 30. Lebensjahr.

Eine retrospektive Analyse der Daten der hessischen Perinatalerhebung aus dem Jahr 1985 (Künzel 1990) zeigte jedoch eine interessante Beziehung zwischen dem Alter der Mutter und der Häufigkeit einer SIH. Mit zunehmendem Alter der Schwangeren ließ sich ein paralleler Anstieg von Hypertonien und Proteinurien nachweisen. Der geringe Rückgang in der Häufigkeit eines SIH als Geburtsrisiko mit steigendem mütterlichen Alter kehrte sich um, wenn ein mütterliches Alter von 30–40 Jahren erreicht wurde. Der Zusammenhang einer erhöhten Gestoseinzidenz war bei Erstgebärenden geringer ausgeprägt als bei Frauen ab dem 35. Lebensjahr. Da die hessische Perinatalerhebung jedoch zwischen chronischen und schwangerschaftsinduzierten Hypertonieformen nicht unterscheidet, könnten besonders die Hypertonien bei älteren schwangeren Frauen auch vermehrt durch chronische Nierenleiden verursacht sein.

E. Rasse

Die Ergebnisse von Untersuchungen bezüglich der Inzidenz einer SIH bei verschiedenen Rassen ist immer beeinflußt durch andere Variablen wie unterschiedlicher sozialer Status, Unterschiede im medizinischen Standard sowie kulturelle Variablen.

Während man lange Zeit der Meinung war, daß die Häufigkeit von Präeklampsie und Eklampsie bei schwarzen Frauen in den Vereinigten Staaten höher sei als bei weißen Frauen (Eastmann 1968, Herbert et al. 1968), konnte dies durch mehrere andere gut durchgeführte Untersuchungen nicht bestätigt werden (Chesley 1978, Friedmann und Neff 1977).

F. Sozialer Status

Bei Frauen aus sozial niedrigeren Schichten läßt sich eine höhere Inzidenz an Eklampsien und maternaler Mortalität nachweisen, während ein Zusammenhang zu einer erhöhten Inzidenz an SIH nicht besteht (Nelson 1955).

Der Einfluß von niedrigem sozialen Status auf die Häufigkeit von Eklampsien und daraus folgenden Komplikationen, ist sicherlich auf die verminderte Inanspruchnahme medizinischer Kontrolluntersuchungen im Verlaufe der Schwangerschaft zurückzuführen.

G. Diabetes

Es wird allgemein angenommen, daß die Häufigkeit von SIH bei Patientinnen mit Diabetes erhöht sei. Jedoch ist die Diagnose einer Präeklampsie bei bestehendem Diabetes schwierig, da der Diabetes selbst eine Hypertonie sowie über eine Nierenschädigung eine Proteinurie auslösen kann.

H. Störungen der fetalen Entwicklung

1. Hydatiforme Mole

Wir wissen heute, daß die hydatiforme Mole häufig assoziiert ist mit einer Prä- bzw. Eklampsie. Nierenbiopsien von 14 Patientinnen mit einer hydatiformen Mole zeigten in allen Fällen die typischen Veränderungen am renalen Glomerulus im Sinne einer glomerulären Endotheliose (Sanches-Torres und Santamaria 1969).

2. Polyhydramnion

MacGillivray berichtete im Jahr 1959, daß bei Vorliegen eines Polyhydramnions die Inzidenz einer schweren Präeklampsie bei 17,5 % und einer leichten Präeklampsie sogar bei 45,5 % liege (MacGillivray 1959). Wurden jedoch die Fälle mit Diabetes, Mehrlingsgravidität und Hydrops fetalis ausgesondert, so ließ sich eine höhere Inzidenz an Präeklampsie/Eklampsie nicht mehr nachweisen (Scott 1958). Somit scheint das Polyhydramnion allein kein Risikofakor für eine SIH darzustellen.

3. Triploidie

Es wird allgemein angenommen, daß Triploidien, die vergesellschaftet sind mit einer Hyperplazentosis, eine höhere Inzidenz an SIH haben.

Zusammenfassung

1. Der Schwangerschaftshochdruck tritt frühestens in der 20. SSW auf und hat sich bis zum 42. Tag post partum vollständig zurückgebildet.
2. Die chronische Hypertonie geht häufig mit einer Nierenerkrankung einher. Sie tritt vor der 20. SSW auf und kann über den 42. Wochenbettag fortdauern.
3. Die häufigste Reihenfolge für das Auftreten klinischer Zeichen ist das Ödem, die Hypertonie und die Proteinurie. Diese Zeichen gehen meist klinischen Symptomen, wie z. B. Kopfschmerzen oder epigastrischer Schmerz, voraus.
4. Tritt zum Schwangerschaftshochdruck eine Proteinurie, so wird dies als Präeklampsie bezeichnet. Die zusätzliche Proteinurie verschlechtert die Prognose für Mutter und Kind deutlich.
5. Die Ursache der SIH liegt in einem Vasospasmus der Blutgefäße. Die Engstellung der Blutgefäße führt in vielen Fällen zu einer Reduktion der uteroplazentaren Durchblutung mit der Folge einer Wachstumsretardierung.
6. Als Risikogruppen für das Auftreten eines SIH gelten Erstgebärende, fortgeschrittenes Alter, Menschen mit dunkler Hautfarbe (Afrikanerinnen, bzw. Afro-Amerikanerinnen), schlechter sozioökonomischer Status sowie Familienangehörige erkrankter Frauen.

Literatur

Altchek A, Allbright NL, Sommers C (1968) The renal pathology of toxemia of pregnancy. Obstet Gynecol 31:595

Butler NR, Albermann ED (1965) Perinatal Problems. Second Report of the British Perinatal Mortality Survey 1958, ES Livingstone, Edinburgh

Campbell DM, MacGillivray I, Thompson B (1977) Twin zygosity and pre-eclampsia. Lancet 2:97

Campbell DM, Mac Gillivray I, Carr-Hill R (1985) Pre-eclampsia in second pregnancy. Br J Obstet Gynaecol 92:131

Chesley LC, Annitto JE, Cosgrove RA (1968) The familial factor in toxaemia of pregnancy. Obstet Gynecol 32:303

Chesley LC (1978) Hypertensive Disorders in Pregnancy. Appleton-Century-Crofts, New York

Chesley LC, Cooper DW (1986) Genetics of hypertension in pregnancy: Possible single-gene control of pre-eclampsia and eclampsia in the descendants of eclamptic women. Br J Obstet Gynaecol 93:898

Davies AM (1979) Epidemiology of the hypertensive disorders of pregnancy. Bull WHO 57:373.

Demanet G (1797) Observations sur une cause particulière de convulsions, qui arrivent aux femmes durant la grossessé ou pendant l'accouchement. Actes Soc Méd Chir Pharmacol Bruxelles au VI, 1, Pt2, 21. Zitiert bei Anon (1855): Arch Gén Méd 6 ('5th series): 464

Eastmann NJ (1968) The geographic distribution of toxaemia of pregnancy in the United States. Quotes by Davies AM (1971) In: Geographical Epidemiology of the Toxaemias of Pregnancy. Charles C Thomas, Springfield, IL

Friedman EA, Neff RK (1976) Pregnancy outcome as related to hypertension, edema, and proteinuria. In: Lindheimer MD, Katz AI, Zuspan FP (Hrsg) Hypertension in Pregnancy. Wiley, New York, 13

Friedman EA, Neff RK (1977) Pregnancy Hypertension. A Systemic Evaluation of Clinical Diagnostic Criteria. P.S.G. Publishing Co, MA

Goodlin RC (1986) Expanded toxemia syndrome or gestosis. Am J Obstet Gynecol 154:1227.

Herbert GM, Caiborn Jr HA, McGaughey HS, Wilson LA, Thornton WN (1968) Convulsive toxemia. Am J Obstet Gynecol 100:336.

Künzel W (1990) Das Goldblatt-Phänomen am Uterus und die latente Nierenerkrankung als Ursache der schwangerschaftsinduzierten Hypertonie – Epidemiologie und therapeutische Konsequenzen. Geburtsh u Frauenheilk 50: 833

MacGillivray I (1959) Hydramnios and pre-eclampsia. Lancet 1:51

MacGillivray I (1983) Pre-eclampsia. The Hypertensive Disease of Pregnancy. WB Saunders, London, Philadelphia, Toronto

Moore MP, Redman CWG (1983) Case-control study of severe pre-eclampsia of early onset. Br Med J 287:580

Need JA (1975) Pre-eclampsia in pregnancies by different fathers: immunological studies. Br Med J 2:548

Nelson TR (1955) A clinical study of preeclampsia, Part I and II. J Obstet Gynaecol Br Emp 62: 48

Peterseim H (1992) Die Schwangerschaftsgestose. In: Künzel W (Hrsg) Gebrutshilfe in Hessen: 10 Jahre Hessische Perinatalerhebung. DEM 59

Rauramo L (1961) The incidence of eclampsia in Finnland (1927–58). Pathol Mikrobiol 24:435

Robertson EG (1971) The natural history of oedema during pregnancy. J Obstet Gynaecol Br Commonw 78:520

Sanchez-Torres F, Santamaria A (1969) Histopatologia renal en la gestacion molar. Review of Obstetrics and Gynecology; Venecuela 25:657

Scott JS (1958) Pregnancy toxaemia associated with hydrops fetalis, hydatidiform mole and hydramnios. J Obstet Gynaecol Br Emp 65:689

Shapiro S, Schlesinger ER, Nesbitt Jr RE (1968) Infant, Perinatal, Maternal and Childhood Mortality in the United States. Harvard University Press, Cambridge, MA

Thomsen AM, Hytten FE, Billewicz WZ (1967) The epidemiology of oedema during pregnancy. J Obstet Gynaecol Br Commonw 74:1

Vollman RF (1970) Rates of toxaemia by age and parity. In: Rippman ET (Hrsg) Die Spätgestose (EPH Gestose). Schwabe, Basel, 338

Gegenwärtiger Stand der Gestosetherapie

H. Kaulhausen

MERKE:

Bei Behandlung von Schwangeren mit Gestose (syn. Präeklampsie, proteinurische Gestationshypertonie) sind folgende Hinweise zu beachten:

1. Eine ambulante Behandlung ist nur bei einer Gestationshypertonie, also ohne Proteinurie, und nur bei Blutdruckwerten unterhalb von 160/100 mmHg vertretbar.

2. Eine besonders hohe Gefährdung von Mutter und Kind besteht bei Erstgebärenden mit einer Mehrlingsschwangerschaft, bei Frauen mit früh auftretender Pfropfgestose sowie bei den schweren Verlaufsformen der Erkrankung (HELLP-Syndrom und Eklampsie).

3. Das Antihypertensivum der ersten Wahl ist Dihydralazin: 50 mg Nepresol in 50 ml physiologischer NaCl-Lösung mittels Perfusor, davon zunächst 4,5 ml/Std., gegebenenfalls erhöhen, bis der diastolische Druck bei 90–100 mmHg liegt. Bei Frauen mit stark erhöhtem Blutdruck sollte die Behandlung mit einer intravenösen Injektion von 5 mg Dihydralazin begonnen werden (5 ml aus der Perfusorspritze; CTG-Kontrolle!).

4. Das Antikonvulsivum der ersten Wahl bei Frauen mit drohender und manifester Eklampsie ist Magnesiumsulfat: 4 g der 10-proz.-Lösung über 10–20 min langsam intravenös injizieren, danach 2 g Magnesiumsulfat/Std. im Perfusor bzw. Infusomaten. Der Patellarsehnenreflex soll noch auslösbar sein, die Urinausscheidung mehr als 100 ml in vier Stunden betragen (therapeutische Serumkonzentration von Magnesium: 2–3 mmol/l).

5. Die Gabe von Heparin ist in den ersten Tagen nach einer abdominalen Schnittentbindung bei schwerer Gestose kontraindiziert.

Einleitung

Da die Ursache der Gestationshypertonie (GH) und Präeklampsie/Gestose unbekannt ist, kann nur die Entbindung als kausale Therapie dieser schwangerschaftsspezifischen Komplikationen bezeichnet werden.

Folgende hypertensive Erkrankungen in der Schwangerschaft sind zu unterscheiden:

1. Gestationshypertonie (engl.: „transient hypertension")
2. Präeklampsie (syn. Gestose, proteinurische Gestationshypertonie)
   Sonderformen: HELLP-Syndrom
   Eklampsie
3. Chronische Hypertonie
3.1 Primäre (essentielle) Hypertonie (95 %)
3.2 Sekundäre Hypertonie
4. Pfropfgestose

4.1 Pfropfhochdruck (engl.: pregnancy-aggravated hypertension)
4.2 Propfpräeklampsie (engl.: superimposed preeclampsia)
5. Sonstige hypertensive Komplikationen

Das Hauptproblem der Behandlung von hypertensiven Schwangeren besteht darin, den günstigsten Zeitpunkt für die Entbindung herauszufinden: Vor- und Nachteile einer Geburtseinleitung für Mutter und Kind abzuwägen, wobei eine abwartende Haltung für das Kind nicht nur Vorteile haben kann, vor allem im Hinblick auf die Reifungsvorgänge, sondern auch den potentiellen Nachteil einer chronischen Plazentainsuffizienz ·und insbesondere der vorzeitigen Plazentalösung. Die Vermeidung schwerer mütterlicher Komplikationen wie hypertensive Enzephalopathie, cerebrale Blutung, Gerinnungsstörung und Krampfanfall darf zu keinem Zeitpunkt der Schwangerschaft außer acht gelassen werden, auch wenn die Schwangere selbst bereit ist, das nicht immer exakt absehbare Risiko solcher Komplikationen zwecks Hinauszögerung einer frühen Frühgeburt einzugehen.

Ambulante Behandlung

Zunächst einige kurze Hinweise, bevor auf die ambulante und stationäre Behandlung bei der GH und Gestose eingegangen wird.

a) Wenn bei einer Schwangeren erstmals ein erhöhter Blutdruck gemessen wird, z.B. 140/90 mmHg, so sollte die Messung nach 10 min ruhigem Sitzen an beiden Armen wiederholt werden, und es sollten beide Korotkow-Geräusche IV und V, deutliches Leiserwerden bzw. Verschwinden des Strömungsgeräusches protokolliert werden. Die weite-ren Messungen sollten dann an dem Arm durchgeführt werden, der höhere Werte gezeigt hatte. Besteht kein wesentlicher Unterschied zwischen den diastolischen Strömungsgeräuschen, so scheint Korotkow V besser den invasiv gemessenen Druck widerzuspiegeln.

b) Eine Frau mit schwangerschaftsbedingter Hypertonie sollte auf keinen Fall ambulant medikamentös behandelt werden, da wegen häufiger akuter Probleme eine intensive Überwachung notwendig ist.

c) Eine medikamentöse Blutdrucksenkung bei nur leicht erhöhten Blutdruckwerten hat eher Nachteile bezüglich der uteroplazentaren Durchblutung als Vorteile für das Kind; auf die entsprechende Literatur ist Öney kürzlich (1992) eingegangen.

Was bleibt also den niedergelassenen Kolleginnen und Kollegen in der Behandlung der GH und Gestose:

1. die rechtzeitige Diagnosestellung, ein ganz entscheidender Punkt, vielleicht der wichtigste.
2. die intensive Überwachung von einzelnen zuverlässigen Schwangeren mit nur leicht erhöhten Blutdruckwerten unter 160/100 mmHg, wenn dies das einzige Symptom ist, also weder eine Proteinurie noch sekundäre Komplikationen erkennbar sind;
3. die rechtzeitige Einweisung von Schwangeren mit GH oder Gestose in eine geeignete geburtshilfliche Abteilung.

Zur ambulanten Behandlung gehört die Empfehlung, körperlichen und psychischen Streß möglichst zu vermeiden, Ruhepausen einzulegen sowie Blutdruck und Urin alle 2–3 Tage kontrollieren zu lassen. Eine kochsalzarme Diät hat keine Vorteile, evtl. Nachteile (Herabsetzung von Plasmavolumen, HMV und uteriner Perfusion); ob eine salzreiche Kost, wie sie von einer Gestose-Selbsthilfegruppe propagiert wird, nützlich ist, ist bisher durch keine randomisierte kontrollierte Studie belegt. Jede Schwangere mit auch nur leicht erhöhtem Blutdruck sollte auf das Symptom der Oberbauchschmerzen hingewiesen werden, damit ein gelegentlich auch bei grenzwertigem Blutdruck auftretendes HELLP-Syndrom sofort einer stationären Behandlung zugeführt wird.

Dringende Gründe für eine stationäre Einweisung bei Gestationshypertonie sind

1. Beginnende Proteinurie
2. Vorbestehende zusätzliche mütterliche Krankheiten (z. B. chron. Nephropathie, Diabetes mellitus, Kollagenose u. a.)
3. Mehrlingsschwangerschaft
4. Verdacht auf intrauterine Mangelentwicklung
5. Unklare Symptome (z. B. Oberbauchschmerzen, Unruhe, Augenflimmern, Kopfschmerzen, Ohrensausen)
6. Fruchtwasser-Mengenanomalie, z. B. Poly- oder Oligohydramnie.

Wird in der Praxis eine hypertensive Krise festgestellt, so ist in der zweiten Schwangerschaftshälfte die Gabe von 5 mg Nifedipin sinnvoll; die Kapsel mit z. B. Adalat 5 sollte nach dem Zerbeißen geschluckt werden. Besteht eine Krampfbereitschaft, so können 5 mg Diazepam intravenös verabreicht werden. Magnesiumsulfat wird ggf. sehr langsam intravenös verabreicht (zweimal 4 ml der 50proz. Lösung von Mg 5-Sulfat plus je 16 ml physiolog. NaCl-Lösung ergeben insgesamt 4 g, zu injizieren über 15–20 min).

Antihypertensive Therapie

Bei der klinischen Gestosetherapie ist vor allem eine Polypragmasie zu vermeiden. In aller Regel kann der Blutdruck bei Überschreiten der Grenzwerte von 180/110 mmHg mit Dihydralazin allein ausreichend gesenkt werden. Wir applizieren Dihydralazin in verdünnter Form (50 mg/ 50 ml physiolog. Kochsalzlösung, *nicht* Glucoselösung!) mittels Perfusorspritze. Bei stark erhöhtem Blutdruck injizieren wir 5 ml dieser Lösung als Bolus, danach je nach Bedarf 2–20 mg pro Stunde, meist zunächst 4,5 ml/h, so daß der diastolische Blutdruck zwischen 90 und 100 mmHg liegt. Bei deutlichen Nebenwirkungen wie Tachykardie und/oder Kopfschmerzen geben wir zusätzlich einen relativ kardioselektiven Betablocker wie Metoprolol (8–12 stdl. 50 mg); aber auch Pindolol und Labetalol kommen in Betracht. Die Kontraindikation „Asthma bronchiale in der Anamnese" muß beachtet werden. Auf die Nebenwirkungen und Einzelheiten der Dosierung wurde an anderer Stelle ausführlich eingegangen (Kaulhausen 1983, 1991, 1992)

Antikonvulsive Therapie

Auch bei der antikonvulsiven Therapie hat sich in den letzten Jahren wenig geändert: Magnesium bleibt das Mittel der ersten Wahl, Diphenylhydantoin (Phenhydan®, Epanutin®) stellt eine mögliche Alternative dar (vgl. Öney und Weitzel 1989, Öney 1992).

Die intravenöse Magnesiumtherapie wird mit einer Initialdosis von 4 g Magnesiumsulfat begonnen, appliziert in verdünnter Form über 15–20 min mittels Perfusor oder Kurzinfusion.

Um eine therapeutische Serumkonzentration von 2–3 mmol/l zu erreichen, ist bei normaler Nierenfunktion eine Erhaltungsdosis von 2 g/h notwendig. Neben der Messung der Magnesium-Konzentration im Serum sind die Kontrollen des Reflexstatus (bes. Patellarsehnenreflex), der Urinausscheidung (mindestens 100 ml in vier Stunden per Dauerkatheter) und der Atemfrequenz (sollte 12/min nicht unterschreiten) von Bedeutung. Der Patellarsehnenreflex (PSR) verschwindet ab einer Magnesiumkonzentration von ca. 5 mmol/l; mit schweren Komplikationen ist oberhalb 5,5 mmol/l zu rechnen. Kalzium sollte deshalb zur evtl. sofortigen intravenösen Injektion als Antidot bereitliegen.

Sonstige Behandlungsformen

Niedrig dosiertes Aspirin

Die orale Therapie mit 60–100 mg Aspirin täglich ist wahrscheinlich zur Prävention des Gestationshypertonie oder intrauterinen Mangelentwicklung bei einem entsprechenden hohen anamnestischen Risiko geeignet, nicht aber zur Behandlung bei manifester GH bzw. Präeklampsie.

Heparin

Heparin darf nach abdominaler Schnittentbindung bei schwerer Gestose erst dann appliziert werden, wenn die Thrombozyten über eine Zahl von 200000/µl hinaus angestiegen bzw. hoch geblieben sind und die Konzentration von Antithrombin III normal ist.

Fresh-frozen Plasma (FFP)

Bei starkem Blutverlust und bei HELLP-Syndrom ist die Applikation von FFP rechtzeitig zu erwägen.

Schlußfolgerung: Zur adäquaten Behandlung von Frauen mit schwerer Präeklampsie werden nur wenige Medikamente benötigt, insbesondere Dihydralazin und Magnesium parenteral. Von großer Bedeutung sind eine frühzeitige stationäre Einweisung und eine rechtzeitige Entbindung.

Literaturauswahl

Kaulhausen H (1983) Medikamentöse Blutdrucksenkung bei schwangerschaftsbedingter Hypertonie, schwerer Gestose und Eklampsie – 1983. In: Kaulhausen H, Schneider J (Hrsg) Schwangerschaftsbedingte Hypertonie, Thieme, Stuttgart, S. 185–195
Kaulhausen H (1991) Akutdiagnostik und -therapie bei hypertensiven Notfällen, Präeklampsie und Eklampsie. Gynäkologe 24:146–150
Kaulhausen H, Reichel J, Wechsler E (1992) Ambulante Behandlung des Hochdrucks in der Schwangerschaft. Gynäkol Prax 16:35–46
Niesert S, Dribusch E, Bellmann O, Kaulhausen H (1988) Leberfunktionsstörung, Thrombopenie und Hämolyse bei einer besonderen Verlaufsform der Schwangerschaftshypertonie (sog. HELLP-Syndrom). Geburtshilfe Frauenheilk 48:637–640
Öney T (1992) Therapie des Schwangerschaftshochdrucks. Gynäkologe 25:422–429
Öney T, Weitzel H (1989) Neue Gesichtspunkte der antikonvulsiven Therapie bei schwerer Präeklampsie und Eklampsie. Geburtshilfe Frauenheilk 49:906–914
Wechsler E, Reichel J, Kaulhausen H (1992) Hochdruckkrise in der Schwangerschaft. Herz Gefäße 12:563–565

Das HELLP-Syndrom als Sonderform der Gestose

W. Loos und W. Rath

> **MERKE:**
>
> 1. Die als HELLP-Syndrom 1982 von Weinstein beschriebene Verlaufsform einer Präeklampsie hat in den letzten Jahren unter epidemiologischen Gesichtspunkten, unter dem Aspekt der Müttersterblichkeit und vor allem klinisch zunehmende Bedeutung erfahren.
>
> 2. Oberbauchsymptome (Schmerzen, Übelkeit, Erbrechen) stellen bei der überwiegenden Mehrzahl der betroffenen Patientinnen das klinische Leitsymptom dar. Kenntnis und differentialdiagnostisches Miteinbeziehen des Zusammenhangs zwischen Oberbauchsymptomen/Schwangerschaft vermeiden interdisziplinäre „Umwege" und Verzögerungen in Diagnostik und Therapie.
>
> 3. Zur Früherkennung ist bei allen verdächtigen Patientinnen ein Laborscreening erforderlich (Hämolyseparameter, Leberenzyme GOT und GPT, Thrombozyten).
>
> 4. Der nicht abschätzbare Verlauf der Erkrankung bedingt eine hohe Gefährdung von Mutter und Fet und erfordert die umgehende Entbindung (i. d. R. durch Kaiserschnitt).
>
> 5. Grundlage einer optimalen Versorgung post partum ist die Möglichkeit zur intensivmedizinischen Überwachung bzw. Therapie von Mutter und Kind.

Erste und grundlegende Erkenntnisse über das HELLP-Syndrom verdanken wir L. Weinstein 1982, der über eine schwere Verlaufsform der Präeklampsie berichtete: zusätzlich zu den üblichen Symptomen einer Gestose war sein Patientinnenkollektiv durch eine laborchemisch nachweisbare Symptomen-Trias aus *H*ämolyse, *e*rhöhten *L*eberenzymen und niedrigen (=*l*ow) *P*lättchenzahlen charakterisiert. Weinstein fügte aus den Anfangsbuchstaben dieser Symptome den Begriff des HELLP-Syndroms [6].

Über die laborchemischen Veränderungen hinaus wies Weinstein auf das häufig zu beobachtende und klinisch eindrucksvolle Zeichen des akuten Oberbauchschmerzes hin. Das klinisch und differentialdiagnostisch überaus wichtige Symptom ist mit den akzeptierten pathophysiologischen Erkenntnissen über eine zu Grunde liegende Mikrozirkulationsstörung erklärbar, wenn diese Pathomechanismen auf das hepatische Strombett übertragen werden: segmentale Vasospasmen, Endothelläsionen, Fibrinablagerungen führen über obstruktive Zirkulationsveränderungen zur Zerstörung von Leberzellen (Anstieg von GOT und GPT im Serum), zu Schwellung, eventuell Gewebseinblutungen und damit zur Dehnung der Leberkapsel. Dies wiederum führt zu Oberbauchschmerzen.

Wir wissen um vielfältige Möglichkeiten an Komplikationen im weiteren Verlauf eines HELLP-Syndroms im Bereich von Gehirn, Lunge, Leber, Niere oder im Gerinnungssystem. In der internationalen Literatur recherchierte Zahlen von 2–5% für die maternale Mortalität bei Vorliegen eines HELLP-Syndroms unterstreichen die Schwere der Erkrankung [1]. Die perinatale Mortalität wird ebenfalls gravierend hoch beschrieben: in einzelnen Berichten bis zu 60%, im Durchschnitt 22–24% [1, 4].

In der Zwischenzeit weisen auch epidemiologische Daten aus der deutschsprachigen Literatur daraufhin, daß das HELLP-Syndrom und seine Komplikationen längst klinischer Alltag des Geburtshelfers geworden sind:

- die Analyse von Müttersterbefällen in Bayern von 1983 bis 1991 durch Welsch 1992 ergab in 13 durch eine Spätgestose bedingten Fällen einen kausalen Zusammenhang mit einem HELLP-Syndrom [7].
- die Angaben der beiden Universitätsfrauenkliniken München r.d. Isar und Göttingen zur Inzidenz eines HELLP-Syndroms belegten übereinstimmend und mit beinahe identischen Zahlen eine deutliche Zunahme der Erkrankung in den letzten Jahren [2, 3].

Derzeit trifft in der Frauenklinik der TU München 1 HELLP-Syndrom auf 124 Entbindungen (weitere Angaben Tabelle 1), in der UFK Göttingen ein Fall auf 132 Entbindungen.

Die beiden Universitätsfrauenkliniken verbindet auf dem Gebiet des HELLP-Syndroms seit 1984 eine enge Zusammenarbeit. Bis Ende 1992 lagen an beiden Kliniken Erfahrungen in der Behandlung von insgesamt 149 Patientinnen mit einem HELLP-Syndrom vor. Grundlage für die einheitlich durchgeführte Diagnostik und Therapie des HELLP-Syndroms ist ein kurzer Katalog prägnanter Richtlinien, in dessen Mittelpunkt – bei gestellter Diagnose – die Forderung nach umgehender Entbindung durch Kaiserschnitt in Vollnarkose steht:

Richtlinien für HELLP-Syndrom:

1. Bei jeder Schwangeren mit Oberbauchsymptomen mit oder ohne Gestose-Zeichen an HELLP-Syndrom denken. Differentialdiagnostisches „Darandenken" erspart interdisziplinäre Umwege (Zeitverlust)!!
2. Zur Früherkennung des HELLP-Syndroms ist bei allen verdächtigen Patientinnen ein Laborscreening nötig.
3. Hohe Gefährdung von Mutter und Fet erfordern die umgehende Entbindung (Kaiserschnitt).
4. Optimale Versorgung von Mutter und Fet durch enge Kooperation mit Anaesthesisten und Neonatologen.

Tabelle 1. Präeklampsie und HELLP-Syndrom an der TU München

	1984	1985	1986	1987	1988	1989	1990	1991	1992
Präeklampsie	17	12	10	11	18	8	15	13	13
HELLP	1	0	5	7	8	5	9	18	21
Verhältnis Präeklampsie/ HELLP-Syndrom	17,0	∞	2,0	1,6	2,3	1,6	1,7	0,7	0,6

Inzidenz HELLP-Syndrom 1984–1992: n = 74, 1 Fall/124 Geb.

Vorgehen bei HELLP-Syndrom:
anti-hypertensive Behandlung (Dihydralazin),
anti-konvulsive Behandlung (Magnesiumsulfat),
rasche Entbindung, i.d.R. durch Sectio caesarea,
Indikation zur Gabe von FFP, evtl. Thrombozyten, EK,
Verzicht auf Substitution einzelner Faktoren, z.B. AT III,
keine Peridural-/Spinalanaesthesie,
kein Heparin, solange es blutet oder Blutung droht.

Im Folgenden werden die einzelnen Richtlinien des Katalogs besprochen. Zusätzlich wird dargelegt, welches „Outcome" für Mutter und Kind bei Einhaltung dieser Richtlinien erreicht werden kann, bzw. welche Folgen für Mutter und Kind eintreten, wenn diese einfachen Grundsätze nicht beachtet werden.

1) Bei jeder Schwangeren mit Oberbauchsymptomen mit oder ohne Gestose-Zeichen an HELLP-Syndrom denken. Differentialdiagnostisches „Darandenken" erspart interdisziplinäre Umwege (Zeitverlust!).

In unserem gemeinsamen Krankengut fanden wir Schmerzen im Oberbauch in 87% der Fälle: im Einzelfall wurde dieser Schmerz auch als Magenschmerz im Epigastrium oder sogar eher linksseitig beschrieben. In diesem Zusammenhang ist zu betonen, daß auch andere gastrointestinale Beschwerden, die letztlich im Oberbauch anzusiedeln sind, wie Übelkeit und Erbrechen in rund 50% von den Patientinnen angegeben wurden. Es scheint angebracht, den Begriff des „akuten rechtsseitigen Oberbauchschmerzes" gegebenenfalls etwas weiter zu fassen. Die sich hieraus ergebende, nicht nur für den Geburtshelfer schwierige intellektuelle Kon-

sequenz liegt darin, Oberbauchsymptome als möglicherweise zugehörig zur Schwangerschaft zu akzeptieren. Erst, wenn unser ärztliches Bewußtsein gegenüber diesem Symptom in der Schwangerschaft sich verändert und der Oberbauchschmerz sofort an die Differentialdiagnose HELLP-Syndrom denken läßt, werden diagnostische, häufig interdisziplinäre und damit zeitraubende Umwege vermeidbar, wie sie in den beiden nachfolgenden Kasuistiken beschrieben werden.

Kasuistik 1:
Verkennung der Oberbauchsymptomatik
Eine 24-jährige I.-Para erleidet in SSW 28 einen „Kollaps" mit starkem Schmerzen im Oberbauch/Thoraxbereich. Vom Notarzt wird die Patientin in die kardiologische Notaufnahme zum Ausschluß eines akuten kardio-pulmonalen Geschehens eingeliefert. Nach der – negativ ausfallenden – Primärdiagnostik wird die Patientin in die Frauenklinik weitergeleitet: bei nicht feststellbaren Gestosezeichen, insbesondere normalen Blutdruckwerten, sonographisch intakter Gravidität, aber weiterbestehenden massiven Oberbauchschmerzen wird die Schwangere zur Diagnostik des „akuten Oberbauchs" in die Chirurgie verwiesen. Jetzt ist der Blutdruck mit 180/110 mmHg deutlich erhöht, die Patientin erhält 2 A. Dihydralazin iv., wegen Präeklampsie wird sie in die Frauenklinik transferiert. Nun wird laborchemisch der typische Befund eines HELLP-Syndroms erhoben mit massiver Hämoglobinurie und abgestorbener Schwangerschaft. Es folgt die Entbindung durch Kaiserschnitt, der postpartale Verlauf bleibt komplikationslos.

Während in diesem Fall – es handelte sich um das erste in der Münchener Klinik beobachtete HELLP-Syndrom 1984 – „lediglich" der Verlust der Schwangerschaft zu beklagen war, verlief ein HELLP-Syndrom aus dem Jahr 1992 weitaus gravierender in seinen Folgen für die Mutter.

Kasuistik 2:
Verkennung der Oberbauchsymptomatik
Wegen Oberbauchschmerzen wendet sich eine 26-jährige Erstpara in SSW 32 an ihren Hausarzt, der sie ohne weitere Diagnostik mit Maaloxan behandelt. Da sich die Beschwerden nicht bessern, stellt sich die Patientin am nächsten Tag beim behan-

delnden Frauenarzt vor, der sie wegen einer Präeklampsie (RR 200/110 mmHg) sofort in die nächste Entbindungsklinik einweist. Dort erleidet die Patientin während der Aufnahmeprozedur einen eklamptischen Anfall, der die Reanimation und Intubation erforderlich macht. Anschließend sind die Pupillen lichtstarr, die nun aus der Frauenarztpraxis bekannt gewordenen Laborwerte bestätigen ein HELLP-Syndrom. Es erfolgt die notfallmäßige Verlegung in die UFK, dort der Kaiserschnitt in moribunda. In den folgenden Tagen wird der Hirntod mehrfach bestätigt. Die Patientin verstirbt am 4. Tag post partum, das Neugeborene überlebt ohne weitere Komplikationen.

Inzwischen mußten wir einen beinahe identisch gelagerten weiteren Fall eines HELLP-Syndroms mit maternem Tod durch Hirnmassenblutung beobachten.

2) Zur Früherkennung des HELLP-Syndroms ist bei allen verdächtigen Patientinnen ein sofortiges Laborscreening erforderlich.

Das Profil eines typischen „HELLP-Labors" sollte neben kleinem Blutbild und Thrombozyten die Leberenzyme GOT und GPT umfassen. Diese Minimalforderung muß jederzeit durch eine Notfallbereitschaft im Labor erfüllt werden können. Zusätzlich müssen Hämolyse-Parameter wie indirektes Bilirubin oder die Laktatdehydrogenase (LDH) bestimmt werden, da Fälle mit sofort makroskopisch (rötlich verfärbtes Serum im Überstand, rötlich verfärbter Urin) oder mikroskopisch (Nachweis von Fragmentozyten im Blutausstrich) nachweisbarer Hämolyse nur in der Minderzahl der Fälle auftreten. Als sensitivster Hämolyse-Parameter im Serum hat sich in unserem Kollektiv das Haptoglobin erwiesen, das bei Hämolyse deutlich vermindert oder nicht mehr nachweisbar ist [4]. Mit Bestimmung der Parameter Haptoglobin, LDH und Thrombozyten ist ein beginnendes HELLP-Syndrom bereits vor vollständiger klinischer Ausprägung erkennbar [5]. Die Bestimmung weiterer Parameter wie globaler

Gerinnungstatus, Nierenretentionswerte, AT III, Harnsäure und D-Dimer vervollständigt die Labordiagnostik.

3) Die hohe Gefährdung von Mutter und Fet erfordert die umgehende Entbindung, in der Regel durch Kaiserschnitt.

Bisher steht kein valider Parameter zur Verfügung, der nach Stellung der Diagnose „HELLP-Syndrom" die korrekte Einschätzung des weiteren Risikos für die Mutter oder den Fet erlaubt. Der weitere Verlauf eines HELLP-Syndroms ist nicht kalkulierbar, so daß wir nach der Diagnosestellung als entscheidenden therapeutischen Schritt die umgehende Beendigung der Schwangerschaft ansehen. Nach eigenen Erfahrungen, die in nachfolgender Kasuistik exemplarisch geschildert werden, wird in beiden Frauenkliniken als Regelfall lediglich der Entbindungsmodus durch Kaiserschnitt akzeptiert.

Kasuistik 3:
Verzögerte Entbindung – letale Leberruptur
32-jährige I.-Para, SSW 27/28: die Aufnahme in eine Entbindungsabteilung erfolgt um 11.30 Uhr unter der Diagnose eines HELLP-Syndroms. Zunächst wird eine abwartende Haltung eingenommen (orale Magnesiumtherapie, antiemetische Infusionsbehandlung). Nach Absterben des Feten um 16.45 Uhr wird eine Prostaglandin Tbl. in die Vagina eingelegt, später die Patientin unter dem Verdacht auf eine Gerinnungstörung in die Universitätsfrauenklinik verlegt. Die Aufnahme in die UFK erfolgt um 22.00 Uhr, hier wird die Austreibung mit Nalador per infusionem fortgesetzt. Um 1.30 Uhr werden Fet und Plazenta geboren. Die Patientin wird während der postpartalen Überwachung kreislaufinstabil, sonographisch wird freie Flüssigkeit diagnostiziert, die abdominale Punktion weist freies Blut in der Bauchhöhle nach. Um 8.30 Uhr erfolgt die Laparatomie, ein rupturiertes Leberhämatom wird tamponiert. In den nächsten Tagen wird die Tamponade operativ zweimal gewechselt, die Patientin ist inzwischen dialysepflichtig. Am 17. postpartalen Tag wird wegen einer Sepsis erneut laparatomiert und eine diffuse Peritonitis festgestellt. Am 20. Tag post partum verstirbt die Patientin unter den Zeichen eines Multiorganversagens.

Die Entscheidung zur Fortsetzung der vaginalen Entbindung bei obiger Patientin wurde sicherlich beeinflußt durch den günstigen Ausgang einer kurz zuvor durchgeführten ebenfalls vaginalen Entbindung in vergleichbarer Ausgangssituation. Aus Analyse der Kasuistik 3 ergibt sich für uns ein noch größerer Vorbehalt gegenüber einer vaginalen Entbindung als bisher, da nachweislich kein Trauma in Form des Kristellerns erfolgte und daher die Ruptur der Leber möglicherweise allein auf abdominale Druckschwankungen unter der Einwirkung von Wehen zurückzuführen ist.

Das konform mit dem Konzept der umgehenden Entbindung durch Kaiserschnitt behandelte Kollektiv von 132 Patientinnen weist generell ein gutes „Outcome" für Mütter und Feten auf (Tabelle 2). Insbesondere kam es zu keinem mütterlichen Todesfall; über eine ähnlich niedrige perinatale Mortalität von 6,3 % wurde in keiner uns bisher bekannten Untersuchung berichtet.

Die verbleibenden 17 Patientinnen mit einem HELLP-Syndrom müssen in einer besonderen Gruppe zusammengefaßt werden, da es sich zum größten Teil um Patientinnen handelt, die meist bei nicht rechtzeitig gestellter Diagnose sekundär post partum zugewiesen wurden, oder um verzögert präpartal zugewiesene Schwangere (Tabelle 3). Gemeinsam ist allen Fällen, daß sie nicht nach dem in beiden Universitätsfrauenkliniken üblichen Therapie-Konzept behandelt wurden: lediglich eine von 17 Patientinnen hatte einen unkomplizierten Verlauf, alle anderen waren intensivbehandlungspflichtig und mußten wegen gravierender Komplikationen, die auch drei mütterliche Todesfälle bedingten, behandelt werden. Die perinatale Mortalität in diesem Kollektiv war mit 24 % ähnlich hoch wie bisher aus der Literatur bekannt.

4) Eine optimale Versorgung von Mutter und Fet wird durch eine enge Kooperation mit Anästhesiologie und Neonatologie gewährleistet.

Der vor allem in Tabelle 2 beschriebene Schweregrad der Komplikationen im Gefolge eines HELLP-Syndroms macht klar, daß das HELLP-Syndrom vor allem ein schwerwiegendes mütterliches Krankheitsbild darstellt. Zur adäquaten Behandlung derartiger Folgezustände ist eine intensivmedizinische Betreuung, in der Regel durch die Anästhesiologie, erforderlich.

Da das aggressive geburtshilfliche Vorgehen unseres Konzepts eine Entbindung

Tabelle 2. „Outcome" bei Anwendung der Therapie-Richtlinien (n = 132)

ohne mütterl. Kompl.	n = 129/132 (= 98 %)
rasche Entbindung	3 Std. nach Aufnahme
Entbindungsmodus	98 % Kaiserschnitt
mütterl. Kompl.	1 × Bauchdecken-hämatom
	1 × Lungenödem
	1 × Niereninsuffizienz
mütterliche Mortalität	keine
perinatale Mortalität (n = 141)	9/141 (6,3 %) davon 4 × Inf. mortuus

Tabelle 3. „Outcome" bei Nicht-Anwendung der Therapie-Richtlinien (n = 17)

13 Pat. p. partum, 4 Pat. präpartal verzögert zugewiesen	
ohne Kompl.:	1 Pat.
hämorrh. Kompl.:	6 Pat., davon 4 × HE (3 × Heparin/AT III)
zerebrale Kompl.:	6 Pat. mit eklampt. Anfällen (1 × VE, 2 × Sectio in PDA), 3 × Hirnblutg. im cCT, (2 × Exitus)
Nierenvers. (+ DIG):	3 Pat. (1 × nach kons. Gestose-Th.)
Leberruptur:	2 Pat. (1 × Exitus)
mütterl. Mortalität:	3/17
perinatale Mortalität:	4/17 (24 %)

Tabelle 4. „Outcome" der Neugeborenen TU München

SSW	26–32	33–36	37–41
n (gesamt: 72)	12	33	27
Intensivpflicht	12	22	1
Dauer (Tage-Med.)	26	7	1
Intubation (%)	100	54	0
Dauer (Tage-Med.)	8	1	0
hypotrophe Kinder (<10. Perzentile, %)	50	24	44
verstorben	3	0	0

unabhängig vom Gestationsalter vorsieht, muß mit einer entsprechenden Frühgeburtlichkeit gerechnet werden. Das mittlere Gestationsalter der 78 Münchner Neugeborenen (incl. 6 × IUFT, 4 × Gemini) lag bei 35 Wochen. Zur Bewältigung der einhergehenden Frühgeborenenprobleme (Tabelle 4) ist die enge Zusammenarbeit mit einer leistungsfähigen neonatologischen Intensiveinheit vor Ort eine unabdingbare Voraussetzung.

Zusammenfassung

Die vorgestellten epidemiologischen und klinischen Daten sowie die kasuistischen Darstellungen rechtfertigen es, das HELLP-Syndrom als Sonderform der Gestose zu bezeichnen. Durch klinische und laborchemische Befunde ist das HELLP-Syndrom deutlich von der „einfachen" Präeklampsie unterscheidbar. Der diagnostischen Abgrenzung eines HELLP-Syndroms von der „einfachen" Präeklampsie muß auch ein differentes therapeutisches Vorgehen entsprechen. Das Procedere des gemeinsamen Studienkonzepts der Frauenkliniken der TU München und der Georg-August-Universität Göttingen sieht beim HELLP-Syndrom die umgehende Entbindung durch Kaiserschnitt vor. Die Ergebnisse des seit über 8 Jahren angewandten Konzepts zeigen, daß ein kurzer prägnanter Richtlinienkatalog den Besonderheiten diese Krankheitsbildes auch besonders gerecht werden kann.

Literatur

1. Loos W, Rath W, Kuhn W, Graeff H (1988) Geburtshilfliches Vorgehen beim HELLP-Syndrom. Hämostaseologie 8:123–128
2. Loos W, Rath W (1992) Das HELLP-Syndrom – ein „Gestaltwandel" der Präeklampsie. Geburtsh u Frauenheilk 52:581–585
3. Rath W, Loos W, Kuhn W (1992) Diagnostische und therapeutische Probleme beim HELLP-Syndrom. Z Geburtsh u Perinat 196:185–192
4. Rath W, Loos W, Graeff H, Kuhn W (1992) Das HELLP-Syndrom. Gynäkologe 25:430–440
5. Schröcksnadel H, Sitte B, Steckel-Berger G, Dapunt O (1992) Hemolysis in Hypertensive Disorders of Pregnancy. Gynecol Obstet Invest 34:211–216
6. Weinstein L (1982) Syndrome of hemolysis, elevated liver enzymes, and low platelet count: a severe consequence of hypertension in pregnancy. Am J Obstet Gynecol 142:159–167
7. Welsch H (1992) Das gestationsbedingte materne Mortalitätsrisiko – gestern und heute. Frauenarzt 7:727–740

Onkologie – Ovarialkarzinom

Frühdiagnostik und Management von Ovarialtumoren

W. KUHN und R. OSMERS

MERKE:

1. Die sinnvolle Anwendung von breitgefächerten Früherkennungsmaßnahmen bedarf einiger Voraussetzungen: wissenschaftlich fundierter Hintergrund, Praktikabilität, ökonomische Vertretbarkeit hinsichtlich der Häufigkeit der zu entdeckenden Krankheit und des operativen und personellen Aufwandes. Ein wesentlicher Faktor ist die Akzeptabilität der anzuwendenden Methode durch die Patientin.

2. Die Inzidenz des Ovarialkarzinoms liegt in Deutschland bei 16 auf 100000. Engt man eine klinisch und sonographisch definierte Risikogruppe ein (Postmenopause), so ergibt sich eine Häufigkeit des Karzinoms von 31 % im selektionierten Krankengut der UFK Göttingen. Prämenopausal liegt die Häufigkeit bei persistierenden zystischen Veränderungen am Ovar, einschl. der Borderlineveränderungen, bei 4,6 % (UFK Göttingen).

3. Eine klinisch-sonographische Vorsorgeuntersuchung bei Risikogruppen ist unter Berücksichtigung der genannten Zahlen gerechtfertigt.

4. Zwei Ziele sind hierbei zu berücksichtigen:
   a) die operative Entfernung möglichst aller vorliegenden Neoplasien,

Einleitung

Die Inzidenz des Ovarialkarzinoms beträgt in den „westlichen Ländern" 16 auf 100000. Anders formuliert: es muß jede siebzigste Frau im Laufe ihres Lebens damit rechnen, an einem Ovarialkarzinom zu erkranken (Barber 1992).

Alle Zentren, die sich mit dem Ovarialkarzinom befassen, stellen seit Jahren fest, daß etwa 70 % aller Patientinnen, die an diesem Tumor leiden, in fortgeschrittenen Stadien die Klinik aufsuchen bzw. in diese überwiesen werden (Stadium III + IV).

Weltweit besteht die Therapie in der radikalen Operation mit dem Ziel, das Tumorvolumen pro Lokalisation auf unter 2 cm zu reduzieren. Es folgt eine Chemotherapie (mindestens 6 Zyklen) mit platinhaltigen Substanzen, in Verbindung mit Zyklophosphamid.

Während vor Jahren die „diagnostische Second-look-Operation" nach Beendigung der Chemotherapie fast obligat gewesen ist, kommt man von dieser diagnostischen Methode unter Berücksichtigung der aperativen und chemischen Diagnostik (NMR, CT, Sonographie, Tumormarker) ab. An Stelle der diagnostischen Laparotomie mit dem Ziel, den Therapieeffekt einschätzen zu können und dann ggf. die Chemotherapie weiter auszudehnen, wird heute bei Nachweis eines Rezidivs bzw. einer Progression die therapeutische Second-look-Operation häufig indiziert. Gelingt es bei dieser Operation erneut, den Tumor unter 2 cm zu reduzieren bzw. tumorfrei zu operieren, so hat die Patientin durch diese Maßnahme einen weiteren Gewinn hinsichtlich der Überlebenszeit. Als sogen. Second-line-Chemotherapie steht heute in Studien (ab Ende des Jahres 93 auch im Handel) das Taxol zur Verfügung, dem man eine weitere Ansprechrate von 30 % zuschreibt. Diese Substanz zeichnet sich nicht nur durch eine „Second-line-Effizienz" aus, sondern in erster Linie durch die fast konkurrenzlose Verträglichkeit, im Hinblick auf Übelkeit, Erbrechen und Krankheitsgefühl.

Dennoch ist festzustellen, daß sich die 5-Jahresüberlebenszeit unter diesem Regime zwar in den letzten 20 Jahren deutlich gebessert hat, jedoch keine Idealwerte zu erreichen sind. Die 5-Jahresüberlebenszeit des Stadium III beträgt nach Petterson 32 %, die 3-Jahresüberlebenszeit 48 % (Petterson 1991). Hierzu ist jedoch zu sagen, daß die in der Literatur angegebenen Überlebenszeiten der näheren Analyse bedürfen, da bisher keine festen Richtlinien über die Kriterien im Krankheitsverlauf vorliegen, die eine standardisierte Auswertung der Therapieergebnisse gewährleisten. Ebenso sind globale Überlebenszeiten (alle Stadien) nicht verwertbar, da die einzelnen Stadien hinsichtlich therapeutischem Vorgehen und Prognose in keiner Weise vergleichbar sind. Hinzu kommt, daß eine Klinik mit vielen „Frühfällen" eine sehr viel bessere globale Überlebenszeit erreicht, als eine solche, die nur wenig „Frühfälle" behandelt. Nur bei kompromißloser Tumorfreiheit nach der Primäroperation wird neuerdings über erheblich bessere Überlebenszeiten berichtet (5-Jahresüberlebenszeit von 60 %) (Kuhn Jr. et al. 1993)

So ist also trotz aller Verbesserungen in der Behandlung fortgeschrittener Stadien des Ovarialkarzinoms das Ergebnis letzt-lich nicht befriedigend, es ist zu untersuchen, ob Früherkennungsmethoden anwendbar sind, wobei der Begriff der Anwendbarkeit durch die Effizienz der Früherkennungsmethoden, die Finanzierbarkeit und die Akzeptanz durch die Patientin zu bewerten ist.

Früherkennung

Bisher wurden folgende technische Methoden zur Früherkennung angewandt: 1. Douglaspunktion (Zytologie), 2. Marker-Screening, 3. Abdominalsonographie und 4. Vaginalsonographie (und Farbdopplersonographie). Am Anfang der Früherkennungsmethode steht selbstverständlich nach wie vor die klinische Untersuchung. Aus verschiedenen Gründen hat keine der zitierten Methoden, abgesehen von der Vaginalsonographie, in Verbindung mit der Klinik, zu befriedigenden Ergebnissen geführt. Aussagen über die Farbdopplersonographie können logischerweise in diesem Zusammenhang noch nicht gemacht werden, da nur wenige Ergebnisse systematischer Untersuchungen vorliegen.

Die Vaginalsonographie in Verbindung mit der Klinik stellt also die augenblicklich beste Tumorerkennungsmethode dar. Legt man dieser Früherkennungsmethode die Definition von Risiken zu Grunde, so kann folgendes erreicht werden:

1. Eine maximale Ausbeute.
2. Die Vermeidung unnötiger Operationen.

Das in der Göttinger Universitäts-Frauenklinik seit Jahren angewandte Schema zur Risikodefinition bzw. zur Indikation operativer Maßnahmen, kann wie folgt zusammengefaßt werden:

Management von Ovarial-Zysten (Tumoren)

Sofortige Operation bei akuter Symptomatologie;
Entfernung von Zysten (Tumoren) bei *suspekter* Sonomorphologie;
Entfernung *aller* Zysten (Tumoren) bei postmenopausalen Frauen.

Vaginosonographie und klinische *Kontrolle* von Zysten bei prämenopausalen Frauen nach 6–8 Wochen.
Entfernung bei *Persistenz* oder *Progression.*

Praktiziertes Vorgehen bei zystischen Tumoren, Universitäts-Frauenklinik, Göttingen

Dieses Schema hat sich in zweierlei Hinsicht bewährt:

1. Die Chance, daß ein maligner Tumor nicht erfaßt wird, ist gering.
2. Die Chance, daß unnötige Operationen vorgenommen werden, ist auf ein Minimum reduziert.

In der Literatur wird über die Entfernung von 40 bis 60% „funktioneller Zysten" berichtet. Aus einer eigenen Untersuchung (Osmers et al. 1993) (Abb. 1), geht hervor, daß bei Anwendung des oben

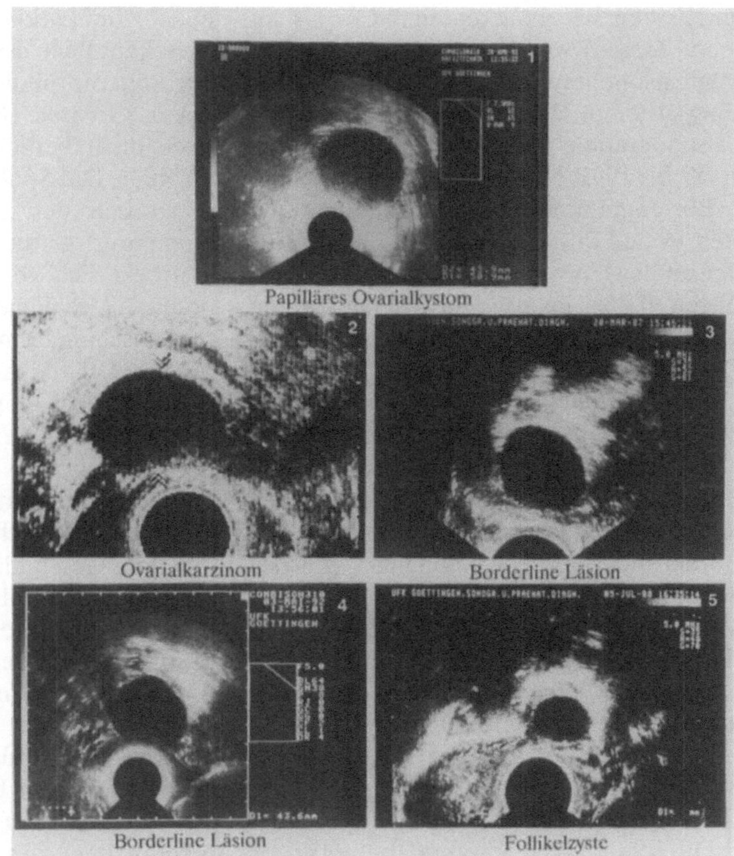

Abb. 1. Sonographische Darstellung von 5 einkammerig-glattwandigen Zysten unterschiedlicher Histologie

Tabelle 1. Vergleich unterschiedlicher klinischer Vorgehensweisen bezüglich der Therapie von Ovarialzysten: Von 1982 bis 1986 wurde das klinische Vorgehen „individuell" vom jeweiligen Therapeuten entschieden. Ab 1987 erfolgte die therapeutische Entscheidung auf der Basis vaginalsonographischer Befundung in Verbindung mit exspektativem klinischem Verhalten (n = 1106)

Methode	Histologie				
	benigne Blastome	maligne Blastome	Follikel und CL-Zysten	sonstige Retentionszysten	n
„alte" Entscheidung 1982–1986	22 %	13 %	40 %	25 %	622
„neues Vorgehen" 1987–1991	25 %	12 %	4 %	23 %	484

+36 %
konser. Therapie

zitierten Schemas die Zahl der unnötigen Operationen (Entfernung von funktionellen Zysten wie Follikel- und Corpus luteum-Zysten) von 40 % vor der Aera der Vaginalsonographie auf 4 % nach Einführung systematischer Anwendung der Vaginalsonographie reduziert werden konnten (1985 bis 1991, N = 1106) (Tab. 1).

Bei einkammerigen glattwandigen Zysten in der Prämenopause (n = 147) wurden an der Universitäts-Frauenklinik Göttingen 0,7 % invasive Ovarialkarzinome und 2,0 % Borderline-Tumoren gefunden. Dieses entspricht den durchschnittlichen Literaturdaten von 2,6 % Malignomen bei der sogen. einfachen Ovarialzyste.

In der Postmenopause fanden wir dagegen bei identischem sonomorphologischem Bild 2,5 % Malignome und 4,4 % Borderline-Tumore. Unabhängig von der Sonomorphologie betrug unser Anteil an Malignomen im Gesamtkollektiv 12,6 % (Prä- und Postmenopause zusammen).

Es ist uns kein Fall eines übersehenen und dementsprechend zu spät behandelten malignen Ovarialtumors bekannt geworden, wobei selbstverständlich hier eine Dunkelziffer anzunehmen ist.

Das sehr einfach anwendbare Göttinger Schema hat zu diesen recht guten Erfolgen geführt, da es die Verbindlichkeit der „Sonomorphologie" nicht in den Vordergrund bei der Indikationsstellung rückt.

Bekanntlich ist die Aussagefähigkeit der Sonomorphologie mit den herkömmlichen Geräten (Farbdopplersonographie noch nicht berücksichtigt) eingeschränkt (Abb. 1). Das Spektrum der histologischen Diagnosen der abgebildeten fünf „einkammerig, glattwandigen Ovarialzysten" erstreckt sich von der Follikelzyste über potentiell maligne und semimaligne pathologisch-anatomische Veränderungen bis zum Ovarialkarzinom.

Hinsichtlich der aufgeworfenen Frage: „Ist eine Früherkennung des Ovarialkarzinoms möglich?", muß geantwortet werden, daß bei entsprechender klinischer und sonographischer Untersuchung unter den hier geschilderten Bedingungen, einerseits eine Früherkennung möglich ist und andererseits ein Fülle unnötiger Operationen vermieden werden kann.

Das Ziel der Entfernung einer Ovarialzyste ist es, diese in toto aus ihrem Verband zu lösen und sie dem Pathologen intakt zuzuführen. Unter Berücksichtigung der verschiedenen laparoskopischen Techniken gelingt dies auch den Experten auf dem Gebiet der laparoskopischen Chirurgie im allgemeinen nicht. Insofern trifft der Begriff „Exstirpation" das vielerorts angewandte Vorgehen nicht (mit den von der Industrie zur Verfügung gestellten „wasserdichten" Säckchen, die eine Punktion der Zyste, wenn sie sich in diesem Gebilde befindet ermöglicht, bestehen hinsichtlich der Praktikabilität noch nicht genügend Erfahrungen).

Die geschilderten Praktiken der Zystenentfernung werfen folgende Frage auf: Kann der Inhalt einer Zyste, deren Innenwand mit sonographisch nicht entdeckbarem karzinomatösem Gewebe ausgekleidet ist, zu einer Implantation in der Bauchhöhle führen?

Jeder operativ tätige Gynäkologe kennt die Situation, die dann eintritt, wenn eine Patientin mit Ascites punktiert und operiert wird und eine oder mehrere Drainagen erforderlich sind. Schon nach 14 Tagen können zentimetergroße Tumoren in den Bauchdecken entstehen, die nur dadurch zu erklären sind, daß der tumorzellhaltige Ascites zur Implantationsmetastase in der Bauchdecke führt. Eine eigene Beobachtung spricht (Dietrich et al. 1992) in diesem Sinne: Eine Patientin mit einer sonographisch entdeckten Ovarialzyste wurde in einer auswärtigen Klinik, in der die diagnostische Laparoskopie in hervorragender Weise durchgeführt wird, behandelt. Es erfolgte die Zystenpunktion unter laparoskopischer Kontrolle. Die nach einigen Tagen stattfindende zytologische Untersuchung ergab suspekte Zellen. Daraufhin wurde die Patientin (14 Tage nach dem initalen Eingriff) in unsere Klinik verlegt und laparotomiert.

Auf dem Douglasperitoneum befanden sich zahlreiche, mm-große Implantationsmetastasen, die innere Oberfläche der Zystenwandung enthielt einen 0,5 cm starken „Karzinombelag".

Wenn auch nicht unbedingt vergleichbar, so sind die Untersuchungen von Finn aufschlußreich. Ist bei der Primäropera-

tion die Tumorkapsel intakt, beträgt die 5-Jahresheilung 71 %, ist sie nicht intakt, werden 54 % angegeben. Kommt es während der Intervention zu einer Ruptur, so ist die 5-Jahresüberlebenszeit 50 %, wird der Tumor intakt entfernt, so liegt die 5-Jahresüberlebenszeit bei 68 % (Finn 1992).

Die von Finn beschriebene „chirurgische Ruptur" eines Ovarialkarzinoms I a kann mit der bei der laparoskopischen Entfernung stattfindenden Destruktion der Zyste bzw. des zystischen Tumors verglichen werden. Hierzu passen Mitteilungen von Pfleiderer und Meerpohl, die auch in Deutschland zahlreiche Beobachtungen in diesem Sinne machen konnten (persönliche Mitteilung 1992).

Das in der Göttinger Universitäts-Frauenklinik angewandte diagnostische Schema wurde geschildert. Die Entfernung der gefundenen Ovarialzysten bzw. zystischen Tumoren in der Prä- und Postmenopause geschieht durch Minilaparotomie. Die Laparotomie kann im Prinzip so klein gehalten werden, wie der Zystendurchmesser beträgt. Mit Hilfe eines HNO-Spekulums (Trompete), welches an eine Vakuumpumpe angeschlossen wird, luxieren wir die Zyste (freie Beweglichkeit vorausgesetzt) durch die knapp bemessene Öffnung in der Bauchdecke in eine extraperitoneale Lage. Hier kann sie unter optimalen Bedingungen von ihrem umgebenen Gewebe abpräpariert werden. Dieses Vorgehen ist nicht nur sicher hinsichtlich der Ruptur der Zyste, sondern auch schnell, was eine Entlastung des Operationsprogramms gegenüber der laparoskopischen Intervention bedeutet. Als Alternative wäre die laparoskopische Ovarektomie mit konsekutiver Exstirpation des unversehrten Ovarialtumors durch eine hintere Kolporadiotomie zu erwägen.

Die laparoskopische Operation von Ovarialzysten bzw. zystischen Tumoren ist inzwischen in unserem Lande so populär geworden, daß es wahrscheinlich frustran wäre, das (optimale) Göttinger Vorgehen durchsetzen zu wollen (eine ähnliche Entwicklung ist in der Abdominalchirurgie bei der laparoskopischen Appendektomie zu beobachten). Es wäre also im Sinne des Kompromisses zu fordern, daß jeder Operateur, der eine laparoskopische „Zystenentfernung" vornimmt, in der Lage ist, *während* der Operation sowohl eine histologische wie eine zytologische Diagnose zu erhalten. Steht diese Möglichkeit nicht zur Verfügung, so kann mit an Sicherheit grenzender Wahrscheinlichkeit das passieren, was Maiman et al. 1991 bei einer Umfrage in den Vereinigten Staaten erfahren konnten: Die Autoren befragten 156 Mitglieder der American Society of Gynecological Oncology über während der laparoskopischen Operation entdeckte Ovarialkarzinome. Es wurde über 42 Fälle dieser Art berichtet. In einem Drittel der Fälle gelang die „totale Entfernung", in weiteren 17 % wurde die Laparotomie in derselben Narkose angeschlossen. Die wichtigste Aussage dieser Arbeit ist jedoch, daß in der überwiegenden Mehrzahl der Fälle die kurative Laparotomie erst 4,8 Wochen später stattfand!

Diese Beobachtung unterstreicht ebenfalls die Berechtigung der Forderung nach einer histologischen und zytologischen Diagnosemöglichkeit *während* der laparoskopischen Operation.

Zusammenfassung

1. Eine Früherkennung des Ovarialkarzinoms bzw. die Entfernung von Pathologien des Ovars, die in einem mehr oder minder großen Prozentsatz dazu neigen, maligne zu entarten, ist möglich.
2. Die Voraussetzung ist die alters- und symptomadäquate Interpretation sonographischer und klinischer Befunde.
3. In Anlehnung an die Forderungen des ACOG müssen folgende Voraussetzungen für das laparoskopische Operieren von Ovarialzysten ausgesprochen werden:
   a) Qualifikation in Klinik **und** vaginaler Sonographie
   b) Qualifikation im klassischen **und** endoskopischen Operieren.
4. Wenn auch die in dieser Arbeit beschriebene Methode zur Früherkennung und anschließender chirurgischer Intervention als optimal zu bezeichnen ist, so erscheint es realistisch, das laparoskopische Operieren von unsuspekten Ovarialzysten dann zu akzeptieren, wenn eine „Schnellzytologie und -histologie" verfügbar ist.

Literatur

Barber HRK (1993) Ovarian Carcinoma, Etiology, Diagnosis, and Treatment, 3rd ed, Springer, Berlin Heidelberg New York Tokyo, pp 1–38

Dietrich M, Osmers R, Kuhn W (1992) Tumoraussaat nach laparoskopischer Zystenpunktion. Gynäkologe 25:268–269

Finn CB (1992) Is stage I epithelial ovarian cancer overtreated both surgically and systemically? Results of a five-year cancer registry review. Br J Obstet and Gynaecol 99:54–58

Kuhn W, Jänicke F, Pache L, Hölscher M, Schattenmann G, Schmalfeldt B, Anderl H, Schüle G, Dettmar P, Siewert JR, Graeff H, Entwicklungen in der Therapie des fortgeschrittenen Ovarialkarzinoms FIGO III

Maiman M, Seltzer V, Boyce J (1991) Laparoscopic excision of ovarian neoplasms subsequently found to be malignant. Obstet Gynecol 77:563–565

Osmers R, Völksen M, Rath W (1990) Vaginalsonographie bei Adnextumoren. gynäkol prax 14:703–713

Pfleiderer A, Meerpohl HG (1992) Persönliche Mitteilung

Petterson F (1991) Annual report on the results of treatment in gynecological cancer. Int J Gynec Obstet, 36 (Suppl):238–277

Chemotherapie nach operativer Behandlung des Ovarialkarzinoms

H. G. MEERPOHL

MERKE:

1. Maligne Ovarialtumoren sind chemosensibel. Die Wirksamkeit von Zytostatika kann durch das Auftreten einer primären oder sekundären Chemoresistenz limitiert sein.

2. Nach adäquater Diagnostik und chirurgischer Therapie sind Platin enthaltende Kombinationstherapien derzeit die Standardbehandlung für alle Patientinnen mit epithelialen Ovarialkarzinomen mit Ausnahme der Stadien I a, I b (G1).

3. Im Rahmen der Primärtherapie sind bei lokoregionärer Tumorausbreitung (Stadium I und II) 3–4 Behandlungskurse, bei primär fortgeschrittener Erkrankung (Stadium III und IV) 6–8 Behandlungskurse in ausreichender Dosierung pro Zeit (Dosisintensität) anzustreben.

4. Nach Abschluß der primären Chemotherapie richten sich weitere Therapiemaßnahmen nach dem Remissionsstatus bzw. der residuellen Tumorgröße. Bei persistierendem Tumor von >1–2 cm Durchmesser sind derzeit keine kurativen Behandlungsansätze bekannt. Im Status klinischer Erprobung befinden sich Hochdosis-Chemotherapieschemata, neue Zytostatika (z. B. Taxol), Therapieansätze mit biologischen Substanzen sowie die Kombination verschiedener Therapiemodalitäten.

Einleitung

Die über die vergangenen 15 Jahre gesammelten klinischen Erfahrungen mit der Chemotherapie maligner Ovarialtumoren sind zwiespältig. Während auf der einen Seite heute, insbesondere durch die Einführung des Cisplatins Patientinnen mit malignen Keimzelltumoren in ihrer überwiegenden Mehrzahl geheilt werden können, sind andererseits die Therapieerfolge bei dem weitaus häufigeren epithelialen Typ der Ovarialkarzinome nach wie vor unbefriedigend. Lediglich 35–40 % aller Patienten mit einem epithelialen Ovarialkarzinom leben heute 5 Jahre und länger.

Die besondere Charakteristik dieses Tumors ist wiederholt dargestellt worden [1]. Aus der Sicht der Chemotherapie ist das größte Handicap für höhere Kurationsraten in dem Umstand zu sehen, daß ca. 80 % der Patientinnen zum Zeitpunkt der Diagnose eine bereits über das kleine Becken hinaus ausgedehnte Erkrankung aufweisen. Von großer Bedeutung für den erfolgreichen Einsatz einer Chemotherapie, die heute neben der tumorreduktiven Chirurgie eine zentrale Stellung im multimodalen Therapieansatz dieser Erkrankung einnimmt, sind beim epithelialen Ovarialkarzinom die primäre Ausdehnung der Erkrankung, sowie das Ausmaß des nach der Primäroperation belassenen Tumorrestes.

Die vorliegende Arbeit diskutiert die aktuellen Therapiestandards der postoperativen, medikamentösen, Primärbehandlung sowohl bei den frühen Stadien (Stadium I/II FIGO) als auch bei der fortgeschrittenen Erkrankung (Stadium III/IV).

Postoperative adjuvante Therapie bei lokoregionärer Tumorausbreitung (FIGO-Stadium I–II)

„Low-Risk"-Gruppe – FIGO-Stadium I a, I b (G 1–2), II a

In dieser Gruppe werden Patientinnen mit den FIGO-Stadium I a, I b zusammengefaßt (Abb. 1). Ein niedriges Rezidivrisiko („Low-Risk"-Situation) darf aber nur dann angenommen werden, wenn zuvor durch ein systematisches intraoperatives „Staging" eine weiterreichende Tumorausdehnung in der Abdominalhöhle oder im Retroperitoneum ausgeschlossen worden ist (Tabelle 1) [3]. Bei inadäquater Diagnostik ist ein operatives „Restaging" zu erwägen. Liegt, unabhängig vom histologischen Typ, ein hoher oder mäßiger Dif-

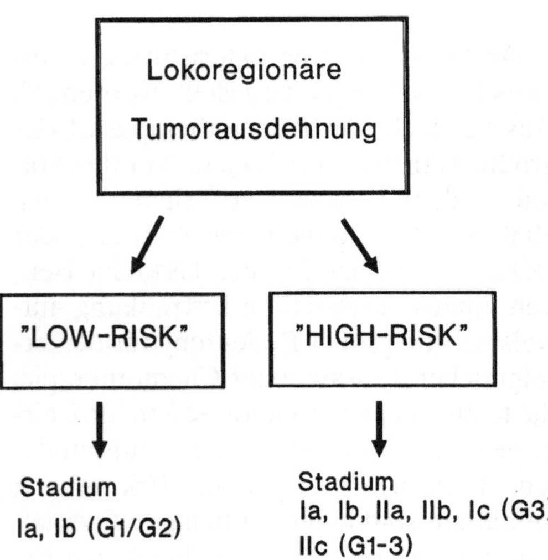

Abb. 1. Ovarialkarzinom Stadium I/II. Therapierelevante Prognosekriterien

Tabelle 1. Ovarialkarzinom Stadium I/II (FIGO): Staging

● Medianer Längsschnitt
● Aspiration von Flüssigkeit/Aszites (Peritonetal-Lavage)
● Inspektion und/oder Palpation aller intraabdominalen Oberflächen und Organe sowie des Retroperitoneums (pelvine/paraaortale LK)

Bei fehlendem makroskopischen Tumornachweis:
● Biopsie von Adhäsionen und suspekten Auflagerungen
● Diaphragma: Biopsie/Zytologie
● Biopsien von Prädilektionsstellen für Metastasen: Douglas, Beckenwände, Parakolische Räume etc.
● "Sampling" von vergrößerten pelvinen/paraaortalen LK

ferenzierungsgrad (G1/G2) vor, dann kann nach derzeit weitgehend übereinstimmender Ansicht auf eine adjuvante Nachbehandlung verzichtet werden [2]. Die zu erwartende 5-Jahres-Überlebensrate beträgt etwa 90 Prozent. Die zusätzliche Gabe einer adjuvanten Chemotherapie kann diese Ergebnisse wahrscheinlich nicht weiter verbessern.

Eine der wenigen Therapiestudien, die prospektiv randomisiert die Effektivität einer Chemotherapie mit Alkylantien (Melphalan) gegenüber einer unbehandelten Kontrollgruppe im Stadium I a und I b (G1/G2) untersucht hat, wurde zwischen 1976 und 1983 in den Vereinigten Staaten durchgeführt und kürzlich von Young zusammenfassend vorgestellt (OCSG 7601) [3]. Insgesamt 92 Patienten wurden in diese Studie aufgenommen, von denen 81 für eine Auswertung zur Verfügung stehen. Die 5-Jahres-Überlebensrate beträgt für beide Behandlungsgruppen über 90 Prozent. Von 35 Patientinnen, die sich bei asymptomatischem klinischen Befund einer „Second-Look"-Operation unterzogen, konnte nur bei einer Patientin ein Tumorrest festgestellt werden [4]. Die Fragwürdigkeit einer chirurgischen Nachkontrolle (SLO) bei symptomlosen Patientinnen im Stadium I und wohl auch im Stadium II wird hier deutlich. Weiterhin erwähnenswert ist der Umstand, daß bei einer zentralen Begutachtung der histologischen Präparate in 30% der Fälle die Tumoren nachträglich als „Borderline"-Tumoren eingestuft worden sind [5]. Von den Autoren der Studie wird hierzu in einer weiteren Auswertung bemerkt, daß die „Borderline"-Tumoren gleichmäßig auf beide Therapiearme verteilt waren und damit die zentrale Aussage der Studie – kein Vorteil durch eine adjuvante Chemotherapie mit einem Alkylans – nicht in Frage steht [6].

Die Ergebnisse einer italienischen Arbeitsgruppe gehen in die gleiche Richtung [7]. Bei 29 Patientinnen wurde nach vergleichbarer Diagnostik und chirurgischer Therapie ohne adjuvante Nachbehandlung nach 3 Jahren lediglich bei 2 Patientinnen ein Rezidiv beobachtet (Rezidivfrei: 94%).

An der UFK Freiburg wurden zwischen 1981 und 1988 26 von insgesamt 34 Patientinnen im FIGO-Stadium I nach adäquatem Staging und Primäroperation ohne weitere adjuvante Therapie nachbeobachtet. Der Anteil klinisch tumorfreier Patientinnen bei einer medianen Nachbeobachtungszeit von 36 Monaten beträgt 89 Prozent. (Daten nicht publiziert)

Trotz gewisser Einschränkungen, die vor allem in der kleinen Zahl der in prospektiv angelegten Studien untersuchten Patientinnen begründet sind, können die genannten Parameter zu Charakterisierung einer „Low-Risk"-Situation als klinisch tragfähig akzeptiert werden. Die adjuvante Gabe von Zytostatika oder andere adjuvante Therapiemaßnahmen können daher außerhalb klinischer Studien derzeit nicht empfohlen werden.

„High-Risk"-Gruppe – FIGO-Stadium I a, I b (G3), I c–II c

Patientinnen, die die Zielkriterien „High-Risk"-Gruppe erfüllen, wurden in der Vergangenheit in sehr unterschiedlicher Weise behandelt.

Erfahrung mit externer Strahlentherapie (Becken, Ganzabdomen), intraperitonealer Isotopentherapie (Radio-Gold, 32 Phosphor, Yttrium-90) sowie mit verschiedenen Zytostatika liegen vor [8, 9, 10, 11, 12, 13, 14]. Die vorgelegten Ergebnisse der meisten dieser Untersuchungen sind aus verschiedenen Gründen für aktuelle Therapieentscheidungen nicht oder nur begrenzt heranzuziehen. Festzuhalten ist, daß bei Rezidivraten zwischen 25–50% bei einem insgesamt schlecht charakterisierten Patientenklientel weder definitive Wirksamkeit noch die Überlegenheit einer der genannten adjuvanten Therapieformen überzeugend gezeigt werden konnten. Weitgehende Übereinstimmung besteht seit der Untersuchung von Dembo (1979) lediglich darin, daß eine ausschließlich externe Bestrahlung des Beckens wegen der Häufigkeit von späteren Oberbauchrezidiven bei diesen Patientinnen nicht mehr durchgeführt werden sollte. Ebenso sollten langdauernde, meist orale Therapien mit Alkylantien (12–24 Monate) wegen des erhöhten Risikos lymphozytärer Erkrankungen nur noch nach sorgfältiger Abwägung von Nutzen und Risiko erfolgen [15].

Klinisch hilfreich für eine bessere Abschätzung der Effektivität adjuvanter Therapiemaßnahmen im Stadium I und II ist der Ansatz, einer „Low-Risk"-Situation eine entsprechend definierte „High-Risk"-Situation gegenüberzustellen. Ein schlecht differenzierter Tumor, eine prä- oder intraoperativ erfolgte Kapselruptur des Tumors, eine positive Abdominalzytologie oder Aszites sind Indikatoren für eine „High-Risk"-Situation. Hinzu kommen alle Patientinnen, bei denen Tumorstrukturen auf der Kapsel des Ovars oder Tumorgewebe außerhalb der Ovarien im kleinen Becken nachgewiesen werden kann. Die prospektive GOG-Studie 7602 hat die Wichtigkeit einer Chemotherapie und einer Isotopentherapie verglichen. Unter den Vorgaben eines systematischen „Staging" und einer radikalen chirurgischen Primärtherapie unterzogen sich 145 Patientinnen mit „High Risk" prospektiv randomisiert einer adjuvanten Nachbehandlung mit Alkylantien oder 32 Phosphor intraperitoneal. Bei einer medianen Nachbeobachtungsdauer von jetzt mehr als 6 Jahren wurde in beiden Therapiearmen eine 5-Jahresüberlebensrate von 80 % erreicht (i.p. P 32:78 % vs Melphalan 81 %). Diese Ergebnisse sind deutlich besser als die der meisten retrospektiven Untersuchungen von Patientinnen im Stadium I und II oder aus dem Annual Report [16]. Ob es sich hier um einen Scheinerfolg durch strengere Patientenselektion oder um echte Therapieerfolge durch die konsequente Verbindung von Staging, Operation und adjuvanter Therapie bei Patientinnen mit lokoregionärer Tumorausbreitung handelt, muß derzeit offen bleiben. Der Anteil, den adjuvante Therapiemaßnahmen an diesen verbesserten Ergebnissen haben, bleibt in jedem Fall bis auf weiteres unklar. Multizentrische Studien, die diese Fragen klären sollen, sind zur Zeit in Planung (EORTC, GOCA) (Abb. 2).

Der adjuvante Einsatz platinhaltiger Substanzen als Monotherapie oder in Kombination mit anderen Substanzen wird derzeit ebenfalls bei „High-Risk"- Patientinnen geprüft [17]. Die Rationale für eine solche Therapie ergibt sich aus der Überlegung, daß die wirksamsten Substanzen für die Behandlung fortgeschrittener Malignome auch in der adjuvanten Situation die größte Effektivität erwarten lassen.

Zusammenfassend rechtfertigt das vergleichsweise hohe Rezidivrisiko für Patientinnen mit lokoregionärer Tumorausbreitung bei einer „High-Risk"-Situation den routinemäßigen Einsatz einer adjuvanten Therapie. Externe Strahlentherapie des gesamten Abdomens unter Einschluß der Zwerchfellkuppeln, intraperitoneale Isotopentherapie sowie die Gabe von Zytostatika stehen dabei zur Wahl. Die Erfahrung des Therapeuten mit der jeweiligen Methode sowie die Abwägung der individuellen Risiken der Patientin sollten die Therapieentscheidung bestimmen.

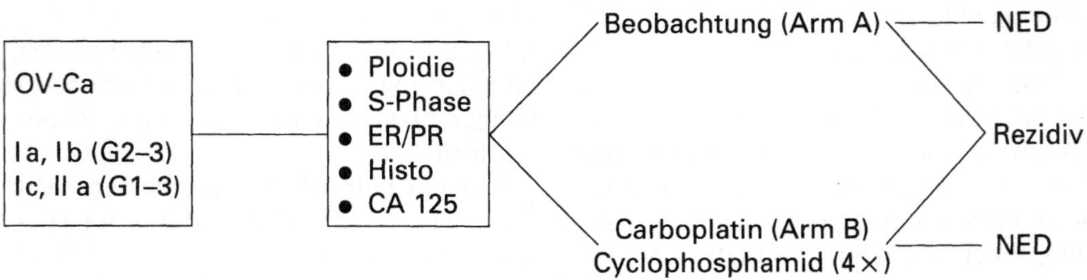

Arm A: Beobachtung: im Falle eines Rezidivs Therapie entsprechend Arm B.

Arm B: Carboplatin: 350 mg/m² Tag 1 als i.v. Infusion über 30–60 Minuten in 250 ml–500 ml 5 % Glucose oder 0,9 % NaCl

Cyclophosphamid: 600 mg/m² Tag 1 als i.v. Kurzinfusion über 15 Minuten

Mesna: vor –4 h und 8 h nach Cyclophosphamid 200 mg Uromitexan

Abb. 2. GOCA 6

In der UFK Freiburg therapieren wir zur Zeit mit drei Zyklen einer Kombination Cisplatin (80 mg/m²)/Cyclophosphamid (1 000 mg/m²) im Abstand von 28 Tagen. Bei Verdacht auf postoperativ verbliebenem Resttumor sollte die Anzahl der Therapiezyklen auf 6 erhöht werden.

Postoperative Chemotherapie bei ausgedehnter Erkrankung (FIGO-Stadium III–IV)

Minimaler Tumorrest $\leq$ *2 cm*

Bei Patientinnen mit fortgeschrittener Erkrankung sind das FIGO-Stadium, die Größe und Lokalisation der intraoperativ gefundenen Metastasen sowie der postoperativen Tumorreste die wichtigsten klinischen Prognosefaktoren (Abb. 3). Sie beeinflußen entscheidend den weiteren Krankheitverlauf. Ziel der chirurgischen Primärtherapie ist es, bei möglichst vielen Patientinnen mit fortgeschrittener Erkrankung eine maximale Tumorreduktion zu erreichen. Die Grenzziehung zwischen günstiger und ungünstiger Prognose auf

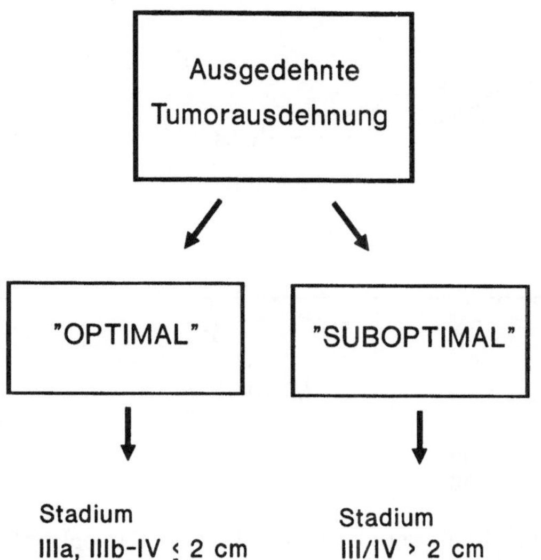

Abb. 3. Ovarialkarzinom Stadium III/IV

der Basis des postoperativen Tumorrestes ist fließend. Von den meisten Kliniken wird noch immer die 2-cm-Grenze als Trennungslinie zwischen „optimal„ und „suboptimal„ benutzt. Für alle Patientinnen ist eine anschließende Therapie mit Zytostatika die Behandlung der Wahl. Über die optimalen Substanzen/Substanzkombinationen ist trotz zahlreicher prospektiver Therapiestudien immer noch kein vollständiger Konsens hergestellt.

Die Kombination Cisplatin zusammen mit einem Alkylans gilt sowohl in den Vereinigten Staaten als auch in vielen europäischen Ländern in einer Dosierung von 50–100 mg für Cisplatin und 500–1 000 mg für Cyclophosphamid im Abstand von 21–28 Tagen derzeit als die Standardbehandlung [18]. Durch eine Metaanalyse wurde erneut die Frage aufgeworfen, ob durch die zusätzliche Gabe von Anthrazyklinen (CAP-Schema) bei Patientinnen im Stadium III und IV bessere Langzeitergebnisse als mit Kombinationen ohne Anthrazykline erreicht werden können [19]. Während alle vier für diese Untersuchung herangezogenen Studien für sich betrachtet keinen Überlebensvorteil für die Adriamycin-enthaltende Kombination erbrachten, ergibt sich bei der kollektiven Betrachtung in der Metaanalyse ein 7% Überlebensvorteil nach 6 Jahren für die Patientinnen mit den Anthrazyklin-enthaltenden Kombinationen.

Zwei Interpretationen dieser Ergebnisse erscheinen möglich: a) Adriamycin trägt in der Kombination mit Cisplatin und Cyclophosphamid eigenständig zu einer Verbesserung der Therapieergebnisse bei oder b) der beobachtete Therapievorteil ergibt sich durch die höhere Dosisintensität einer Dreierkombination im Vergleich zu einer in drei von vier Studien relativ unterdosierten Zweierkombination. Eine abschließende Beantwortung dieser Fragen ist derzeit nicht möglich. Unkritische Umstellungen von bewährten Kombinationen in die eine oder andere Richtung erscheinen auf der Basis dieser Untersuchung im Augenblick weder erforderlich noch ratsam.

Gute Hinweise gibt es auch dafür, daß eine platinhaltige Primärbehandlung in konventioneller Dosierung (50–100 mg/m^2) 6–8 Behandlungszyklen nicht überschreiten sollte, da nach diesem Zeitraum eine weitere Verbesserung des Remissionsstatus nicht oder nur sehr selten beobachtet werden konnte, während die Nebenwirkungen zunehmen [20].

Das Cisplatin-Analogon Carboplatin zeichnet sich durch ein wesentlich günstigeres Toxizitätsspektrum als die Muttersubstanz Cisplatin aus. Intensiv wurde daher die Frage untersucht, ob Carboplatin bei Patientinnen mit fortgeschrittener Erkrankung ohne Einbuße an Wirksamkeit anstelle von Cisplatin als Monotherapie und in etablierten Kombinationen eingesetzt werden kann. Gleichlautend mit anderen randomisierten Studien zeigt die Studie der kooperativen Arbeitgruppe Ovarialkarzinom der Bundesrepublik (GOCA) in einer Zwischenauswertung (mediane Beobachtungszeit 18 Monate), daß für Patientinnen im Stadium III und IV mit kleinem postoperativen Tumorrest von <2 cm die Kombination Carboplatin/Cyclophosphamid mit gleicher Effektivität bezüglich Ansprechen und Überlebenszeit wie die Standardkombination Cisplatin/Cyclophosphamid eingesetzt werden kann (Abb. 4) [21].

Carboplatin wird in den meisten Studien in einem Verhältnis von 4:1 zu Cisplatin dosiert und erscheint so äquieffektiv zu sein. Im Unterschied zu Cisplatin wird Carboplatin sehr rasch über die Niere ausgeschieden. Nach 24 Stunden sind mehr als 75 % der applizierten Dosis bereits ausgeschieden. Diese Tatsache erklärt die verstärkte myelotoxische Reaktion von Patienten mit eingeschränkter Nierenfunktion unter Carboplatin. Sie führt weiterhin zu der Überlegung, die Dosierung individuell an die Filtrationsleistung der Niere anzupassen (Calvert-Formel) [22]. Die Myelotoxizität ist in der üblichen Dosierung von 400 mg/m^2 Carboplatin als Monotherapie oder von 300–350 mg/m^2 in Kombination mit Cyclophosphamid

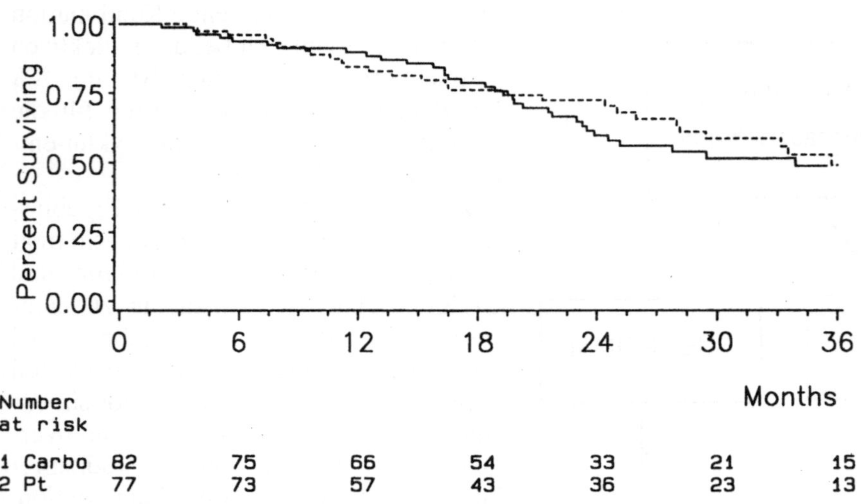

Abb. 4. Ergebnisse der prospektiv randomisierten Therapiestudie der German Ovarian Cancer Study Group (GOCA): Vergleich der Überlebenskurven Carboplatin/Cyclophosphamid vs Cisplatin/Cyclophosphamid (Kaplan-Meier)

(600 mg/m^2) die wichtigste Nebenwirkung [23].

Das übrige Toxizitätsspektrum spricht für den Einsatz von Carboplatin, da mit dieser Substanz deutlich weniger häufig eine schwere Emesis sowie praktisch keine Ototoxizität, Neurotoxizität und Nephrotoxizität zu beobachten sind. Die Kombination Carboplatin/Cyclophosphamid in adäquater Dosierung kann nach den vorliegenden umfangreichen Erfahrungen heute als Standardtherapie auch außerhalb klinischer Studien empfohlen werden [24]. Für die Gruppe von Patientinnen mit großvolumigem Resttumor (>2 cm), die trotz intensiver chirurgischer Bemühungen immer noch etwa 50 % aller Patientinnen mit primär fortgeschrittener Erkrankung ausmacht, sind die definitiven Vorteile einer aggressiven postoperativen Chemotherapie bisher weniger deutlich erkennbar.

Nach Abschluß einer Kombinationschemotherapie unter Einschluß von Platinderivaten können zwar ca. 30–50 % der Patientinnen mit einer klinischen Remission rechnen, aber nur etwa 10 % weisen eine pathohistologisch gesicherte Komplettremission auf (pCR). Das Rezidivrisiko innerhalb von 5 Jahren ist nahezu 100 %, die 5-Jahresüberlebensrate unter 15 %. Zu den bereits beschriebenen Therapiekombinationen stehen zur Zeit keine geprüften Alternativen zur Verfügung. Erprobt werden der alternierende oder sequentielle Einsatz wirksamer Zytostatika sowie die Möglichkeit einer sekundären chirurgischen Intervention (Intervalloperation) nach 2–4 Kursen einer Induktionschemotherapie (= neoadjuvanter Ansatz). Die bisher vorliegenden Erfahrungen mit diesen Therapiekonzepten sind noch zu wenig abgesichert, um hieraus allgemeine Empfehlungen ableiten zu können. An der UFK Freiburg therapieren wir innerhalb einer prospektiven Studie der GOCA mit Cisplatin 80 mg/m^2 und Cyclophosphamid

1000 mg/m^2 über 3 Kurse im Abstand von 28 Tagen und setzen dann die weitere Behandlung in Abhängigkeit vom klinischen Remissionsstatus fort. Leitlinie unseres weiteren Vorgehens: Fortsetzung oder Umstellung der Chemotherapie bei „Respondern" (3 Kurse Cisplatin 80 mg/m^2 und Etoposid 150 mg/m^2 Tag 1–3) und Deeskalierung der Therapie mit Verminderung der therapiebedingten Toxizität bei „Non-Respondern".

Neues Behandlungskonzept

Hochdosis-Therapie

Die Dosis-Intensität einer Chemotherapie, definiert als mg/m^2/Woche wird seit geraumer Zeit als ein möglicherweise relevanter Faktor in der Therapie verschiedener solider Tumoren diskutiert. Für das Ovarialkarzinom haben Levin und Hryniuk als erste in einer retrospektiven Analyse von insgesamt 33 Studien gezeigt, daß bessere Behandlungsergebnisse mit einer höheren Dosis-Intensität von Cisplatin assoziiert sind. Die Cisplatindosierungen lagen in diesen Studien zwischen 25 mg/m^2 und 75 mg/m^2 pro Kurs [25]. Neuere klinische Studien am Nationalen Krebs-Institut der USA (NCI) haben allerdings sehr eindrücklich gezeigt, daß eine Steigerung der Cisplatin-Dosis auf >120 mg/m^2 pro Kurs mit einer unakzeptablen Begleittoxizität behaftet ist [26].

Aus diesem Grund werden Dosiseskalationsstudien derzeit im wesentlichen nur mit Carboplatin unternommen. Carboplatin kann offensichtlich bis zu einer Dosierung von 1600/m^2 pro Kurs gesteigert werden, bevor gravierende non-hämatologische Toxizitäten auftreten [27].

Die wichtigste hämatologische Nebenwirkung ist die Thrombozytopenie. Mehrere Arbeitsgruppen darunter auch die GOCA versuchen derzeit, mit Hilfe verschiedener hämatopoetischer Wachstumsfaktoren wie G-CSF, GM-CSF sowie IL3 und oder IL1 alpha die Carboplatindosis in der Primärtherapie schrittweise zu eskalieren bei gleichzeitiger Verminderung der induzierten Myelosuppression [28, 29]. Weitergehende Möglichkeiten zur Dosiseskalation von Carboplatin, Alkylantien und auch des Etoposid sind in Verbindung mit autologer Knochenmarktransplantation sowie durch die Gewinnung und intermittierende Gabe von peripheren Stammzellen gegeben. Erste Ergebnisse bei vorbehandelten Patientinnen bleiben abzuwarten.

Die wirkliche Bedeutung einer Dosisintensivierung für die Therapie des Ovarialkarzinoms kann aber nur in prospektiv randomisierten Studien gezeigt werden. Zwei randomisierte Studien wurden bisher abgeschlossen, in denen eine Steigerung der Dosisintensität von Cisplatin um den Faktor 2 angestrebt wurde [30, 31] (Tabelle 2). Während in der Studie der GOG bei gleicher Gesamtdosis im Standard-Arm und im Hochdosis-Arm kein Unterschied im Gesamtüberleben zu erkennen ist, fand die schottische Arbeitsgruppe eine signifikante Verlängerung der Überlebenszeit für die Hochdosis-Gruppe. Einzelheiten der Auswertung dieser Studien müßen abgewartet werden, bevor eine Bewertung der diskrepanten Ergebnisse begründet möglich ist.

Neue Chemotherapiekombinationen

Die Kombination von Cisplatin und Carboplatin wird ebenfalls in zahlreichen Studien untersucht [32, 33] (Tabelle 3). Folgende Argumente werden für die klinische Erprobung dieser Kombination vorgetragen: a. platinhaltige Substanzen sind die aktivsten in der Behandlung des Ovarialkarzinoms; b. die Dosisintensität platinhaltiger Substanzen ist möglicherweise für die Verlängerung der Überlebenszeit bedeutsam; c. Cisplatin und Carboplatin haben ein nicht überlappendes Toxizitätsspektrum und d. die Kombination von Cisplatin und Carboplatin läßt eine Steigerung der Dosisintensität von Platinum bei akzeptabler Toxizität erwarten. Die klinische Evaluierung dieser Arbeitshypothesen steht derzeit noch aus. Ifosfamid und insbesondere Taxol haben sich in der sogenannten Second-Line-Therapie fortgeschrittener Ovarialkarzinome als aktive Substanzen erwiesen und werden konsequenterweise daher jetzt auch in der Primärtherapie in Kombination mit Platinum erprobt (Tabelle 3) [34].

Tabelle 2. Randomisierte Studie: Standard – versus Hochdosis Cisplatin

Studiengruppe	Design	Ergebnis
Gynecologic Oncology Group (GOG) [28]	Stadium III, IV (suboptimal) Cisplatin 50 mg/m^2 Cyclophosphamid 500 mg/m^2 alle 22 Tage (8×) vs Cisplatin 100 mg/m^2 + Cyclophosphamid 1 000 mg/m^2 alle 22 Tage (4×)	Kein Unterschied im im Gesamtüberleben
Scottish Ovarian Cancer Study Group [29]	Stage I c–IV Cisplatin 50 mg/m^2 + Cyclophosphamid 750 mg/m^2 alle 22 Tage (6×) vs Cisplatin 100 mg/m^2 + Cyclophosphamid 750 mg/m^2 alle 22 Tage (6×)	Statistisch signifikante Verlängerung der Überlebenszeit für die „High Dose"-Gruppe

Tabelle 3. Neue Therapiekombinationen in klinischen Studien bei Patientinnen mit fortgeschrittenem oder rezidivierendem Ovarialkarzinom

Kombination		Literatur/Referenz
Carboplatin	600 mg/m² Tag 1	Bookman M
Cisplatin	50 mg/m² Tag 8 + 15	(Protocol Fox Chase Cancer
GM-CSF	250 mg/m² Tag 1	Center Philadelphia)
Cisplatin	75 mg/m²	GOG[a] Protokolle Nr. 111
Taxol	135 mg/m²	
Carboplatin	350 mg/m²	GOCA[b]-Protokoll
Cyclophosphamid	600 mg/m²	
+ G-CSF	5 meg Tag 10–19	
Carboplatin	200 mg/m² Tag 1	Finsen Institut
Ifosfamid	1500 mg/m² Tag 1–3	Kopenhagen [29]
Cisplatin	50 mg/m² Tag 2	

[a] Gynecological Oncology Group
[b] German Ovarian Cancer Study Group

Zusammenfassung

In der postoperativen medikamentösen Behandlung von epithelialen Ovarialkarzinomen sind in den vergangenen 15 Jahren Fortschritte erzielt worden. Durch die systematische Prüfung in klinischen Studien ist es gelungen, einerseits Therapie einzusparen, andererseits die begrenzte Effektivität von Standardkombinationen aufzuzeigen. Gerade bei der Therapie von Ovarialkarzinomen steht die sekundäre Chemoresistenz einer höheren Kurationsrate derzeit als schwierigstes Problem entgegen. Ob mit den derzeit erprobten Strategien einer Dosiseskalation aktiver Zytostatika sowie mit der Erprobung von neuen Substanzen zur Resistenzüberwindung ein Ausweg aus diesem Dilemma erreicht werden kann, bleibt abzuwarten.

Literatur

1. Meerpohl HG (1989) Diagnostik und Primärtherapie maligner, epithelialer Ovarialkarzinome. Therapeutische Umschau 46:880–894
2. Guthrie D (1989) Early ovarian cancer: The European experience. In: Conte PF, Ragni N, Rosso R, Vermorken J (eds) Multimodal treatment of ovarian cancer. Raven, New York, pp 87–93
3. Young RC (1987) Initial therapy of early ovarian cancer. Cancer 60:242–249
4. Walton L, Ellenberg SS, Major F, Miller A, Park R, Young RC (1987) Results of second look laparotomy in patients with earlystage ovarian carcinoma. Obstet Gynecol 70:770–773
5. Piver MS, Rose GR (1989) Chemotherapy of epithelial ovarian cancer. In: Deppe G (ed) Chemotherapy of gynecological cancer. 2nd edition, Wiley Liss Baltimore, pp 175–216
6. Young RC, Walton LA, Ellenberger SS et al. (1990) Adjuvant therapy in stage I and stage II epithelial ovarian cancer: Results of two prospective randomized trials. New Engl J Med 332:1021–1027
7. Bolis G, Marsoni S, Chiari S et al. (1989) Cooperative randomized clinical trial for stage I ovarian carcinoma (OC). In: Conte PF, Ragni N, Rosso R, Vermorken J (eds) Multimodal treatment of ovarian cancer. Monograph series of the EORTC, Vol. 20, Raven, New York, pp 81–86
8. Buchsbaum HJ, Keetel WC, Latourette HB et al. (1975) The use of radioisotopes as adjunct therapy of localized ovarian cancer. Semin Oncol 2:247–251
9. Fuks Z (1977) The role of radiation therapy in the management of ovarian carcinoma. Isr J Med Sci 13:815–827

10. Terada KY, Morley GW, Roberts JA (1988) Pelvic Irradiation for Stage II Ovarian Cancer. Gynecol Oncol 29:26–31

11. Hreshchyshyn MM, Park RC, Blessing H et al. (1980) The role of adjuvant therapy in stage I ovarian cancer. Am J Obstet Gynecol 138:139–145

12. Einhorn N (1982) The place of adjuvant chemotherapy in early stages. Int J Radiat Oncol Byol Phys 8:257–258

13. Piver W (1989) Multimodality treatment in early ovarian cancer: The US-experience. In: Conte PV (ed) Multimodal treatment of ovarian cancer. Raven, New York, pp 99–107

14. Dembo AJ, Bush RS, Beale F et al. (1979) The princess Margret Hospital Study of ovarian cancer Stage I, II and asymptomatic III presentation. Cancer Treat Rep 62:249–254

15. Young RC, Walton LA, Ellenberg SS, Homesley HD et al. (1990) Adjuvant Therapy in stage I and stage II epithelial ovarian cancer. N Engl J Med 322:1021–1027

16. Annual report on the results in the treatment of gynecological cancer (1988) Vol. 20:1979–1981. Panoramic Press, Stockholm

17. Piver MS, Malfetano J, Baker TR et al. (1989) Adjuvant cisplatin based chemotherapy for stage I ovarian adenocarcinoma: A preliminary report. Gynecol Oncol 35:69–72

18. Omura GA, Bundy BA, Berek JS et al. (1989) Randomized trial of cyclophosphamide plus cisplatin with or without doxorubicin in ovarian carcinoma: A Gynecologic Oncology Group Study. J Clin Oncol 7:457–465

19. Ovarian Cancer Meta-Analysis Project (1991) Cyclophosphamide plus cisplatin versus cyclophosphamide doxorubicin, and cisplatin chemotherapy of ovarian carcinoma. A meta-analysis. J Clin Oncol 9:1668–1674

20. Hakes T, Hoskins W, Jones W et al. (1990) Randomized prospective trial of 5 versus 10 cycles cyclophosphamide, doxorubicin and cisplatin (CAP) in stage III and IV ovarian cancer. Proc ASCO 9:156 (abstr.)

21. Meerpohl HG, Sauerbrei W, for the GOCA Group (1992) Current results of prospective clinical trials in patients with advanced ovarian carcinoma. J Cancer Res Clin Oncol Vol. 118 (Suppl) R 174 (Abstr.)

22. Calvert AH, Newell DR, Gumbrell LA et al. (1989) Prospective evaluation of a simple formula based on renal function. J Clin Oncol 7:1748–1756

23. Meerpohl HG, Sauerbrei W, Kühnle H et al. (1991) Cylophosphamide/Carboplatin (CTX/Carbo PT) versus Cisplatin (CTX/PT) in patients with small volume stage III/IV ovarian cancer (≤ 2 cm): an interim report by the German Ovarian Cancer Study Group (GOCA). Proc Third Int Gynecol Cancer Soc 199 (Abstr.)

24. Advanced Ovarian Trialist Group (1991) Chemotherapy in advanced ovarian cancer. An overview of randomized clinical trials. Br Med J 303:1021–1027

25. Levin L, Hryniuk WM (1987) Dose-intensity analysis of chemotherapy regimens in ovarian carcinoma. J Clin Oncol 5:756–767

26. Ozols RF, Young RC (1987) Ovarian Cancer. Current Problems in Cancer 11:59–122

27. Shea TC, Flaherty M, Elias A et al. (1989) A phase I clinical and pharmacokinetic study of carboplatin and autologous bone marrow support. J Clin Oncol 651–661

28. Reed E, Janik J, Bookman M et al. (1990) High dose carboplatin and rGM-CSF in refractory ovarian cancer. Proc, ASCO9:609 (Abstr.)

29. Bois du A, Meerpohl HG, Kreienberg R et al. (1992) G-CSF zur Dosierung in der Primärtherapie des fortgeschrittenen Ovarialkarzinoms. Arch Gyn Obstet (in press)

30. Kaye SB (1991) High dose cisplatin (100 mg/m^2) is more effective than low dose (50 mg/m^2 in combination with cyclophosphamide (50 mg/m^2) for the treatment of advanced ovarian cancer. Proc Third Int Gynecol Cancer Soc 170 (Abstr.)

31. McGuire WP, Hospins WJ, Brady MS et al. (1991) A phase III trial of dose intense versus standard dose cisplatin and cytoxan in advanced ovarian cancer. Proc Third Int Gynecol Cancer Soc 35 (Abstr.)

32. Grem J, O'Dwyer P, Elson P et al. (1991) Cisplatin, carboplatin and cyclophosphamide chemotherapy in advanced stage ovarian carcinoma: an ECOG study. J Clin Oncol 9:1793–1800

33. Lund B, Hansen M, Hansen OP et al. (1989) High dose platinum consisting of combined carboplatin and cisplatin in previously untreated ovarian cancer patients with residual disease. J Clin Oncol 7:1469–1473

34. Lund B, Hansen M, Hansen OP et al. (1990) Combined high dose carboplatin and cisplatin and ifosfamide in previously untreated ovarian cancer patients with residual disease. J Clin Oncol 8:1226–1230

Postoperative Strahlentherapie des Ovarialkarzinoms

H. Vahrson, E. Dolzycki und K. Münstedt

> **MERKE:**
>
> 1. Die Strahlentherapie bietet einen ganzen Fächer verschiedener Verfahren und leistet einen wichtigen Beitrag bei der Behandlung des Ovarialkarzinoms. Sie kann mit Chemotherapie kombiniert werden.
>
> 2. Voraussetzung für einen prognose-orientierten optimalen Einsatz der Strahlentherapie ist das sorgfältige intraoperative Staging entsprechend den Ausbreitungswegen des Ovarialkarzinoms und die komplette Tumorentfernung oder möglichst weitgehende Verkleinerung (debulking) durch den Operateur.
>
> 3. Die Ganzabdomen-(Openfield-)Bestrahlung ebenso wie die intraperitoneale Radioisotopentherapie stellen eine wirksame Behandlung der intraperitonealen Ausbreitung mit unterschiedlicher Indikation dar. Die alleinige Beckenbestrahlung hat nur noch spezielle Indikationen im Rahmen der kombinierten Radio-Chemotherapie.
>
> 4. Das größte Problem stellen die unvollständig operierten Tumoren im Stadium III c dar, wenn Tumorreste > 2 cm zurückgeblieben sind. Die Gießener Ergebnisse zeigen, daß mit kombinierter Radio-Chemotherapie in diesen Fällen noch eng begrenzte Heilungsergebnisse möglich sind.

Einleitung

Die Bestrahlung ist keineswegs die zweite Wahl in der schwierigen Therapie des Ovarialkarzinoms, wie man nach dem vorigen Vortrag annehmen könnte, sondern sie ist – ganz im Gegenteil – ein wichtiger Partner in der Kombination Radio-Chemotherapie oder sogar die bessere Alternative zur Chemotherapie bei bestimmten klar zu definierenden Tumorstadien und -graden.

In meinen Ausführungen möchte ich Ihnen die Anwendungsbereiche der Bestrahlung bei Ovarialkarzinomen als

– alleinige postoperative Therapie,
– Konsolidationstherapie (bei klinischer Vollremission/negativer SLO) und
– Salvagetherapie (Tumorresiduen bei SLO)

aus der Literatur vorstellen und Ihnen dann aus den neuesten Erfahrungen am großen Gießener Patientengut (1979–1985 behandelte Patientinnen) zeigen und begründen, warum wir in Gießen die Bestrahlung im Rahmen eines kombinierten Behandlungskonzeptes in die frühe Phase der postoperativen Behandlung einbeziehen. Danach möchte ich Ihnen die Ergebnisse dieses Konzeptes im Vergleich darstellen.

Die postoperative Strahlentherapie bietet einen Fächer von Möglichkeiten, die auf 4 Bestrahlungsvolumina abzielen:

- Seröse Oberflächen,
- gesamtes Abdomen,
- Becken und
- paraortale Lymphknoten.

Rationale für die loco-regionäre Strahlentherapie im weitesten Sinne ist die überwiegend intra- und retroperitoneale Ausbreitung des Ovarialkarzinoms selbst noch bei Autopsien der mit Karzinom verstorbenen Patientinnen, wie Remberger et al. (1984) sowie Dvoretzki et al. (1988) zeigen konnten. Ihre Untersuchungen ergaben übereinstimmend, daß auch in tabula noch in über 50% nur die Organe der Bauchhöhle befallen waren.

Die intraperitoneale Ausbreitung des Ovarialkarzinoms findet bereits sehr früh statt, wie zwei ältere Studien für das Stadium II zeigen konnten: Kolstad et al. (1977) verglichen eine alleinige Beckenbestrahlung von 5000 Rad mit einer Bestrahlung von nur 3000 Rad auf das Becken kombiniert mit 1×100 mCi Radiogold und erhielten bei der hochdosierten alleinigen

Beckenbestrahlung 56% und bei der Kombinations-Bestrahlung 78% 5-Jahresheilung. Dembo et al. (1979) fanden beim Vergleich einer alleinigen pelvinen Bestrahlung von 4500 Rad HD mit einer abdomino-pelvinen Bestrahlung von 2250 Rad kombiniert mit 2250 Rad Beckengegenfeld, signifikant bessere Ergebnisse mit der kombinierten abdomino-pelvinen Bestrahlung (Abb. 1).

Radionuklide

Radionuklide werden in kolloidaler Form intraperitoneal (bei Pleuraerguß auch intrapleural) instilliert, wenn High-risk-Fälle der Anfangsstadien, vor allem aber bei malignem Ascites (Stadien I c bzw. II c) vorliegen. Leider stehen heute nur noch Radiophosphor und -Yttrium zur Verfügung, da Amersham-Buchler die Radiogold-Produktion eingestellt hat. Die physikalischen Daten der drei bekannten Radionuklide zeigt die Tabelle 1. Sie unterscheiden sich in ihrer Halbwertszeit, ihrer Strahlenenergie und damit ihrer Eindringtiefe und im Vorhandensein bzw. Fehlen

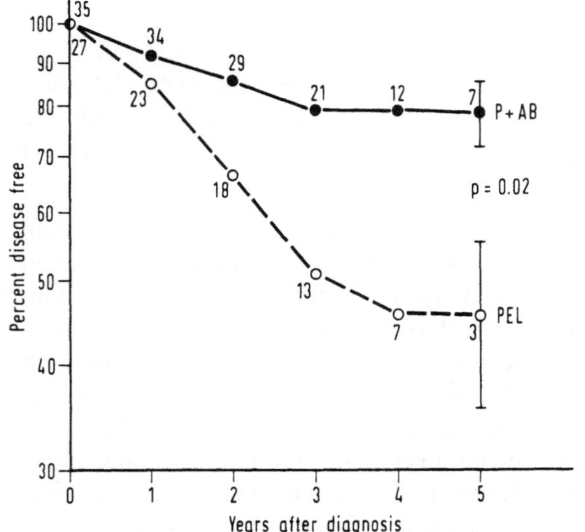

Abb. 1. Statistische rezidiv-freie Überlebenskurven für 62 Patientinnen im Stadium II nach BSOH, die postoperativ nur mit Bestrahlung des Beckens (PEL) oder mit Bestrahlung des Beckens und gesamten Abdomens (P+AB) behandelt wurden (Dembo et al. 1979)

Tabelle 1. Vergleich der physikalischen Daten von ^{198}Au, ^{90}Y und ^{32}P

Isotop	T 1/2	E_β max. $\bar{E}_\beta$	E_γ	$^+$max. Reichweite	Rel. Tiefendosis in 1,5 mm*
^{198}Au	2,7 Tage	$\dfrac{0{,}96}{0{,}32}$ MeV	0,41 MeV (95 %) 0,68 MeV (1 %)	3,8 mm	$\beta + \gamma$ 18,4 %
^{90}Y	2,7 Tage	$\dfrac{2{,}27}{0{,}90}$ MeV	–	10,3 mm	33,5 %
^{32}P	14,3 Tage	$\dfrac{1{,}71}{0{,}70}$ MeV	–	7,5 mm	22,2 %

$^+$ in Gewebe $= 1{,}05$ g/cm^3
* 100 mCi in 1000 ml, Flüssigkeitsschichtdicke 1,33 mm n. Jones (1961)

von zusätzlicher Gammastrahlung. Das wegen seiner reinen Betastrahlung und der längeren Halbwertszeit von 14,3 Tagen von den Amerikanern favorisierte P-32 hat auch erhebliche Nachteile: Lange Strahlenaktivität über Monate (Bremsstrahlen!) wodurch später erforderliche chirurgische Eingriffe aus Strahlenfurcht verzögert oder verweigert werden, eine inhomogene Verteilung, möglicherweise bedingt durch die Teilchengröße (0,5 bis 1,5 μm/microns bei P-32 gegenüber 5–20 nm bei Au-198, d.h. rund 100mal größer) und die geringe Affinität zu retroperitonealen aber hohe zu diaphragmalen Lymphknoten. Diese unterschiedliche Verteilung

zeigt die Tabelle 2 im Vergleich der Radiogold-Verteilung bei einer Leiche nach Müller (1956) mit der Phosphorverteilung bei Hunden nach Currie et al. (1981). Diese mangelnde Affinität von Radiophosphor an die retroperitonealen Lymphknoten sorgt dafür, daß Metastasen bei noch vorhandener Speicherfähigkeit in diesen Lymphknoten nicht, wie bei Radiogold, mit hoher Dosis bestrahlt werden. Dieser Umstand ist gerade auch aus dem Grund sehr schwerwiegend, weil retroperitoneale Lymphknotenmetastasen auch resistent gegen cis-Platinhaltige Chemotherapie sind, wie Burghardt et al. (1990) nachweisen konnten. Ich werde dieses Problem

Tabelle 2. Dosen nach intraperitonealer Radionuklidinstillation

Autoren Jahr	errechnete Dosis an:				Lymphknoten		
	Dosis Nuklid	Peritoneum	Diaphragma	Netz	retroperit.	mesenterial	thorakal
Müller 1956	150 mCi ^{198}Au *	4000 rad		6000 rad	10000–30000 rad		
Currie et al. 1981	5 mCi GM ^{32}P $^+$ TLD	70 rad 71– 12453 rad	57–60 rad 149– 33156 rad	960 rad 285– 5456 rad	25–28 rad 16–94 rad	300 rad 124– 7457 rad	8738 rad

* gemessen/errechnet bei 1 Sektion 8 Tage nach Applikation im Stadium IV
$^+$ gemessen/errechnet bei 16 gesunden Hunden (15–25 kg) 14,3 Tage nach Appplikation
GM = Geiger-Müller-Zählrohr
TLD = Thermo-Luminiszenz-Dosimetrie

später bei der Besprechung der Lymphknotenbestrahlung wieder aufgreifen.

Radioyttrium ist weniger gut untersucht. Es steht durch die gleiche Halbwertszeit von 2,7 Tagen in seiner biologischen Wirkung dem Radiogold nahe und wird bevorzugt, wenn kürzere Bestrahlungszeiten und größere Elektronenreichweite erforderlich sind. Für die intraperitoneale Instillation werden 75–100 mCi gegeben.

risk-Patientinnen der Stadien I und II ergaben sich gleich gute Heilungsergebnisse in der Radiophosphor- und Melphalan-Gruppe aber unterschiedliche Komplikationsraten. Vorteil ist die kurze Behandlungszeit für P-32, Nachteil 6 % Ileusfälle, die einen Eingriff erforderlich machten ohne Anhalt für Rezidiv. Schwerwiegender beurteilt wurden aber 2 Fälle von akuter myeloischer Leukämie (AML) in der Melphalan-Gruppe.

Adjuvante alleinige Anwendung

Die intraperitoneale Instillation von Radionukliden wurde als einzige postoperative Maßnahme im Vergleich zu verschiedenen Chemotherapien in mehreren Studien untersucht, von denen ich nur die jüngsten von Kaesemann et al. (1989), Vergote et al. (1992) und diejenigen von Young et al. (1990), bzw. das Update von Walton et al. (1991) auf der Tabelle 3 zeige. Alle 3 Studien zeigen bei optimal operierten Patientinnen vergleichbare Ergebnisse in beiden Therapiearmen. Wegen der Aktualität möchte ich nur die prospektive randomisierte Studie von Young et al., bzw. Walton et al. hervorheben, an der die Ovarian Cancer Study Group (OCSG) und die Gynaecologic Oncology Group (GOG) beteiligt waren. Bei High-

Konsolidations- und Salvage-Therapie

Wenn nach Operation und ausgedehnter postoperativer Chemotherapie meist fortgeschrittener Stadien bei der anschließenden Second Look-Operation (SLO) weder makroskopisch noch mikroskopisch Tumorresiduen gefunden werden, so bedeutet dies keinesfalls, daß die Patientin damit geheilt ist. Nach unseren Erfahrungen kommt es in etwa 50 % in nächster Zeit zum Rezidiv und noch innerhalb der 5-Jahresbeobachtungszeit zum Tode.

Das bedeutet aber, daß bei der SLO die noch vorhandenen Tumorreste nicht entdeckt wurden. Mit zunehmender Sorgfalt bei der SLO wird es daher möglich sein, zumindest einen Teil dieser Tumorreste zu entdecken. Es ist also durchaus berechtigt und erforderlich, bei durch SLO festge-

Tabelle 3. Randomisierte Studien: Radionuklid vs Zytostase bei Ovarialkarzinom

Autoren Jahr	Stadium	n	Nuklidtherapie Chemotherapie	Rezid.	5-JÜ	Signifikanz	Komplikationen
Kaesemann et al. 1988	I	52	150 mCi Au-198	17 %	85 %	(+)	
		34	12* CF	38 %	62 %		
Vergote et al. 1992	I–III +Bor.	169	7–10 mCi P-32	21 %	83 %	0	11 (9) % Ileus
		171	6 × cis-Platin	24 %	81 %		2 % Ileus
Young et al. 1990	I–II	73	7,5–16 mCi P-32	19 %	78 %	0	6 % Ileus
Walton et al. 1991	+Bor.	68	10–12 × Melphal.	19 %	78 %		3 % Leukämie

[Bor = Borderlinetumoren: Vergote (20 %), Young (17 %)]

stelltem no evidence of disease (NED) noch eine sogenannte Konsolidationstherapie anzuschließen. Die Tabelle 4 zeigt bei Varia et al. (1988) und dem späteren Update des größeren Patientengutes von Rogers et al. (1990) Ergebnisse der Konsolidationstherapie mit Radiophosphor nach klinisch und histo-pathologisch kompletter Remission nach Chemotherapie, wobei Patientinnen mit Radiophosphor-Anwendung gegen Patientinnen ohne Radiophosphor-Anwendung verglichen wurden. Dabei zeigten sich bessere Ergebnisse in der Gruppe, die Radiophosphor erhalten hatte, mit 89% bzw. 86% gegenüber der Patientengruppe, die kein Phosphor erhalten hatte, mit 67%.

Wenn aber bei der SLO noch Tumorresiduen vorhanden sind, so muß man zwischen mikroskopischen und makroskopischen Residuen unterscheiden. Handelt es sich um makroskopische Residuen, so kommt es darauf an, ob Tumorreste vollständig entfernt werden können (Ro), oder ob ein Tumorrest verbleibt. Dabei muß unterschieden werden zwischen makroskopischen Residuen unter 5 mm, unter 2 cm und über 2 cm Durchmesser. Mit der Größe der Residuen verschlechtert sich die Prognose bis zur Inkurabilität. In einem Teil der Fälle kann Radiophosphor als sogenannte Salvage-Therapie eingesetzt werden, allerdings ist es nur bei mikroskopischen oder makroskopisch komplett entfernten Tumorresten sinnvoll, wie die Aufschlüsselung der Ergebnisse auf der Tabelle 4 bei Soper et al. (1987), Potter et al. (1989) sowie den schon genannten beiden Autorenteams zeigt.

Fazit

Die Radionuklid-Instillation ist geeignet als alleinige adjuvante postoperative Behandlung bei Intermediate-Risk-Anfangsstadien, bei fortgeschrittenen Stadien nur nach kompletter Tumorresektion sowie

Tabelle 4. Ovarialkarzinom: Radiophosphor-Salvage-Therapie nach SLO

Autoren Jahr	Stadium Grad	Status bei SLO	n	Therapie nach SLO	n	Ergebnisse 4-JÜ	
Soper et al. 1987		micro	10	15 mCi P-32	10		
		macro cpl.	8	15 mCi P-32	7	57%	
				P-32 + Rad.	3	(27%	
		macro <5 mm	5	P-32 + Chemo.	3	NED)	
Potter et al. 1989	I–III 1–3	micro	13	10–15 mCi P-32		46%	
		macro cpl.	15			47%	41%
		macro	4			0%	NED
Varia et al. 1988	I–III 1–3	NED	57	15 mCi P-32	43	89%	84%
				Ø	14	67%	
		micro	29	15 mCi P-32	7	86%	
		macro <2 cm		P-32 + Chemo.	10	44%	51%
				Chemo.	12	22%	
Rogers et al. 1990	I–III 1–3	NED	68	15 mCi P-32	50	86%	
				Ø	18	67%	
		MRD	47	15 mCi P-32	30	38%	
				+ Chemo.	17	0%	

(Dünndarm-Ileus bei Soper 13%, Potter 3%, Varia 0, Rogers 3%)

nach erfolgreicher Chemotherapie und histologischer Rezidivfreiheit bei SLO als Konsolidation bzw. bei mikroskopischen Residuen als Salvage-Therapie.

Die von Kolstad et al. propagierte Kombination Radionuklid plus Beckenbestrahlung ist mit Vorsicht anzuwenden, da sie in Kombination mit den üblichen Beckenmindestdosen von 40 bis 45 Gy toxisch wird, wie Klaassen et al. (1988) in einer mehrarmigen Studie feststellen mußten. Dies deckt sich mit unseren Erfahrungen. Auch wir mußten früher mit Radiogold kombinierte übliche 40 Gy Beckengegenfeld-Bestrahlung auf 30 Gy reduzieren, wobei wir allerdings durch intravaginale High-Dose-Rate-Afterloading Brachytherapie mit einer Vaginaldosis von 2×10 Gy OD die Beckendosis auffüllen.

Bei fast allen Indikationen steht die intraperitoneale Radionuklid-Instillation in Konkurrenz zur Ganzabdomen-Bestrahlung, so daß Vor- und Nachteile der beiden Verfahren gegeneinander abgewogen werden müssen.

Beckenbestrahlung

Die Beckenbestrahlung als alleinige adjuvante Therapie ist obsolet. Sie wird daher nur noch in Verbindung mit Ganzabdomen-Bestrahlung oder Radionuklid-Instillation angewendet, wenn nur im kleinen Becken Tumorreste zurückgeblieben sind, oder wenn in den Stadien I c und II c

Tumorzellen vermutlich beim Peritonealisieren extraperitonealisiert wurden und damit für die Oberflächenbestrahlung des Radionuklids nicht mehr erreichbar sind.

Ganzabdomen-Bestrahlung

Die Ganzabdomen-Bestrahlung, entweder in Moving-strip-Technik oder als Openfield-Bestrahlung appliziert, wird sowohl als alleinige postoperative Nachbehandlung wie auch nach Chemotherapie und SLO als Konsolidations- oder Salvage-Therapie gegeben.

Wir sind in Gießen seit vielen Jahren einen anderen Weg gegangen und haben die Ganzabdomen-Bestrahlung in die Chemotherapie zu Beginn der postoperativen Behandlung integriert, worüber noch zu berichten ist.

Alleinige postoperative Bestrahlung

Vor allem Dembo, Bush und Mitarbeiter aus dem Princess Margret Hospital in Toronto haben die Indikationen und die Risikogruppen klar definiert und auch die Grenzen aufgezeigt. In der Abb. 2 sind die Risikogruppen nach der letzten Publikation von Dembo (1992) nach Tumorstadium, Tumorresiduen und Grading definiert. Frühere zusätzliche Berücksichtigungen der Tumorhistologie wurden offenbar fallen gelassen. Danach benötigt

Stage	Residuum	Grade 1	Grade 2	Grade 3
I	0	Low Risk		
II	0		Intermediate Risk	
II	<2cm		Intermediate Risk	
III	0		High Risk	High Risk
III	<2cm		High Risk	High Risk

Abb. 2. Prognostische Untergruppen nach Stadium, Residuum und Grad bei Patientinnen mit Stadien I–III des Ovarialkarzinoms und kleinen oder fehlenden Tumorresiduen. Abdomino-pelvine Bestrahlung wird als einzige postoperative Maßnahme in der Intermediate-Risk-Patientengruppe empfohlen (Dembo 1992)

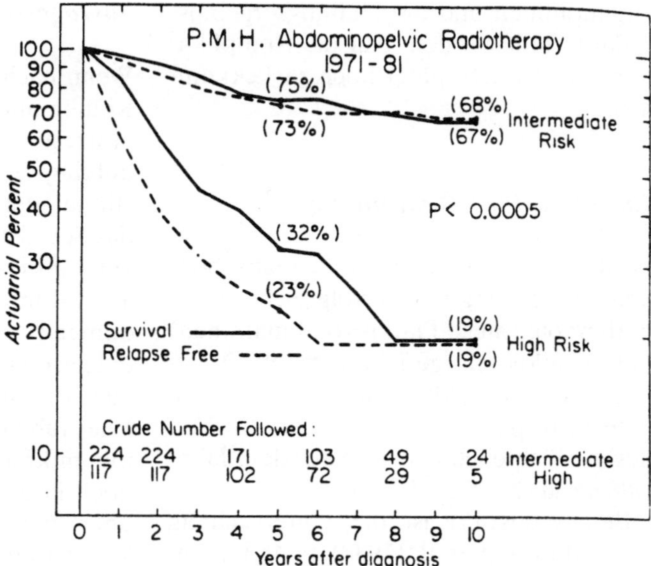

Abb. 3. Überlebensraten (mit Einschluß aller Todesursachen) und rezidivfreie Überlebensraten bei 341 Patientinnen mit Intermediate und High-risk. Die Prozentzahlen in Klammern geben die 5- und 10-Jahresüberlebensraten an (Dembo 1985)

ein Stadium I, G1, Residuum 0, als Low-risk-Fall überhaupt keine postoperative Behandlung. Für die Intermediate-risk-Gruppe, die sich von Stadium I G2 Ro bis Stadium III G1 R <2 cm erstreckt, wird die alleinige postoperative Ganzabdomen-Bestrahlung ausgeführt. Die übrigen Fälle gehören zur High-risk-Gruppe und sollten heute, auch nach Auffassung von Dembo, mit zusätzlicher Chemotherapie behandelt werden. Entsprechende Untersuchungen laufen. Früher waren aber auch die High-risk-Fälle allein mit Ganzabdomen-Bestrahlung behandelt worden. Die mit dieser Therapie erzielten 5- und 10-Jahres-Überlebensraten sind in Abb. 3 dargestellt. Die 5-Jahres-Überlebensrate betrug in der Intermediate-risk-Gruppe 75 % und in der High-risk-Gruppe 32 %, die 10-Jahres-Überlebensrate in der Intermediate-risk-Gruppe 68 % und in der High-risk-Gruppe 19 %. Diese Ergebnisse, an einem großen Patientengut von 224 Patienten mit Intermediate-risk und 117 Patienten mit High-risk gewonnen, gehören zu den besten, die je berichtet wurden. Alle anderen Therapien haben sich daher mit die-

sen Ergebnissen zu messen. Eine multizentrische deutsche Studie von Lindner et al. (1990) brachte ähnliche Ergebnisse bei geringen Komplikationen (Tabelle 5). Auch hier sind die Unterteilung nach Stadium, Grading und Operationsradikalität

Tabelle 5. 5-Jahresüberlebensraten nach Ganzabdomenbestrahlung bei Patientinnen mit Ovarialkarzinom (n = 79), (Lindner et al.)

	einfaches Überleben	progressionsfreies Überleben
alle Fälle (n = 79)	66 ± 6 %	63 ± 6 %
Stadium FIGO I	85 ± 7 %	86 ± 7 %
Stadium FIGO II	64 ± 10 %	52 ± 10 %
Stadium FIGO III	34 ± 13 %	39 ± 13 %
G_1	93 ± 6 %	83 ± 11 %
G_2	61 ± 9 %	60 ± 9 %
G_3	58 ± 13 %	56 ± 11 %
R_0	70 ± 7 %	67 ± 7 %
R_1, R_2	40 ± 15 %	40 ± 15 %
Intermediate risk	78 ± 7 %	75 ± 7 %
High risk	22 ± 11 %	16 ± 10 %

vorgenommen und die Heilungsergebnisse dargestellt worden. Auf die Komplikationen werde ich später noch zurückkommen.

Konsolidations-Bestrahlung

Es gibt einige Studien über die Ganzabdomen-Bestrahlung nach erfolgreicher Chemotherapie (meist Platin-Kombinationen) und histologisch gesichertem NED bei SLO oder nach klinischer Vollremission ohne histo-pathologische Sicherung. Von diesen möchte ich 2 neuere aus dem Jahre 1988 herausgreifen (Tabelle 6).

Bemerkenswert ist die Untersuchung von Goldhirsch et al. (1988) an 45 Patientinnen mit histo-pathologisch kompletter Remission bei SLO, die in der Gruppe mit Ganzabdomen-Bestrahlung eine 3-Jahres-überlebensrate von 83 % und in der Gruppe ohne Nachbestrahlung nur von 49 % fanden. Nebenwirkungen dieser Ganzabdomen-Bestrahlung führten nicht nur zu Unterbrechungen, sondern in 17 % der Fälle sogar zum Abbruch der Bestrahlung. Als Konsolidations-Bestrahlung steht die Ganzabdomen-Bestrahlung allerdings in Konkurrenz zur Radionuklidanwendung, die sinnvoller, akut nicht toxisch und zeitlich weniger aufwendig ist. Voraussetzung ist allerdings, daß retroperitoneale Lymphknotenmetastasen bei der SLO ausgeschlossen bzw. entfernt wurden.

Salvage-Bestrahlung

Wenn nach Chemotherapie (meist Platin-Kombinationen) bei der SLO noch Tumorreste entdeckt werden, bzw. trotz Debulking-Operation zurückbleiben, so bestimmt deren Größe, wie bereits gesagt, das Schicksal der Patientin. Die Alternativen für die Behandlung sind Second- oder Third-Line-Chemotherapie oder Ganzabdomen Bestrahlung. Ungünstig ist, daß bei eingetretener Chemotherapie-Resistenz auch die Bestrahlung weniger wirksam ist. Wie Tabelle 7 zeigt, haben Patientinnen mit mikroskopischen Residuen bei SLO noch in 25 bis 48 % eine 2- bis 3-Jahres-überlebenschance. Bei makroskopisch erkennbaren Metastasen von unter 5 mm bis unter 2 cm tendiert die Überlebenschance gegen 0. Selbst hoch dosierte Ganzabdomen-Bestrahlungen mit Boosterung des Beckenbereiches bis 60–70 Gy und der Aortalregion bis 45 Gy bringen dann nur noch eine Überlebensrate von 18 % bei 2–3 Jahren Beobachtungszeit (Reddy et al. 1989). Fast alle Untersucher berichten über hohe Abbruchraten der Therapie, häufig wegen Knochenmarksdepression und/oder intestinalen Beschwerden, und hohe Spätkomplikationen durch Dünndarmobstruktion. Gerade die Darmobstruktion, die einen chirurgischen Eingriff erforderlich macht, ist ein ernstzunehmendes Ereignis. Die Frequenz hängt dabei einmal von der applizierten Dosis auf das

Tabelle 6. *Ovarialkarzinom:* Ganzabdomenbestrahlung als Consolidation nach Platin-Kombinationen und cpl. Remission (SLO/Klinisch)

Autoren Jahr	n	Remission	Gesamtdosis		n	2–3 JÜ	Toxizität	
							Abbruch	Komplikat.
Goldhirsch et al. 1988	45	histo-path. cpl.	30 Gy icl. re. Zwerchfell	mit Rad ohne Rad	21 24	83 % 49 %	17 %	4 % Malabs. 4 % AML
Green et al. 1988	24	histo-path. cpl. klinisch cpl.	20 Gy pelvic boost		10 14	75 %	8 %	4 % Fistel 4 % Ileus

Tabelle 7. Ovarialkarzinom: Ganzabdomen-Bestrahlung als Salvage-Therapie nach SLO

Autoren Jahr	n	Gesamt- dosis	Fraktionen Pause	n	Indika- tionen	2–3 JÜ	Toxizität	
							Abbruch	Komplikat.
Reddy et al. 1991	44	25 Gy + pelvic boost 60–70 Gy aort. 45 Gy	1–1,1 Gy boost 1,8 Gy	22 22	micro < 1 cm pelv. < 6 cm	48 % 18 %	11 %	18 % Darm 11 % Op.
Eifel et al. 1991	37	2 × 15 Gy Split course + boost	2 × 1 Gy/die nach 15 Gy 3 Wo. Pause	25 12	micro < 0,5 cm − < 2 cm	48 % 0 %	3 %	38 % Darm mit Ca, 0 Dünndarm
Hacker et al. 1985	30	30 Gy + pelvic boost bis 50 Gy	1,2 Gy abd. 1,8 Gy pelv.	16 6 8	micro < 5 mm 6– < 15 mm	25 % 33 % 0 %	30 %	30 % Op. bei Dünn- darmobstr.
Hainsworth et al. 1983	17	30 Gy (7 × mehr) + 20 Gy pelv. boost	1,2 Gy abd. od. 2 × 1 Gy split course	11 6	micro macro < 2 cm	27 % 0 %	41 %	

gesamte Abdomen und der zusätzlichen Dosis auf das kleine Becken ab, zum anderen aber auch von der Zahl und Radikalität vorausgegangener chirurgischer Eingriffe (Second-Look-Operation, evtl. Third-look-Operation, Lymphadenektomie), wie Whelan et al. aus dem PMH Toronto (1992) nachweisen konnten. Weiter muß deutlich unterschieden werden, ob die Darmobstruktion durch den Tumor selbst oder durch einen Strahlentherapieschaden bedingt ist. Wirft man beide Ereignisse in einen Topf, so beträgt nach Whelan et al. die Rate der Darmobstruktionen 33 %, während sie für einen Strahlenschaden ohne Tumorwachstum nur 10 % beträgt.

Paraortale Bestrahlung

Die paraortale Bestrahlung wird künftig größere Bedeutung erlangen, wenn die Konsequenzen aus der Chemotherapieresistenz der retroperitonealen Lymphknoten gezogen werden. Es ist daher auch vom Strahlentherapeuten die Forderung an den Operateur zu richten, künftig die retroperitonealen iliacalen und paraortalen Lymphknoten mit zu entfernen oder alternativ ein Lymphknoten-Sampling vorzunehmen. Weniger gut und nicht sicher genug ist das einfache Abtasten der Lymphknoten. Sind Lymphknoten befallen aber nicht entfernt worden, ist die Prognose sehr schlecht, da die Chemotherapie diese Lymphknoten nicht erreicht und andererseits Radiophosphor sich in ihnen kaum anreichert, ganz abgesehen davon, daß ein voll von Tumor durchsetzter Lymphknoten seine Speicherfähigkeit verloren hat. In einer älteren Arbeit aus dem Jahre 1976 konnte Kuipers zeigen, daß postoperativ eine Beckenbestrahlung mit zusätzlicher lumboaortaler Lymphknotenbestrahlung eine signifikant bessere Überlebensrate in den Stadien I und II gibt als die Beckenbestrahlung allein (Abb. 4). Wenn dagegen in den fortgeschrittenen Stadien III und IV die Patientinnen eine Ganzabdomen-Bestrahlung mit Becken-Dosiserhöhung erhielten, dann machte ein zusätzlicher Boost der lumboaortalen Lymphknoten keine besseren Ergebnisse

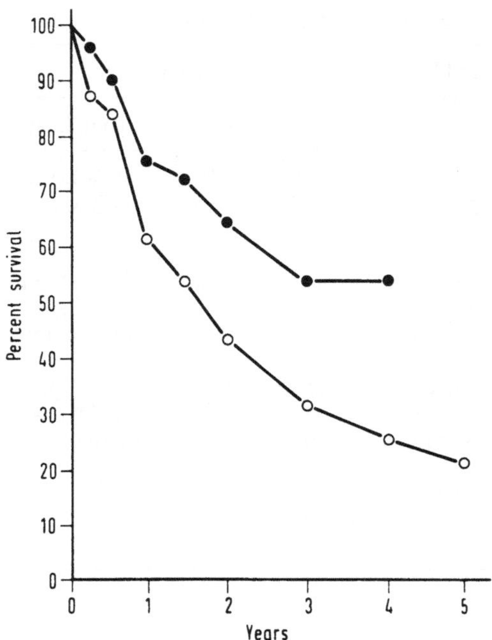

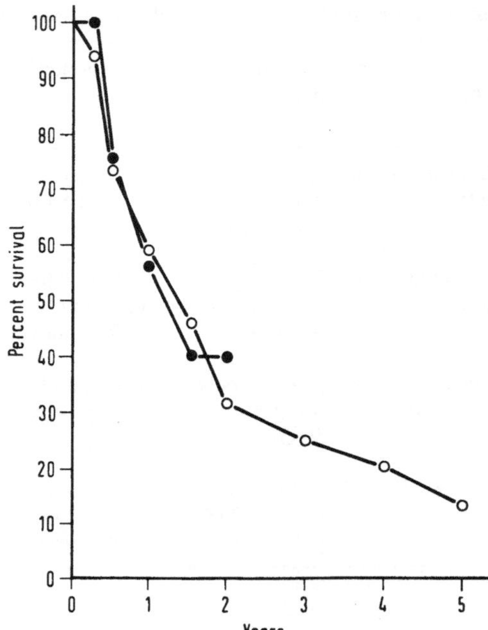

Abb. 4. Überlebenskurven von Patientinnen mit serösem Ovarialkarzinom.
Links: Überwiegend Stadien I und II. ○——○ Beckenbestrahlungen (100 Pat.). ●——● Bestrahlung von Becken und lumbo-aortalen LK (32 Pat.).

Rechts: Überwiegend Stadien III und IV. ●——● Ganzabdomen-Bestrahlung mit Boost der lumbo-aortalen LK (20 Pat.). ○——○ Ganzabdomen-Bestrahlung ohne Boost der lumbo-aortalen LK (71 Pat.) (Kuipers 1976)

als ohne Boost. Wir können also davon ausgehen, daß eine lumbo-aortale Lymphknotenbestrahlung bei belassenen Lymphknoten nur in den Anfangsstadien sinnvoll ist. Bei fortgeschrittenen Stadien bestimmt offensichtlich die intraperitoneale Ausdehnung und die Qualität der Ganzabdomen-Bestrahlung die Prognose.

Gießener Methode der kombinierten Radio-Chemotherapie

Aus der bisherigen Darstellung der Anwendung der Strahlentherapie beim Ovarialkarzinom werden Sie feststellen, daß die Bestrahlung (sowohl die intraperitoneale Nuklidanwendung als auch die Ganzabdomen-Bestrahlung) entweder als *alleinige* postoperative Maßnahme in Konkurrenz zur Chemotherapie eingesetzt wurden oder aber *nach* kompletter Chemotherapie je nach Befund der Second-Look-Operation als Konsolidations- oder als Salvage-Therapie. Erstaunlicherweise gibt es keine Versuche, die Bestrahlung als festen Bestandteil zwischen den Chemotherapiezyklen in den Anfang oder zumindest in die erste Hälfte der postoperativen Nachbehandlung zu integrieren. Wahrscheinlich sind dafür äußere organisatorische Gründe maßgebend, d. h. Schwierigkeiten in der Koordinierung, wenn bei diesem Therapiekonzept 2 Abteilungen zusammen arbeiten müssen. Demgegenüber bestand das Gießener Behandlungskonzept seit den 60er Jahren darin, nicht allein auf die Chemotherapie zu vertrauen, sondern auch die Strahlentherapie, wo sie sich bewährt hatte, voll zu integrieren.

Voraussetzungen

Dieses Therapiekonzept mußte das Patientengut, das nur zu einem Drittel im Haus operiert wird und überwiegend aus einem weiten Einzugsbereich mit operativen Abteilungen und sehr unterschiedlicher Operationsradikalität stammt, berücksichtigen. Neben den unterschiedlichen operativen Leistungen bezüglich der radikalen Tumorentfernung sind vor allem gefährliche Unterlassungen im intra-operativen Staging und in der Beschreibung der Tumorreste zu bemängeln. Die Folgen lassen sich drastisch an den relativen Stadienverteilungen aus den Universitäts-Frauenkliniken Freiburg und Gießen demonstrieren (Tabelle 8). Wir können davon ausgehen, daß beide Kliniken, die als Behandlungszentren in ihrer jeweiligen Großregion gelten, auch eine ähnliche relative Stadienverteilung beim Ovarialkarzinom haben. Der Unterschied ist aber, daß in Freiburg alle Patientinnen, die kein optimales operatives Staging aufweisen, nochmals nachoperiert werden, wodurch im hohen Maße fortgeschrittene Stadien erst entdeckt werden. Das führt dazu, daß in Freiburg nur 6,3 % Stadium I übrig bleiben im Gegensatz zu 34,8 % in Gießen. Daraus läßt sich schließen, daß in Gießen nur etwa jedes 5. als Stadium I klassifizier-

Tabelle 8. Relative Stadienverteilung der Ovarialkarzinome bei der Primäroperation in der UFK Freiburg 1977–84 nach Teufel (1986) und der UFK Gießen 1979–85 nach Vahrson und Dolzycki (1991)

| | UFK Feiburg | | UFK Gießen | |
	n	%	n	%
Stadium I	17	6,3	117	34,8
Stadium II	41	15,2	66	19,6
Stadium III	135	50,0	114	33,9
Stadium IV	77	28,5	39	11,6
Stadien I–IV	270	100	336	100

te Karzinom wirklich ein Stadium I ist und daß die übrigen $^4/_5$ nur auf Grund der strengen Richtlinien des Annual Report (im Zweifelsfalle zum niedrigeren Stadium hin) klassifiziert werden müssen.

Die häufigsten Pitfalls und Unterlassungen im notwendigen operativen Staging, die wir in Gießen registrierten, sind im folgenden in Form offener Fragen und als Aphorismen dargestellt.

Ovarialkarzinom: *Pitfalls bei Operation aus der Sicht des Strahlentherapeuten*
Querschnitt statt Medianschnitt!
„Lieber mit Medianschnitt am Strand als mit Pfannenstiel im Sarg"

Mangelhaftes Staging
bei begrenzten Tumoren:
Zytologie, Peritoneal Lavage?
PE's vom suspekten und vom unauffälligen Peritoneum?
Leberflächen, Zwerchfellkuppeln, Milz abgetastet?
Iliakale/paraortale LK getastet?
LK-Sampling/Lymphadenektomie?
Netzresektion?

Ungenügende Beschreibung und Zytoreduktion fortgeschrittener Tumoren:
Zugängliche Metastasen entfernt?   Wo? Wie groß? < 5 mm < 2 cm < ?
Chirurgische Hilfe zur Resektion von Darm-/Blasenmetastasen?
Primärtumorsuche an anderen Organen?
„Was intraoperativ versäumt wird, kann postoperativ nicht wieder aufgeholt werden!"

Mangelhafte Beschreibung
der Tumorresiduen:
Wo? Wie groß? < 5 mm < 2 cm < ?
Clip an einzelner Metastase?
Was könnte noch für die Nachbehandlung wichtig sein?

Die Klassifizierung zum Stadium I aufgrund ungenügender Operationsberichte bedeutet aber keineswegs auch eine entsprechende Behandlung in Gießen. Vielmehr betrachten wir Patientinnen mit ungenügender intraoperativer Diagnostik als High-risk-Fälle und führen sie risikogerecht und Prognose-orientiert einer entsprechenden kombinierten Behandlung zu.

Nur auf diese Weise können die sonst unvermeidlichen Rezidive weitgehend abgefangen werden. Schlechtes Staging bedeutet aber für den Patienten im Einzelfall mehr Therapie und unter Umständen unnötige Therapie. Nach diesem Patientengut und aus den genannten operativen Voraussetzungen ist die Gießener Therapie zu verstehen.

Tumormarker-Kontrolle

Bevor ich auf Einzelheiten der kombinierten Radio-Chemotherapie eingehe, möchte ich auf die Bedeutung des Tumormarkers CA 125 hinweisen, der bei den serösen Ovarialkarzinomen, dem größten Anteil der malignen Ovarialtumoren, nicht nur ein ausgezeichneter Verlaufsparameter sondern vor allem auch ein Erfolgsparameter für die jeweils verwendete Therapie darstellt. Gerade der 4 Wochen nach der Primäroperation erhobene (erhöhte) Markerwert stellt eine gute Korrelation zu der Operationsradikalität her und läßt sich jetzt bei einer multimodalen Therapie hervorragend zur Erfolgskontrolle der einzelnen Therapiemodalitäten heranziehen.

Wenn man die Ansprechrate der jeweiligen Therapiemaßnahme als Quotient

$$\frac{CA\,125 \text{ nach Therapie}}{CA\,125 \text{ vor Therapie}} = \text{Effektivität}$$

berechnet, dann bedeutet ein Quotient 1, daß durch die einzelne Therapiemaßnahme keine Tumorreduktion bewirkt wurde (no change), Werte unter 1 signalisieren Tumorreduktion und Werte über 1 Tumorprogression. Fortgeschrittene Tumoren z.B. im Stadium III c und postoperativem Tumormarker >1000 U/ml benötigen einen Quotienten von 0,5 oder weniger, wenn man mit 6–7 Therapieschritten in den Normbereich <35 U/ml kommen will, um eine deutliche Lebensverlängerung zu erreichen. Vergleicht man die 2-dimensionale Darstellung der Quotienten von 37

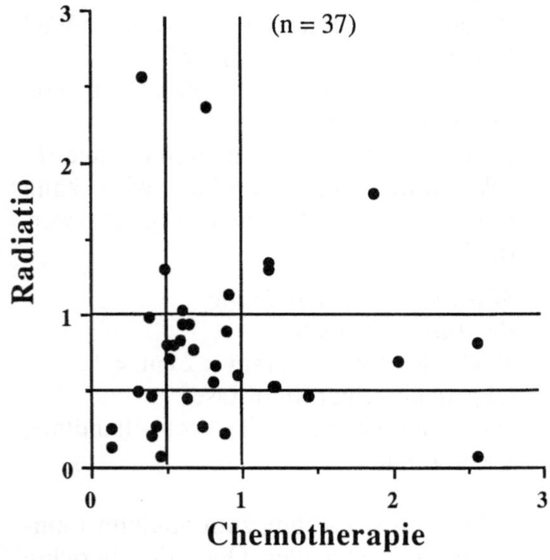

Abb. 5. CA 125-Quotienten unter Strahlen- und Chemotherapie von 37 Ovarialkarzinomen Stadien III und I (Münstedt u. Vahrson 1993)

Patientinnen in den Stadien III und IV nach kombinierter Radio-Chemotherapie, dann erkennt man unschwer, daß die Bestrahlung genauso effektiv ist wie die Chemotherapie (Abb. 5). Wir haben bei demselben Kollektiv auch die Abhängigkeit der Überlebenszeit vom CA 125-Quotienten untersucht (Abb. 6). Dabei wurde jeder Patientin jeweils ein Symbolpaar auf der Überlebenszeitachse zugeordnet, das die CA 125-Quotienten für Bestrahlung und für Chemotherapie darstellt.

Man erkennt, daß die Überlebenszeit der noch lebenden Patientinnen häufiger mit einem niedrigen CA 125-Quotienten für die Bestrahlung bei niedrigen bis sehr hohen Quotienten für die Chemotherapie einhergeht als umgekehrt. Auch mit Hilfe des Wilcoxon-Tests und des Long-Rank-Tests konnte ein Zusammenhang zwischen dem CA 125-Quotienten für Radiatio und der Überlebenszeit gefunden werden. Wurde bei der Analyse der Einfluß der Radiatio vernachlässigt, konnte zwischen dem CA 125-Quotienten für Chemotherapie und der Überlebenszeit kein Zusammenhang gefunden werden (Münstedt und Vahrson 1993).

Therapiepläne

Therapiepläne unterliegen laufenden Veränderungen, die den Erfahrungen und neuesten Erkenntnissen Rechnung tragen. Die auf den Tabellen 9–11 angeführten Therapieschritte stellen eine Vereinfachung gegenüber früheren Publikationen dar (Vahrson und Dolzycki 1991, Vahrson et al. 1991, Li und Vahrson 1992). Im Stadium Ia G1 und Ib G1 ist bei kompletter BSOH, Netzresektion, Lymphknotenexploration/-exstirption/-sampling und negativer Zytologie keine postoperative Nachbehandlung erforderlich. Da meist eine bis mehrere dieser operativen Vorbedingungen fehlen, sind wir gezwungen, ebenso wie auch in Stadium Ia G2, G3 und im Sta-

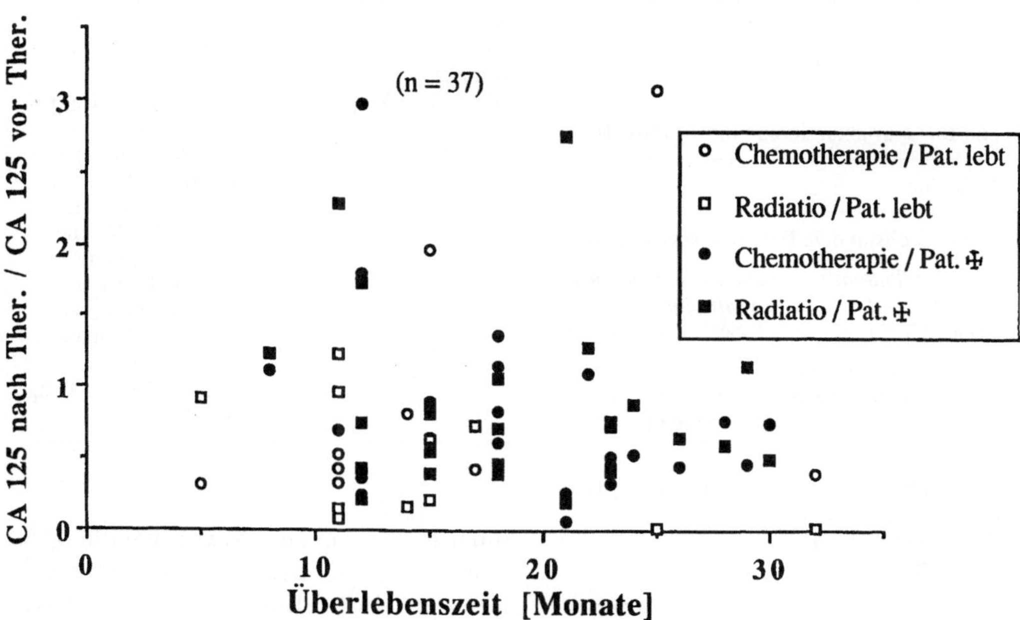

Abb. 6. Überlebenszeit in Abhängigkeit vom CA-125-Quotienten unter Strahlen- und Chemotherapie von 37 Ovarialkarzinomen Stadien III und IV (Ein Symbolpaar pro Patient) (Münstedt u. Vahrson 1993)

Tabelle 9. Ovarialkarzinom Stadien I a b c, II a

Therapiepläne

Operation: Vollständige BSOH + Netzresektion

I a b.: (Nur bei G1 und optimalem operativen
Staging Verzicht auf Nachbehandlung)

Intraperitoneale Isotopeninstallation:
15–16,5 mCi 32-P i.p.
am 8. Tag post instillationem:
Cyclophosphamid-Stoß
60 mg/kg KG

I c, II a: (Prognoseabhängige Nachbehandlung)

Intraperitoneale Isotopeninstallation:
15–16,5 mCi 32-P
am 8. Tag post instillationem:
Cyclophosphamid-Stoß
60 mg/kg KG

Bestrahlung:
30 Gy HD Photonen
auf das Becken, aufgefüllt
mit 2 × 10 Gy OD HDR-AL
per Vaginalrohr

Nachbehandlung mit 3–6 PEC-Zyklen
50 mg/m^2 cis-Platin
60 mg/m^2 Epirubicin   Tag 1
500 mg/m^2 Cyclophosphamid

Tabelle 10. Ovarialkarzinom Stadien II b c, III a b

Therapieplan

Operation: Vollständige BSOH + Netzresektion

Isotopen-Instillation:	*alternativ: Openfield-*
15–16,5 mCi 32-P	*Bestrahlung*
75–100 mCi Y-90	1. Serie à 15 Gy HD

Chemotherapie:
Induktions-Stoßbehandlung mit
60 mg/kg Cyclophosphamid

Bestrahlung:
30 Gy HD Photonen   2. Serie à 15 Gy HD
auf das Becken, aufgefüllt
mit 2 × 10 Gy OD HDR-AL
per Vaginalrohr

Nachbehandlung mit 6 PEC-Zyklen
50 mg/m^2 cis-Platin
60 mg/m^2 Epirubicin   Tag 1
500 mg/m^2 Cyclophosphamid

Tabelle 11. Ovarialkarzinom Stadien III c (grob-
knotige Aussaat) und IV

Therapieplan

Operation: Möglichst vollständige BSOH + Netz-
resektion-Tumorreduktion (Probe-
laparotomie)

Bestrahlung:
Openfield bis 30 Gy HD

1. Serie à 15 Gy
Chemotherapie:
Induktions-Stoßbehandlung mit
60 mg/kg Cyclophosphamid

2. Serie à 15 Gy
6–8 PEC-Zyklen
50 mg/m^2 cis-Platin
60 mg/m^2 Epirubicin   Tag 1
500 mg/m^2 Cyclophosphamid

evtl. Second-look-Operation
(Nur nach unvollständiger Primär-
operation/Tumormarker-Normalisie-
rung)

Second-look-Laparoskopie

Tumorrest:	
R0: keine weitere Therapie	R macro > 5 mm < 2 mm <:
R mikro: TNF i.p. oder 16–16,5 mCi 32-P i.p.	Second line Chemo-therapie (palliativ) Treosulfan 6 g/m^2
R makro < 5 mm: 100 mCi 90-Y i.p.	als Infusion oder 1 500 mg oral Tag 1–7 oder Ministoß-Therapie mit wahlweise 30 mg Epirubicin jeweils 1 × /Woche 30 mg cis-Platin als Kurzinfusion 100 mg Carboplat über viele Monate oder Etoposid oral 200 mg Tag 1–5

dium I b G2, G3 eine Nachbehandlung zu
empfehlen, die meist in der intraperitonealen Instillation von P-32-Kolloid
(15–16,5 mCi) besteht und mit einem einmaligen Cyclophosphamid-Stoß (60 mg/kg
KG) am 8. Tag nach Instillation kombi-

niert wird (Tabelle 9). Weitere Chemotherapie ist in diesen frühen Stadien – unabhängig von der Histologie – nicht erforderlich. Im Stadium I c wurden früher 2 intraperitoneale Radiogold-Instillationen von je 100–150 mCi gegeben, womit die weitere intraperitoneale Ausbreitung mit großer Zuverlässigkeit beendet wurde. Leider konnten wir damit nicht verhindern, daß einige Rezidive extraperitoneal im Operationsgebiet zwischen Douglas und Scheidenstumpf auftraten, die nur durch die operative Verschleppung von Zellen erklärbar sind, die durch die Peritonealisierung des Wundgebietes außer Reichweite der Radionuklid-Elektronenstrahlung kamen. Wir haben daher die zweite Radionuklid-Instillation seit langem durch eine Perkutanbestrahlung des kleinen Beckens ersetzt.

Da sich im Stadium I c unseres Giessener Patientengutes eine große Dunkelziffer von Stadien III a verbirgt, mußten wir viele dieser Patientinnen noch mit zusätzlichen 6 PEC-Kombinations-Chemotherapien belasten, ebenso wie das Stadium II a.

Die Stadien II b und II c sowie III a und III b bedürfen der kombinierten Radio-Chemotherapie (Tabelle 10), wobei je nach Tumorresiduen und ihrem Sitz die Kombination Radiophosphor und Beckenbestrahlung oder die Open-field-Bestrahlung mit 6 PEC-Zyklen alternierend gegeben wird. Dabei werden sowohl zwischen Radiophosphor und Beckenbestrahlung als auch zwischen den beiden Open-field-Serien à 15 Gy jeweils ein Cyclophosphamid-Stoß oder eine PEC-Kombinations-Chemotherapie eingefügt.

Bei allen bisher angeführten Stadien wäre bei Intermediate-Risk entsprechend den Erfahrungen des PMH Toronto bei optimalem operativen Staging eine alleinige Open-field-Beckenbestrahlung möglich, doch hatten wir bisher nur wenige Fälle so behandeln können, weil diese Voraussetzung fehlte.

Die Stadien III c und IV sind wegen ihrer schlechten Prognose – unabhängig von der histologischen Differenzierung – ein therapeutisches Problem. Hier sind Chemo- und Strahlentherapie in gleicher Weise gefordert (Tabelle 11). Wer auf die Bestrahlung bei diesen Stadien verzichtet, halbiert mindestens die therapeutischen Möglichkeiten, wie wir anhand des CA-125-Quotienten auf den Abb. 5 und 6 zeigen konnten.

Die auf der Tabelle 11 dargestellten Therapiemaßnahmen müssen in etwa der Hälfte der Fälle modifiziert werden: bei starker Ascitesbildung ist Open-field-Bestrahlung zunächst unmöglich wegen des sich laufend ändernden Bauchdurchmessers und der beschwerlichen Bauchlagerung für das Rücken-Bestrahlungsfeld. Stattdessen sind zunächst systemische und lokale Chemotherapie bis zum Sistieren des Ascites erforderlich. Auch Unverträglichkeiten von Chemo- oder Strahlentherapie erfordern Modifikationen. Die Radioisotopen-Instillation in kurativer oder palliativer Absicht ist erst nach Erreichen von Ro oder R mikro bis R makro <5 mm sinnvoll, wobei die Radioyttrium-Instillation wegen der etwas größeren Reichweite der Elektronenstrahlung vorzuziehen ist. Mit ihr konkurriert die Second-line-Chemotherapie, die empirisch gefunden werden muß und wenig belastend sein soll. Allerdings sind die Chancen der Second-line-Therapie mäßig, wenn die Giessener Kombinationstherapie nur zur Teilremission führte.

Das Stadium III c mit R >2 cm nach Debulking gilt als inkurabel, d. h. Chemotherapie oder Bestrahlung allein sind nicht in der Lage, eine Vollremission als Voraussetzung für eine Heilung herbeizuführen. Gerade deshalb haben wir in diesem Stadium die kombinierte Radio-Chemotherapie kompromißlos ausgeführt, um eine Verlängerung der Überlebenszeit zu erzwingen.

Tabelle 12. Ovarialkarzinom Stadien I–IV: 3- und 5-Jahresüberlebensraten bei 336 Pat. nach Radio-Chemotherapie 1979–1985 an der UFK Gießen

Stadien	behand. Pat.	%	3-J-Überlebensr.		5-J-Überlebensr.	
I	117	34,8 %	102	87 %	85	73 %
II	66	19,6 %	38	58 %	26	39 %
III	114	33,9 %	29	25 %	21	18 %
IV	39	11,6 %	7	18 %	3	8 %
I–IV	336	100 %	176	52 %	135	40 %

Heilungsergebnisse

Im Berichtszeitraum 1979–1985 wurden 336 primäre epitheliale Ovarialkarzinome am ZFG Giessen behandelt, davon waren 201 seröse Karzinome. Das Durchschnittsalter der Patientinnen betrug 58 Jahre, die jüngste war 25, die älteste 83 Jahre. 16 % der behandelten Patientinnen waren über 70 Jahre alt.

Die Tabelle 12 zeigt die 5-Jahresüberlebensraten der ZFG Giessen (5 JÜ), die entsprechend den strengen Regeln im Annual Report Band 21 publiziert wurden (Vahrson et al. 1991):

$$\frac{5 \text{ Jahre Überlebende}}{\text{Behandelte Patientinnen}} \triangleq 5\text{-JÜ in }\%$$

Unberücksichtigt bleibt dabei, ob eine komplette oder inkomplette Therapie ausgeführt werden konnte und ob die Patientinnen am Tumorleiden oder interkurrent verstarben. Die gesamte 5-JÜ ist 40,2 %.

Die mäßige 5-JÜ im Stadium II von 39,4 % ist Ausdruck einer relativ hohen Dunkelziffer von enthaltenen Stadien III. Die 5-JÜ im Stadium III (alle Histologien) beträgt 18 %. In Abb. 7 wurden die Überlebensraten für alle Histologien und in Abb. 8 für die serösen Karzinome im Stadium III aufgeschlüsselt nach Untergruppen und Residuen bei Primäroperation. Aus den 5-JÜ von 18 % bzw. 19 % ergibt sich kein Unterschied zwischen nicht serösen und serösen Tumoren, d. h. in diesem Stadium spielt die Histologie keine Rolle für die Überlebensrate. Entscheidend ist neben dem Status bei Primäroperation vor allem die Radikalität der Tumorentfernung. Das Stadium IIIc

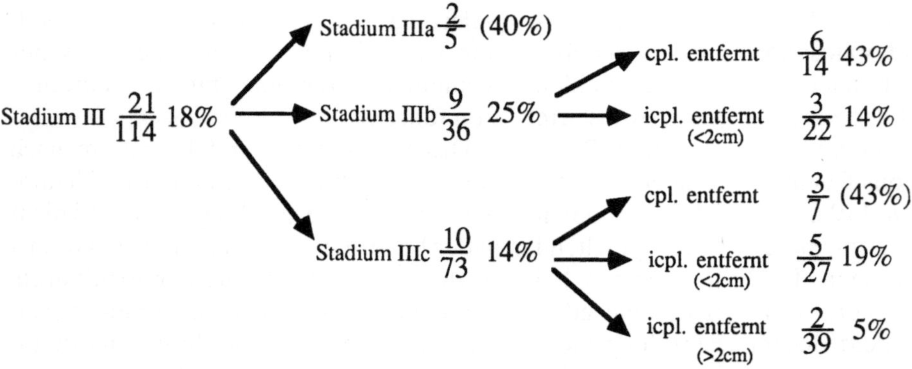

Abb. 7. Ovarialkarzinome im Stadium III (alle Histologien). 5-Jahresüberlebensraten von 114 Patientinnen nach Radio-Chemotherapie 1979–85 nach Untergruppen und Tumorresiduen (ZFG Gießen)

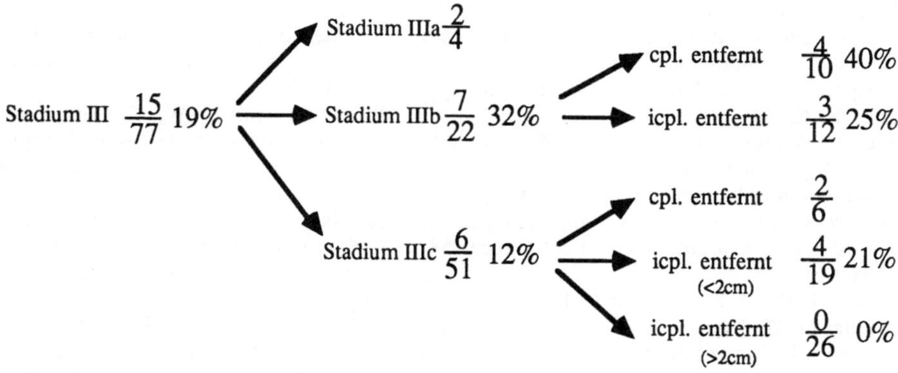

Abb. 8. Seröse Ovarialkarzinome im Stadium III. 5-Jahresüberlebensraten von 77 Patientinnen nach Radio-Chemotherapie 1979–85 nach Untergruppen und Tumorresiduen (ZFG Gießen)

„komplett entfernt" hat dann mit 43% dasselbe Heilungsergebnis wie Stadium III a und Stadium III b „komplett entfernt" (wenn wir den Fehler der kleinen Zahl unberücksichtigt lassen). Aber auch das Stadium III c „inkomplett entfernt R >2 cm" ist nicht völlig inkurabel. 2 Patientinnen von 39 (5%) überlebten 5 Jahre. Das waren keine serösen Tumoren sondern ein undifferenzierter und ein endometrioider Tumor.

Zusammenfassung

Die Bestrahlung leistet einen unverzichtbaren Beitrag zu den Heilungsergebnissen aller Stadien des Ovarialkarzinoms. Während in der Literatur die Bestrahlungsmöglichkeiten entweder als einzige postoperative Therapie anstelle einer Chemotherapie oder nach Abschluß der Chemotherapie als Konsolidations- oder Salvage-Bestrahlung angewendet wird, hat sich in Giessen die kombinierte Radio-Chemotherapie bewährt, bei der die Bestrahlung in die erste Hälfte der Nachbehandlung integriert wird.

Ein gezielter Einsatz der beiden Therapiemodalitäten und bessere Heilungsergebnisse sind nur möglich, wenn das intra-operative Staging verbessert und die Operationsradikalität gesteigert werden kann.

Literatur

Burghardt E, Lahousen M, Stettner H (1990) Die operative Behandlung des Ovarialkarzinoms. Geburtsh Frauenheilk 50:670–677

Currie JL, Bagne F, Harris C, Sullivan DL, Surwit EA, Wilkinson RH, Creasman WT (1981) Radioactive chromic suspension: Studies on distribution, dose absorption, an effective therapeutic radiation in phantoms, dogs and patients. Gynecol Oncol 12:193–218

Dembo AJ, Bush RS, Beale FA, Bean HA, Pringle JF, Sturgeon J, Reid JG (1979) Ovarian carcinoma: Improved survival following abdominopelvic irradiation in patients with a completed pelvic operation. Am J Obstet Gynec 134:793

Dembo AJ (1985) Abdominopelvic radiotherapy in ovarian cancer. Cancer 55:2285–2290

Dembo AJ (1992) Epithelial ovarian cancer: The role of radiotherapy. Int J Radiat Oncol Biol Phys 22:835–845

Dvoretzky PM, Richards KA, Angel C, Rabinowitz L, Stoler MH, Beecham JB, Bonfiglio TA (1988) Distribution of disease at autopsy in 100 women with ovarian cancer. Hum Pathol 19:57–63

Eifel PJ, Gershenson DM, Delclos L, Wharton JT, Peters LJ (1991) Twice-daily, split-course abdominopelvic radiation therapy after chemotherapy and positive second-look laparotomy for epithelial ovarian cancer. Int J Radiat Oncol Biol Phys 21:1013–1018

Goldhirsch A, Greiner R, Dreher E et al. (1988) Treatment of advanced ovarian cancer with surgery, chemotherapy, and consolidation of response by whole-abdominal radiotherapy. Cancer 62:40–47

Green JA, Warenius HM, Errington RD, Myint S, Spearing G, Slater AJ (1988) Sequential cisplatin/cyclophosphamide chemotherapy and abdominopelvic radiotherapy in the management of advanced ovarian cancer. Br J Cancer 58:635–639

Hacker NF, Berek JS, Burnison CM, Heintz APM, Juillard GJF, Lagasse LD (1985) Whole abdominal radiation as salvage therapy for epithelial ovarian cancer. Obstet Gynecol 65:60–66

Hainsworth JD, Malcolm A, Johnson DH, Burnett LS, Jones III HW, Greco FA (1983) Advanced minimal residual ovarian carcinoma: Abdominopelvic irradiation following combination chemotherapy. Obstet Gynecol 61:619–623

Jones JC (1961) II. Calculation of tissue dosage. Brit J Radiol 34:2596–2598

Kaesemann H, Caffier H, Rotte K (1989) Adjuvante Nachbehandlung des „kleinen“ Ovarialkarzinoms (FIGO I): Chemotherapie versus Radiogoldbehandlung. Arch Gynecol Obstet 245:622–623

Klaassen D, Shelley W, Starreveld A et al. (1988) Early stage ovarian cancer: A randomized clinical trial comparing whole abdominal radiotherapy, Melphalan, and intraperitoneal chromic phosphate: A National Cancer Institute of Canada clinical trials group report. J Clin Oncol 6:1254–1263

Kolstad P, Davy M, Hoeg (1977) Individualized treatment of ovarian cancer. Am J Obstet Gynecol 128:617

Kuipers T (1976) Report on treatment of cancer of the ovary. Brit J Radiol 49:526

Li L, Vahrson H (1992) Investigations on T4 and T8 lymphocytes in patients with stage III and IV ovarian cancer under radiochemotherapy. Onkologie 15:498–501

Lindner H, Willich N, Atzinger A, Schubert-Fritschle G (1990) Die postoperative adjuvante Ganzabdomenbestrahlung beim Ovarialkarzinom. Onkologie 13:260–267

Müller JH (1956) Zur Dosimetrie des intraperitoneal applizierten kolloidalen Radiogolds (Au198) mit spezieller Berücksichtigung der Neutronen-Aktivationsanalyse. Strahlentherapie Sdbd 34:177

Münstedt K, Vahrson H (1993) Stellenwert der kombinierten Nachbehandlung des fortgeschrittenen Ovarialkarzinoms. Berichte Gynäk Geburtsh 130:696 [Abstr.]

Potter ME, Partridge EE, Shingleton HM, Soong SJ, Kim RY, Hatch KD, Austin JM (1989) Intraperitoneal chromic phosphate in ovarian cancer: Risks and benefits. Gynecol Oncol 32:314–318

Reddy S, Hartsel W, Graham J et al. (1989) Whole-abdomen radiation therapy in ovarian carcinoma. Its role as a salvage therapeutic modality. Gynecol Oncol 35:307–313

Remberger K (1984) Pathologische Anatomie der Ovarialkarzinome und die Kriterien der Malignität. Verh Dtsch Krebsges 5:671–682

Rogers L, Varia M, Halle J, Freddo J, O'Keefe T, Fowler W (1990) Following second-look laparotomy for epithelial ovariancancer. Int J Radiat Oncol Biol Phys 19 (Suppl. 1):167–168 [Abstr.]

Soper JT, Wilkinson RH, Bandy LC, Clarke-Pearson DL, Creasman WT (1987) Intraperitoneal chromic phosphate P32 as salvage therapy for persistent carcinoma of the ovary after surgical restaging. Am J Obstet Gynecol 156:1153–1158

Soper JT, Berchuck A, Clarke Pearson DL (1991) Adjuvant intraperitoneal chromic phosphate therapy for women with apparent early ovarian carcinoma who have not undergone comprehensive surgical staging. Cancer 68:725–729

Teufel H (1986) Primäre operative Therapie maligner Ovarialtumoren. In: Pfleiderer A (Hrsg.) Maligne Tumoren der Ovarien. Beihefte Z Geburtsh Perinat 23:159

Vahrson H, Künzel W, Dolzycki E (1991) Carcinoma of the ovary combined tables of the individual institutions. Annual report on the results of treatment in gynecological cancer Vol. 21. Int J Gynec Obstet 36 (Suppl):257–277

Vahrson H, Dolzycki E (1991) Management and results of integrated radio-chemotherapy in advanced ovarian cancer. 7th Internat. ESGO-meeting, Venice 14.–18. 04. 91

Vahrson H, Li L, Pralle H (1991) Immunologische Untersuchungen bei Patientinnen mit Ovarialkarzinom unter Radio-Chemotherapie. I. Untersuchung der Lymphozytensubpopulationen. Strahlenth Onkol 167:643–650

Varia M, Rosenman J, Venkatraman S et al. (1988) Intraperitoneal chromic phosphate therapy after second-look laparotomy for ovarian cancer. Cancer 61:919–927

Vergote IB, Vergote-de Vos LN, Abeler VM, Aas M, Lindegaard MW, Kjorstad KE, Tropé CG (1992) Randomized trial comparing cisplatin with radioactive phosphorus or whole abdomen irradiation as adjuvant treatment of ovarian cancer. Cancer 69:741–749

Walton LA, Yadusky A, Rubinstein L (1991) Intraperitoneal radioactive phosphate in early ovarian carcinoma: An analysis of complications. Int J Radiat Oncol Biol Phys 20:939–944

Whelan TJ, Dembo AJ, Bush RS et al. (1992) Complications of whole abdominal and pelvic radiotherapy following chemotherapy for advanced ovarian cancer. Int Radiat Oncol Biol Phys 20:853–858

Young RC, Walton LA, Ellenberg SS et al. (1990) Adjuvant therapy in stage I and stage II epithelial ovarian cancer. Results of two prospective randomized trials. New Engl J Med 322: 1021–1027

Stellenwert der Second-look-Operation (SL-OP) beim Ovarialkarzinom

V. Möbus, U. Ulrich und R. Kreienberg

> **MERKE:**
>
> 1. Bis vor wenigen Jahren bestand das Therapiekonzept beim fortgeschrittenen Ovarialkarzinom in der primären Operation, der über 6 Monate dauernden adjuvanten Chemotherapie und der Second-look-Laparotomie. Die Second-look-Laparotomie gehört heute nicht mehr obligat in dieses Therapiekonzept.
>
> 2. Die Indikationen zur Second-look-Laparotomie werden derzeit kontrovers diskutiert.
>
> 3. Primäre Indikationen zur Durchführung der Second-look-Laparotomie sind derzeit
>   a) im Rahmen klinischer Studien, zur Überprüfung der Effektivität neuer adjuvanter Therapiekonzepte, zur Festlegung der Ausgangssituation bei der Erprobung neuer Second-line-Chemotherapien, bzw. neuer therapeutischer Ansätze, wie zum Beispiel der Immuntherapie.
>   b) Durchführung eines sekundären Debulkings, gegebenenfalls unter Einschluß einer sekundären Lymphonodektomie bei primär eingeschränkter Operabilität.
>
> 4. Es ist wichtig darauf hinzuweisen, daß die makroskopische und mikroskopische Tumorfreiheit bei Patientinnen mit Ovarialkarzinom nur durch die Second-look-Laparotomie bzw. Second-look-Laparoskopie (Biopsie/histologische Untersuchung) erreicht werden kann. Die konsequente Tumormarkeruntersuchung (zum Beispiel CA 125) oder bildgebende Verfahren (CT, NMR, Ultraschall) reichen zu einer solchen Beurteilung nicht aus. Aus diesem Grunde ist in allen Fällen, in denen die Sicherung einer makroskopischen oder mikroskopischen Tumorfreiheit für die Patientin oder die klinische Fragestellung von Bedeutung ist, eine Second-look-Laparotomie weiterhin erforderlich.

Die SL-OP wird seit nunmehr 25 Jahren in der Behandlung des Ovarialkarzinomes angewandt und hat viel zum biologischen Verständnis dieses Tumors beigetragen. Ihren festen Stellenwert im Behandlungskonzept des Ovarialkarzinomes hat sie aber verloren. Die Argumente pro und contra sind oft nicht frei von emotionalen Untertönen, so daß eine Neubewertung erforderlich scheint.

Die SL-OP wurde zu ihren Anfangszeiten sowohl aus diagnostischer wie aus therapeutischer Indikation durchgeführt, in der letzten Dekade aber mehrheitlich aus erstgenannter Indikation. Die Notwendigkeit zur diagnostischen SL-OP ergibt sich daraus, daß eine Objektivierung des Krankheitsstatus nach Abschluß der Primärtherapie (möglichst radikale OP, gefolgt von 6 Zyklen Chemotherapie) mittels klinisch/radiologischer Methoden nur unzulänglich möglich ist. Diese Aussage ist trotz enormer Fortschritte in der apparativen und biochemischen Diagnostik unverändert gültig. Durch die Objektivierung des Tumorstatus bezweckt man zum einen, Patientinnen in histopathologischer Komplettremission (pCR) eine unnütze Fortführung der Chemotherapie zu ersparen sowie die Prognose von Patientinnen mit nachgewiesenem Resttumor durch die Möglichkeit des sekundären Debulking und die frühzeitige Umsetzung auf eine second-line-Chemotherapie zu verbessern. Diese Erwartungen haben sich leider nur eingeschränkt erfüllt.

F. N. Rutledge (1989) berichtet die Ergebnisse von 246 SL-OP's, die aus rein diagnostischer Indikation bei Patientinnen des primären Stadiums FIGO III oder IV durchgeführt wurden. Makroskopischer Tumor wurde in 45 % der Fälle, mikroskopischer Tumor in 20 % der Fälle gefunden. Nur 35 % der Patientinnen waren in histopathologischer Komplettremission. Copeland et al. (1985) sowie die überwiegende Mehrheit vorliegender Untersuchungen berichten ähnliche Ergebnisse [vgl. 3, 4]. Breite Übereinstimmung besteht auch darin, daß sich die Überlebenskurven von Patientinnen mit histopathologischer Komplettremission und mit mikroskopischen Tumorresten nicht signifikant voneinander unterscheiden [5]. Dieser Sachverhalt verwundert auf den ersten Blick, kann aber durch verschiedene Umstände erklärt werden. Bei Patientinnen mit histopathologischer Komplettremission haben wir immer einen unklaren Prozentsatz falsch negativer Ergebnisse. Für intraoperativ makroskopisch tumorfreie Patientinnen konnte ein Zusammenhang zwischen der Anzahl repräsentativer Gewebeentnahmen und nachgewiesenem mikroskopischen Befall gezeigt werden. Ein Großteil der Rezidive liegt zudem retroperitoneal. Dies erklärt, daß in Abhängigkeit von der Nachbeobachtungszeit für das Kollektiv der intraperitoneal tumorfreien Patientinnen in 20 bis 50 %! der Fälle Rezidive beobachtet werden [6]. Der Nachweis mikroskopischer Tumorzellverbände erlaubt nur eine bedingte Aussage zur Vitalität der Zellen. Diese können prinzipiell auch durch die wiedergewonnene Immunkompetenz des Wirtes sekundär zerstört werden. Immunologisch kennen wir zudem das Phänomen der langjährigen „dormancy" von Tumorzellen, die erst nach Jahren wieder in die aktive Phase des Zellzyklus eintreten. Zusätzlich erhält das Kollektiv mikroskopisch positiver Patientinnen, im Gegensatz zu den Frauen in histopathologischer CR, mehrheitlich eine second-line Therapie.

Die Prognose von Patientinnen mit makroskopischen Tumorresten zum Zeitpunkt der SL-OP ist unverändert nahezu hoffnungslos. In Ermangelung einer effektiven „second-line-Therapie" versterben diese Frauen meistens nach wenigen Monaten bis Jahren. Strittig diskutiert wird aber weiterhin in der Literatur, ob das Subkollektiv der Frauen mit radikalem makroskopischen Debulking zum Zeitpunkt der SL-OP von diesem Eingriff profitiert. Eine Reihe von Autoren wie Berek et al. (1983), Davidson et al. (1990), Hoskins et al. (1989) oder Potter et al. (1992) bejahen diese Möglichkeit. Auch Lippmann et al. (1988) finden ein 5-Jahres-Überleben von 14/27! sekundär radikal operierten Frauen, während alle Frauen ohne die Möglichkeit einer radikalen Tumorreduktion drei Jahre nach der SL-OP ausnahmslos verstorben waren. Bei der Wertung dieser Ergebnisse ist aber zu berücksichtigen, daß nur 20–35 % der makroskopisch tumorpositiven Frauen radikal operiert werden können. Andere Autoren können diese positiven Ergebnisse nicht bestätigen [11, 12, 13]. Bedauerlicherweise werden weder die positiven noch die negativen Berichte dahingehend analysiert, ob vom sekundären Debulking nur die primär nicht radikal operierten Patientinnen oder auch Frauen mit stattgefundener Progredienz unter first-line-Chemotherapie profitieren.

Nicht nur Miller et al. (1992) stellen anhand der Analyse ihrer Ergebnisse die Frage, welcher Benefit den Patientinnen von der Durchführung der SL-OP zugute kommt. Nur 47% ihrer Patientinnen mit histopathologischer Komplettremission bleiben langfristig rezidivfrei. Zu Recht bemerken sie, daß es zum Absetzen der Chemotherapie unter klinischer Komplettremission keiner SL-OP bedarf. Von 57 Patientinnen mit mikroskopischem oder makroskopischem Tumorrest sind langfristig nur 7 Frauen NED, die zum Zeitpunkt der SL-OP ausnahmslos nur mikroskopische Tumorreste aufwiesen. Ob diese 7 Frauen nur aufgrund der durchgeführten second-line-Therapie langfristig überlebt und damit von der SL-OP profitiert haben, kann nicht verbindlich beantwortet werden.

Ergebnisse wie diese haben die Indikation zur SL-OP zunehmend relativiert und führen zu den Fragen, welchen Frauen die SL-OP erspart werden kann und ob nicht-invasive Methoden die SL-OP ersetzen können.

Eine Literaturübersicht von F. Rutledge [1] zeigt, daß in den frühen Stadien FIGO I und II im Durchschnitt 78% der Patientinnen in der histopathologischen Komplettremission sind, hiervon werden nur 7% erneut progredient. Dieser günstige Verlauf verbietet eine SL-OP in den frühen Stadien, außer daß die Patientin aufgrund eines intraoperativen Zufallsbefundes primär nicht radikal operiert wurde oder kein exaktes Staging vorliegt.

Auch Patientinnen mit primärer Lungen- und Leberfilialisierung (FIGO IV) sollten außerhalb von Studienbedingungen keiner SL-OP zugeführt werden. Hier wird trotz klinischer CR der weitere Verlauf häufig durch die rezidivierende viscerale Metastasierung terminiert. Potter et al. (1992) fanden bei allen Patientinnen eine erneute Progredienz nach pCR, Davidson et al. (1990) konnten die klinische Komplettremission nur in $^1/_7$ Fällen histopathologisch bestätigen.

An Versuchen, die Notwendigkeit der Laparotomie zur Objektivierung des Krankheitsstatus durch nicht invasive Methoden zu relativieren, hat es nicht gemangelt. Weder CT [14] noch Immunszintigraphie verfügen über eine ausreichende Sensitivität. Die Bestimmung des Tumormarkers CA-125 ermöglicht nur bei einer begrenzten Anzahl von Patientinnen die Vermeidung der SL-OP. Verschiedene Autoren konnten zeigen [15, 16], daß ein über 35 U/ml erhöhter CA-125 Wert mit Tumorpersistenz verbunden ist. Ein im Normbereich liegender Tumormarker erlaubt hingegen keine Einschätzung des Krankheitsstatus. Die Rate an falsch-negativen Ergebnissen liegt hier durchschnittlich um 50% [15, 16, 17].

Der Stellenwert der SL-Laparoskopie muß sicherlich neu überdacht werden. Aufgrund intraoperativer Komplikationen und eines in früheren Jahren berichteten hohen Anteiles falsch-negativer Ergebnisse von bis zu 50% [18] hat sie bis heute nur eine marginale Bedeutung. Verbesserte Techniken (Laparoskopie im künstlichen Ascites) und verbesserte bildgebende Verfahren sollten nicht unberücksichtigt bleiben. Bei laparoskopischem Nachweis einer diffusen kleinknotigen Peritonealcarcinose könnte diesen Frauen zumindest die Laparotomie erspart bleiben. Problematisch bleibt hingegen die laparoskopische Beurteilung des retroperitonealen Situs. Wir halten fest, daß zur möglichst objektiven Beurteilung des Krankheitsstatus die Laparotomie weiterhin die Methode der ersten Wahl bleibt.

Da der klinische Verlauf durch den second-look-Befund und die sich daran anschließende second-line-Therapie nur fraglich positiv beeinflußt wird, könnte man daraus die Schlußfolgerung ziehen, daß in Ermangelung effektiver second-line-Therapien der Verlauf des Ovarialkarzinomes nach Abschluß der Primärbehandlung schicksalhafter Natur ist. Die SL-OP vermag dann zwar aufgrund des vorgefundenen intraoperativen Situs die weitere Prognose vorauszusagen, nicht jedoch den Krankheitsverlauf zu beeinflussen. Im Interesse der Lebensqualität der Patientinnen wäre dieser Eingriff daher nicht vertretbar.

Wir vertreten hingegen eine andere Position. Wir glauben, daß die Diskussion um die Indikation der SL-OP nicht den Kern des Problems trifft. Durch die Einführung platinhaltiger Kombinationsschemata konnte zwar die Überlebensdauer der Patientin im Durchschnitt verdoppelt werden, ein signifikanter Einfluß auf den Prozentsatz an Dauerheilungen ließ sich hingegen nicht belegen. Bei der weiterhin sehr schlechten Prognose des Ovarialkarzinomes hat die Überprüfung neuer Therapiekonzepte vorrangige Priorität. Hierzu gehören sowohl chirurgische Fragestellungen (Stellenwert der primären oder sekundären retroperitonealen Lymphonodektomie), die Prüfung neuer Chemotherapeutika wie Taxol in der Primär- oder second-line-Therapie, der Effekt der Dosissteigerung in der Primärtherapie des fortgeschrittenen Ovarialkarzinomes mit Gabe von G-CSF und Stammzellsupport sowie immunmodulierende Maßnahmen (Aktivierung von Monozyten/Makrophagen, Aktivierung des Anti-Idiotypennetzwerkes durch HAMA's oder die aktivspezifische Immuntherapie) bei makroskopisch tumorfreien Patientinnen. Auch zeigen die vorliegenden Daten aus der Literatur, daß die Diskussion um den Benefit des sekundären Debulking bei primär nicht radikal operierten Patientinnen noch nicht abgeschlossen ist. Zur klinischen Überprüfung all dieser Konzepte ist die Durchführung der SL-OP unabdingbare Voraussetzung. In Anbetracht der Vielzahl neuer Therapiekonzepte, die inhaltlich und rational klar begründet werden können, werden zu wenig Patientinnen unter Studienbedingungen behandelt. Die Kooperation zwischen den einzelnen Kliniken in der Behandlung des Ovarialkarzinomes muß weiter intensiviert werden. Der oft vorhandenen Akzeptanz eines schicksalhaften, nicht beeinflußbaren Verlaufes des Ovarialkarzinomes muß in Anbetracht der vorgenannten neuen Therapiekonzepte widersprochen werden.

Literatur

1. Rutledge FN (1989) The second-look operation for ovarian cancer. Clin. Obstet Gynecol 3:175–182
2. Copeland LJ, Gershenson DM, Wharton JT et al. (1985) Microscopic disease at second-look laparotomy in advanced ovarian cancer. Cancer 55:472–478
3. Ho AG, Beller U, Speyer JL, Colombo N, Wenz J, Beckman M (1987) A Reassessment of the Role of Second-Look Laparotomy in Advanced Ovarian Cancer. J Clin Oncol 5:1316–1321
4. Davidson NGP, Khanna S, Kirwan P, Bircumshaw D (1990) Advanced Ovarian Cancer: Long-Term Results following Chemotherapy and Second-Look Laparotomy. Gynecol Oncol 39:295–299
5. Möbus V, Kreienberg R, Crombach G et al. (1988) Evaluation of CA 125 as a Prognostic and Predictive Factor in Ovarian Cancer. J Tumor Marker Oncol 3:251–258
6. Podratz KC, Malkasian GD, Wieand HS et al. (1988) Recurrent Disease after Negative Second-Look Laparotomy in Stages III and IV Ovarian Carcinoma. Gynecol Oncol 29:274–282
7. Berek JS, Hacker NF, Lagasse LD, Nieberg RK, Elashoff RM (1983) Survival of patients following secondary cyto-reductive surgery in ovarian cancer. Obstet Gynecol 61:189–193
8. Hoskins WJ, Rubin SC, Dulaney E et al. (1989) Influence of Secondary Cytoreduction at the Time of Second-Look Laparotomy on the Survival of Patients with Epithelial Ovarian Carcinoma. Gynecol Oncol 34:365–371

 9. Potter ME, Hatch KD, Soong SJ, Partridge EE, Austin JM, Shingleton HM (1992) Second-Look Laparotomy and Salvage Therapy: A Research Modality Only? Gynecol Oncol 44:3–9
10. Lippmann SM, Alberts DS, Slymen DJ et al. (1988) Second-look laparotomy in epithelial ovarian carcinoma: Prognostic factors associated with survival duration. Cancer 61: 2571–2577
11. Luesley D, Blackledge G, Kelly K et al. (1988) Failure of Second-Look Laparotomy to Influence Survival in Epithelial Ovarian Cancer. Lancet 2:599–603
12. Sevelda P, Barrada M, Vavra N et al. (1990) Die Wertigkeit der zytoreduktiven Second-look-Operation beim fortgeschrittenen epithelialen Ovarialkarzinom. Wien Klin Wochenschr 102:441–443
13. Miller DS, Spirtos NM, Ballon SC, Cox RS, Soriero OM, Teng NNH (1992) Critical Reassessment of Second-Look Exploratory Laparotomy for Epithelial Ovarian Carcinoma. Cancer 69:502–510
14. Solomon A, Brener HJ, Rubinstein Z, Chaitchik S, Morag B (1983) Computerized tomography in ovarian cancer. Gynecol Oncol 15: 48–55
15. Möbus V, Kreienberg R, Crombach G et al. (1988) CA125-Serumspiegel und Second-look-Befunde bei Patientinnen mit Ovarialkarzinom. In: Breitbach GP, Bastert G (Hrsg) Klinische Tumorimmunologie in der Gynäkologie. Aktuelle Onkologie 42:137–146, Zuckschwerdt-Verlag, München
16. Berek JS, Knapp RC, Malkasian GD et al. (1986) CA 125 serum levels correlated with second-look operations among ovarian cancer patients. Obstet Gynecol 67:685–689
17. Atack DB, Nisker JA, Allen HH, Tustanoff ER, Levin L (1986) CA125 surveillance and second-look laparotomy in ovarian carcinoma. Am J Obstet Gynecol 154:287–289
18. Ozols RF, Fisher RI, Anderson T, Makuch R, Young RC (1981) Peritoneoscopy in the management of ovarian cancer. Am J Obstet Gynecol 140:611–619

Diskussion

Ernährung der Mutter und Neuralrohrdefekte

T. K. A. B. Eskes und R. P. M. Steegers-Theunissen

Zusammenfassung

Fehlernährung der Mutter, insbesondere Vitaminmangel (Folsäure), spielt eine Rolle in der Pathogenese von Neuralrohrdefekten (NRD) (Anenzephalie, Spina bifida, Enzephalozele).

Es ist eindeutig bewiesen, daß die Wiederholungsrate und Inzidenz von NRD durch die Behandlung der Mutter mit 4 mg bzw. 0,8 mg Folsäure pro Tag in der präkonzeptionalen Periode bis zum Ende des 2. Schwangerschaftsmonats reduziert werden kann.

Kürzlich konnten wir zeigen, daß bei einer Untergruppe von Frauen, die ein Kind mit NRD geboren hatten, Homocysteinämie vorliegt. Dies könnte ein wichtiger Risikofaktor in der Pathogenese der NRD sein. Diese Frauen können durch einen Methionin-Belastungstest identifiziert werden. Beim Metabolismus von Homocystein sind Vitamine beteiligt, insbesondere Folsäure und Vitamin B_{12} (Remethylenierung). Diese Ergebnisse können zu einer spezifischen Vitamintherapie führen.

Ernährung (und Fehlernährung) der Mutter – ein vernachlässigter Gesichtspunkt

Fehlernährung bei Frauen im reproduktionsfähigen Alter beeinträchtigt nicht nur den Allgemeinzustand, sondern auch die Fruchtbarkeit (Warren 1983). Wenn die Fettspeicher gering sind, ist die Menarche verzögert, die Ovulation ist unregelmäßig und kann sogar ganz ausfallen, wie bei Frauen, die an Anorexia nervosa leiden.

Die Ernährung während der Schwangerschaft ist für den Verlauf der Schwangerschaft und für das Kind von Bedeutung (Worthington-Roberts 1985). Die Ernährung und die Entwicklung des Fetus sind abhängig von der Größe der Plazenta und der Verfügbarkeit von Nährstoffen (Viteri et al. 1989). Darüber hinaus zeigen epidemiologische Studien, daß die Rate wachstumsretardierter Kinder bei Frauen mit chronisch geringer Nahrungs- und Energieaufnahme während der Schwangerschaft erhöht ist (Prentice et al. 1981). Ademowore et al. (1972) deutete an, daß die Qualität der Ernährung der Mutter stärker mit dem Geburtsgewicht korreliert als mit dem gesamten Gewichtszuwachs. Interessant ist die Studie von Lumey (1988) die zeigt, daß bei weiblichen Feten, die in utero unter Nahrungsmangel litten, sogar bei späterer adäquater postnataler und adulter Statur ein Zusammenhang besteht mit dem geringen Geburtsgewicht der nächsten Generation (Lumey 1980).

Der Energiebedarf während der Schwangerschaft ist immer noch ein Rätsel. Van Raay et al. (1987) untersuchte 57 gesunde niederländische Frauen in einer Längsschnittstudie von der Frühschwangerschaft bis 2 Monate post partum. Sie errechneten, daß der gesamte Energiebedarf der Schwangerschaft, speziell für die Fettreserven und die Erhöhung des Grundmetabolismus 286 MJ (1 020 kJ/Tag) betrug. Die Energiezufuhr war in der Spätschwangerschaft nur um 200 kJ/Tag höher als in der frühen Schwangerschaft. Der kumulative Zuwachs der Energiezufuhr wurde auf 22 MJ (ca. 80 kJ/Tag) geschätzt. Damit existiert in der Schwangerschaft eine Energielücke von ca. 940 kJ/Tag. Die Autoren vermuten, daß der schwangere Körper fähig ist, durch Anpassung der körperlichen Betätigung, durch Erhöhung der Effizienz beim Arbeiten und durch Anpassung im Metabolismus an das Nahrungsangebot Energie zu sparen.

Die täglich empfohlene Aufnahme von Energie, Proteinen, Vitaminen und Mineralien während der Schwangerschaft ist erhöht im Vergleich zu den Empfehlungen für Nicht-Schwangere (Tabelle 1.) Bei der vorgeburtlichen Behandlung werden spezielle Bedürfnisse, wie z. B. Eisen und/oder Folsäure, recht häufig registriert, um einer Anaemie vorzubeugen.

Prospektive Daten aus Längsschnittstudien zum mütterlichen Nahrungsbedarf fehlen weitgehend, besonders während

Tabelle 1. Empfohlene tägliche Nahrungsaufnahme für nichtschwangere, schwangere und stillende Frauen

	Nichtschwangere Frauen (Alter)					schwangere Frauen	stillende Frauen
	11–14	15–18	19–22	23–50	51+		
Energie (kcal)	2 400	2 100	2 100	2 000	1 800	+300	+500
Protein (g)	44	48	46	46	46	+30	+20
Fettlösliche Vitamine							
Vitamin A activity (RE)	800	800	800	800	800	1 000	1 200
(IU)	4 000	4 000	4 000	4 000	4 000	5 000	6 000
Vitamin D (IU)	400	400	400			400	400
Vitamin E activity (IU)	12	12	12	12	12	15	15
Wasserlösliche Vitamine							
Ascorbinsäure (mg)	45	45	45	45	45	60	80
Folsäure (μg)	400	400	400	400	400	800	600
Niazin (mg)	16	14	14	13	12	+2	+4
Riboflavin (mg)	1,3	1,4	1,4	1,2	1,1	+0,3	+0,5
Thiamin (mg)	1,2	1,1	1,1	1	1	+0,3	+0,3
Vitamin B_6 (mg)	1,6	2	2	2	2	2,5	2,5
Vitamin B_{12} (μg)	3	3	3	3	3	4	4
Mineralien							
Kalzium (mg)	1 200	1 200	800	800	800	1 200	1 200
Phosphor (mg)	1 200	1 200	800	800	800	1 200	1 200
Jod (μg)	115	115	100	100	80	125	150
Eisen (mg)	18	18	18	18	10	+18	18
Magnesium (mg)	300	300	300	300	300	450	450
Zink (mg)	15	15	15	15	15	20	25

Reproduced with permission, from Babson SG, Pernoll ML, Benda GI: Diagnosis and Management of the Fetus and Neonate at Risk. Mosby, 1980. Modified from Committee on Dietary Allowances, Food and Nutrition Board.: Recommended Dietary Allowances, 9th ed. National Academy of Sciences, 1980

des I. Trimenons. Dies ist seltsam, denn in der täglichen Praxis stellt man eine rapide Veränderung in den Ernährungsgewohnheiten und der Nahrungsaufnahme fest, sobald die Schwangerschaft eingetreten ist. Außerdem dauert die Zeit der Organogenese nur 8 Wochen, und während dieser Zeit ist wahrscheinlich die höchste Nahrungsqualität erforderlich. Die Qualität der mütterlichen Ernährung wird leicht durch Übelkeit und Erbrechen gestört, wahrscheinlich aufgrund der recht eindrucksvollen Hormonveränderungen.

Ein Argument für ein solch frühes Ungleichgewicht von Nährstoffen liefert der Bericht von Smithells et al. (1976); er deutet an, daß die Korrektur eines Vitaminmangels möglicherweise die Wiederholungsrate von Neuralrohrdefekten beim Menschen verringern könnte.

Neuralrohrdefekte (NRD)

Zu den häufigsten Mißbildungen gehören Anenzephalie, Spina bifida und Enzephalozele, zusammenfassend Neuralrohrdefekte (NRD) genannt. Die klinischen Konsequenzen von NRD sind schwerwiegend. Beim Menschen entwickeln sie sich in der 3. und 4. Woche nach der Konzeption. Spina bifida tritt oft in Verbindung mit Hydrozephalus auf und verursacht extensive neurologische, orthopädische, renale und pulmonale Probleme.

Die Häufigkeitsrate von Geburten mit NRD differiert zwischen unterschiedlichen Ländern und sozioökonomischen und ethnischen Gruppen. Tabelle 2 zeigt die Durchschnittsraten von Spina bifida und Anenzephalie. Das Risiko einer Wiederholung von NRD ist ca. 10-fach höher als das der Allgemeinbevölkerung (Elwood und Elwood 1980).

Da sich NRD so früh in der Schwangerschaft ausbilden, muß die Primärprävention entweder durch Nährstoffe oder Fol-

Tabelle 2. Gesamte gemeldete Inzidenz von Neuralrohrdefekten in verschiedenen Ländern (Rate per 10000 births)

Land/Stadt	Neuralrohrdefekte, gesamt	Anencephalus	Spina bifida	Encephalocele
Atlanta[a]	12,8	4,2	6,4	2,2
Australia[a]	13,4	4,9	7,0	1,5
Canada[a]	15,8	5,0	9,2	1,6
Denmark[a]	5,8	1,4	3,8	0,6
Dublin[b]	34,5	13,7	18,2	2,0
England-Wales[a]	16,4	5,2	9,9	1,3
Glasgow[b]	37,4	14,6	17,7	4,3
Groningen[b]	14,3	6,6	5,8	1,8
Hungary[a]	16,4	5,7	9,1	1,6
Japan[a]	13,2	9,2	2,8	1,2
Mexico[a]	37,5	18,4	15,9	3,2
N-Ireland[b]	34,4	14,4	16,5	2,5
Sweden[a]	7,9	2,0	5,1	0,8
United States[a]	9,6	3,4	5,0	1,2

[a] Data adapted with permission from the International Clearinghouse of Birth Defects Monitoring Systems (2). Average rates over the years 1974–1988 are given including livebirths and stillbirths.
[b] Data adapted with permission from the Eurocat Central Registry (1). Average rates over the years 1980–1986 are given including livebirths, stillbirths, and induced abortions.

säure schon vor der Konzeption beginnen und die Periode der Organogenese mit einschließen.

Folsäure und Fetus

Erstmals deuteten Hibbard und Smithells 1965 an, daß ein vorliegender Mangel im mütterlichen Folsäuremetabolismus für mißgebildete Kinder (einschließlich NRD) dieser Patientinnen verantwortlich ist. Darauf folgten in den 70er Jahren zwei Interventionsstudien (Smithells et al. 1980, Laurence et al. 1981), die nachwiesen, daß das Wiederholungsrisiko für ein Kind mit NRD möglicherweise durch die Einnahme von Vitaminpräparaten in der perikonzeptionellen Periode reduziert werden könnte. Jedoch war es aufgrund von Problemen bei der Anlage der Studie und der Größe der Versuchsgruppen unklar, was den schützenden Effekt verursachte. Seither wurden mehrere Beobachtungs- und Interventionsstudien durchgeführt (Steegers-Theunissen et al. 1993). Von großer Bedeutung sind die überzeugenden Ergebnisse der randomisierten Doppelblindstudie des Medical Research Council (MRC-trial), die deutlich zeigen, daß die Behandlung der Mutter in der perikonzeptionellen Periode mit 4 mg Folsäure täglich einen 72 %igen Schutzeffekt bei der Prophylaxe von NRD-Wiederholungen hat (MRC Vitamin Study Research Group 1991). Kürzlich zeigten Czeizel und Dudás (1992) auch, daß die Inzidenz von NRD durch die Behandlung der Mutter mit 0,8 mg Folsäure/Tag in der perikonzeptionellen Periode reduziert werden können.

Vitamin B_{12}-Mangel

Der erste Bericht über einen möglichen Zusammenhang zwischen mütterlichem B_{12}-Mangel und der Entstehung von NRD bei den Nachkommen kam von Schorah et al. (1980). Sie berichteten, daß Vitamin B_{12}-Werte im mütterlichen Blut bei 3 Feten mit Anenzephalie geringer waren, verglichen mit einer Kontrollgruppe. Dieser Befund wird bestätigt durch Fallstudien, in denen Kinder mit NRD von Frauen geboren wurden, die verringerte Vitamin B_{12}-Werte hatten durch Malabsorption infolge einer Magen-Bypaß-Operation (Haddow et al. 1986, Martin et al. 1988). In diesem Zusammenhang scheinen die Vitamin B_{12}-bindenden Proteine Transcobalamin I und II von Bedeutung zu sein (Magnus et al. 1986, Magnus et al. 1991). Magnus et al. fanden erhöhte Werte von Transcobalamin I und II im Fruchtwasser des II. Trimenons bei Frauen, die bereits ein Kind mit NRD hatten, verglichen mit der Kontrollgruppe. Gardiki-Kouidou und Seller (1988) erreichten erhöhte Transcobalamin-Werte und verstärkten die Bindungskapazität von ungesättigtem Kobalamin bei NRD und früheren NRD Flüssigkeiten. Da die Werte von Transcobalamin II bekannterweise ausschließlich genetisch bestimmt sind, ist es möglich, daß die genetische Prädisposition für NRD teilweise in einer Störung der Produktion, des Transports oder des Metabolismus von Vitamin B_{12} begründet liegt.

Folsäure, Vitamin B_{12} und Hyperhomocysteinaemie

Folsäure, Vitamin B_{12} und Vitamin B_6 (Pyridoxin) sind wichtig für den Metabolismus von Methionin, einer bedeutenden Aminosäure, die in Fleisch, Käse und Eiern vorkommt. Das Zwischenprodukt Homocystein hat einen toxischen Einfluß auf Zellen, besonders auf das intravasculäre Endothelium (Clarke et al. 1991) und den wachsenden Embryo (Van Aerts et al. 1992).

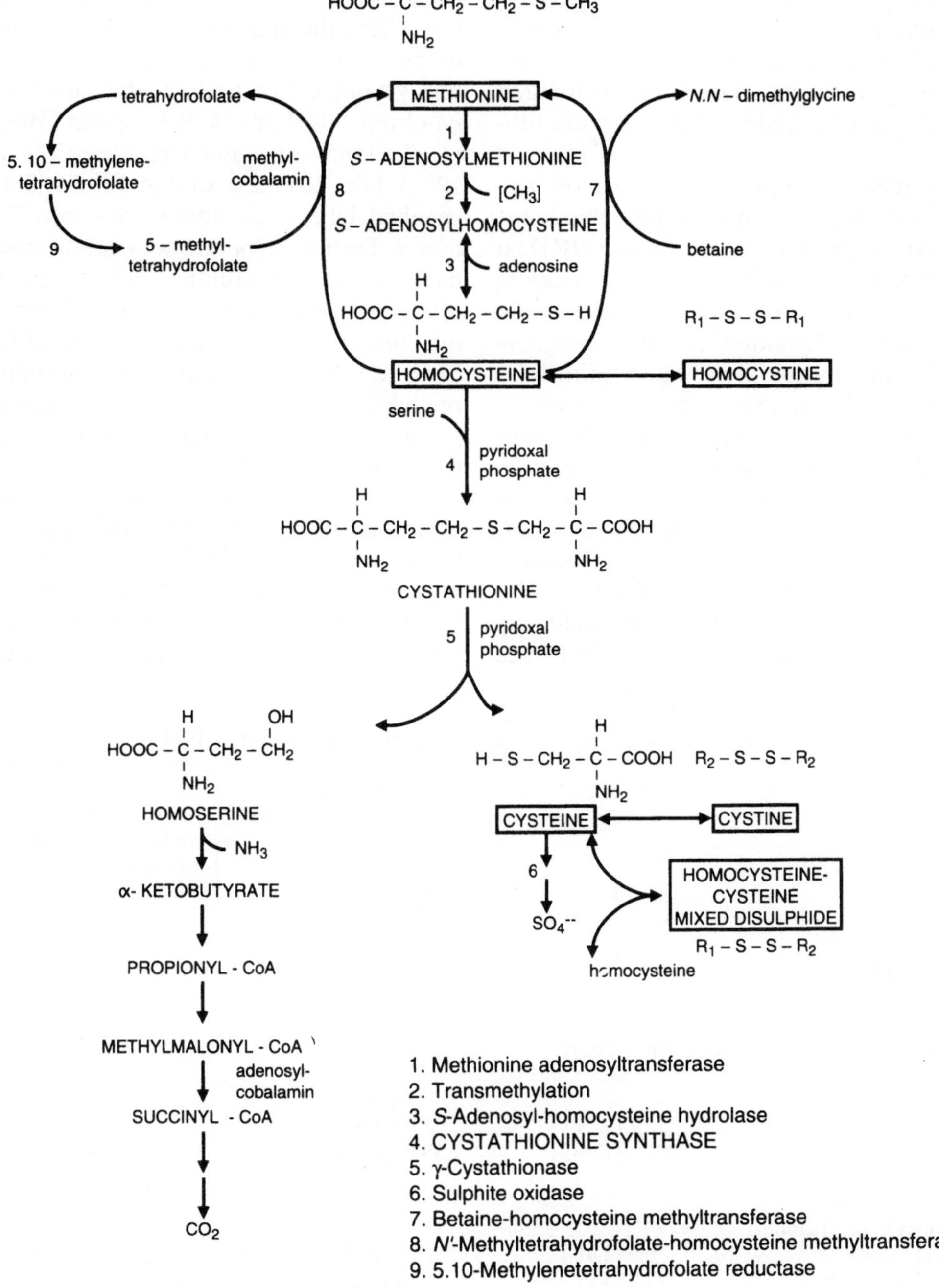

Abb. 1. Der Methioninstoffwechsel beim Menschen (Boers et al. 1985)

Folsäure und Vitamin B_{12} sind von Bedeutung für die Synthese von Nukleinsäuren und bei einem Mangel von einem von beiden kann dies zu einer Störung der DNA-Synthese und dadurch zu Störungen der Zellteilung und im Zellwachstum führen.

Es schien gerechtfertigt, den Homocysteinmetabolismus in Zusammenhang mit der Ätiologie und Prävention von NRD zu untersuchen, da wir kürzlich entdeckten, daß eine Untergruppe von Frauen, die ein Kind mit NRD hatten, an Hyperhomocysteinaemie nach einem Methionin-Belastungstest litten (Steegers-Theunissen et al. 1991). Folsäure und Vitamin B_{12} sind beteiligt an der Remethylisierung von Homocystein zu Methionin, wie schematisch in Abbildung 1 gezeigt wird. Vitamin B_6 spielt in der Sulfatierung von Homocystein zu Cystathionin und Cystein. Ein Mangel dieser Vitamine verursacht die Störung des Homocystein-Metabolismus (Ueland und Refsum 1989). Wir führten Methionin-Belastungstests durch und untersuchten die Blutwerte auf die Gesamtmenge von Homocystein und die relevanten Vitamine bei Frauen, die zuvor ein Kind mit NRD zur Welt brachten (Boers et al. 1985, Steegers-Theunissen et al. 1992). Die Resultate sind in Tabelle 3 angegeben. Überraschenderweise waren 31% dieser Frauen hyperhomocysteinaemisch nach einem Methionin-Belastungstest, d. h. Methionin-intolerant. Diese Methionin-Intoleranz mit Vitaminwerten und Leber- und Nierenfunktion im Normalbereich läßt eine mögliche Heterozygotie für Homocytinurie bei diesen Frauen vermuten (Boers et al. 1985)

Unsere Studie deutet ebenso an, daß ein Methionin-Belastungstest eine Störung bei Folsäure, Vitamin B_{12} und B_6 besser anzeigt, als die eigentlichen Blutwerte.

Die Embryotoxizität von Homocystein konnte im in vitro-Versuch beim Ratten-

Tabelle 3. Blutwerte nach Methionin-Belastungstest (Steegers-Theunissen et al. 1991)

Variable	Kontrolle	Neuralrohrdefekt	
		Total	Untergruppe Methionin-Intoleranz
	$(n=15)$	$(n=16)$	$(n=5)$
Gesamt Blut-PLP* (nmol/l)	49 (9)	56 (17)	59 (25)
Serum Vitamin B_{12} (pmol/l)	246 (102)	274 (123)	312 (123)
Folsäure (nmol/l)			
Serum	12,7 (3,7)	14,0 (6,8)	10,1 (3,7)
Erythrocyten	491 (136)	589 (237)	520 (171)
Serum Gesamt-Homocystein$^+$ (µmol/l)			
Nach Fasten	6,9 (2,4)	6,7 (3,5)	9,7 (4,5)
Nach Belastung*	27,8 (4,9)	32,4 (12,9)	48,8 (7,9)

* PLP: pyridoxal phosphate (vitamin B_6)
$^+$ Total homocysteine is free plus protein-bound homocysteine
* After load levels were measured six hours after methionine loading (0,1 g of methionine per kilogram of body weight)

embryo gezeigt werden (Van Aerts et al. 1992).

Übereinstimmende Erklärung zur Prävention von NRD durch Folsäuretherapie

Auf dem XIII. Europäischen Kongreß zur Perinatalmedizin (Amsterdam Mai 1992) wurde eine Plenarsitzung einberufen. Die Teilnehmer einigten sich auf die übereinstimmende Erklärung, die in Tabelle 4 wiedergegeben ist.

Offene Fragen

Immer noch stellt sich eine Reihe von Fragen (Tabelle 5). Folgende Empfehlungen können derzeit gegeben werden (Dezember 1992):
1. Zur Reduktion der Wiederholungsrate von NRD wird die Einnahme von 4 mg Folsäure/Tag oral vor der Konzeption bis zum Ende des 2.–3. Schwangerschaftsmonats empfohlen. (MRC Vitamin Study Research Group 1991).
2. Zur Reduktion der Inzidenz von NRD
   2.1 muß die Nahrung 0,4 mg Folsäure/Tag enthalten (Tabelle 6)
   2.2 oder muß eine Tablette mit 0,8 mg Folsäure/Tag eingenommen wer-

---

Tabelle 4. Erklärung zur Prävention von Neuralrohrdefekten

1. Neuralrohrdefekte (NRD) sind offen (90 %) oder geschlossen (10 %) und umfassen Anenzephalie, Enzephalozele und Spina bifida.
2. Neuralrohrdefekte (NRD) entwickeln sich sehr früh in der Schwangerschaft, d. h. vom 21.–27. Tag nach der Konzeption.
3. Die NRD-Inzidenz ist unterschiedlich je nach sozioökonomischer und ethnischer Gruppe.
4. Die überwiegende Mehrzahl der NRD hat eher multifaktorielle Ursachen als nur einen chromosomalen oder einen einzelnen Gendefekt.
5. Bekannte Risikofaktoren für NRD sind schlechte sozioökonomische und Ernährungsverhältnisse und die Einnahme von Antikonvulsiva in der perikonzeptionellen Periode bis zur 7. Woche nach der letzten Regel (bei einen 28-Tage-Zyklus).
6. Eine Untergruppe von Frauen mit Nachkommen mit NRD können Methionin-Homocystein nicht normal umwandeln.
7. Die routinemäßige Untersuchung von Schwangeren auf MS-AFP ist eine Methode mit niedrigem Vorhersagewert. Geringe Aussagekraft.
8. Die Wiederholungsrate von Neuralrohrdefekten (NRD) kann durch die Ergänzung von 4 mg Folsäure, beginnend in der Zeit vor der Konzeption bis zum 3. Schwangerschaftsmonat um 72% gesenkt werden (Lancet 2, 132, 1991).
9. Es gibt nur indirekte Hinweise darauf, daß die Ergänzung von Folsäure während der Anwendung eines Antikonvulsivums wirksam eine Spina bifida verhindert.
10. Bewegungen der unteren Extremitäten des Fetus und die Integrität des Harntraktes scheinen beim Feten mit NRD keine diagnostische oder prognostische Aussagekraft zu besitzen. Die direkte Ultraschalluntersuchung der Läsion, das FW-APF und die Acetylcholinesterase im Fruchtwasser scheinen die einzigen sicheren diagnostischen Kriterien zu sein.
11. Das Ergebnis der Behandlung offener Spina bifida, beobachtet bis ins Erwachsenenalter, zeigt:
    1. Ein Viertel aller Todesfälle sind durch Nierenversagen verursacht.
    2. Ein Drittel aller Überlebenden haben unterdurchschnittliche Intelligenz.
    3. Ca. die Hälfte aller Patienten sind für längere Zeit auf fremde Hilfe angewiesen.
    4. Patienten mit einem Sensibilitätsverlust unterhalb L3 haben die geringsten Behinderungen. (Hunt, dev. Med. Child Neurol. 32, 108, 1990)
12. Neuralrohrdefekte gehören zu den angeborenen Krankheiten, die die stärksten Behinderungen nach sich ziehen; sie müssen besser erforscht werden. Die Forschung muß die Pathogenese (die Rolle von Vitaminen und Ernährung), die Probleme des Vorkommens, der Vorbeugung, der Genauigkeit der Diagnose und der Behandlung mit einschließen.

den (Czeizel und Dudás, 1992). Es gibt außerdem deutliche Hinweise darauf, daß bestimmte Aspekte der mütterlichen Ernährung nicht nur das Risiko von NRD beeinflussen, sondern auch die Pathogenese von undifferenzierten neuroektodermalen Hirntumoren bei Kleinkindern (Bunin et al. 1992).

Tabelle 5. MRC Vitamin Versuch – Offene Fragen

1. Sind 4 mg Folsäure die erforderliche Dosis?
2. Wie lange vor der Konzeption muß die Einnahme beginnen?
3. Wie ist der Nutzen von Folsäure in Ländern mit einer geringen Inzidenz von Neuralrohrdefekten einzuschätzen?
4. Spielt die Ernährung eine Rolle?
5. Warum gibt Folsäure (4 mg) keinen 100%igen Schutz?
6. Wie bekommt man die Inzidenz in den Griff?

Tabelle 6. Gute Folsäurelieferanten. Empfohlene Nährstoffaufnahme für erwachsene Frauen: 200 µg/Tag

Nahrungsmittel	Folsäure-gehalt
1 Portion gekochte Kartoffeln (180 g)	50 µg
1 Portion gekochter Spinat (90 g)	80 µg
1 Portion gekochte grüne Bohnen (90 g)	30 µg
1 Portion gekochter Rosenkohl (90 g)	100 µg
1 Portion gekochter Blumenkohl (90 g)	50 µg
1 Portion Tiefkühlerbsen gekocht (100 g)	45 µg
1 Tomate (85 g)	15 µg
1 Orange (160 g)	60 µg
1 halbe Avocado (75 g)	50 µg
1 Banane (100 g)	20 µg
1 halbe Grapefruit (80 g)	10 µg
1 Scheibe Melone (180 g)	50 µg
2 Eßlöffel Weizenkleie (14 g)	40 µg
1 Portion angereicherte Cornflakes (40 g)	100 µg
1 Portion angereicherte Kleieflocken (40 g)	100 µg
1 Portion Spaghetti (230 g)	10 µg
3 Scheiben Weißbrot (90 g)	30 µg
3 Scheiben Vollkornbrot (105 g)	40 µg
$^{1}/_{2}$ l Milch	35 µg
Hefeextrakt (4 g z. B auf einer Scheibe Brot)	40 µg

Literatur

Ademowore AS, Courey NG, Kime JS (1972) Relationships of maternal nutrition and weight gain to newborn birth weight. Obstet Gynecol 39:460

Aerts Van LAGJM, Klaasboer HH, Postma NS, Pertijs JCLM, Copius Peereboom JHJ, Eskes TKAB, Noordhoek J (1992) Stereospecific in vitro embryotoxicity of l-homocysteine in pre- and post-implantation rodent embryos. Submitted J Toxicology in vitro

Boers GHJ, Smals AGH, Trijbels FJM et al. (1985) Heterozygosity for homocystinuria in premature peripheral and cerebral occlusive arterial disease. N Engl J Med 313:709–715

Bunin GR, Kuijten RR, Rorke LB, Bucley JD, Meadows AT (1992) Evidence for a role of maternal diet in the etiology of primitive neuroectodermal tumor of brain in young children. Amer J Epidemiol In press

Clarke MRCPI, Daly L, Robinson MRCP, Naughten FRCPI, Cahalane S, Fowler B (1991) Hyperhomocysteinemia: an independent risk factor for vascular disease. N Engl J Med 324:1149–1155

Czeizel A, Dudás I (1992) Prevention of the first occurrence of neural-tube defects by periconceptional vitamin supplementation. N Engl J Med 327:1832–1835

Elwood JM, Elwood JH (1980) Epidemiology of anencephalus and spina bifida. Oxford University Press, Oxford

Eurocat Working Group (1991) Prevalence of neural tube defects in 20 regions of Europe and the impact of prenatal diagnosis, 1980–1986. J Epidemiol Community Hlth 45:52

Gardiki-Kouidou P, Seller MJ (1988) Amniotic fluid folate, vitamin B12 and transcobalamins in neural tube defects. Clin Genet 33:441–448

Haddow JE, Hill LE, Kloza EM, Thanhauser D (1986) Neural tube defects after gastric bypass (letter). Lancet 1:1330

Hibbard ED, Smithells RW (1965) Folic acid metabolism and human embryopathy. Lancet 1:1254

International Clearinghouse (1991) A report from The International Clearinghouse for Birth Defects Monitoring Systems. In: Congenital Malformations Worldwide, Elsevier Science Publishers BV, Amsterdam, S 1–182

Laurence KM, James N, Miller MH, Tennant GB, Campbell H (1981) Double-blind randomised controlled trial of folate treatment before conception to prevent recurrence of neural tube defects. Br Med J 282:1509–1511

Lumey LH Obstetric performance of women after in utero exposure to the Dutch famine

(1944–1945) (1988) Thesis Columbia University, New York

Magnus P, Magnus EM, Berg K (1986) Increased levels of apotranscobalamins I and II in amniotic fluid from pregnant women with previous neural tube defect offspring. Clin Genet 30: 167–167

Magnus P, Magnus EM, Berg K (1991) Transcobalamins in the etiology of neural tube defects. Clin Genet 39:309–310

Martin L, Chavez GF, Mason EE, Hanson JW, Haddow JE, Currier RW (1988), Gastric bypass surgery as maternal risk factor for neural tube defects (Letter), Lancet 1:640–641

MRC Vitamin study research group (1991) Prevention of neural tube defects: results of the medical research council vitamin study. Lancet 2:132–137

Prentice AM, Whitehead RG, Roberts SB, Paul AA (1981) Long-term energy balance in child – bearing Gambian women. Am J Clin Nutr 34: 2790–2799

Raay Van JMA, Vermaat-Miedema, SH, Schonk CM, Peek MM, Hautvast JGAJ (1987) Energy requirements of pregnancy in The Netherlands. Lancet 2:953–955

Schorah CJ, Smithells RW, Scott J (1980) Vitamin B12 and anencephaly (Letter). Lancet 1:880

Smithells RW, Sheppard S, Schorah CJ (1976) Vitamin deficiencies and neural tube defects. Arch Dis Child 51:944–950

Smithells RW, Sheppard S, Schorah CJ et al. (1980) Possible prevention of neural tube defects by periconceptional vitamin supplementation. Lancet 1:339–340

Steegers-Theunissen RPM, Boers GHJ, Trijbels JMF, Eskes TKAB (1991) Neural-tube defects and derangement of homocysteine metabolism. N Engl J Med 324:199–200

Steegers-Theunissen RPM, Smithells RW, Eskes TKAB (1993) Update of new risk factors and prevention of neural-tube defects. Obstet Gynecol Surv 48:287–293

Steegers-Theunissen RPM, Boers GHJ, Steegers EAP, Trijbels JMF, Thomas CMG, Eskes TKAB (1992) Effects of sub-50-oral contraceptive steroids on homocysteine metabolism: a preliminary study. Contraception 45:129–139

Ueland PM, Refsum H (1989) Plasma homocysteine, a risk factor for vascular disease: plasma levels in health, disease, and drug therapy. J Lab Clin Med 114:473–501

Viteri FE, Schumacher L, Sillman K (1989) Maternal nutrition and the fetus. Semin Perinatol 13: 236–249

Warren M (1983) Effects of undernutrition on reproductive function. Endocrinology Review 4:363–377

Worthington-Roben B (1985) The role of nutrition in pregnancy course and outcome. J Environ Pathol Toxicol Oncol 1

Fälle aus der Praxis

Metastasierter Ovarialtumor

F. Lampert

Bei Mädchen gehören die Keimzelltumoren mit einer jährlichen Inzidenz von 0,7 auf 100000 unter 15jährigen zu den seltenen Neoplasien (Abb. 1). Neben den Teratomen stehen dabei die vom Ovar ausgehenden Dottersacktumoren und die hochmalignen Germinome im Vordergrund. Unterschiedlich zu den Ovarialkarzinomen der erwachsenen Frau sind die Ovarialmalignome im Kindes- und Jugendalter jedoch hochempfindlich gegenüber einer Chemotherapie mit den besonderen zytotoxischen Mitteln Vinblastin, Bleomycin und Cisplatin. Die bundesweiten, multizentrischen Therapiestudien der Gesellschaft für Pädiatrische Onkologie für nichttestikuläre Keimzelltumoren –

MAKEI '89 (Abb. 2) – haben sich bisher sehr erfolgreich auch bei den fortgeschrittenen Tumorstadien des Ovars III und IV bewährt. Dabei wurden die jeweils 4mal hintereinander gegebenen Chemotherapieblöcke BEP (Bleomycin 15 mg/m²/Tag, Tag 1–3; Etoposid 100 mg/m²/Tag, Tag 1–3; Cisplatin 20 mg/m²/Tag, Tag 4–8) und VIP (Vinblastin 3 mg/m²/Tag, Tag 1 + 2; Ifosfamid 1500 mg/m²/Tag, Tag 1–5; Cisplatin 20 mg/m²/Tag, Tag 1–5) eingesetzt.

Über 70% von über 50 so behandelten Patienten mit fortgeschrittenen Tumoren überlebten danach tumorfrei. Auch bei der hier vorgestellten Patientin konnte nach den ersten Blöcken eine hervorragende Remission erzielt werden.

Keimzelltumoren

Anteil an allen Malignomen: 459 / 12.798 = 3,6%

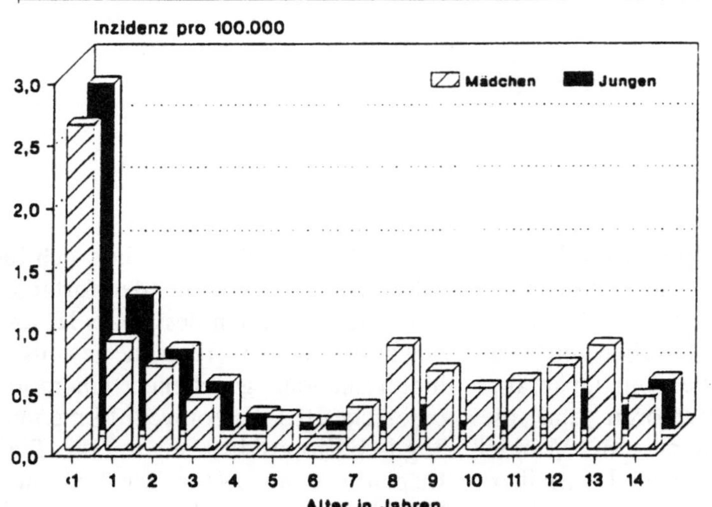

a

Alters- und geschlechtsspezifische Inzidenzen (gemittelt über die Jahre 1985-1989) für die Keimzelltumoren

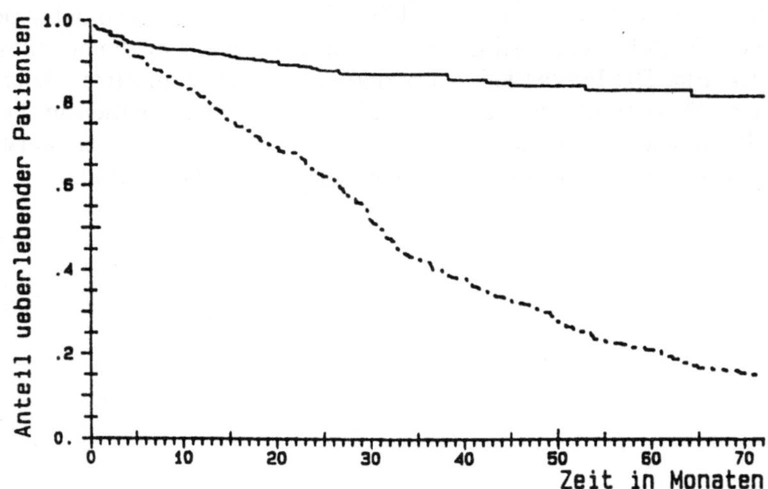

b

Überlebenskurve nach Kaplan-Meier für die Keimzelltumoren (n=323, nur unter 15jährige; gestrichelte Kurve: Anteil unter Risiko stehender Patienten)

Abb. 1 a, b. Kinderkrebsregister Mainz (Jahresbericht 1990)

OVAR III–IV: $4 \times$ BEP – Resektion – $4 \times$ VIP

BEP				VIP		
I I I	Bleomycin	15 mg/m²/Tag		I I	Vinblastin	3 mg/m²/Tag
I I I	Etoposid	100 mg/m²/Tag		I I I I I	Ifosfamid	1 500 mg/m²/Tag
I I I I I	Platin	20 mg/m²/Tag		I I I I I	Platin	20 mg/m²/Tag

I——I——I——I————   I——I——I——I————
1.   2.   3.   4. Woche (=1.)   1.   2.   3.   4. Woche (=1.)

Abb. 2. Chemotherapie der nichttestikulären Keimzelltumoren (MAKEI '89)

Embryonales Ovarial-Karzinom in Kombination mit Chorionkarzinomkomponente

A. Bietz, H. Vahrson, P. Kamali und F. Lampert

MERKE:

1. Postoperative Chemotherapie nach PEC-Schema
2. Progredienz innerhalb von 3 Monaten
3. Als „ultima ratio" bei infaustem Zustand: BEP-Schema
4. Drei Wochen lang Agranulozytose, Niereninsuffizienz und Dialyse
5. Vollremission seit August 1992

Eine 25jährige Patientin hatte bisher niemals einen auffälligen Untersuchungsbefund und erschien am 12. 08. 91 erstmalig wegen unklarer Unterbauchschmerzen mit Intensitätszunahme. Der gynäkologische Befund zeigte einen bis zum Nabel reichenden Tumor, der sonographisch teils zystisch, teils solide erschien und 78×118 mm groß war. Unter dem Verdacht auf einen Ovarialtumor wurde laparotomiert und ein von den rechten Adnexen ausgehender mobiler Tumor entfernt. Das Abdomen zeigte sonst keine Auffälligkeiten. Die Schnellschnittuntersuchung ergab keine eindeutige Diagnose, wahrscheinlich Teratom mit Chorionanteil. Die Pathologen empfahlen die Operation zu beenden. Nach Exstirpation der rechten Tube und einer Netzresektion wurden Abstriche zur zytologischen Diagnostik von Leberoberfläche und Netz entnommen. Die endgültige Diagnose ergab ein embryonales Karzinom des rechten Ovars in Kombination mit einer Chorionkarzinomkomponente. Tube und Netz waren tumorfrei. Zytologie von Leber und Douglas PAP II negativ. Die βHCG-Tumormarker fielen von 1649 U/l am 9. postoperativen Tag auf 192 und bei der Entlassung am 15. Tag nach der Operation auf 45,5 U/l ab. Die Onkologen der Univ.-Frauenklinik Gießen entschieden sich bei einem Konsil für ein exspektatives Vorgehen.

Bereits am 05. 11. 91 fiel die Patientin in der Sprechstunde wieder mit einem linksseitigen kleinen Unterbauchtumor auf. Sonographisch gleichartige Strukturen, diesmal von den linken Adnexen ausgehend, 39×31 mm groß. Auch der βHCG-Wert war wieder mäßig angestiegen. Die Relaparotomie am 15. 11. 91 zeigte einen mandarinengroßen Ovarialtumor links mit blumenkohlartigen Auflagerungen, dazu eine Douglasmetastase von 50×50 mm und eine Metastase auf dem Blasenfundus von 30×20 mm. Leber und Peritoneum waren klinisch nicht auffällig. Es erfolgte die Uterusexstirpation mit den linken Adnexen und eine weitgehende Resektion der intraabdominalen Metastasen. Zytologie von Leber und Douglas PAP V positiv. Die Histologie zeigte den gleichen vordiagnostizierten Kombinationstumor, diesmal zusätzlich mit Dottersackstrukturen. Immunhistochemisch ließen sich im Bereich des Tumors βHCG-positive und Alpha-Fetoprotein-positive Zellkomplexe nachweisen.

Ein postoperatives Computertomogramm zeigte im Bereich des Unterbauches, der Leber und der Lymphknoten keinen Hinweis auf Metastasen. Am 18. 12. 91 wurde die Patientin von der UFK Gießen zur weiteren Therapie übernommen. Bei der Aufnahmeuntersuchung hatte sich im linken Unterbauch ein faustgroßer Tumor entwickelt. βHCG 1498,8 U/l, CA 125 144,5 und CEA 0,5 (Tabelle 1).

Therapieplan: 1. Zyklus Chemotherapie nach dem PEC-Schema, begonnen am 19. 12. 91, 30–40 Gy HD BGF-Bestrahlung mit 18-mV-Photonen sowie 1 × 10 Gy OD i.v. HDR-AL, abgebrochen bei 30 Gy HD,

weil sich darunter eine deutliche Progredienz des Tumorwachstums mit starker Zunahme des Bauchumfanges zeigte. Die Tumormarker stiegen an: CA 125 auf 272,9 und βHCG auf 4 839,9. Im Ultraschall Tumormassen und große Ascitesmengen intraperitoneal.

Jetzt folgte eine 10tägige Serie von Aszitespunktionen:

Tabelle 1. Gemischter Embryonal-Tumor: Markerverlauf unter Therapie

Marker	CA 125 (<35 U/ml)	SCC (<2,5 U/ml)	β-HCG (<5,2 mU/ml)	α-FP (>15 mU/ml)
postop. 18. 12. 91	144		1 494	
n. 1. PEC 20. 01. 92	26,5		625	
nach Rad. 12. 02. 92	272	12	4 839	
n. 1. BEP 17. 03. 92	14,5	4,3	123	
18. 05. 92	6,2	0,8	2,8	10
n. 4. BEP 28. 09. 92	8,4	0,4	0,22	
24. 11. 92	7,9	0,3	0	
18. 12. 92	6,7	0,5	0,3	
13. 01. 93	9,7	0,5	30,8	
18. 01. 93	9,4	0,7	47,2	16
n. 5. BEP 25. 02. 93	17,2		729	35
n. Mtx 08. 03. 93			3 622	
11. 03. 93			8 222	
15. 03. 93				72
17. 03. 93	53,6	0,7	6 386	
VIP 25. 03. 93	Exitus letalis			

12. 02. 92 4000 ml, Instillation von 20×16^6 IE Intron A
17. 02. 92 2000 ml, Instillation von 100 mg cis-Platin
20. 02. 92 2000 ml
21. 02. 92 1000 ml
22. 02. 93   600 ml

Der Allgemeinbefund verschlechterte sich drastisch, starker Gewichtsverlust mit zunehmender Luftnot durch einen linksseitigen Pleuraerguß, 200 ml wurden abpunktiert. Zytologie PAP V. Am 24. 02. 93 ist die Patientin in einem infausten Zustand. Der Kinderonkologe Prof. Lampert aus der Univ.-Kinderklinik Gießen schlägt in einem Konsil als „ultima ratio" eine Chemotherapie nach dem „BEP-Schema" vor (siehe Kommentar Prof. Lampert):

Diese Kombinations-Chemotherapie wurde bei stark eingeschränkter Nierenleistung begonnen und führte nach 5 Tagen zur Entwicklung einer ausgeprägten Agranulozytose über insgesamt 23 Tage mit Ausbildung einer dialysepflichtigen akuten Niereninsuffizienz bei Werten von Harnstoff 437, Kreatinin 4,8 mg%. Dabei kam es zu Einblutungen in die Pharyngeal- und Trachealschleimhaut, so daß unter Narkose eine Bronchoskopie mit Bronchiallavage und nachfolgender Beatmung über 2 Tage auf der Intensivstation erfolgen mußte. Nach 23 Tagen erholte sich die Patientin mit deutlicher Besserung von Blut- und Nierenwerten. Die Kontrolle der Tumormarker ergab eine vollständige Normalisierung von CA 125, βHCG und AFP.

In Abständen von 5–8 Wochen folgten dann drei weitere Serien der Kombinations-Chemotherapie ohne Auftreten von nennenswerten Nebenwirkungen bei sichtlicher Erholung der Patientin. Während dieser Zeit blieben die Tumormarker völlig normal, die Patientin konnte mit klinischer Vollremission nach Hause entlassen werden.

Im Einvernehmen mit Kollegen Lampert wurde dann abgewartet und der Entschluß zur Fortführung der Therapie in Anbetracht der anhaltenden Vollremission, negativer Tumormarker und des guten Zustandes mehrfach aufgeschoben.

Am 13. 01. 93 stieg zunächst der Tumormarker βHCG auf 47,2 mU/ml an. Bei Ultraschalluntersuchungen und CT des Abdomens ergaben sich als einzige faßbare Befunde zunächst nur metastasenverdächtige Leberherde und eine BSG von 50/135 mm. Die Patientin wurde am 18. 01. 93 wieder stationär aufgenommen und erhielt – in Anbetracht des Therapieerfolges der 1. Chemotherapieserie mit BEP – erneut eine 5. BEP-Kombination.

Über die Wirkung kann heute am 29. 01. 93 noch nichts ausgesagt werden.

Kommentar: Prof. Dr. Fritz Lampert, Leiter der Abteilung Allgemeine Pädiatrie, Hämatologie und Onkologie, Universitäts- Kinderklinik Gießen

Bei Mädchen gehören die Keimzelltumoren mit einer jährlichen Inzidenz von 0,7 auf 100000 unter 15jährigen zu den seltenen Neoplasien (Diagramm 1). Neben den Teratomen stehen dabei die vom Ovar ausgehenden Dottersacktumoren und die hochmalignen Germinome im Vordergrund. Unterschiedlich zu den Ovarialkarzinomen der erwachsenen Frau sind die Ovarialmalignome im Kindes- und Jugendalter jedoch hochempfindlich gegenüber einer Chemotherapie mit den besonderen zytotoxischen Mitteln Vinblastin, Bleomycin und Cisplatin. Die bundesweiten, multizentrischen Therapiestudien der Gesellschaft für Pädiatrische Onkologie für nichttestikuläre Keimzelltumoren – MAKEI '89 (Diagramm 2) – haben sich bisher sehr erfolgreich auch bei den fortgeschrittenen Tumorstadien des Ovars III und IV bewährt. Dabei wurden die jeweils 4mal hintereinander gegebenen Chemotherapieblöcke BEP (Bleomycin 15 mg/m²/Tag, Tag 1–3; Etoposid 100 mg/m²/Tag, Tag 1–3; Cisplatin 20 mg/m²/Tag, Tag 4–8) und VIP (Vinblastin 3 mg/m²/Tag, Tag 1+2; Ifosfamid 1500 mg/m²/Tag, Tag 1–5; Cisplatin 20 mg/m², Tag 1–5) eingesetzt.

Über 70% von über 50 so behandelten Patienten mit fortgeschrittenen Tumoren überlebten danach tumorfrei. Auch bei der hier vorgestellten Patientin konnte nach den ersten Blöcken eine hervorragende Remission erzielt werden.

Nachtrag

Die Zeit zwischen Abschluß der GGF 1993 und der Drucklegung dieses Beitrages erlaubt es, den weiteren Verlauf zu schildern. Am 25. 02. 93 waren die Marker βHCG auf 729 und AFP auf 35 U/ml angestiegen und im kleinen Becken wurde ein Rezidivtumor von 6×5×4 cm getastet. Damit sah es so aus, als ob vor allem der Chorionepitheliom-Anteil des Tumors rezidivierte. Entsprechend erhielt die Patientin 1,0 g Mtx/m² am 02. 03. 93. Die weiteren Untersuchungen ergaben eine explosionsartige Tumorausbreitung ins Abdomen mit Ascites, begleitet von exzessivem βHCG-Anstieg. Die Patientin verfiel zusehends bei transfusionsbedürftiger Anaemie, Bilirubinaemie (Gesamt-Bilirubin bis 39,8 mg%), so daß am 18. 03. 93 zusätzlich noch das VIP-Schema (siehe Kommentar Prof. Lampert) gegeben wurde. Eine Besserung des Zustandes trat nicht mehr ein, Nierenversagen kam schließlich hinzu. Am 25. 03. 93 verstarb die Patientin.

Zusammenfassung

Eine 24jährige Patientin mit embryonalem Ovarialkarzinom mit Chorionepitheliom- und Dottersackanteilen rezidiviert schnell nach Adnexentfernung und Netzresektion, wird erneut operiert mit Uterusexstirpation und Adnexektomie der verbliebenen Seite. Nach weitgehend wirkungsloser PEC-Chemotherapie und Beckenbestrahlung kann mit 4 BEP-Kombinationen unter dramatischen Umständen eine etwa 8-monatige klinische Remission erzielt werden. Danach tritt ein erneutes explosionsartiges Tumorwachstum auf, das Chemotherapie-resistent ist und nicht mehr beeinflußt werden kann.

Septischer Schock nach Sectio caesarea

Ch. Schubring

> **MERKE:**
>
> 1. Der septische Schock in der Geburtshilfe ist eine äußerst dramatische und lebensbedrohliche Infektion. Er kann zu einem multiplen Organversagen führen.
> 2. Pathophysiologisches Prinzip ist die Fehlverteilung des Herzminutenvolumens mit kritischer Reduktion der Gewebeperfusion in allen Organen und Mikrozirkulationsstörung mit konsekutiver Hypoxie und Zellnekrose.
> 3. Die frühzeitige Diagnosestellung ist für die Prognose von entscheidender Bedeutung.
> 4. Eckpfeiler der Therapie sind eine effiziente Antibiotikabehandlung, die rechtzeitige operative Revision mit Ausschaltung des Sepsisherdes und die Behandlung von Organfunktionsstörungen.

Auch heute noch können Infektionen im Wochenbett dramatisch, teilweise sogar lebensbedrohlich verlaufen. Jede zweite Sepsis im Wochenbett tritt nach Kaiserschnitt auf [1]. Gelingt es nicht, das Krankheitsbild rechtzeitig zu beherrschen, so kann sich ein septischer Schock entwikkeln, dessen Letalität auch heute noch zwischen 40–90 % angegeben wird [2]. Die Übergänge von der Sepsis zum septischen Schock sind fließend. Aus diesem Grunde gilt es, klinische Zeichen und Symptome frühzeitig zu erkennen, um die Möglichkeit zur erfolgreichen Therapie zu haben. Hierzu ist die Kenntnis von prädisponierenden Faktoren für die Entwicklung des septischen Schocks und das Verständnis seiner Pathophysiologie und Pathobiochemie notwendig. In diesem Beitrag soll vor allen Dingen auf die klinische Problematik des septischen Schocks eingegangen werden. Anhand der vorgestellten Kasuistik sollen die wesentlichen Möglichkeiten der Diagnostik und Therapie aufgezeigt werden. Pathophysiologie und Pathobiochemie können nur gestreift werden.

Krankheitsverlauf und klinische Befunde

Die Schwangerschaft der 29jährigen II. para verlief im wesentlichen komplikationslos. In der 40. SSW mußte die Sectio caesarea wegen stark blutender Placenta praevia partialis vorgenommen werden. Keiner der folgenden Risikofaktoren für infektiöse Komplikationen im Wochenbett lag bei dieser Patientin vor.

Latenzzeit Blasensprung über 6 Std.,
Häufigkeit der vaginalen Untersuchungen,
Wehentätigkeit,

Vorausgegangener vaginaler Entbindungsversuch,
Internes CTG,
Stark traumatisierende Operationstechnik,
Anämie der Mutter.

Aus diesem Grunde wurde auch keine präoperative Antibioseprophylaxe vorgenommen. Bei der Operation gab es keinerlei Probleme. Am ersten postoperativen Tag entwickelte sich ein septischer Schock mit den Zeichen einer Verbrauchskoagulopathie. Die Antibiotikatherapie wurde blind mit Cefotaxim und Amikazin eingeleitet, da die Erregernachweise noch nicht vorlagen. Die Temperatur stieg bis auf 40 °C, die Leukozyten fielen auf 2300 mm^3, die Thrombozyten auf 50000 mm^3. Das Abdomen der Patientin war leicht gebläht und druckschmerzhaft. Wegen einer zunehmenden Einschränkung der Atemfunktion mit Hypoxämie und Acidose mußte die Intubation mit kontrollierter Beatmung vorgenommen werden. Gleichzeitig bestanden Anurie und als klinische Zeichen einer Verbrauchskoagulopathie flächige subkutane Einblutungen und livide Marmorierungen vor allem im Bereich des Stammes und der unteren Extremitäten. Aus vitaler Indikation erfolgte die Relaparotomie. Nach Eröffnung des Peritoneums zeigte sich reichlich bräunlichtrübes Exsudat. Die Uteruswand war schwarz-blau-livide verfärbt. Die Blasenperitonealnaht und die Uterotomie waren nicht dehiszent. Die rechten Adnexen waren zu einem schwarzblauen Konglomerattumor umgewandelt, links war das Ovar schwarzblau verfärbt. Der Uterus mußte mit beiden Adnexen zur Entfernung des Sepsisherdes exstirpiert werden. Intraoperativ entnommene Wundabstriche zeigten später hämolysierende Streptokokken der Gruppe A in Reinkultur. Nach der Operation wurde die Patientin auf die Med. Intensivabteilung verlegt, wo sie weiter versorgt wurde. Die Antibiose wurde jetzt umgestellt auf Penicillin, Clindamycin und Amikazin. Unter dieser Therapie entfieberte die Patientin langsam. Die Thrombozyten zeigten ansteigende Tendenz, ebenso die Leukozyten. Eine Dialyse war mehrfach notwendig. Bemerkenswert war die Tatsache, daß die Patientin schon ein paar Stunden nach der Operation bei vollem Bewußtsein war und die intensivmedizinischen Maßnahmen gut toleriert hat. Im weiteren Krankheitsverlauf zeigte sich allerdings, daß sie nicht in der Lage war, daß subjektive Erlebnis der vorausgegangenen lebensbedrohlichen Situation alleine oder mit ihren Angehörigen zu verarbeiten. Aus diesem Grund fand eine psychologische Beratung statt. Bei der Entlassung nach 6 Wochen standen die Beschwerden durch die Hautnekrosen beider Unterschenkel als Folge der mikrozirkulatorischen Störungen im Vordergrund. Kontrolluntersuchungen in der nephrologischen Ambulanz waren weiterhin notwendig. Zusätzliche postoperative Komplikationen stellten sich nicht ein.

Pathologisch-anatomischer Befund

Abb. 1 zeigt den exstirpierten Uterus. Die bereits erwähnten schwarzblauen Verfärbungen sind im Bereich der Tubenwinkel gut erkennbar. Auf Schnitt entsprechen die bläulich-lividen Verfärbungen flächenhaften Einblutungen. Die Struktur des rechten Ovars ist durch diffuse Einblutungen nahezu völlig zerstört. Das linke Ovar zeigt intakte aber hochgradig ödematös verquollene Grundstrukturen. Die Tuben weisen bds. beträchtliche Zirkulationsstörungen auf. Auf Abb. 2 sind die ausgeprägten Zeichen von Schockäquivalenten am aufgeschnittenen Uterus gut zu sehen. Als direkte Folge einer Sepsis finden sich: multiple septische Thrombosen ektatischer venöser Gefäße, flächenhafte interstitielle Einblutungen.

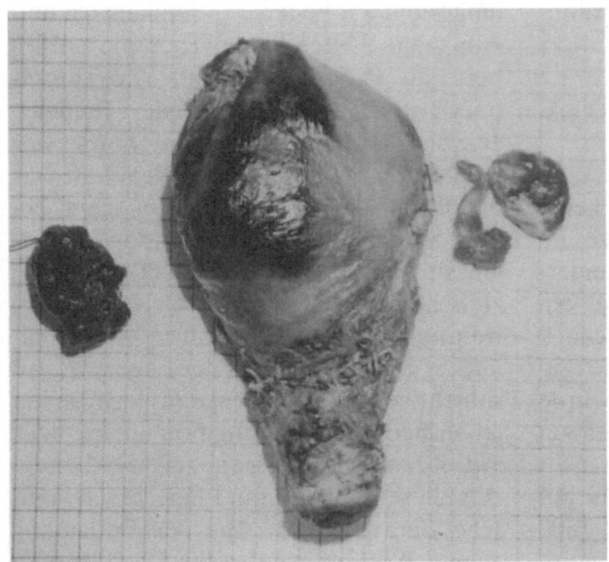

Abb. 1. Exstirpierter Uterus und Adnexen bei septischem Schock

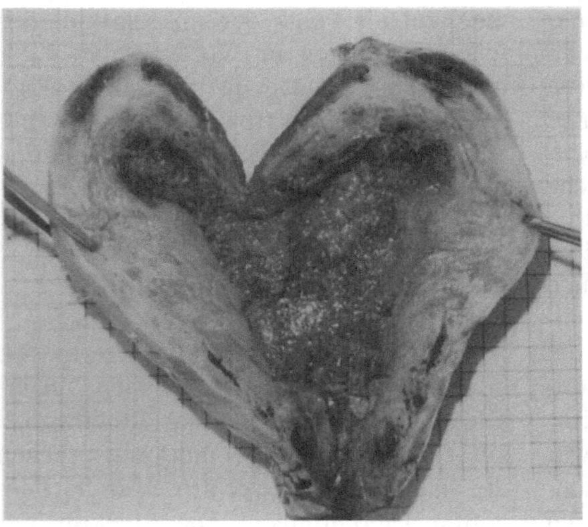

Abb. 2. Aufgeschnittener Uterus bei septischem Schock

Klinische Diagnosekriterien

Die wesentlichen Diagnosekriterien für den septischen Schock sind hier noch einmal zusammengefaßt dargestellt:

- Temperatur >39°C,
- Tachykardie, im Frühstadium HZV erhöht, dann erniedrigt mit kalter und feuchter Haut bei arterieller Vasokonstriktion,
- akute respiratorische Insuffizienz mit arteriellem PO_2 <60 mm Hg,
- akutes Nierenversagen,
- Bewußtseinstrübung,
- Subileus,
- Livide Marmorierungen am Stamm und an den Extremitäten (Verbrauchskoagulopathie).

Die frühzeitige Diagnosestellung war für das Überleben der Patientin entscheidend. Die Diagnose gründet sich auf die genaue Beobachtung des gesamten klinischen Verlaufs. Die Temperaturen bewegen sich meist über 39 °C. Während der frühen Phase des Schocks besteht oft eine arterielle Vasodilatation mit Anstieg der Pulsfrequenz und erhöhtem Herzzeitvolumen. Anschließend können sich die klassischen klinischen Zeichen des Schocks entwickeln mit kalten und feuchten Extremitäten bei arterieller Vasokonstriktion und verminderter kapillärer Perfusion. In den Organen der Kreislaufperipherie führen diese Veränderungen zur kritischen Reduktion der Gewebeperfusion mit nachfolgender Hypoxie und Zellnekrose. Es kommt zur akuten respiratorischen Insuffizienz mit arteriellem PO_2 unter 60 mm Hg, zum akuten Nierenversagen und zum Initialbild der Bewußtseinstrübung. Subileus und livide Marmorierungen am Stamm und an den Extremitäten als Zeichen der Verbrauchskoagulopathie prägen das Bild des septischen Schocks.

Laborchemische Diagnosekriterien

Die Labordaten des septischen Schocks sind:

Leukozytopenie $<8000/mm^3$,
Leukozytose $>20000\ mm^3$ im Wochenbett,
Thrombozytopenie $<100000\ mm^3$,
Blutkultur häufig negativ,
Endotoxinnachweis mit Limulus-Lysat-Test,
Laktat arteriell >5 mMol/l,
Fibrinogen <100 mg %, Fibrinabbauprodukt D-Dimer $>5\ \mu g/ml$,
Partielle Thromboplastinzeit (PTZ) verlängert,
Thrombinzeit verlängert,
Kreatinin, Bilirubin, Transaminasen erhöht,
niedrige arterio-venöse PO_2-Differenz, arterielle PO_2-Werte <60 mm Hg.

Ihr Verständnis ergibt sich aus der Pathobiochemie und der Pathophysiologie des septischen Schocks. Darauf soll hier nicht im einzelnen eingegangen werden. Besonders erwähnt werden soll aber das pathogenetische Prinzip der Gerinnungsstörung mit hauptsächlich intravaskulärer Fibrinbildung und Fibrinolyse. Die Gerinnungsstörung führt über den Verbrauch von Fibrinogen, Plasmafaktoren und Thrombozyten und dem Anfall von Fibrinabbauprodukten zur Verbrauchskoagulopathie [3]. Man kann annehmen, daß die Aktivierung der Fibrinolyse ein kompensatorischer Mechanismus der geburtshilflichen Gerinnungsstörung ist [7]. Plasmin setzt aus dem quervernetzten Fibrin typische Fragmente frei. Diese D-Dimere können durch monoklonale Antikörper nachgewiesen werden und geben in der Klinik ein treffendes Bild über das Ausmaß der Gerinnungsstörung. Alle laborchemischen Parameter müssen in Zusammenhang mit dem klinischen Krankheitsbild gesehen werden und können zur Diagnostik des septischen Schocks sehr hilfreich sein.

Therapie

Die Grundzüge der Behandlung des septischen Schocks nach einer Sectio caesarea sind:

- Antibiose,
- Herdsanierung (Uterusexstirpation evtl. mit Adnexen),
- Volumenzufuhr, Puffer (ZVD, PCWP),
- Behandlung der akuten respiratorischen Insuffizienz durch Intubation (PaO_2 >70 mm Hg),
- Hämofiltration,
- Vasoaktive Substanzen (Dopamin),
- neuerdings monoklonale und polyklonale Antikörper gegen Endotoxin, auch Gabe von Immunglobulinen.

Antibiotikatherapie und operative Herdsanierung sind in ihrer Wirksamkeit etabliert. Die Lebensbedrohlichkeit des septischen Krankheitsbildes erfordert häufig postoperativ eine intensivmedizinische Behandlung. Aus diesem Grund ist eine gute Zusammenarbeit mit erfahrenen Intensivmedizinern und Anästhesiologen anzustreben. Die Flüssigkeitszufuhr hat unter Kontrolle des zentralen Venendrucks zu erfolgen. Als Folge der Sauerstoffverwertungsstörung in der Peripherie kommt es aufgrund des anaeroben Stoffwechsels zur Acidose, die einer Pufferung bedarf. Die Behandlung der akuten respiratorischen Insuffizienz muß früh einsetzen. Liegt der arterielle PO_2 unter 60 mm Hg soll eine kontrollierte Beatmung nach Intubation angestrebt werden. Nach ausreichender Volumensubstitution ist die Gabe von kardiovasoaktiven Substanzen zur Aufrechterhaltung eines ausreichenden Herzzeitvolumens unter Umständen erforderlich. Hierbei kann Dopamin hilfreich sein. Es soll nicht unerwähnt bleiben, daß neuerdings durch Gabe von monoklonalen und polyklonalen Antikörpern gegen Endotoxin, auch durch die Gabe von Immunglobulinen mit IgG [5] und mit IgM [8], eine günstige Beeinflussung des septischen Schocks erreicht werden konnte.

Diskussion

Bei der Betrachtung der klinischen, intraoperativen und pathologisch-anatomischen Befunde muß klar herausgestellt werden, daß die Uterusexstirpation mit beiden Adnexen der Patientin das Leben erhalten hat. Retrospektive Analysen mütterlicher Todesfälle bei Sepsis im Wochenbett haben gezeigt, daß etwa $^2/_3$ aller Todesfälle hätten vermieden werden können, wenn vor allem die chirurgische Beseitigung des Infektionsherdes früher oder

überhaupt erfolgt wäre. Exakte Kriterien für den genauen Zeitpunkt der Operation lassen sich nur bedingt nennen. Für die Indikation ist letztlich die sorgfältige Beobachtung des gesamten klinischen Verlaufs und der Laborparameter von Bedeutung. Die respiratorische Insuffizienz ist häufig ein Frühsymptom des septischen Schocks. Im allgemeinen ist dann der entscheidende Zeitpunkt gekommen, um die operative Herdsanierung vorzunehmen. Die Frage nach der Herkunft der Infektion muß offen bleiben. Alle genannten typischen Risikofaktoren [6] für das Auftreten einer Infektion im Wochenbett lagen nicht vor. Uterotomiewunde und Blasenperitoneum waren nicht dehiszent. Möglicherweise hat die Patientin die Infektion bereits in die Klinik mitgebracht. Präpartale bakteriologische Abstriche waren nicht vorgenommen worden. Heute werden etwa gleich häufig grampositive und gramnegative Keime gefunden [4]. Neben der operativen Herdsanierung ist die Antibiotikabehandlung des septischen Schocks in ihrer Wirksamkeit gesichert. Die Wahl des Antibiotikums ist nach den üblichen Empfindlichkeiten der zu erwartenden Erreger zu richten bis die definitiven Erregernachweise vorliegen. Nur selten erhält man Hinweise aus dem Nachweis positiver bakteriologischer Kulturen.

Gute Diagnosekriterien für den septischen Schock ergeben sich im vorliegenden Fall durch die Leukozytopenie und die Thrombozytopenie. Die Thrombozytopenie ist Ausdruck der Schwere der Infektion, sie reflektiert das Ausmaß der Endotoxinfreisetzung von gramnegativen Keimen.

Bei Beachtung der aufgeführten Diagnosekriterien muß es möglich sein, den septischen Schock zu erkennen und sich rechtzeitig zur operativen Intervention mit Ausschaltung des Sepsisherdes zu entschließen, auch wenn die Entscheidung zur Uterusexstirpation evtl. mit Adnexen bei den meist jungen Müttern mit weiterem Kinderwunsch sicher nicht einfach ist.

Zusammenfassung

Bei der beschriebenen Patientin handelte es sich um eine Infektion mit hämolysierenden Streptokokken der Gruppe A nach Kaiserschnitt mit den Folgen eines septischen Schocks. Die frühzeitige Diagnosestellung erlaubte die sofortige Einleitung der richtigen Therapie. Wichtige diagnostische Merkmale ergeben sich aus der genauen und sorgfältigen Beobachtung des klinischen Verlaufs und aus laborchemischen Daten. Für das Überleben der Patientin war die effiziente Antibiotikatherapie und die ausgedehnte operative Revision mit Ausschaltung des Infektionsherdes entscheidend. Eine langwierige Intensivbehandlung war erforderlich. Der rechtzeitige Operationszeitpunkt ist für die Prognose von ausschlaggebender Wichtigkeit.

Literatur

1. Graeff H (1981) Infektionen in der Schwangerschaft, unter der Geburt und im Wochenbett. In: Käser O, Friedberg V (Hrsg) Gynäkologie und Geburtshilfe Band II, Thieme, Stuttgart
2. Graeff H (1984) Der bakterielle Schock. Gynäkologe 17:88–95
3. Graeff H (1989) Blutung, Sepsis, Schock. Arch Gyn Obstet 245:801–817
4. Hund F, Müller F, Wagner J, Lode H (1988) Erregerwandel bei Sepsis. Arzneimitteltherapie 2:33–34
5. Lachmann E, Pitsoe SB, Gaffin SL (1984) Antilipopolysaccharide immunotherapy in management of septic shock of obstetric and gynaecological origin. Lancet 1:981–983
6. Lohe KJ, Lampe B, Graeff H, Holzmann K, Zander J (1983) Die Hysterektomie bei Sepsis nach Kaiserschnitt. Geburtsh Frauenheilk 43:27–32
7. Müller-Berghaus G (1989) Pathophysiologic and biochemical events in disseminated intravascular coagulation: dysregulation of procoagulant and anticoagulant pathways. Semin Thromb Hemost 15:58–87
8. Schedel I (1988) New aspects in the treatment of gram-negative bacteraemia and septic shock. Infection 16:8–11

Das HELLP-Syndrom in der Praxis einer geburtshilflich-gynäkologischen Abteilung der Grundversorgung

W. FURCH

> **MERKE:**
>
> Das HELLP-Syndrom stellt zunehmend auch für mittelgroße geburtshilfliche Abteilungen mit einer Geburtenrate von über 800 im Jahr, mit einer Rate von 1:190 Entbindungen, ein zunehmendes Problem des geburtshilflichen Managements dar.
>
> Bei Oberbauchschmerzen in der Schwangerschaft sollte in erster Linie an ein HELLP-Syndrom gedacht werden, das häufiger ist als alle anderen Differentialdiagnosen. Dies gilt auch, wenn die klassischen Präeklampsiezeichen fehlen.
>
> Wegen des oft verschleierten Beginns und der schweren Komplikationen des HELLP-Syndroms für Mutter und Kind sollten Gestosefälle häufiger als früher konsiliarisch in der Klinik vorgestellt werden, denn günstige Ergebnisse lassen sich nur durch eine frühe Beendigung der Schwangerschaft erzielen.
>
> In Anbetracht der Häufigkeit dieses Krankheitsbildes und des foudroyanten Verlaufes kann ein etwaiger Zeitverlust bis zur Intervention schwerwiegende Folgen für Mutter und Kind haben. Diese Feststellung spricht ganz dezidiert gegen die gezielte Förderung von Entbindungseinrichtungen, die lediglich von Hebammen geleitet werden und denen kein Arzt für die Primärversorgung zur Verfügung steht.

Allgemeine Vorbemerkungen

Das HELLP-Syndrom, also das Aufreten einer Präeklampsie kombiniert mit Hämolyse, Leberfunktionsstörung und Thrombozytopenie, stellt zunehmend auch für mittelgroße geburtshilfliche Abteilungen mit einer Geburtenrate von über 800 im Jahr wegen seiner Häufigkeit einerseits, des oft verschleierten Beginns und der schweren Komplikationen andererseits ein zunehmendes Problem des geburtshilflichen Managements dar.

In der Zeit von 1990 bis 1992 traten in unserer Klientel dreizehn solcher Fälle auf, wovon zwei Patientinnen, die sich in der 32. bzw. 33. Schwangerschaftswoche befanden, zentralisiert werden konnten, die anderen elf wurden in unserer Abteilung durch Sectio entbunden. Die Häufigkeit betrug 1:190 Entbindungen (für Zentren wird eine Häufigkeit von 1:150 bis 300 angegeben, I). Wegen der Kürze der mir zur Verfügung stehenden Zeit kann ich nicht näher auf die Genese dieser schweren Erkrankung eingehen, die mit einer mütterlichen Mortalität von 3 % und einer perinatalen Mortalität von 20 bis 30 % einhergeht.

In Tabelle 1 können Sie eine Zusammenstellung der Leitsymptome sehen, die uns zur Diagnose verhalfen. Die Tabelle ist so zu verstehen, daß die Symptome teilweise einzeln, teilweise auch kombiniert

Tabelle 1. Leitsymptome in elf Fällen von HELLP-Syndromen

Transaminasenerhöhung:	8
Thrombozytopenie:	7
Hypertonie:	7
Oberbauchschmerz:	5
Pathologisches CTG:	4
Hämolyse:	Nachweis labortechnisch ungenügend. Haptoglobulin nicht bestimmt.

Alle Fälle wiesen mindestens drei Symptome auf.

auf das HELLP-Syndrom hinwiesen. Seltener war ein pathologisches CTG der erste Hinweis auf einen pathologischen Verlauf. Wir haben bei unseren Fällen festgestellt, daß der Beginn der Erkrankung oft sehr diskret ist, mehr zufällig Einzelsymptome entdeckt werden und daß dann plötzlich ein foudroyanter Verlauf einsetzt, der die sofortige Geburtsbeendigung erfordert. Alle unsere Fälle wiesen unabhängig vom Zeitpunkt der Schwangerschaft einen unreifen Cervixbefund auf, so daß die Entbindung durch Sectio erfolgen mußte. Das HELLP-Syndrom kann praktisch in jeder Schwangerschaftswoche auftreten. Vier von elf bzw. sechs von dreizehn Patientinnen befanden sich vor bzw. in der 36. Schwangerschaftswoche und es waren überwiegend junge Erstgravidae unter 30 Jahren (sieben von elf) betroffen.

Fallschilderungen

Im Folgenden möchte ich Ihnen zwei Fälle vortragen, aus deren Verlauf das überraschende Auftreten der Symptomatik, der foudroyante Verlauf und die Notwendigkeit zur sofortigen Geburtsbeendigung hervorgeht.

Es handelte sich erstens um eine 34-jährige II. Gravida, I. Para in der 33. Woche bei Zustand nach Sectio wegen Beckenendlage und Gestose neun Jahre zuvor. Die Patientin besuchte unseren Schwangereninformationsabend und bat plötzlich den anwesenden Arzt um eine Blutdruckmessung, da sie plötzlich starke einseitige Kopfschmerzen verspüre. Dabei wurde ein Wert von 200/120 mm Hg ermittelt. Es erfolgte die sofortige stationäre Aufnahme und die weitere Abklärung. Laborchemisch ergab sich eine Thrombozytopenie von 66 000, ein Quickwert von 44 % und ein AT_3-Wert von 55 %, eine Hämolyse war noch nicht nachweisbar. Die Patientin wies auch eine massive Proteinurie auf. Die Transaminasen waren mit einer SGOT von 19,9, einer SGPT von 13,1 nur leicht erhöht, als Ausdruck des schnellen Verlaufs, der noch zu keinen wesentlichen Enzymveränderungen geführt hatte. Anamnestisch ergab sich, daß die Patientin bis zur 33. Schwangerschaftswoche eine Gewichtszunahme von 26 kg (!) zu verzeichnen hatte. Unter der Therapie mit Nepresol- und Magnorbin-Infusion kam es zu einer deutlichen Besserung der Blutdruckwerte und im CTG, das zunächst unauffällig war, zu deutlichen Zeichen einer drohenden kindlichen Asphyxie. Die ursprünglich erwogene Zentralisation konnte nicht mehr realisiert werden und die sofortige Re-Sectio wurde veranlaßt. Es wurde ein gesundes männliches Neugeborenes, das leicht retadiert war, entwickelt, Apgar 6/8/9 und direkt im OP vom Pädiater übernommen. Postoperativ normalisierten sich die pathologischen Laborwerte und die Blutdruckwerte sehr schnell und auch das Kind hatte in der Kinderklinik einen günstigen Verlauf. (Grenzwertige Gerinnungsstörung und RDS II° ohne Folgen abgeheilt).

Im zweiten Fall handelt es sich um eine 21jährige Erstgravida 3 Tage vor dem errechneten Termin. Die Aufnahme erfolgte um 13.30 h mit leichter Wehentätigkeit und geburtshilflichem Anfangsbefund. Im CTG bestanden leichte Kontraktionen, die Herztonkurve war unauffällig, der geburtshilfliche Ultraschall zeitgerecht und ebenfalls unauffällig. Anamnestisch war der gesamte Schwangerschaftsverlauf unauffällig. Außer einem leichten Ziehen im Rücken gab die Patientin keine besonderen Beschwerden an. Es fällt auf: Adipositas, mittelgradige Ödeme und eine grenzwertig diastolische Blutdruckerhöhung von 95 mm Hg. Bei Aufnahme war ein Routinelabor abgenommen worden. Dieses wird 2$^1/_2$ Stunden später von der zuständigen diensthabenden Schwester dem Arzt vorgelegt. Neben einer Hämokonzentration sind folgende Befunde auffällig: Bilirubin gesamt 5,28, direkt 4,99, SGOT 266; SGPT 416, AP 690, Gamma-GT 81,3, Gerinnung/Quick 65%, PTT 46,8 Sek. Nach Vorliegen der Befunde wird sofort ein weiteres CTG geschrieben, dieses zeigt nun eine hochgradig pathologische Herztonkurve, die vaginale Untersuchung bei 6 cm Muttermundsweite einen Abgang von dick-grünem, braunem Fruchtwasser, Blutdruckwert 165/120 mm Hg. Es wird sofort eine Tokolyse zur Vorbereitung auf die Sectio angelegt, der Padiater mit dem Baby-NAW informiert. Notfallmäßige Sectio, Entwicklung eines asphyxtischen männlichen Neugeborenen mit Apgar-Werten von 1/3/6, Nabelschnur-pH 6,92. Das Kind wird durch die anwesenden Neonatologen sofort versorgt. Verlegung der Patientin auf Wachstation, bei abfallenden AT$_3$-Werten Substitution mit AT$_3$ und fresh frozen-Plasma. Am ersten postoperativen Tag Nachblutung mit Hb-Abfall bis auf 7,3 g%, Ausräumung eines subcutanen und subfascialen Hämatoms und Stillung einer paracervikalen Blutung links. Am zweiten postoperativen Tag zunehmende Oligurie, deswegen Verlegung in die Universitätsklinik, dort dann oligurisch akutes Nierenversagen (4× Hämofiltration und nochmals Re-Laparotomie wegen einer weiteren Nachblutung. Insgesamt Gabe von 12 Erykonzentraten,

7 Thrombozytenkonzentraten und 17 Frischplasma-Infusionen). Nach zehn Tagen Wachstation Verlegung in die Unifrauenklinik bei Besserung der Nierenfunktion. Das Kind überlebte die schwere Asphyxie ohne wesentliche Folgen (keine Konvulsionen, klinisch-neurologisch unauffällig, lediglich einige sharp-waves im EEG bilateral occipital).

Diskussion

Welche Konsequenzen lassen sich für die Praxis aus diesen Verläufen gewinnen:

1. Bei Oberbauchbeschwerden in der Schwangerschaft sollte in erster Linie an ein HELLP-Syndrom gedacht werden, das mit Sicherheit häufiger als eine Cholelithiasis oder eine Hepatitis vorkommt. Diese Oberbauchbeschwerden können auch ohne Vorliegen klassischer Präeklampsiezeichen (z. B. Eiweißausscheidung, Blutdruckerhöhung) auf ein HELLP-Syndrom hinweisen.

2. Bei Gestosefällen sollte häufiger als in früheren Zeiten eine konsiliarische Vorstellung in der Klinik oder ggf. auch die stationäre Einweisung erfolgen. Das dabei grundsätzlich abgenommene Routinelabor mit Leberstatus kann in vielen Fällen der erste Hinweis auf die bedrohliche Komplikation eines HELLP-Syndroms darstellen.

3. Das HELLP-Syndrom tritt überraschend auf, bei bis dahin völlig unauffälligem Schwangerschaftsverlauf. Auch leichte Hinweiszeichen sollten kontrolliert werden. Gute Ergebnisse lassen sich nur durch eine frühe Intervention erzielen (alle unsere Schwangeren und ihre Kinder überlebten ohne ernsthafte Folgen). In Anbetracht der Häufigkeit dieses Krankheitsbildes muß man die gezielte Förderung von Entbindungseinrichtungen, die lediglich von Heb-

ammen geleitet werden und denen kein Arzt für die Primärversorgung zur Verfügung steht, als einen – in Einzelfällen sogar lebensbedrohlichen – Irrweg betrachten. Der Zeitverlust bei der Verlegung in ein Zentrum kann schwerwiegende Folgen für Mutter und Kind haben.

Literatur

Rath •, Loos •, Kuhn • (1992) Diagnostische und therapeutische Probleme beim HELLP-Syndrom. Z Geburtshilfe Perinatol 196 (Okt) 92: 185–192

Akuter intrauteriner Fruchttod nach vorzeitigem Blasensprung in der 38. Schwangerschaftswoche

G. ROTH

> **MERKE:**
>
> 1. Darstellung des Verlaufes
> 2. Diskussion der letzten CTG-Kontrolle
> 3. Darstellung des pathologisch-anatomischen Befundes und der mikrobiologischen Befunde sowie der Infektionsserologie
> 4. Überlegung zur Frage, mit welchen Maßnahmen die Gefahr rechtzeitig zu erkennen gewesen wäre.

Die stationäre Aufnahme der 27jährigen II-Para, III-Gravida erfolgte, nachdem sie etwa 30 Minuten zuvor den Abgang von Fruchtwasser bemerkt hatte. Bei der Aufnahme war der Muttermund für knapp zwei Finger durchgängig, Portio 1/2, Kopf abschiebbar. Abgang von viel klarem Fruchtwasser, keine wesentliche Wehentätigkeit. Blutdruck, 140/85 mm Hg, Temperatur 36,7 Grad Celsius.

Der Schwangerschaftsverlauf zeigte bisher keine Besonderheiten. Die Gewichtszunahme betrug 11 kg, die Hb-Werte lagen zwischen 12,0 und 15,4 g %, der Blutdruck schwankte zwischen 100/60 und 120/80 mm Hg. Die Ultraschallbiometrie und der Symphysen-Fundus-Abstand zeigten einen zeitgerechten Verlauf.

Im Aufnahme-CTG waren bei leichten Kontraktionen keine Auffälligkeiten der FHF erkennbar. Das Kontroll-CTG sechs Stunden später war ebenfalls unauffällig. Die Oszillation war nicht eingeschränkt, der Druckabnehmer registrierte Kindsbewegungen.

Im weiteren Verlauf wurde erneut Abgang von klarem Fruchtwasser dokumentiert. Der Blutdruck normalisierte sich auf 125/80 mm Hg, Temperatur 37 Grad Celsius, CRP negativ, Leukozyten 11 600/ml.

Sieben Stunden nach der letzten CTG-Kontrolle ließen sich keine fetalen Herzaktionen registrieren. Die Patientin gab an, eine Stunde vorher noch Kindsbewegungen verspürt zu haben. Nach Weheninduktion wurde vier Stunden später ein 2 900 g schwerer, weiblicher Fet ohne erkennbare Mißbildungen ausgestoßen. Eine Stunde später entwickelte die Patientin Fieber.

Bei den postpartal entnommenen Abstrichen fanden sich β-hämolysierende Streptokokken der Gruppe B. Die Serologie zeigte Hinweise für eine frische Listeriose.

Die Sektionsdiagnose lautet:

- Vorzeitiger mütterlicher Blasensprung,
- Amnioninfektionssyndrom,
- Intrauterine Aspirationspneumonie.

In der Epikrise vermerkt der Pathologe: „... läßt sich ... eine Aspirationspneumonie sichern, die auf einer Aspiration infizierten Fruchtwassers bei Amnioninfektionssyndrom beruht ... am ehesten mit den klinisch nachgewiesenen Streptokokken ... . Hinweise auf Cytomegalieinfektion oder Listeriose liegen nicht vor."

Die Ursache des intrauterinen Fruchttodes muß in diesem Fall letzten Endes als ungeklärt angesehen werden.

Die postpartal festgestellte Streptokokkeninfektion scheint trotz positiver histologischer Diagnose eher nicht in Frage zu kommen. Durch die entzündlich bedingte Verlängerung der materno-fetalen Diffusionsstrecke hätten sich dann bei den CTG-Kontrollen Hinweise für eine Asphyxie finden lassen müssen. Ähnliches gilt für die Listeriose. Hier fehlt ein pathologisch-anatomisches Korrelat gänzlich. Mikroskopisch und in der für die Diagnose wichtigen Kultur konnte ein Erregernachweis nicht erbracht werden.

Man muß annehmen, daß am ehesten ein Ereignis wie zum Beispiel eine Nabelschnurkomplikation die Ursache für den Tod des Feten war.

Dieser Fall zeigt, daß es Verläufe gibt, bei denen – trotz einer dem Standard entsprechenden Schwangerschafsüberwachung – eine periparpartale Gefahr für den Feten nicht rechtzeitig erkannt werden kann.

Seminare

Urodynamik

E. Petri

Warum Urodynamik?

In einer Untersuchung von Thomas et al. (1980) klagten nur 0,2 % aller Frauen zwischen 15 und 64 und 2,5 % über 65 Jahren über eine belästigende Harninkontinenz. Bei einer anonymen Befragung unter über 22 000 Frauen in London allerdings steigerte sich die Zahl auf 8,5 % im Alter zwischen 15 und 64 und 11,6 % über 65 Jahren. Immer wieder zitiert und bekannt sind die Untersuchungen von Francis et al. (1960) und Wolin (1969), die verschiedene Kollektive von Nulli- und Multiparae, Krankenschwesternschülerinnen und junge Frauen nach einer gelegentlichen Harninkontinenz befragten und Inzidenzen um 50 %, bei Multiparae bei 85 % fanden. Selbst unter Berücksichtigung der Tatsache, daß viele Frauen den Zustand als normal bzw. nicht als krankhaft empfinden, verbleibt ein großes Patientengut, für welches dieses Leiden eine erhebliche psychosoziale Belastung darstellt.

Die Tatsache, daß zwischen subjektiven Angaben und Anamnese und der aktuellen Pathophysiologie erhebliche Diskrepanzen bestehen, ist mehrfach belegt. Eigene Untersuchungen in Mainz sowie eine Multicenterstudie an 13 Kliniken aus der Bundesrepublik, Österreich und der Schweiz konnten zeigen, daß bei einem durchschnittlich zusammengesetzten Patientengut die alleinige Verwendung anamnestischer Angaben, auch ausgeklügelter Frage- und Anamnesebögen unter Verwendung von speziellen Scores, mit einer Fehlerquote von 20 bis 30 % behaftet sind. Auch einfache klinische Untersuchungen wie die Bonney-Marshall-Mayo-Probe sind ebensowenig spezifisch wie der in den anglo-amerikanischen Ländern beliebte Q-Tip-Test, welcher mit hoher Fehlerquote behaftet ist.

Wenngleich eine meßtechnische Abklärung bei allen Patientinnen mit Harninkontinenzbeschwerden wünschenswert wäre, so erscheint eine solche globale Forderung angesichts der großen Patientenzahl und der noch immer geringen Dichte aktiv betriebener Meßplätze und erfahrener Urodynamiker überzogen. Nicht zuletzt aus forensischen Gründen erscheint eine urodynamische Abklärung allerdings zwingend geboten:

1. bei Diskrepanz zwischen klinischem Befund und subjektiven Beschwerden und
2. bei allen Rezidivinkontinenzen.

Ziel der Funktionsdiagnostik ist für die Klinik die Trennung von operationswürdigen bzw. operationsfähigen Befunden von solchen Veränderungen, welche überhaupt nicht oder zumindest primär einer konservativen Therapie zugeführt werden sollten. Die Klassifikation der International Continence Society hat sich im klinischen Alltag bewährt, wobei eine

1. *Streßinkontinenz* (= Sphinkterinkompetenz) als unfreiwilliger Urinverlust

unter körperlicher Belastung bei Übersteigen des Blasendruckes ohne Detrusorkontraktion über den Urethradruck definiert ist;

2. *Dranginkontinenz*, als Harnverlust bei nicht unterdrückbarem Harndrang, entweder als motorische Form mit unkontrollierten Detrusorkontraktionen über 15 cm H_2O oder als sensorische Form ohne Detrusorkontraktion (bei verfrühtem Harndrang und kleiner Blasenkapazität) beschrieben ist;

3. *Reflexinkontinenz*, als Harnverlust infolge anormaler spinaler Reflexaktivität („neurogene Blase"),

4. *Überlaufinkontinenz*, als Harnverlust bei dem der Blasendruck den Harnröhrenverschlußdruck bei Blasenwandüberdehnung ohne Detrusorkontraktionen übersteigt (häufig bei infravesikalen Obstruktionen);

5. *Extraurethrale Inkontinenz*, z. B. bei kongenitalen Fehlbildungen wie ectopen Uretermündungen oder allen Fisteln.

Relativ häufig sind Mischformen, vor allem von Streß- und Dranginkontinenz, die letztlich nur durch die urodynamische Untersuchung nachgewiesen werden können. Eine meßtechnische Objektivierung der subjektiven Angabe „Harninkontinenz" ist nicht in allen Fällen möglich, imperativer Harndrang ohne Urinabgang mit oder ohne Detrusorkontraktionen wird als Urgency oder Reizblase bezeichnet. Während Streß- und Dranginkontinenz in der Hand des Gynäkologen behandelt werden können, sollten Reflex- und Überlaufinkontinenzen dem Urologen und/oder Neurologen zugestellt werden, um dort eine weiterführende Diagnostik zu ermöglichen.

Meßtechnik

Die apparative Diagnostik dient der Objektivierung von vesicaler Reservoirfunktion, urethraler Verschlußfunktion, der Miktion, der Morphologie der urethrovesicalen Funktionseinheit und deren Störungen. Die Untersuchung muß nach anerkannten Normen und mit einer standardisierten Technik durchgeführt werden. Der Befundbericht sollte alle relevanten Meßwerte enthalten, die Ergebnisse werten und zu einer Diagnose- und Therapieempfehlung führen. Entsprechend dem Abklärungsziel müssen die einzelnen Methoden unterschiedlich angewendet werden.

Die apparative Diagnostik beinhaltet funktionelle Untersuchungen wie Cystometrie, Urethrocystometrie, Uroflowmetrie und morphologische Untersuchungen wie Sonographie und Radiologie. Alle Untersuchungen sollten nach standardisierten Richtlinien erfolgen (ICS).

Cystometrie

Sinn der Cystometrie ist die Erkennung von neurologischen Blasenentleerungsstörungen, sensorischen und motorischen Dranginkontinenzen und deren Trennung von der Streßinkontinenz. Die Druckmessung in der Harnblase während der Füllungsphase stellt eine der einfachsten Basisuntersuchungen in der modernen Urodynamik dar und bestimmt die Abhängigkeit des Blaseninnendruckes (cm H_2O bzw. kPa) vom Füllungsvolumen (ml). Neben der Messung der maximalen Blasenkapazität, der effektiven Blasenkapazität (maximale Kapazität minus Restharn) und den ersten Harndrang lassen sich mit der Cystometrie ungehemmte Detrusorkontraktionen nachweisen.

Die Cystometrie kann durchgeführt werden im Stehen, Sitzen oder Liegen, bei einer kontinuierlichen Blasenfüllung mit einer Füllungsgeschwindigkeit von 50 bis 100 ml/min. Die Cystometrie sollte erst nach der Bestimmung des Restharnes und bei negativer Urinkultur begonnen werden. Während der Blasenfüllung sollten Provokationstests wie Husten, Bauchpresse und Lagewechsel durchgeführt werden. Intravesicale Druckwellen mit einer Amplitude von mehr als 15 cm H_2O werden als ungehemmte Detrusorkontraktionen bezeichnet. Bei Druckschwankungen kleinerer Amplitude wird von einer Instabilität des Detrusors gesprochen. Intraabdominale Druckschwankungen sollen durch eine simultane intrarectale Druckmessung ausgeschlossen sein.

Definitionen:
Restharn: Urinmenge in der Blase nach Miktion ($>15\%$ der Kapazität oder mehr als 50 ml)
Maximale Blasenkapazität: Volumen, bei dem der Patient starken Miktionsdrang verspürt (normal 350–500 ml
Effektive Blasenkapazität: Maximale Blasenkapazität minus Restharn

Urethradruckprofil

Die Urethrocystometrie dient der Erfassung der Urethraverschlußfunktion. Aufgabe der Urethradruckprofilmessung ist die Erkennung und Quantifizierung der Streßinkontinenz und zusammen mit der Cystometrie die Trennung von anderen Inkontinenzformen. Sie erlaubt die Erkennung von Risikofaktoren und Begleitpathologica.

Meßgröße ist der intraurethrale Druck (cm H_2O bzw. kPa) und die Urethralänge (cm); bei gleichzeitiger Registrierung des intravesicalen Druckes ist der Urethraverschlußdruck errechenbar. Die urethrale Druckregistrierung ist bei verschiedenen Funktionszuständen der Urethra möglich (Streßbedingungen durch Husten oder Bauchpresse, willkürliche Beckenbodenaktivierung). Die Meßwerte der funktionellen Urethralänge, des Urethraverschlußdruckes und der urethralen Druckübertragung unter Streß lassen eine Einschätzung der Sphinkterfunktion zu (siehe Abb. 1).

Uroflowmetrie

Sie gibt Hinweise auf eine gestörte Miktion, kann bei der Frau zur Objektivierung von Miktionsstörungen eingesetzt werden. Die Uroflowmetrie mißt die in der Zeit (s) durch die Urethra entleerte Harnmenge (ml) während der gesamten Dauer der Miktion. Die Harnflußrate wird in ml/s angegeben. Die Stärke des Harnflusses ($=$ Uroflow) ist abhängig vom urethralen Widerstand, vom Miktionsdruck ($=$ intravesicaler Druck bei Miktion) und nicht zuletzt vom Miktionsvolumen.

Pathologische Veränderungen dieser Parameter werden durch anatomische oder funktionelle Obstruktionen ebenso verursacht, wie durch Störungen der Detrusorfunktion.

Morphologische Diagnostik

Sonographische und radiologische Untersuchungen in Ruhe und unter Belastungsbedingungen dienen der Darstellung der Topographie im kleinen Becken. Zu beurteilen sind Blase, Urethra und deren Beziehung zueinander und zu deren benachbarten Strukturen in Ruhe, beim Pressen und bei aktiver Kontraktion. Das streng seitliche oder halbseitliche Cystogramm in Ruhe und unter Belastungsbedingungen (am besten in Doppelbelichtung) stellt eine sinnvolle Ergänzungsuntersuchung dar, die nicht zur Diagnosestellung ausreicht, je-

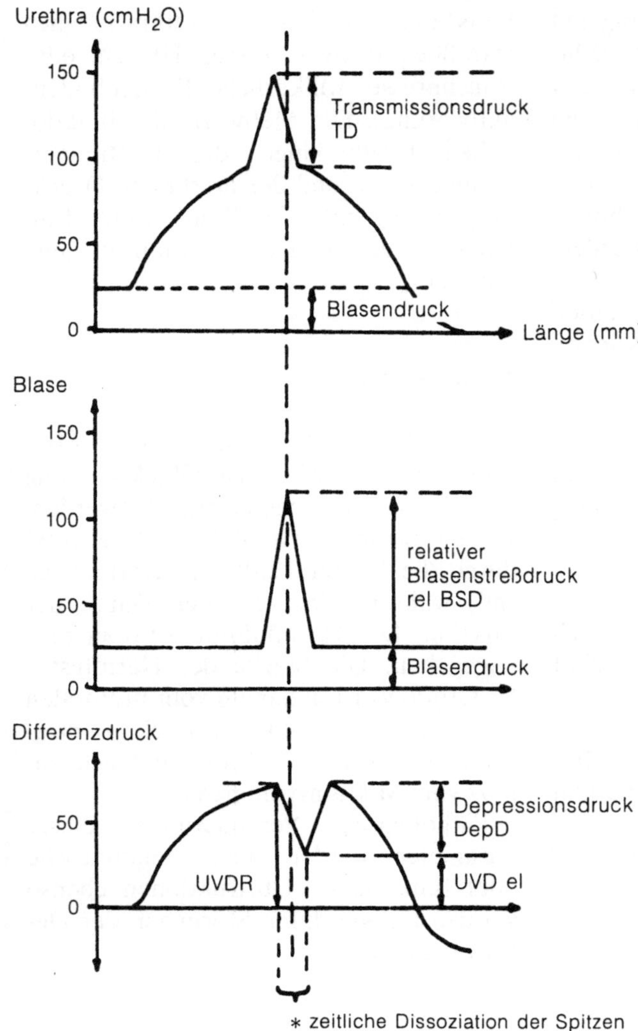

Abb. 1. Streßdruckprofil (Definitionen), rel BSD – relativer Blasendruck unter Streß, rel USD – relativer Urethradruck unter Streß, UVDR – Urethraverschlußdruck in Ruhe im Ruheprofil gemessen, UVDS (elektronisch) – elektronisch gemessener Urethraverschlußdruck unter Streß, UVDS (rechnerisch) – rechnerisch ermittelter Urethraverschlußdruck unter Streß, TD – Transmissionsdruck; entspricht dem Druckanstieg in der Urethra unter Streß. Teil des relativen BSD, der auf der Urethra übertragen wird, DepD – Depressionsdruck; entspricht der Druckabnahme des Urethraverschlußdruckes unter Streß, TF in % – Transmissionsfaktor = $\dfrac{\text{TD}}{\text{rel BSD}} \times 100$ (prozentuale vesikourethrale Drucktransmission unter Streß), DepQ – Depressionsquotient = $\dfrac{\text{DepD}}{\text{UVDR}}$ (Maß für den streßbedingten Abfall des UVD). Aus: Beck, L (1985) Arbeitsgemeinschaft für Gynäkologische Urologie-Vorschläge zur Definition und Standardisierung in der Urodynamik. Arch Gynecol 238:25–31

doch wertvolle Hinweise zur Therapieplanung geben kann. Diese radiologische Diagnostik wird zunehmend durch die Introitus- oder Perinealsonographie ersetzt, welche eine vergleichbar gute Darstellung der Morphologie erlaubt und auch funktionelle Abläufe gut erkennen läßt.

Urethrocystoskopie

Sie dient der Erkennung und dem Ausschluß von Erkrankungen der Blase und der Urethra (Entzündungen, Steine, Tumoren) und anderen Begleitpathologica (kongenitale Fehlbildungen, Obstruktionen, Divertikel, Trabekulierung). Die Urethrocystoskopie sollte trotz extensiver Nutzung der Sonographie integraler Bestandteil der Abklärung jeder Blasenentleerungsstörung mit Drangsymptomen oder unklaren Befunden sein.

Interpretation und therapeutische Konsequenz

Die Befunde der apparativen Diagnostik müssen durch Anamnese und andere klinische Untersuchungen (z.B. Streßtest, Pad-weigh-Test, Kalibrierung der Urethra usw.) ergänzt werden. Anamnestische, klinische, urodynamische und morphologische Befunde müssen als Gesamtheit diskutiert und interpretiert werden.

Therapeutische Konsequenz

Die Erkenntnisse der modernen urodynamischen und morphologischen Diagnostik haben gezeigt, daß das Versagen des Verschlußmechanismus der Harnblase der Frau ein komplexes Geschehen ist. Durch die verbesserte Beurteilbarkeit von normalen und gestörten Funktionsabläufen des unteren Harntraktes haben sich neue therapeutische Möglichkeiten eröffnet, welche häufig ein sehr komplexes konservatives-operatives Programm notwendig machen. Auf dem Boden der Befunde der urologischen Funktionsdiagnostik muß auch die operative Strategie modifiziert werden, und wenngleich 100%ige Erfolge aufgrund der komplexen Pathophysiolo-gie nie möglich sein werden, so hat der Einsatz der Urodynamik doch zu einem verbesserten Verständnis der Funktionsweise verschiedener Inkontinenzeingriffe und konservativen Therapieverfahren beigetragen und somit neben einem gezielteren Einsatz zu einer Verbesserung der Behandlungserfolge geführt (Petri 1985).

Literatur

Eberhard J (1991) Gynäkologische Urologie. Gynäkol Rdsch 31 (Suppl 1):1–52

Francis WJA (1980) The onset of stress incontinence. J Obstet Gynaecol 67:899

Jonas U, Heidler H, Thüroff JW (1980) Urodynamik. Enke, Stuttgart

Petri E (1985) Möglichkeiten und Grenzen urodynamischer Diagnostik. Thieme, Stuttgart, New York

Petrie E (1986) Urologische Funktionsdiagnostik – urodynamische Anamnese, Zystometrie, Flowmetrie. Gynäkol Prax 10:305–311

Petri E (1986) Urologische Funktionsdiagnostik – Pathophysiologie der Harninkontinenz, Urethradruckprofil. Gynäkol Prax 10:459–464

Petri E (1986) Urologische Funktionsdiagnostik – Radiomorphologie, Meßplatzgröße, Abrechnung. Gynäkol Prax 10:687–694

Thomas TM, Plymat KR, Blannin J, Meade TW (1980) Prevalence of urinary incontinence. Br Med J 281:1243–1246

Wolin LH (1969) Stress incontinence in young, healthy nulliparous female subjects. J Urol 101:545

Möglichkeiten und Grenzen der Mammasonographie

W. Leucht †

Seit Beginn der Geschichte der Mammasonographie in den frühen 50er Jahren nehmen die Möglichkeiten dieser Untersuchungsmethode laufend zu und ihre Grenzen werden immer verschwommener. Auch bei diesem, wie bei anderen bildgebenden Verfahren sind Möglichkeiten und Grenzen abhängig von der Erfahrung des Untersuchers und der verfügbaren Gerätetechnologie.

Technische Aspekte

Heute werden fast ausschließlich handgeführte Real-time-Sonden mit Schallfrequenzen von 5 oder 7,5 MHz verwendet. Vorlaufstrecken sind nur für die Beurteilung oberflächlicher Strukturen, nicht komprimierbarer Körperteile und bei Verwendung von Sektorscannern erforderlich.

Es gibt keine empfohlene Geräteeinstellung, es sollte aber immer die Fokuszone im Nahbereich aktiviert sein. Die Kontrastverhältnisse sollten im gesamten Bild ausgewogen sein.

Sonoanatomie

Eine ausführliche Darstellung der Sonoanatomie findet sich im Lehratlas der Mammasonographie des Autors.

Anlaß zu Interpretationsschwierigkeiten ergeben häufig Schattenphänomene, die nicht nur „hinter" Karzinomen vorkommen können, sondern auch „hinter" Cooperschen Ligamenten, Makrokalkpartikeln, flüssigkeitsentleerten luftgefüllten Zysten, Corpora aliena oder bei mangelnder Schallankopplung des Transducers.

Beurteilung von Mammasonogrammen

Zentraler Punkt der Mammasonographie ist das Auffinden eines sonographischen Herdbefundes, der als Unterbrechung der normalen Sonoanatomie oder als „architektonische Störzone" definiert ist und als pathoanatomisches Korrelat nicht Fettgewebe oder normales Drüsengewebe haben darf. Sonographische Herdbefunde werden durch die Beurteilungskriterien: Randkontur, Retrotumoröses Schallverhalten, Echostruktur, Echodensität und die Kompressionseffekte sowie die L/T-Ratio beschrieben und in ihrer Dignität eingeschätzt.

Indikationen

Die Möglichkeiten der Mammasonographie ergeben sich aus der großen Indikationspalette, die weit über die auch heute noch oft genannte einzige Berechtigung der Sonographie zur Differenzierung zystischer oder solider Läsionen hinausgeht.

Indikationen

- Palpationsbefunde
- Röntgendichte Brüste
- Röntgenmammographisch unklare Befunde
- Schwangerschaft und Laktation
- Onkologische Nachsorge
- Postoperative Kontrolle
- Ultraschallgeführte Punktionen
- Axilläre Lymphknoten
- Mikrokalzifikationen (relative I.)

Die Erfolge, die man mit der Mammasonographie erzielt, sind abhängig von der Indikation, die zur Mammasonographie geführt hat.

Exemplarisch sollen einige wesentliche Daten zur Erhellung des Problemkreises „Wie soll die Sonographie die Mammographie ergänzen?" aufgeführt werden.

In unserer Studie waren von 341 palpablen Mammakarzinomen röntgenmammographisch nur 84% darstellbar, während sich sonographisch 98% darstellen ließen. Die Dignitätsprognose der Sonographie war in 90% korrekt, in 6% unklar und in 4% falsch. Es gibt somit keinen Grund, die Sonographie bei Palpationsbefunden nicht als Diagnostikum der ersten Wahl einzusetzen.

In der onkologischen Nachsorge zur Beurteilung der Thoraxwand liefert die Sonographie 77% korrekte, 19% falsche und 4% unklare Dignitätsprognosen. Dies ist eindeutig besser als die Ergebnisse der Palpation als einziger wirklicher Alternative. Zudem läßt sich sonographisch die Ausdehnung der Läsion, die Infiltrationstiefe und die Beziehung zu den Nachbarstrukturen ermitteln.

Das Problem der Nachsorge bei brusterhaltend operierten und nachbestrahlten Patientinnen ergibt sich durch die erschwerte klinische und bestrahlungsbedingte mammographische Beurteilung. Unsere Hypothese, daß die sonographische Beurteilung in den meisten dieser Fälle wesentlich besser gelingt, zeigt unsere Studie, in der die sonographische Dignitätsprognose in 69% korrekt, in 9% falsch und in 22% unklar war. Wichtig für den Untersucher ist jedoch die Kenntnis aller sonographischen Veränderungen nach dieser Therapieform.

Auch die postoperative Kontrolle zur Identifikation und ultraschallgesteuerten Entleerung von Hämatomen und Seromen insbesondere im Zusammenhang mit eingelegten Prothesen ist ohne die Sonographie nicht mehr vorstellbar.

Klinisch okkulte – sonographisch aber darstellbare – Befunde können präoperativ mühelos unter sonographischer Sicht nadel- oder besser drahtmarkiert werden.

Mikrokalzifikationen können im Zusammenhang mit sonographischen Herdbefunden bisweilen dargestellt werden. Sie können bei asymptomatischen Patientinnen aber nicht gesucht werden.

Die Möglichkeit, Mikrokalzifikationen entdecken zu können, machte die Mammographie zum „Gold-Standard" für das Screening des Mammakarzinoms. Diese Referenzstellung führte aber gleichzeitig zu einer Unterbewertung aller anderen Techniken. Die „guten" Ergebnisse der Röntgenmammographie gelten aber nur für nicht palpable Befunde bei Frauen über 50 Jahren. Diese Altersgruppe ist aber auch heute noch ein limitierender Faktor der Sonographie. Dies ist bedingt durch die homogene Echoarmut der involvierten Brustdrüse, in der echoarme Karzinome aus Mangel an Kontrast nicht auffallen. Diese Maskierung ist um so ausgeprägter, je kleiner der Tumor ist.

Die Kleinheit eines Tumors in einem geschlechtsreifen Drüsenkörper findet seine kritische Grenze in der Sonographie aber erst unter einem Durchmesser von 2 mm. Ist auch die sonographische Dignitätsprognose in diesem Größenbereich erschwert, kann das Auffinden von „architektonischen Störzonen" zum Screening verwendet werden.

Eine mögliche Screeningfunktion der Sonographie muß aber zunächst durch Studien an altersabhängigen Kollektiven evaluiert werden.

Neuere Entwicklungen wie Farbdopplleruntersuchungen oder die duktale Echographie müssen ihren Wert erst noch unter Beweis stellen. Mit einem klinisch-benefit-orientierten Einsatz der dreidimensionalen Sonographie ist in diesem Jahrtausend wohl nicht mehr zu rechnen.

Literatur

Leucht W (1989) Lehratlas der Mammasonographie. Thieme, Stuttgart New York

Hysteroskopie

H.-J. LINDEMANN

Die Hysteroskopie ist ein einfaches, sicheres und effizientes Verfahren, das immer häufiger ambulant in der gynäkologischen Praxis angewendet wird. In wenigen Minuten ist ohne besondere Vorbereitung eine Untersuchung durchgeführt. Entsprechend der Diagnose kann gleich oder in einer späteren Sitzung eine gezielte Gewebebiopsie oder diagnostische-therapeutische Abrasio vorgenommen werden. Größere transzervikale chirurgische Eingriffe sind nur einem erfahrenen Hysteroskopiker erlaubt. Eine entsprechende operative Einrichtung in einer Tagesklinik oder Krankenhaus sind erforderlich.

Technik

Drei Aufgaben haben die für die Hysteroskopie erforderlichen Instrumente und Apparate zu erfüllen. Ein Aufdehnungsmedium muß das normalerweise nur einen flachen Spalt darstellende Cavum uteri zu einem Hohlraum entfalten, damit ein genügender Abstand zwischen Optik des Hysteroskops und der zu betrachtenden Gebärmutterwand entsteht. Von einer Kaltlichtquelle muß die dunkle Gebärmutterhöhle ausgeleuchtet werden. Das Hysteroskop muß dem Untersucher optisch ein naturgetreues Bild des Cavum uteri vermitteln (Lindemann 1971).

Hierfür wird lediglich ein dünnes, im Durchmesser 3–5 mm Hysteroskop gebraucht. Dazu ein spezieller Gasinsufflationsapparat zur Entfaltung der Gebärmutterhöhle. Auch flüssige Aufdehnungsmedien werden verwendet, insbesondere bei großen chirurgischen Eingriffen, wo größere Blutungen ausgespült werden müssen. Für die diagnostische Hysteroskopie ist die CO_2-Methode geeigneter. Auch das Praxispersonal wird für die Reinigung und Pflege der Instrumente nur wenig in Anspruch genommen.

Nach einer von uns erstellten Sammelstatistik, 1986 und 1988, mit 180000 Hysteroskopien, bevorzugten 83% die CO_2-Gasmethode. Physiologie, Resorption und Transportkapazitäten des CO_2-Gases erfolgt über den venösen Kreislauf und wird bei der Atmung wie das auch sonst im Körper ausscheidungspflichtige CO_2 abgeatmet. Gegenüber anderen Medien hat CO_2 den Vorteil, daß es den Refraktärindex 1,0 von Luft entspricht. Das optische Bild ist naturgetreu wie von der Laparoskopie bekannt. Nur die für die Hysteroskopie konstruierten Gasinsufflationsapparate (Circon, Storz, Olympus, Winter & Ibe, Wisap, Wolf, WOM) sind mit einem limitierten Gasflow bis zu 100 ml/min ausgestattet, ein Flow, der negative Reaktionen im menschlichen Körper ausschließt. Der neue HYS-Surgiflator von Luwomed (Abb. 1a) erleichtert das Arbeiten durch ein in den Apparat integriertes digitales Soft Approach Pressure Control System (Abb. 1b). Mit dem System wird schnell der vorgewählte intrauterine Druck erreicht und konstant erhalten. Bei natür-

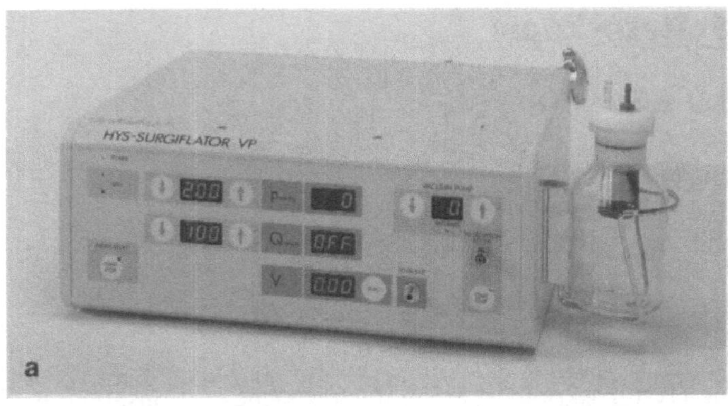

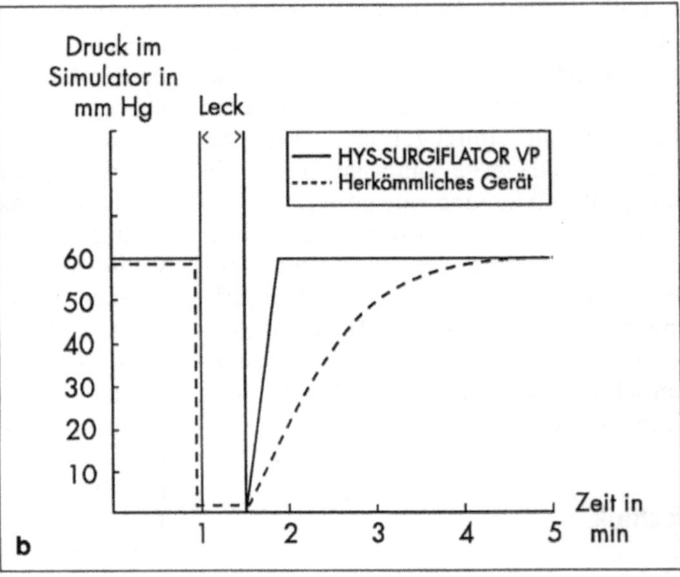

Abb. 1a, b. Druckverlauf beim HYS-Surgiflator VP und bei einem herkömmlichen Gerät. Der HYS-Surgiflator VP wird mit einem herkömmlichen Gerät an einem Uterussimulator verglichen. Beide Geräte werden so eingestellt, daß gleiche Drücke im Simulator herrschen.
Für 30 s wird ein totales Leck erzeugt. Der Druck fällt auf null mm Hg ab.
Dann wird das Leck verschlossen.
Innerhalb kürzester Zeit (<30 s) stellt der HYS-Surgiflator VP den alten Dilatationszustand wieder her.

lichem Gasverlust durch die Tuben oder durch den Eingriff bedingte Manipulationen wird dieser in Sekundenschnelle wieder ausgeglichen (Lindemann et al. 1980).

Bei Verwendung von Flüssigkeiten entsteht durch optische Brechungsindizes eine Verzerrung des Bildes. Hochvisköse Lösungen haben den Vorteil sich nicht mit Blut zu vermischen. Ihr Nachteil ist Optiken, Öffnungen und Einfüllstutzen der Instrumente zu karamelisieren, wenn sie nicht sofort in heißem Wasser gewaschen werden. Allergische Reaktionen, auch schwerer Art mit Todesfolge, werden beschrieben. Es entsteht ein toxischer Effekt auf die pulmonale Kapillarstrombahn mit Folge eines interstitiellen pulmonalen Ödems (Lindemann 1991).

Die wäßrigen Flüssigkeiten vermitteln ebenfalls gute Sichtverhältnisse. Ihr Nachteil ist, daß sie sich mit Blut vermischen, was die Sicht stark behindert, wenn nicht eine ständige Spülung erfolgt. Die Resorption der intraperitoneal sich ansammelnden Flüssigkeiten ist bekannt. In einigen Ländern wird eine 1,5%ige Glycin-Lösung verwendet. Diese Lösung kann zu ernsthaften Zwischenfällen mit Todesfolge führen, wenn ein Overloading nicht beachtet wird. Intravaskuläre Absorption von größeren Glycin-Mengen können zur Hyperammonämie mit der Folge einer Unterbrechung der Nierenfunktion und der Enzephalopathie führen. Am besten und ohne toxischen Effekt ist die von Fresenius hergestellte Flüssigkeit Purisole (24 g Sorbit und 5,4 g Manit/l), die auch überwiegend in der Urologie Verwendung findet. Auch mit Purisole ist wie bei allen Aufdehnungsmedien für das Cavum uteri, Gas oder Flüssigkeiten, ein Overloading mit seinen ernsthaften Komplikationen zu vermeiden (Lindemann 1991).

Die Verwendung der flüssigen Aufdehnungsmedien erlaubt weitgehendst ein störungsfreies intrauterines Operieren. Blut, exzidierte Gewebepartikel von submukösen Myomen, Polypen und Synechien werden mit dem permanenten Flüssigkeitsstrom ausgespült.

Die Beleuchtung des Cavum uteri erfolgt von einer Kaltlichtquelle mit 150 Watt. Bei Einsatz einer Videokamera und Bildwiedergabe am Monitor sind entsprechend höhere Leistungen erforderlich.

Die Hysteroskope der verschiedenen Hersteller sind in ihrer Funktion ähnlich. Das neue von Olympus angebotene hat einen doppelläufigen Schaft für den Ein- und Abfluß der Spülflüssigkeit. Im Körper verbliebene Flüssigkeit läßt sich ermitteln um ein Overloading zu erkennen. Es ist auch kombiniert für CO_2-Gas und Flüssigkeiten einsetzbar.

Indikationen

Die Hysteroskopie hat viele Indikationen und Anwendungen im diagnostischen wie therapeutischen Bereich:

Diagnostische Indikationen
Auffindung intrauteriner Blutungsursachen (Korpuskarzinome, Myome, Polypen, Hyperplasien, Synechien, Abortreste).

Entdeckung intrauteriner Sterilitäts- und Infertilitätsursachen (Uterus anomalien, Synechien, Myome).
Lokalisation von Intrauterinpessaren.

Therapeutische Indikationen
Entfernen von Polypen, submukösen und gestielten Myomen, Synechien, Septum uteri, Intrauterinpessaren, Ablatio endometrii, Sterilisation.

Kontraindikationen
Vulvo-Vaginitis.
Akute und subakute Pelveoperitonitis.
Zervizitis und Endometritis purulenta.
Starke Uterusblutungen.
Gravidität (relativ).

Die Diagnostik wird zu etwa 50 % wegen unklarer Meno-Metrorrhagien, einschließlich der Stadienermittlung des Corpus uteri-Carcinoms eingesetzt, in 35 % zur Auffindung intrauteriner Sterilitäts- und Fertilitätsursachen und zu 15 % für die Lokalisation und Entfernung dislozierter Intrauterinpessare.

Für die operative Hysteroskopie sind verschiedene transzervikale chirurgische Techniken entwickelt worden. Sie finden Anwendung zur Korrektur von Fehl- und Mißbildungen, Entfernung von submukösen Myomen, Polypen, Synechien und Ablatio endometrii (Lindemann 1991).

Ergebnisse

Die Untersuchungsergebnisse der diagnostischen Hysteroskopie sind in den Tabellen 1–3 aufgelistet. Im Leistungsvergleich mit dem Hysterogramm und Abrasio ist die endoskopische Untersuchung der Gebärmutterhöhle weit überlegen. Die heute noch am häufigsten eingesetzte fraktionierte Abrasio und Sondierung sind ein blindes Verfahren. Bis zu 35 % werden die volle Ausräumung des Endometriums bzw. pathologische Veränderungen, auch

Tabelle 1. Hysteroskopische Befunde bei 2300 Frauen mit Blutungsstörungen

1683 Hysteroskopien bei Blutungsstörungen im geschlechtsreifen Alter (17–50 Jahre)	
Polyposis	211 = 12,5 %
Polypen	172 = 10,2 %
Myome	93 = 5,5 %
Deziduale Reste	21 = 1,2 %
Korpuskarzinome	2 = 0,1 %
677 Hysteroskopien bei klimakterisch-postmenopausalen und Blutungen im Senium (Alter ab 50 Jahre)	
Polyposis-Hyperplasie	59 = 8,7 %
Adenome	34 = 5,0 %
Isolierte Polyoen	28 = 4,1 %
Korpuskarzinome (6 × stumm bei high risk-Patientinnen)	12 = 1,7 %

Tabelle 2. Sammelstatistik hysteroskopischer Befunde von 1537 Infertilitäts- und Sterilitätspatientinnen

Polypen	202 = 13,0 %
Polyposis	75 = 4,8 %
Adhäsionen	194 = 12,5 %
Myome	59 = 3,8 %
Uterus arcuatus	12 = 0,8 %
Uterus septus	13 = 0,8 %
Uterus subseptus	14 = 0,9 %
Uterus unicollis bicornis	10 = 0,6 %
Uterus bicornis bicollis	3 = 0,2 %
	582 = 37,4 %

kleine Karzinome verfehlt. Diese geringe Effizienz führt oft zu wiederholten Eingriffen und Überbehandlung. Das Hysterogramm ist eine wenig zuverlässige Methode. Bis zu 55 % sind die Interpretationen falsch (Siegler 1977, 1983; Kessler und Lancet 1986; Campo und Schlösser 1988). Die Sonographie ist insbesondere durch die endovaginale Sonde ein erfolgreiches Diagnostikum für die Beurteilung uteriner und adnexaler Pathologien. Palmgren Colov 1992. Für die intrauterine Diagnostik aber gibt die Hysteroskopie die beste Information. Pathologien werden exakt

Tabelle 3. Leistungsvergleich zwischen Hysteroskopie und Hysterographie

Hysteroskopie	Hysterographie
• Direkte Betrachtung	• Indirekte Darstellung
• Differenzierung intrauteriner Tumore möglich	• Nicht sichere Aussage über intrauterine Veränderungen
• Biopsie zur Bestätigung der Diagnose	• Keine Möglichkeit
• Lokalisation von pathologischen Veränderungen (Polypen, Myome, Karzinome, Mißbildungen)	• Lokalisation ist schwer
• Sondierung zum Ausschluß eines Tubenspasmus der Pars intramuralis	• Keine Möglichkeit
• Erweiterter Postkoitaltest	• Keine Möglichkeit

lokalisiert und bei Erfahrung kann eine Aussage über ihre morphologische Struktur gegeben werden. Ähnlich wie die Kolposkopie ist die Hysteroskopie eine deskriptive Methode. Für die Auffindung organischer Infertilitäts- und Sterilitätsursachen steht die Endoskopie an erster Stelle. Eine kombinierte Hystero- und Laparoskopie ist obligatorisch. Man erhält Auskunft über alle Bereiche der Reproduktionsorgane.

Mögliche intrakavitäre Kausalitäten sind in den Statistiken vieler Autoren aufgelistet. Angeborene Fehl- und Mißbildungen sind in der Literatur zwischen 3 und 5 % angegeben. Sie führen zu Empfängnisschwierigkeiten, häufiger aber zu Aborten. Etwa 10 % dieser Frauen bringen lebende Kinder zur Welt, nach plastischer Operation dagegen 80 %. 16 % der Operationsindikationen erfolgen wegen Sterilität und 46 % wegen habitueller Aborte. Submuköse Myome spielen vor dem Endometriumpolypen eine überwiegende Rolle. Implantiert sich die Blastozyste auf ein solches Myom, wird sich die Schwangerschaft nur zu einer gewissen Größe entwickeln können. Es kommt zur Fehlgeburt. Ein gleicher Vorgang läuft ab, wenn sich das befruchtete Ei auf ein Septum uteri einnistet. Die Abortursache ist hier nicht in erster Linie der Raummangel, sondern der nicht adäquate Nidationsort.

Studien haben gezeigt, daß das Septum mit einem Endometrium gleicher Qualität wie an der Gebärmutterwand ausgestattet ist. Dieses allein scheint aber für die Ernährung des Embryos nicht ausreichend, der Untergrund eines gut durchbluteten Myometriums mit seinen Nährstoffe bringenden Gefäßen fehlt. Wegen schlechter Ernährungsbedingungen kommt es zum Absterben der Frucht (Mencaglia 1990; Siegler 1990; Lindemann 1991).

Die heute zur Verfügung stehenden technischen Möglichkeiten erlauben es, viele intrauterine Veränderungen hysteroskopisch zu operieren. Die Ergebnisse sind nach Gebrauch von konventionellen Operationstechniken mit Biopsiezange, Schere und Skalpell sowie Hochfrequenzstrom-Anwendungen mit Sonden, Schlingen und Rollerball zur Koagulation und Resektion von Myomen, Polypen und Synechien beachtenswert. Die anfängliche Laser-Euphorie hat sich für das intrauterine Operieren nicht durchgesetzt. Doch ist eine endgültige Absage zur Laser-Technik verfrüht. Solche Eingriffe hinterlassen keine narbenbelastete Uteruswand, die in der Konsequenz fast immer zur Sectio caesarea führen. Es entfallen die nach abdominaler Operation möglichen potentiellen Folgen, eingeschlossen Adhäsionen, die nicht selten zu neuer Sterilität führen.

Das Entfernen von Myomen und anderen organischen Veränderungen mit dem elektrischen Resektoskop haben wir Gynäkologen von den Urologen bei der Resektion von Prostatatumoren gelernt. Nach solchen intrauterinen Eingriffen wurden Schwangerschaften je nach Autor zwischen 20 und 80% erzielt. Ein Vergleich zwischen abdominaler Metroplastik und hysteroskopischer Operation zeigte bei der ersten Gruppe eine Schwangerschaftsrate von 71,4%, wovon 80% durch Kaiserschnitt entbunden wurden. Die anderen 20% hatten einen Spontanabort. Nach hysteroskopischem Eingriff traten 84% Schwangerschaften ein. Von ihnen konnten 78% nach normalem Schwangerschaftsverlauf vaginal entbunden werden, in 13% trat eine Frühgeburt ein und nur 9% erlitt eine Fehlgeburt.

In einer anderen Studie (Hucke 1992), werden nach hysteroskopischer Septumdissektion 94,7% ausgetragene Schwangerschaften berichtet im Vergleich zu 18,9% präoperativ.

Die Vorteile der neuen endoskopischen Methode überwiegen derart deutlich, daß die klassische transabdominale Metroplastik beim septierten Uterus in Zukunft nur noch historischen Wert haben dürfte. Nur nach einer strengen Indikationsstellung wird in Zukunft die transabdominale Metroplastik nach Strassmann 1906, 1952, bei diesen Fehlformen noch eine Berechtigung finden. Dieses bei Uterus bicornis und Uterus didelphys (Campo und Schlösser 1988).

Uterine Blutungsstörungen sind die häufigste Indikation für die diagnostische Hysteroskopie. Bei der heute noch oft als einzige Maßnahme durchgeführten fraktionierten Abrasio können intrauterine Polypen, Myome oder Frühstadien von Endometriumkarzinomen durchaus der Diagnosestellung entgehen (Lübke 1975). Bei Vorhandensein eines Endometriumkarzinoms ist ein präoperatives Staging mittels Hysteroskopie mit großer Treffsicherheit möglich.

Die Adenomyosis ist hysterographisch wie auch hysteroskopisch diagnostizierbar. Im Röntgenbild sieht man Strukturen wie Divertikel, die sich deutlich am Rand des Hysterogramms, sowohl im Fundus wie im isthmischen Bereich darstellen. Bei der endoskopischen Untersuchung sind schmale multiple Öffnungen auf der Oberfläche des Endometriums erkennbar. Sie sind die Öffnungen zu den Divertikeln, wie wir sie auch vom histologischen Bild kennen.

Die Endometriumhyperplasie ist im Röntgenbild lediglich zu vermuten, wenn wir ein vergrößertes Kavum sehen und seine Ränder sich wellenförmig darstellen. Mit der Uteruskopie jedoch sieht man verstreut Vorwölbungen wie runde Kuppeln. Bei der Hyperplasia cystica finden sich noch dazu durchscheinende Zysten von blau-gräulicher Farbe. Man unterscheidet die Low-risk-Hyperplasie, das ist die einfache glanduläre Hyperplasie und die High-risk glandulär-zystische Hyperplasie. Bei letzterer fallen auch zunehmende Vaskularisationen mit wirren Gefäßverläufen auf. Hier muß man bereits von einem suspekten Gewebe sprechen.

Das Endometriumkarzinom, eine Krankheit, die besonders der älteren Frau in der Menopause begegnet, läßt sich durch bestimmte klinische Symptome vermuten. Mit der Kürettage fördert man meistens richtiges und ausreichendes Substrat für die histologische Untersuchung. Aber es gibt genügend Fälle, wo die Kürette den Ort verfehlt hat, der das Karzinom darstellt. Die Hysteroskopie bringt hier entscheidende Vorteile. Man sieht, wo suspekte Areale sind, und kann eine gezielte Biopsie vornehmen.

Oft läßt sich das Karzinom schon auf Grund seiner Morphologie diagnostizieren. Dies wurde in mehreren Studien, in etwa 97 % bestätigt. Hier ist die Methode vergleichbar mit der Kolposkopie. Auch für die Stadienbeurteilung des Karzinoms ist sie überlegen. Ein Einwachsen des Tumors in den Zervikalkanal ist deutlich zu erkennen. Wichtige operative und weitere therapeutische Konsequenzen können gezogen werden. Im Vergleich ist die Aussage des Hysterogramms, wo bestimmte Veränderungen auf die Wahrscheinlichkeit eines Karzinoms hindeuten, nicht spezifisch. Die Gefahr, das Karzinomzellen in die Tuben transportiert werden und Metastasen setzen könnten, ist niemals beobachtet worden. Gleiches wurde von der Hysterosalpingographie schon vor Jahrzehnten in mehreren Arbeiten bestätigt. Einzelne, aus ihrem Verband herausgelöste Karzinomzellen scheinen keine Potenz für das Einwachsen an einem anderen Ort zu besitzen. Das Endometriumkarzinom durch Abtragen mit dem elektrischen Resektoskop oder dem Neodym-Yag-Laser als ausreichend behandelt zu sehen, wie es von einigen Autoren berichtet wird, scheint mir verfrüht (Siegler 1990; Lindemann 1991).

Submuköse Myome werden hysteroskopisch reseziert. Meist wird das Myometrium mit der Resektoskopieschlinge zerteilt und die einzelnen Gewebestücke durch Fassen mit der Schlinge oder per Kürettage aus dem Uteruskavum gewonnen. Bei gestielten Myomen werden die zuführenden Gefäße koaguliert, der Stiel durchtrennt und das Myom in toto aus dem Kavum extrahiert. Nicht immer kann bei der ersten Sitzung eine komplette Myomentfernung vorgenommen werden. Es kommen auch Nachresektionen, 1–3 Monate nach dem Ersteingriff zur Komplettierung. Die Kontroll-Hysteroskopie nach 1–2 Monaten zeigte das ehemalige Operationsgebiet noch weißlich demarkiert, und ist vom umgebenden Endometrium identifizierbar. Kontrollen zu einem späteren Zeitpunkt 6–9 Monate danach, war die Resektionszone nicht mehr erkennbar.

Wie auch bei der Septumresektion hat das endoskopische Vorgehen bei der Myomresektion den Vorteil der geringen Invasivität mit Vermeidung sämtlicher Nachteile einer Laparoskopie. Vorteilhaft kann sein der präoperative Einsatz eines

Gn-Rh-Agonisten mit dem Ziel einer medikamentösen Verkleinerung des Myoms bzw. des Endometriums bei einer vorzunehmenden Ablatio.

Die intrauterine Elektrochirurgie ist ein sicheres operatives Verfahren mit ausgezeichneten Ergebnissen. In Einzelfällen können allerdings auch ernsthafte Komplikationen auftreten. Der Operateur sollte ausreichend Erfahrung auf dem Gebiet der diagnostischen Hysteroskopie haben und die ersten Schritte zur operativen Hysteroskopie unter Anleitung ausführen.

Die Ablatio endometrii wegen abnormaler, starker und therapieresistenter Blutungen scheint sinnvoll. Schon vor Jahrzehnten wurde für dieselbe Indikation die Atmokaustik und das Glüheisen zur Koagulation des Endometriums eingesetzt. Wegen der nicht kontrollierbaren Verbrennungen, bei der blind durchgeführten Methode, kam es häufiger zu schweren Komplikationen, so daß ihre Anwendung bald der Vergessenheit angehörte. Spätere Verfahren, ebenfalls ohne Sichtkontrolle, wie die Kryochirurgie und Applikation von chemischen Wirkstoffen, brachten auch kein zufriedenstellendes Ergebnis. Heute werden solche Eingriffe mit Hochfrequenzstrom- und Laser-Instrumenten unter hysteroskopischer Kontrolle durchgeführt. Die Ergebnisse sind recht hoffnungsvoll. Die erreichte Amenor- oder Hypomenorrhoe führt die Betroffenen, meist anämischen Frauen zur baldigen Rehabilitation.

Wegen der geringen Risikorate im Uterus-Tubenwinkel eine Perforation zu setzen, wird nach Vergleich beider Methoden die Rollerball-Methode bevorzugt. Die Resektionstechnik arbeitet mit Schneidestrom, die andere mit Koagulationsstrom. Wichtig ist bei der Rollerball-Methode, daß die Durchführung langsam erfolgt, damit auch eine ausreichende Tiefenwirkung in das Myometrium hinein erfolgen kann.

Die Abheilung des Operationsgebietes dauert relativ lange. Danach tritt eine amenorrhoische oder hypomenorrhoische Situation ein. Die thermische Destruktion des Endometriums erweist sich mit der Rollerball-Technik als ein sicheres und wirksames Instrument. Sie ist ein vertretbares Verfahren in der Behandlung von therapieresistenten ideopathischen intrauterinen Blutungen. Inwieweit die Endometrium-Ablation eine endgültige Alternative zur Hysterektomie darstellt, läßt sich heute noch nicht beantworten (Valle 1990).

Oft wird die Hysteroskopie bei sog. lost IUD eingesetzt, bei eingewachsenen Spiralen in die Gebärmutterwand und wenn der Faden beim Herausziehen abgerissen wurde. Die Fremdkörper lassen sich leicht lokalisieren und ohne großes Trauma entfernen. Selbst bei jungen Schwangerschaften innerhalb des ersten Trimesters lassen sich das intrauterinliegende Pessar unter Sicht herausziehen und die Gravidität erhalten.

Eine Weiterentwicklung der Hysteroskopie ist die Mikrokolpo-Hysteroskopie. Das Endoskop ermöglicht eine zu 150-fache Vergrößerung. In bestimmten Fällen lassen sich morphologische Veränderungen besser beurteilen. Mit der Kontakt-Kolpo-Hysteroskopie lassen sich Zellstrukturen identifizieren, praktisch eine Zytologie in vivo. Aber nur ein Erfahrener kann das Vorliegen eines malignen Prozesses ausschließen (Hamou 1981).

Zusammenfassung

Der aktuelle Wissenstand über die Hysteroskopie zeigt, daß sich im letzten Jahrzehnt auch für diese endoskopische Methode viele Möglichkeiten aufgetan haben. Wir Gynäkologen werden uns überzeugen lassen müssen, daß die transzervikalen blinden Verfahren und viele abdominale

Eingriffe der Vergangenheit angehören. Die Hysteroskopie wird in Zukunft wie der Krebsabstrich in die Praxistätigkeit inkorporiert sein. Die Zeit ist gekommen, den Gebrauch dieser so logischen Methode voranzubringen. Neue Wege für die Reproduktionsmedizin, wie Tubenkanalisation, transzervikaler Garmeten- und Embryo-Transfer und ebenso der Kontrazeption liegen vor.

Besondere Vorteile des hysteroskopischen Operierens sind keine Verursachung abdominaler und uteriner Narben, keine Reduzierung des Gebärmuttervolumens, wie häufig nach abdominal durchgeführten Operationen. Ein normaler Schwangerschaftsverlauf und eine normale vaginale Entbindung sind üblich. Viele Eingriffe können ambulant und ohne Anästhesie ausgeführt werden. Die postoperative Morbidität ist gering.

Es sind aber auch die von der Hysteroskopie an den Untersucher gestellten neuen Anforderungen hervorzuheben. Er muß lernen sich in der kleinen Welt der Gebärmutterhöhle zurechtzufinden und die physiologischen Reaktionen des Endometriums vor Ort richtig deuten. Er darf das Cavum uteri nicht als einfache Körperhöhle wie z. B. die Harnblase sehen. Der Unterschied beider Organe ist groß. Die Blase dient lediglich als Urinbehälter und ist nur mit einem einfachen Epithel ausgekleidet. Daß die Gebärmutterwand bekleidende Endometrium dagegen ist mehrschichtig und mit vielen Funktionen beauftragt. Wichtige Abläufe für die Reproduktion spielen sich ab, es ist der Ort wo unser menschliches Leben beginnt. Die Blase reagiert nicht sofort mit einer Blutung oder Sekretproduktion, wenn wir beim Zystokopieren ihre Wand mit dem Instrument berühren. Das Endometrium dagegen reagiert sofort. Dieses ist durch seine spezifischen Eigenschaften bedingt. Der Hysteroskopist muß das wissen, um sich entsprechend zu verhalten.

Last but not least: Das mit der Hysteroskopie erforderliche erhöhte ärztliche Können und der notwendige Einsatz überdurchschnittlicher Instrumente, Apparate und Optiken muß eine merkbare Berücksichtigung in der ärztlichen Gebührenordnung finden. Die Methode ist ein Fortschritt zum Wohle der Patientin, und ebenso bereitet sie den Krankenversicherungen einen erheblichen Gewinn durch Kosteneinsparung. Ein nur kurzfristiger Krankenhausaufenthalt, wenn überhaupt, ist erforderlich.

Literatur

Campo RL, Schlösser HW (1988) Kongenitale und erworbene Organveränderungen des Uterus und habituelle Aborte. Gynäkologe 21:237–244

Hamou JE (1981) Microhysteroscopy. A new procedure and its original applications in gynecology. J Reprod Med 26:375

Hucke J (1992) Diagnostische und operative Hysteroskopie in der Sterilitätstherapie. Referat Greifswalder Hysteroskopie-Tage.

Kessler I, Lancet M (1986) Hysterosalpingography and Hysteroscopy: a comparison. Fertil Steril 46:709

Lindemann H-J (1971) Eine neue Untersuchungsmethode für die Hysteroskopie. Endoscopy 4:194–199

Lindemann H-J (1980) Atlas der Hysteroskopie. Fischer, Stuttgart New York

Lindemann H-J (1990) Hysteroscopy and the IUD. In: Siegler AM, Valle RF, Lindemann H-J, Mencaglia L (Hrsg) Therapeutic Hysteroscopy. Mosby, St. Louis Baltimore Philadelphia Toronto, pp 106–120

Lindemann H-J (1991) III Hysteroskopie. In: Zander J, Graeff H (Hrsg) Kirschnersche allgemeine und spezielle Operationslehre. Gynäkologische Operationen. Springer, Berlin Heidelberg New York Tokyo, S 729–740

Lindemann H-J (1991) Aktueller Wissensstand über die Hysteroskopie. Speculum 4:3–11

Lübke F (1975) Über den diagnostischen Wert der Hysteroskopie. Arch für Gynäkologie 219:255

Mencaglia L (1990) Hysteroscopic Metroplasty. In: Siegler AM, Valle RF, Lindemann H-J, Mencaglia L (eds) Therapeutic Hysteroscopy. Mosby, St. Louis Baltimore Philadelphia, Toronto, pp 62–81

Palmgren Colov N, Stampe Sörensen S, Hertz J et al. (1992) Hysteroskopie und Sonographie zur Diagnostik verbliebener Schwangerschaftsprodukte – eine vergleichende Untersuchung. Gynaec Endoscopy 1:29–32

Siegler AM (1977) Hysterography and Hysteroscopy in the infertile Patient. J Reprod Med 18:143

Siegler AM (1983) Hysterosalpingography. Fertil Steril 2:139

Siegler AM (1990) Intrauterine Adhesions. In: Siegler AM, Valle RF, Lindemann H-J, Mencaglia L (eds) Therapeutic Hysteroscopy. Mosby, St. Louis Baltimore Philadelphia Toronto, pp 82–105

Siegler AM (1990) Abnormal uterine Bleeding. In: Siegler AM, Valle RF, Lindemann H-J, Mencaglia L (eds) Therapeutic Hysteroscopy. Mosby, St. Louis Baltimore Philadelphia Toronto, pp 121–147

Strassmann P (1906) Die operative Vereinigung eines doppelten Uterus. Zentralbl Gynäk 43:1322

Strassmann EO (1952) Plastic unification of double uterus. (A study of 123 collected and 5 personal cases). Am J Obstet Gynecol 64:25

Valle RF (1990) Endometrial Ablation. In: Siegler AM, Valle RF, Lindemann H-J, Mencaglia L (eds) Therapeutic Hysteroscopy. Mosby, St. Louis Baltimore Philadelphia Toronto, pp 148–163

Word B, Graulee LG, Wideman GL (1958) The fallacy of simple uterine Curettage. Obstet Gynec 12:642

Das junge Mädchen in der gynäkologischen Sprechstunde

Iris Grützmacher

Die Jugendsprechstunde ist keine Gynäkologie „en miniature", sie hat ihre eigenen Gesetze. Dies gilt insbesondere für den Erstbesuch und die Anamnese, für die Untersuchungssituation und das Instrumentarium, sowie die Gründe und die Motivation der Mädchen für ihren Arztbesuch.

Der Erstbesuch

Der erste Besuch eines Mädchen hat Premierencharakter. Das Mädchen hat sich in aller Regel selbst entschlossen einen Arzt aufzusuchen. Wie immer dieser Besuch abläuft, es hat eine ganz entscheidende Bedeutung für jeden weiteren Frauenarztbesuch, denn es ist das Grundmuster für eine Arzt-Patientenbeziehung.

Die Anamnese sollte nicht klassisch gynäkologisch erarbeitet werden, sondern solle sich dialogisch nach den Fragen und Bedürfnissen des Mädchens richten.

Die Untersuchungssituation

Nicht jedes Mädchen möchte bei seinem Erstbesuch auch vollständig gynäkologisch untersucht werden, manches Mädchen auch noch gar nicht; das muß unbedingt respektiert werden. Es ist wichtig – und schwierig herauszufinden –, ob die Begleitperson (z. B. die Mutter), bei der Untersuchung anwesend sein soll oder nicht.

Zur Untersuchung ist ein spezielles Instrumentarium erforderlich, z. B.: Kinderspekula, Vaginoskope. Der Untersuchungsgang sollte dem Mädchen gut erklärt werden.

Motivation und Gründe der Mädchen, die Sprechstunde aufzusuchen

1. Neugier und Informationsbedürfnis
2. Angst
3. Antikonzeption
4. Dysfunktionen und Befindlichkeitsstörungen
5. Pathologie

Die Spezialsprechstunde sollte nur jungen Mädchen vorbehalten sein und zu einer Tageszeit liegen, wo sie die Schule nicht versäumen müssen. (Die Ankündigung darf nicht öffentlich, z. B.: Anzeige, erfolgen.) Sie sollte kontinuierlich angeboten werden. Da bei den meisten Mädchen die Prävention das Hauptmotiv für den Arztbesuch ist, halte ich einen speziellen Vorsorgeschein für junge Mädchen für erforderlich.

Polycystische Ovarien

H. GIPS

Polycystische Ovarien wurden erstmals 1935 von Stein und Leventhal [45] beschrieben. Die diagnostischen Kriterien enthielten eine Amenorrhoe, Infertilität, Adipositas und große polycystische Ovarien. Bereits vorher war dieses pathophysiologische Bild jedoch bekannt und wurde mit „cystischer Degeneration der Ovarien" bezeichnet.

Diese Definition kann nicht mehr aufrechterhalten werden.

Im Vordergrund stehen heute endokrinologische sowie auch sonographische Kriterien. Es besteht eine chronisch erhöhte ovarielle Produktionsrate der Androgene mit dem Nachweis erhöhter Serumkonzentrationen, zusätzlich häufig eine Erhöhung des LH bzw. des LH/FSH-Quotienten.

Sonographisch läßt sich eine polycystische periphere Veränderung der Ovarien nachweisen, zusätzlich eine Stromahyperplasie ebenso eine verdickte Kapselstruktur. Dieses Bild unterscheidet pathologische polycystische Ovarien von multicystischen Ovarien, wie sie häufig passager physiologisch in der Pubertät auftreten, auch z.B. gehäuft bei einer amenorrhoischen Anorexia nervosa.

Polycystische Ovarien treten auch bei schlanken Patientinnen auf, sind jedoch bei adipösen Frauen häufiger zu finden.

Anfänglich können ohne weiteres stabile Zyklen mit Ovulationen ablaufen. Mit zunehmender pathologischer Veränderung der Ovarien treten jedoch instabile und anovulatorische Zyklen auf, mit häufigem Übergang in eine Amenorrhoe.

Ätiologie und Pathophysiologie der polycystischen Ovarien

Die Ätiologie und auch Pathophysiologie der polycystischen Ovarien ist auch heute in den Einzelheiten nicht klar. Zum einen muß aufgrund einer familiären Häufung eine genetische Disposition angenommen werden. Des weiteren wird eine hypothalamische Fehlsteuerung diskutiert mit folgender hypophysärer differenter Ausschüttung der Gonadotropine.

Auch eine direkte hypophysäre Beeinflussung durch veränderte Feedbackmechanismen mag über eine veränderte Ratio von LH und FSH die Entstehung polycystischer Ovarien bewirken. Eine direkte ovarielle Genese wird ebenfalls diskutiert, hervorgerufen durch Enzymdefekte an den Granulosa- oder auch Thecazellen.

Neuere Untersuchungen weisen auf autokrin und/oder parakrin gestörte Regulationsmechanismen an den Granulosa- und Thecazellen mit folgender gestörter Follikelreifung, insbesondere einer gestörten Atresie rekrutierter Follikel.

Eine erhöhte Wirkung von lokalen Wachstumsfaktoren wie IgF (Insulin-like Growth Factor), bedingt wohl primär durch eine verminderte Bindung an spezifische Bindungsproteine (IgF-BP) führt wohl über eine erhöhte biologische Wirksamkeit zu einer veränderten Ansprechbarkeit der Ovarien auf die Stimulation durch FSH und auch LH.

Adipöse Patientinnen mit polycystischen Ovarien zeigen sehr häufig eine Insulinresistenz. Bekannt ist, daß Insulin insbesondere an den Thecazellen polycystischer Ovarien in Kombination mit dem LH einen additiven Stimulationseffekt auf die Androgenproduktion bewirkt. Hier wird somit ein weiterer Faktor für die Entstehung polycystischer Ovarien vorliegen.

Insgesamt muß somit eine multifaktorielle Entstehung angenommen werden, wobei lediglich ein Faktor am Beginn der Fehlregulation stehen mag, mit dann folgender Auslösung der Entwicklung einer pathophysiologischen Reaktionskette.

Hypothalamisch-hypophysäre Dysregulation bei polycystischen Ovarien

Die hypothalamische GnRH-Produktion wird durch Neurotransmitter reguliert. Bekannt ist, daß Dopamin die Regulation der GnRH-Sekretion moduliert. Der prinzipielle Neurotransmitter bei der Stimulation der hypothalamischen GnRH-Neuronen ist jedoch das Norepinephrin.

Immunzytochemische und elektronenmikroskopische Untersuchungen zeigen einen engen synaptischen Kontakt zwischen Dopamin- und GnRH-produzierenden Neuronen. Eine Beeinflussung der GnRH-Aktivität durch Dopamin ist somit ohne weiteres möglich [28, 29].

Die Infusion von Dopamin führt bei Frauen mit polycystischen Ovarien zu einem ausgeprägten Abfall der erhöhten Serumkonzentration des LH. Bei Frauen mit normaler Ovarialfunktion zeigt sich kaum eine Veränderung [37].

Ein Defizit dopaminerger Neuronen im Nucleus arcuatus mag somit über eine vermehrte GnRH-Produktion zu einer hohen hypophysären LH-Sekretion führen mit hoher Pulsamplitude und Frequenz.

Dopamin induziert eine erhöhte hypothalamische Ausschüttung von β-Endorphin mit folgender präsynaptischer vermehrter Dämpfung der GnRH-Produktion [47].

Die Infusion von Naloxon, einem Opiatrezeptorantagonisten, führt zu einem Anstieg der Serumkonzentration des LH in der späten Follikelreifungs- und auch Corpus luteum-Phase [38]. Dopamin mag somit über eine Modulation der präsynaptischen Opioidrezeptoren oder Opioidkonzentration die norepinphrininduzierte Sekretion von GnRH beeinflussen.

Bekannt ist bei polycystischen Ovarien das häufige Auftreten einer Hyperprolaktinämie, diese wird im Mittel mit 27% angegeben [22]. Dopamin, als prolaktininhibierender Faktor, mag über ein Defizit die Ursache dieser häufig auftretenden Begleithyperprolaktinämie sein.

Hier stellt sich die Frage, ob eine hypothalamisch-hypophysäre Dysregulation primär die Ursache der Entstehung polycystischer Ovarien ist oder ob diese zentrale Regulationsstörung sekundär durch eine pathologische ovarielle Steroidhormonproduktion mit folgenden gestörten Feedbackmechanismen hervorgerufen wird.

Die bei polycystischen Ovarien sich zeigende vermehrte ovarielle Androgenproduktion, häufig auch in Vergesellschaftung mit einer vermehrten adrenalen Androgenproduktion, führt zu einer chronisch erhöhten extraglandulären Produktion von Östron. Zusätzlich führt eine androgeninduzierte, verminderte SHBG-Produktion in der Leber zu einer verminderten Bindung des Östradiol-17β.

Insgesamt führt die resultierende chronische Einwirkung der Östrogene auf die Hypophyse zu einer erhöhten Sensitivität gegenüber dem GnRH mit folgender beschriebener erhöhter LH-Sekretion [12].

Die hypophysäre FSH-Sekretion ist im Kontrast hierzu nicht erhöht, aufgrund der normalen follikulären Inhibinproduktion mit selektiver Suppression des FSH [8].

Insgesamt kann die hohe hypophysäre LH-Sekretion somit zum einen zurückgeführt werden auf eine wohl erhöhte hypothalamische GnRH-Produktion, zusätzlich auf eine östrogeninduzierte erhöhte Sensitivität der Hypophyse gegenüber GnRH.

Follikulogenese

Normale Follikulogenese

Das Follikelwachstum vom rekrutierten Primordialfollikel bis zum dominanten präovulatorischen Follikel dauert nahezu ein Jahr. Der letzte Schritt in diesem Ablauf ist die Selektion und Auswahl des dominanten Follikels, der dann zur Ovulation führt.

Die Selektion des dominanten Follikels erfolgt am Ende der Lutealphase im vorausgehenden Menstruationszyklus. Zu diesem Zeitpunkt enthält jedes Ovar eine Gruppe kleiner rekrutierter Follikel mit einem Durchmesser von 2–4 mm, die ein schnelles Wachstum zeigen. Bereits in der folgenden frühen Follikelreifungsphase erreicht der später dominante Follikel eine Größe von 6–8 mm und zeichnet sich insgesamt durch die höchste Mitoseaktivität der Granulosa- und auch Thecazellen aus. Dieses ausgeprägte Wachstumsverhalten unterscheidet ihn von den ebenfalls rekrutierten Follikeln, die ihre Wachstumspotenz verlieren und in die Atresie übergehen. Zum Zeitpunkt der frühen Follikelreifungsphase bei einem Durchmesser von 6–8 mm zeigt der dominante Follikel bereits über 1 Million Granulosazellen. Innerhalb der nächsten 10 Tage der Follikelreifungsphase folgt dann die Entwicklung zum ovulatorischen Graaf-Follikel mit einem Durchmesser von 20 mm und einer

Anzahl der Granulosazellen von über 60 Millionen [25].

Follikulogenese in polycystischen Ovarien

Untersuchung von Hughesdon [27] zeigten in polycystischen Ovarien eine normale Anzahl von Primordialfollikeln. Die wachsenden Follikel in jedem Stadium, vom Primärfollikel zum frühen Graaf-Follikel, waren jedoch doppelt so hoch bei polycystischen Ovarien im Vergleich zu normalen Ovarien.

Die erhöhte Anzahl wachsender Follikel mag zum einen bedingt sein durch eine erhöhte Rekrutierung oder aber durch eine verminderte Atresie. Da jedoch die Primordialfollikel im Normbereich liegen, muß primär als Ursache des erhöhten Potentials der wachsenden Follikel in polycystischen Ovarien eine verminderte Atresierate angenommen werden. Histologisch zeigen sich dann auch in polycystischen Ovarien eine Ansammlung von 20–100 kleine Graaf-Follikel im Durchmesser von 6–8 mm [24].

Untersuchungen von Erickson [18] zeigen bei kleinen Graaf-Follikeln eine reduzierte Anzahl der Granulosazellen, jedoch ohne Zeichen der Pyknose als Kennzeichen der Atresie. Elektronenmikroskopisch zeigen diese Zellen bei polycystischen Ovarien eine hohe Anzahl von Polyribosomen, die bei Follikeln mit normalen Granulosazellen nicht nachweisbar sind.

Hier mag der Hinweis vorliegen auf eine pathologische Proteinbiosynthese, eventuell auch auf die Produktion von Proteinen, die eine Mitosehemmung an den Granulosazellen bewirken.

Desweiteren konnten zwischen den Granulosazellen keine „Gap-Junctions" nachgewiesen werden. Auch dieses steht im Kontrast zu den Granulosazellen in normalen Follikeln.

Insgesamt mag somit ein früher Mitosestop in der Selektionsphase der Follikel zum einen die Entwicklung des dominanten Leitfollikels unterbinden, zum anderen, auch die physiologische Atresie der weiterhin rekrutierten Follikel.

Bekannt ist, daß die Follikel bei polycystischen Ovarien auf eine exogene FSH-Stimulation mit einer Proliferation der Granulosazellen reagieren, d. h. daß die Mitoseaktivität durch FSH induzierbar ist.

Eine mangelhafte FSH-Stimulation der Granulosazellen mag deren Mitose und Proliferation verhindern. Bekannt ist ebenfalls, daß der Übertritt von LH in die Follikelflüssigkeit die Mitose der Granulosazellen hemmt [14]. Hier mag aufgrund der hohen LH-Anflutung bei polycystischen Ovarien ein früher Übertritt oder eine zu hohe Konzentration in der Follikelflüssigkeit die Proliferation der Granulosazellen hemmen.

Die Selektion des dominanten Follikels wird primär mithervorgerufen durch die ausgeprägte Proliferation aromatisierender Granulosazellen mit folgender hoher Produktion von Östradiol-17β.

Die Follikelflüssigkeit intakter Graaf-Follikel, ebenso auch die von polycystischen Ovarien, zeigen eine identische Konzentration des Androstendions. Die Konzentration des Östradiol-17β ist jedoch bei polycystischen Ovarien im Vergleich extrem niedrig [7, 20, 30]. Dieses weist auf eine verminderte Aromatisierung des Androstendions mit verminderter Konversion zum Östradiol-17β durch die Granulosazellen.

Die Follikelreifung ist primär abhängig vom FSH. Nach bisherigen Untersuchungen liegt jedoch keine verminderte Konzentration des FSH in der Follikelflüssigkeit polycystischer Ovarien vor [20]. Granulosazellen in polycystischen Ovarien zeigen eine bis zu 5-fach höhere Sensitivität gegenüber exogenem FSH mit ausge-

prägter Induktion der Cytochrom-P450-Aromataseaktivität [19, 20].

Es liegt somit kein Defekt, dieses für die Östrogenproduktion notwendigen Enzyms, vor.

Das Vorhandensein von FSH in der Follikelflüssigkeit, ebenso des FSH-Rezeptors auf den Granulosazellen spricht gegen eine Atresie dieser Follikel.

Die oben aufgeführten Untersuchungen weisen auf einen intakten FSH-Rezeptor, ebenfalls auf eine intakte Aromataseaktivität.

Insgesamt deuten die hier aufgeführten Daten auf eine Blockade des FSH am Rezeptor der Granulosazellen.

Die Wirkung des FSH an den Granulosazellen wird synergistisch verstärkt durch intraovariell produziertes IgF (Insulin-like-growth Factor). IgF I wird beim Menschen primär von den Thecazellen gebildet, IgF II von den Granulosazellen [1].

Diese Wachstumsfaktoren wirken auf ovarieller Ebene autokrin und wohl auch parakrin.

Sie werden in ihrer biologischen Wirksamkeit moduliert durch spezifische Bindungsproteine (IgF-BP), wovon in der Zwischenzeit 4 verschiedene beim Menschen isoliert wurden [11].

Bei Ratten konnte die FSH-Stimulation der Granulosazellen durch den Zusatz von IgF-BP III gehemmt werden [42].

Diese Bindungsproteine werden ebenfalls von den Granulosazellen produziert. Bei polycystischen Ovarien wurde eine verminderte Produktion von IgF-BP nachgewiesen mit entsprechend erhöhter biologisch wirksamer freier Fraktion des IgF [35]. Dieses erklärt die ausgeprägte Sensitivität polycystischer Ovarien auf eine FSH-Stimulation mit bekannter Neigung zur Überstimulation. Auch die hohe LH-Stimulation der Thecazellen wird synergistisch durch IgF noch verstärkt, so daß sich die hohe Androgenproduktion erklären läßt.

Als weiterer möglicher Inhibitor der Induktion der P450-Aromatase durch das FSH kommt das EgF infrage (Epidermal-growth Factor) [46]. Schlüssige Studien hierüber stehen jedoch noch aus.

Zusammenfassend kann gesagt werden, daß die polyfollikuläre Entwicklung, wie sie bei polycystischen Ovarien gesehen wird, primär bedingt ist durch eine ausbleibende Atresie der kleinen Graaf-Follikel. Diese Follikel sind nicht atretisch, sondern zeigen intakte FSH-Rezeptoren sowie eine intakte Aromataseaktivität mit hoher Sensitivität auf einen exogenen FSH-Stimulus.

Die Sensitivität auf den FSH-Stimulus wird verstärkt durch eine autokrine bzw. parakrine synergistische Wirkung von intraovariell produziertem IgF mit hoher biologischer Wirksamkeit aufgrund einer verminderten Bindung an IgF-BP.

Der verantwortliche Faktor für die ausbleibende Follikelatresie und die fehlende Ausbildung der Dominanz des Leitfollikels, wie sie in physiologischen Zyklen gefunden wird, ist bis heute nicht bekannt.

PCO-Follikel in einer Größe von 4–8 mm zeigen eine ausgeprägte Hyperplasie der Thecazellen [18]. Es stellt sich die Frage, ob die überschießende Mitose dieser Zellen partiell ätiologisch an der Entstehung von polycystischen Ovarien beteiligt ist.

Thecazellen von PCO zeigen nach Zugabe von LH pro Zelleinheit eine höhere Produktion von Androstendion als Zellen normaler Ovarien [21]. Dieses deutet auf eine überschießende Reaktion der Thecazellen. Zusätzlich muß synergistisch der stimulative Effekt der hohen Konzentration von nicht gebundenen biologisch aktivem IgF in vivo – wie beschrieben – auf die Thecazellen in Betracht gezogen werden.

Nachgewiesen wurde auch ein stimulativer Effekt von Insulin an den Thecazellen, der ebenfalls additiv den Stimulationseffekt von LH bei polycystischen Ovarien verstärkt [6, 36]. Insbesondere adipöse Patientinnen zeichnen sich häufig durch eine Insulinresistenz aus in Kombination mit polycystischen Ovarien. Hier mag die hohe Insulinkonzentration zusätzlich einen ausgeprägten Stimulationseffekt auf die Thecazellen bewirken.

Polycystische Ovarien zeigen morphologisch eine ausgeprägte Kapselfibrose. Tierexperimentell konnte durch eine hohe intraovarielle Androgenkonzentration eine Stimulation der Thecafibroblasten induziert werden mit vermehrter Sekretion von Kollagen, Laminin und Fibronektin [3, 21].

Eine ebenfalls verdickte Basalmembran zwischen Theca- und Granulosazellen mag den Übertritt von FSH in den Follikel behindern und eine Störung der Stimulation der Granulosazellen nach sich ziehen [18].

Letztendlich stellt sich die Frage, ob die in den kleinen Graaf-Follikeln der polycystischen Ovarien enthaltenen Oozyten intakt sind. Untersuchungen von Sanyal et al. [41] wiesen einen hohen Prozentsatz (77%) von degenerierten Oozyten nach. Insbesondere zeigte sich die erste Reifeteilung (Meiose) der primären Oozyte häufig gestört.

Gemeinsamer Enzymdefekt als Ursache einer chronischen Hyperandrogenämie bei polycystischen Ovarien und adrenalen Hyperandrogenämie?

Neben erhöhten Serumkonzentrationen des freien Testosterons, Gesamttestosterons und/oder Androstendions läßt sich bei polycystischen Ovarien häufig eine erhöhte Konzentration des Dehydroepiandrosteronsulfat (DHEAS) nachweisen.

Dieses Androgen ist nahezu ausschließlich adrenaler Genese und gibt einen Hinweis auf eine ebenfalls vorhandene vermehrte Androgenproduktion der Nebennierenrinde, meist bedingt durch eine sog. Hyperplasie.

Bei polycystischen Ovarien läßt sich eine vermehrte adrenale Androgenproduktion zusätzlich in 40–60 % der Fälle nachweisen.

Untersuchungen von Rosenfield et al. [39, 40] weisen auf einen gemeinsamen Enzymdefekt im Steroidmetabolismus der ovariellen androgenproduzierenden Thecazellen und der Nebennierenrinde.

Das Enzym Cytochrom P450c17α metabolisiert zum einen das Progesteron durch seine 17α-Hydroxylaseaktivität zum 17α-Hydroxyprogesteron. Die weitere Konversion erfolgt dann durch seine C17,20-lyase-Aktivität zum Androstendion. Während im Ovar bevorzugt der sog. Δ4-Weg abläuft, zeigt sich in der Nebennierenrinde überwiegend der Δ5-Weg, primär mit der Konversion von Pregnenolon über 17α-Hydroxypregnenolon zum Dehydroepiandrosteron.

Nach Gabe von Nafarelin, einem GnRH-Analogon, zeigte sich bei polycystischen Ovarien im Vergleich zu normalen Ovarien ein überschießender Anstieg des 17α-Hydroxyprogesterons, ebenfalls ein überproportionaler Anstieg des Androstendions. Diese Reaktion zeigte sich auch nach Suppression der Nebennierenrinde durch Dexamethason. Dieses weist auf eine reine ovarielle Produktionsrate.

Der Anstieg von 17α-Hydroxypregnenolon und Dehydroepiandrosteron unterscheidet sich nicht von normalen Ovarien.

Nach Gabe von ACTH, d.h. nach Stimulation der Nebennierenrinde, zeigte sich dann ein ausgeprägter und signifikanter Anstieg des 17α-Hydroxypregnenolons und auch des 17α-Hydroxyprogesterons und des DHEA. Dieses Stimulationsverhalten deutet noch einmal auf den bevorzugten Δ5-Weg der Nebennierenrinde mit Konversion von 17α-Hydroxypregnenolon zu DHEA. Das Androstendion

zeigt im Kontrast hierzu nur einen geringen Anstieg.

Das hier aufgezeigte Stimulationsverhalten der polycystischen Ovarien und der Nebennierenrinde mit überschießender Produktion von 17α-Hydroxyprogesteron und Androstendion der Ovarien nach Nafarelinstimulation und der sich ebenfalls nach ACTH-Stimulation der Nebennierenrinde zeigende überproportionale Anstieg von 17α-Hydroxypregnenolon und DHEA läßt sich am ehesten auf eine erhöhte Aktivität des Enzyms P450c17α in beiden steroidhormonproduzierenden Organen zurückführen mit erhöhter 17α-Hydroxylase und C17,20-lyase-Aktivität.

Hier stellte sich die Frage, ob diese erhöhte Enzymaktivität mit dem Beginn der Expression der C17,20-lyase-Aktivität in der Adrenarche, zu einer vermehrten adrenalen Androgenproduktion mit folgender peripherer erhöhter Konversion zum Östron zu einer östrogeninduzierten erhöhten Sensitivität der Hypophyse gegenüber GnRH führt mit dann folgender erhöhter LH-Sekretion und bei Beginn der Ovarialfunktion bereits ablaufender hoher Stimulation der Thecazellen.

Die Produktion der Androgene in den Thecazellen unterliegt einer parakrinen und auch autokrinen Regulation. Diese verhindert in Ovarien mit normaler Follikelreifung eine zu hohe Androgenproduktion, auch eine zu hohe Produktion von Östradiol-17β. Der genaue Mechanismus dieser physiologischen Desensibilisierung der Thecazellen gegenüber LH ist nicht genau bekannt.

Zum einen wurde tierexperimentell eine Hemmung des P450c17α, durch das in den Granulosazellen produzierte Östradiol-17β nachgewiesen [39].

Zusätzlich werden auch parakrine und autokrine Regulationsmechanismen z.B. über das IgF ablaufen. So ist bekannt, daß IgF I die Bildung der LH-Rezeptoren auf den Thecazellen induziert [10]. Die erhöhte biologische Wirksamkeit dieses Wachstumsfaktors bei polycystischen Ovarien durch eine verminderte Bindung an IgF-BP wurde bereits erwähnt.

Insgesamt kann festgestellt werden, daß bei polycystischen Ovarien keine Down-Regulation der LH-Rezeptoren trotz hoher Anflutung durch das LH eintritt, mit folgender permanent hoher Produktionsrate der Androgene.

Eine hohe Einwirkung von biologisch aktivem IgF, ebenso auch eine verminderte Produktionsrate Granulosazellen von Östradiol-17β, mag zumindest partiell mit hierfür die Ursache sein.

Polycystische Ovarien und Insulinresistenz

Burghen et al. [9] wiesen als erste das häufige Auftreten von polycystischen Ovarien in Kombination mit einer Insulinresistenz und resultierender Hyperinsulinämie bei adipösen Patientinnen nach.

Diese Konstellation wurde durch weitere Untersuchungen bestätigt, wobei jedoch auch bei schlanken Frauen mit polycystischen Ovarien häufig eine Insulinresistenz nachgewiesen werden konnte [13, 17]. Insgesamt zeigen jedoch Frauen mit einer Adipositas in Verbindung mit polycystischen Ovarien eine ausgeprägtere Insulinresistenz und Hyperinsulinämie als schlanke Patientinnen [15].

Hier stellte sich die Frage, ob eine Hyperandrogenämie zu einer Insulinresistenz bzw. Hyperinsulinämie führt oder eine Insulinresistenz bzw. erhöhte Insulinkonzentration einen Faktor darstellt für die Pathogenese polycystischer Ovarien.

Geffner et al. [23] fanden nach Suppression der ovariellen Androgenproduktion durch ein GnRH-Analogon einen Abfall der ovariell produzierten Androgene, jedoch keine Veränderung der Hyperinsulinämie. Auch die Gabe von Cyproteron-

acetat führte zwar zu einer Senkung der ovariell produzierten Androgene, jedoch nicht zu einem Abfall der Insulinkonzentration [34].

Aus den vorliegenden Untersuchungen kann geschlossen werden, daß eine Hyperandrogenämie bei polycystischen Ovarien nicht die Ursache einer Hyperinsulinämie ist.

Im folgenden sollen noch einmal die Ergebnisse von in vitro- und in vivo-Untersuchungen bei polycystischen Ovarien aufgeführt werden, die den Einfluß von Insulin- bzw. erhöhten Insulinkonzentrationen auf die Androgenproduktion aufzeigen:

In vitro-Untersuchungen: Nach Zugabe von LH auf Stromazellen polycystischer Ovarien ließ sich die Androgenproduktion stimulieren. LH und Insulin induzierten eine signifikant höhere Androgenproduktion, so daß sich der Hinweis zeigt auf einen additiven Stimulationseffekt des Insulins [5].

In vivo-Untersuchungen: Nach Gabe von Insulin ließ sich ein Anstieg der Serumkonzentration von Androstendion nachweisen [16].

Eine Glucosebelastung führte zum einen zum überproportionalen Anstieg des Insulins mit folgendem Anstieg der Androgene im Serum [44].

Die Gabe von Diazoxide induzierte einen Abfall der Serumkonzentrationen des Insulins bei adipösen Patientinnen, gefolgt von einem Abfall des Testosterons. Die Konzentration des LH veränderte sich nicht [31].

Nach Gewichtsabnahme adipöser Patientinnen ließ sich ein Abfall der basalen Insulinkonzentration im Serum nachweisen, ebenfalls ein Abfall der Androgene [4].

Der genaue Mechanismus, auf welchem Wege eine Hyperinsulinämie bei polycystischen Ovarien eine Stimulation der Thecazellen mit vermehrter Androgenproduktion bewirkt, ist auch heute noch nicht im einzelnen bekannt.

Insulinrezeptoren am Ovar wurden nachgewiesen. Die Stimulation mag somit über den spezifischen Insulinrezeptor am Ovar ablaufen, wobei organspezifisch hier keine Insulinresistenz bestehen mag.

Aufgrund einer Kreuzreaktion kann das Insulin jedoch auch seine Wirkung über den IgF I-Rezeptor am Ovar entfalten. Eventuell mag auch ein Insulin-/IgF I-Hybrid Rezeptor vorliegen [36].

Da die Affinität des Insulins zum IgF-Rezeptor relativ niedrig ist, können nur supraphysiologische Konzentrationen des Insulins einen Effekt hierüber bewirken. Eine Hyperinsulinämie führt zu einer verminderten hepatischen Produktion von IgF-BP, so daß der Effekt des Insulins auch sekundär ablaufen mag, über eine verminderte Bindung des IgF mit erhöhter biologischer Wirksamkeit der freien Fraktion an seinem spezifischen Ovarrezeptor [35].

Erwähnenswert ist in diesem Zusammenhang auch, daß eine Hyperinsulinämie zu einer verminderten SHBG-Biosynthese in der Leber führt, so daß insbesondere bei adipösen Patientinnen über eine verminderte Bindung des freien Testosterons eine vermehrte periphere androgenetische Wirkung sich entfalten kann, mit der Entstehung eines Hirsutismus, einer Akne oder eines androgenetischen Haarausfalls.

Pubertät und polycystische Ovarien

Polycystische Ovarien bilden sich häufig bereits in der Pubertät heran. Sie sind nicht selten die Ursache einer primären Amenorrhoe.

Spezifische passagere, physiologisch-endokrinologische Veränderungen in der Pubertät können bei entsprechender Disposition die Entwicklung von polycystischen Ovarien begünstigen.

Mit dem Einsetzen der Pubertät zeigt sich ein Anstieg des basalen Insulins im Serum bei jedoch unveränderter Glukosekonzentration. Nach erfolgtem Wachstumsschub und Ausreifung in der Adoleszenz zeigt sich dann wieder ein progressiver Abfall des Insulins in Bereiche der Präpubertät, die denen der Erwachsenen identisch sind [32].

Dieses Verhalten deutet auf eine vorübergehende Insulinresistenz im peripheren Gewebe, jedoch nicht in der Leber.

Betroffen ist hierbei nur der Glukosemetabolismus, dagegen zeigt sich im Aminosäurenmetabolismus keine Veränderung. Hieraus folgt eine Zunahme des Proteinanabolismus mit folgender Unterstützung des präpubertären Wachstumsschubs [2].

Als Ursache für die passagere pubertäre Insulinresistenz wird der pubertäre Anstieg des hGH (human Growth Hormon = Wachstumshormon) angenommen. So konnte bei einer Therapie von präpubertären Kindern mit Wachstumshormon ein Anstieg der basalen Insulinkonzentrationen nachgewiesen werden [26]. Unklar ist derzeit noch, ob hier eine direkte Wirkung des Wachstumshormons am peripheren Gewebe die Insulinresistenz induziert oder ob dieser Effekt über eine lokale Produktion von IgF I abläuft.

Bekannt ist, daß IgF I in die wachstumsinduzierende Wirkung des hGH mit eingebunden ist. IgF I wird primär in der Leber produziert, jedoch auch in vielen anderen peripheren Geweben und Organen, so auch im Ovar. Auf seine dortige autokrine und parakrine Wirkung wurde bereits eingegangen. Die biologische Wirkung wird zum einen durch die Produktionsrate bestimmt, zum anderen auch durch seine Bindung an spezifische Bindungsproteine wie das IgF-BP I.

Zumindest in der Leber inhibiert das Insulin die Produktionsrate dieses Bindungsproteins [43]. Das gleiche ist bekannt von der SHBG-Biosynthese in der Leber. Verknüpft man diese Daten, so läuft in der Phase des pubertären Wachstumsschubs der folgende sinnvolle passagere Metabolismus ab:

Anstieg des Wachstumshormons mit folgender peripherer Insulinresistenz und Hyperinsulinämie sowie folgender verminderter hepatischer Biosynthese von IgF-BP I, mit resultierendem Anstieg der biologisch wirksamen freien Fraktion des IgF I.

Die zusätzliche Bevorzugung des Proteinanabolismus bewirkt dann den physiologischen pubertären Wachstumsschub.

Parallel zu den oben aufgeführten Ereignissen läuft die sog. Adrenarche ab. Die zunehmende Enzymaktivität der 17,20-lyase führt zu einer ansteigenden adrenalen Produktion der Androgene, insbesondere des DHEAS, des DHEA und auch des Androstendions. Diese Androgene werden peripher partiell im Fettgewebe konvertiert in Östron, wobei diese extraglanduläre frühe Östronproduktion über eine Sensibilisierung von Hypothalamus und Hypophyse mit in die beginnende Regulation der hypothalamisch-hypophysär-ovariellen Achse eingebunden sein mag.

Zusätzlich mag die physiologische pubertäre Hyperinsulinämie, ebenso die erhöhte freie Fraktion des IgF I und die erhöhte Serumkonzentration des Wachstumshormons hier einen synergistischen stimulativen Effekt zusammen mit dem FSH und dem LH an den Granulosa- und Thecazellen der Ovarien bewirken mit beginnender Follikelreifung. Sonographisch lassen sich bereits während der frühen Pubertät multicystische Ovarien nachweisen, die dann mit einsetzender Menarche und zunehmenden ovulatorischen Zyklen verschwinden [33].

Insbesondere eine pubertäre Adipositas zieht durch eine pathophysiologische Veränderung der aufgezeigten Mechanismen eine hohe Disposition für die Entwicklung von polycystischen Ovarien nach sich:

1. Verstärkung der Insulinresistenz und Hyperinsulinämie durch die Adipositas, mit folgender ausgeprägter Verminderung der IgF-BP I-Biosynthese in der Leber.
2. Hohe periphere Konversionsrate der adrenalen Androgene in Östron im Fettgewebe mit folgender erhöhter Sensibilisierung der Hypophyse gegenüber GnRH und erhöhter LH-Sekretion.
3. Pathophysiologisch erhöhte Konzentrationen von LH, der freien IgF I und des Insulins, sowie die zusätzliche passager physiologische Konzentrationserhöhung von hGH, sind Faktoren, die über die aufgezeigten synergistischen Regulationsmechanismen am Ovar eine hochgradige Disposition für die Entwicklung von polycystischen Ovarien nach sich ziehen.

Diagnostische Kriterien der polycystischen Ovarien

Die Kriterien der endokrinologischen Diagnostik im Serum sowie der sonographischen Diagnostik polycystischer Ovarien sind:

Polycystische Ovarien

Endokrinologische Diagnostik im Serum

Gesamttestosteron oder
freies Testosteron
Androstendion
DHEAS
evtl. LH/FSH-Quotient

Sonographische Diagnostik

Vergrößerung des Ovars
Verdickte Kapsel (Kapselfibrose)

Periphere Anordnung multipler kleiner Follikel
Zentrale Stromahyperplasie

Therapie bei polycystischen Ovarien

Wenn kein Kinderwunsch besteht, so ist das Ziel der Therapie bei polycystischen Ovarien zum einen eine Verhinderung der ovariellen Kapselbildung, Stromahyperplasie und polyfollikulären Entwicklung. Zusätzlich bei Zyklusstörungen im Sinne einer Oligo- oder Amenorrhoe sollte eine rhythmische Blutungsauslösung erfolgen, d.h. eine Transformation des Endometriums, da polycystische Ovarien anderweitig eine Disposition zum Corpuscarcinom zeigen (Abb. 1).

Primärer Therapieansatz ist der Einsatz eines hormonalen Kontrazeptivums zur Suppression des LH mit Unterbindung einer hohen Thecazellstimulation und folgender Hyperplasie und gleichzeitigen Reduktion der ovariellen Androgenproduktion. Zusätzlich führt die Suppression des LH zu einer verminderten Stimulation der Thecafibroblasten und vermindert auf diesem Wege die Entwicklung einer ausgeprägten Kapselfibrose.

Das Ethinylestradiol in dem hormonalen Kontrazeptivum induziert die hepatische Biosynthese von IgF-BP, so daß auf diesem Wege eventuell auch die gestörte Atresie der Follikel gefördert wird mit folgender Verhinderung einer polycystischen Entwicklung der Ovarien.

Aufgrund der aufgezeigten partiell frühen Entwicklung polycystischer Ovarien ist der Einsatz eines hormonalen Kontrazeptivums aus dieser Perspektive auch dann gerechtfertigt, wenn noch keine Kontrazeption benötigt wird.

Wenn kein Hirsutismus, keine Akne oder androgenetische Alopecie vorliegt, muß das hormonale Kontrazeptivum kein Antiandrogen als Gestagen enthalten. Es sollten jedoch auch keine Gestagene mit androgener Partialwirkung eingesetzt werden.

Gestagene mit androgener Partialwirkung sind:

Norethisteron
Norethisteronacetat
Levonorgestrel
Norgestrel
Lynestrenol
Ethinodioldiacetat

Bevorzugt ist dann z. B. der Einsatz von Desogestrel oder Gestoden heranzuziehen.

POLYCYSTISCHE OVARIEN
UND DISPOSITION ZUM
CORPUSCARCINOM

Erhöhte ovarielle Produktionsrate von
Androstendion und Testosteron

+

Erhöhte periphere tonische Produktionsrate von
Östron im Fettgewebe
(Androstendion ⟶ Östron)

+

Selten oder keine Ovulation

=

Dauerhafte Proliferation des Endometriums
ohne sekretorische Transformation

↓

Hyperplasie des Endometriums

↓

Corpus-CA

Abb. 1. Pathogenese der Disposition zum Corpuscarcinom bei polycystischen Ovarien

Bei Hirsutismus, Akne oder androgenetischer Alopecie sollte jedoch ein Antiandrogen als Gestagen eingesetzt werden, wodurch zum einen eine verminderte ovarielle Androgenproduktion erreicht wird, bei Einsatz von Cyproteronacetat auch eine Suppression der adrenalen Androgenproduktion. Zusätzlich führt das Ethinylestradiol zur einer vermehrten hepatischen SHBG-Biosynthese mit vermehrter Bindung des freien Testosterons und verminderter Wirkung am Androgenrezeptor. Zusätzlich wird eine Blockade des Androgenrezeptors bewirkt oder auch eine Hemmung der 5 Alpha-Reduktaseaktivität.

In Abbildung 2 ist noch einmal das Prinzip der Therapie bei Seborrhoe, Akne, Hirsutismus und Alopecia androgenetica aufgeführt, in Abbildung 3a–g die Therapieansätze und Varianten.

Sterilitätstherapie bei polycystischen Ovarien

Die Basistherapie bei Patientinnen mit polycystischen Ovarien und Kinderwunsch, insbesondere bei einer begleitenden Hyperplasie der Nebennierenrinde, ist die abendliche Gabe eines Corticoids (0,25–0,5 mg Dexamethason oder 2,5–5 mg Prednison/Prednisolon). Die abendliche Einnahme sollte erfolgen, um die hohe adrenale Androgenproduktion während der Morgenstunden effektiv zu supprimieren. Die Corticoidtherapie erfolgt durchgehend ohne Pause. Nach dreimonatiger Therapie sollte diese dann für einen Monat ausgesetzt werden.

Wenn das Cortisol keinen zu hohen suppressiven Effekt zeigt, kann die Therapie im folgenden Zyklus dann weiter durchgeführt werden.

Primärer Therapieansatz ist der Einsatz von Clomiphen (CC) von Tag 5–9 des Zyklus, jedoch zunächst niedrig dosiert beginnend mit 25 mg/die. Wenn sich kein

PRINZIP DER THERAPIE
BEI
SEBORRHOE, AKNE, HIRSUTISMUS
ALOPECIA ANDROGENETICA

Verminderung der Androgenproduktion

von

Ovar, NNR, extraglandulär

•

Vermehrte SHBG-Bindung
des Testosterons im Serum

•

Periphere Androgenrezeptorblockade
Periphere 5 α -Reduktasehemmung

Abb. 2. Prinzip der Therapie bei Seborrhoe, Akne, Hirsutismus und Alopecia androgenetica

guter Stimulationseffekt zeigt, sollte die Dosis jeweils um 25 mg gesteigert werden (50, 75 bzw. 100 mg/die CC).

Die von manchen Autoren empfohlene weitere Steigerung bis partiell auf 250 mg/die ist nicht empfehlenswert, insbesondere aufgrund der ausgeprägten antiöstrogenen Wirkung des Clomiphens mit dann meist entstehender ausgeprägter Dysmucorrhoe.

Eine Ovulationsinduktion bei einer Größe des Leitfollikels von ≥ 20 mm kann mit 5 000–10 000 IE hCG erfolgen. Insbesondere wenn sich zusätzlich zum Leitfollikel noch mehrere kleine Follikel mit einem Durchmesser von 14–16 mm zeigen, sollten nur 5 000 IE hCG gegeben werden, um die Gefahr eines Überstimulationssyndroms möglichst gering zu halten.

Wenn eine reine CC-Therapie keine guten biphasischen Zyklen induziert, kann

Antiandrogenhaltige hormonale Kontrazeptiva

DIANE 35

35 µg EE + 2 mg CPA   -   21 Tage

•

NEO-EUNOMIN

50 µg EE + 1 mg CMA   -   11 Tage
50 µg EE + 2 mg CMA   -   11 Tage

•

GESTAMESTROL N

50 µg MES + 2 mg CMA   -   21 Tage

———

EE = Ethinylestradiol
MES = Mestranol
CPA = Cyproteronacetat
CMA = Chlormadinonacetat

a

**Ausgeprägter Hirsutismus
Ausgeprägte Akne mit Narbenbildung**

Diane 35   -   21 Tage
+
Androcur 25/50/100 mg   -   die ersten 10 Tage
c   kombiniert mit Diane 35

Kombinierte Therapie

Diane 35   -   21 Tage
+
Androcur 5 - 10 mg   -   die ersten 15 oder 10 Tage
                                   kombiniert mit Diane 35

↓

Nach Besserung der Symptome

Diane 35

b

**Therapieresistenz bei
hochdosierter oraler CPA-Therapie**

Diane 35   -   21 Tage
  oder
Progynon C 2 Tbl./die   -   20 Tage
(40 µg EE)

+

1 Amp. Androcur-Depot i.m. (300 mg CPA)
(Injektion am Tag der 1. Einnahme von Diane 35/Progynon C

•

Cave: Keine hochdosierte CPA-Therapie
              bei Alopecia androgenetica

↓

partiell Verschlechterung

d

Therapievarianten

ZYKLISCHE ANTIANDROGENTHERAPIE

1 - 2 Tbl. Gestafortin (2 - 4 mg CMA/die)

10 - 12 Tage

Beginn Tag 12 - 14 des Zyklus

alternativ

e 2 Tbl. Menova (40 µg EE + 4 mg CMA/die)

Prä-, Peri- oder Postmenopause
- Zwei-Phasensubstitution -

Kontraindikation gegen Ethinylestradiol

1 - 2 mg EV (Progynova mite, Progynova) - 21 Tage

oder

2 mg E_2 (Estrifam)

+

5 mg CPA (Androcur)   Tag 1 - 10

alternativ Tag 12 - 21

2 mg CMA (Gestafortin)   Tag 12 - 21

parallel zu EV / E_2

g EV = Estradiolvalerat   CPA = Cyproteronacetat
E_2 = Estradiol-17ß   CMA = Chlormadinonacetat

Therapievarianten

NACH HYSTEREKTOMIE

5, 10, 25 oder 50 mg Androcur

oder

1 - 2 Tbl. Gestafortin

durchgehend ohne Pause

+

20 - 40 µg EE (1 - 2 Tbl. Progynon C)

oder

bei Kontraindikation gegen EE

sowie in der Prä-, Peri- oder Postmenopause

2 mg EV / E_2 (Progynova / Estrifam)

durchgehend ohne Pause

Sinn der zusätzlichen Östrogentherapie:

Vermeidung eines Östrogendefizits, insbesondere im Klimakterium.
Zusätzlich Induktion der SHBG-Biosynthese in der Leber

f   vermehrte Bindung des freien Testosterons

Abb. 3a–g. Therapieansätze und Varianten bei Seborrhoe, Akne, Hirsutismus und Alopecia androgenetica

eine kombinierte CC/FSH/hCG-Therapie versucht werden. Der Einsatz des reinen FSH ist theoretisch sinnvoll, um hierdurch selektiv eine Proliferation der Granulosazellen zu induzieren. Die bisher vorliegenden Untersuchungen zeigen jedoch keinen überzeugenden besseren Effekt im Vergleich zum Einsatz des humanen Menopausen-Gonadotropins (hMG), so daß auch dieses niedrig dosiert alternativ eingesetzt werden kann.

Bei der kombinierten CC/FSH/hCG-Therapie werden 25–50 mg CC von Tag 5–9 gegeben, am Tag 8 oder 9 zusätzlich dann jeden zweiten Tag oder täglich $^1/_2$–1 Ampulle FSH/die, bis zur Größe eines Leitfollikels von 18–20 mm, mit dann folgender hCG-Ovulationsinduktion.

Bei Gabe $^1/_2$ Ampulle (37,5 IE) kann dann die verbleibende halbe Ampulle im Kühlschrank aufbewahrt und am nächsten Tag eingesetzt werden.

Wenn eine kombinierte CC/FSH/hCG-Therapie nicht zu guten biphasischen Zyklen führt, ist eine reine FSH- oder hMG-Stimulationstherapie nach dem Low dose-Protokoll ein weiterer sinnvoller Therapieansatz. Diese Therapie verhindert weitgehendst eine Überstimulation.

Die Kriterien der Low-dose-FSH- oder hMG-Stimulationstherapie sind in Abbildung 4 und 5 aufgeführt.

Insbesondere bei stimulationsresistenten polycystischen Ovarien ist eine laparoskopische Koagulation der ovariellen Kapsel indiziert, wonach die Ovarien vorübergehend häufig spontane Ovulationen zeigen, ebenso auch eine vorübergehende gute Stimulierbarkeit.

Bei diesem Verfahren ist jedoch zu erwähnen, daß tuboovarielle Verwachsungen auftreten können, so daß eine nochmalige diagnostische Laparoskopie hier empfehlenswert ist, um leichte Adhäsionen dann zu lösen.

Die Kriterien der laparoskopischen Koagulation polycystischer Ovarien sind in Abbildung 6 dargestellt.

FSH / HCG

- LOW DOSE - PROTOKOLL -

Beginn Tag 3

nach spontaner Menstruation oder Blutungsauslösung

1 Amp. (75 IU) FSH / die über 7 Tage

Effizienzkontrolle Tag 9

Ultraschall:	1 Follikel $\geq$ 12 mm
	Endometrium, Proliferationseffekt
E_2 / Serum:	$\geq$ 80 pg/ml

Ampullendosis beibehalten

Ultraschall:	Follikel < 12 mm
	Endometrium flach
E_2 / Serum:	< 80 pg/ml

Ampullendosis um 1/2 Amp. FSH steigern (+ 37.5 IU)

Wenn kein Stimulationseffekt,

Dosissteigerung alle 7 Tage um 37.5 IU

Abb. 4. Kriterien der Low dose-FSH-Stimulationstherapie bei polycystischen Ovarien

FSH / HCG

- LOW DOSE - PROTOKOLL -

> **Kriterien der Ovulationsinduktion**

mit

5000 IE hCG

↓

1 Leitfollikel	≥ 18 mm
E₂ / Serum	< 1000 pg/ml
< 3 Follikel	> 15 mm

Abb. 5. Kriterien der Ovulationsinduktion mit hCG bei der Low dose-FSH-Stimulationstherapie

- LAPAROSKOPISCHE KOAGULATION DER OVARIEN -

> **INDIKATION**
>
> **Stimulationsresistente Ovarien**

TECHNIK

Elektrokoagulation - monopolar

Laserkoagulation

- **Minimum:** 10 Koagulationen / Ovar

- **Durchmesser:** ca. 3 - 4 mm

- **Tiefe:** ca. 5 mm

Wichtig: Perforation der Cortex

Keine Koagulationen

im Hilusbereich

↓

| 70 - 90 % | Spontane Ovulationen |
| ca. 100 % | Ovulationen n. CC-Therapie |

Abb. 6. Indikation und Technik der laparoskopischen Koagulation bei polycystischen Ovarien

Literatur

1. Adashi EY, Resnick CE, Hurwitz A (1991) Insulin-like growth factors: the ovarian connection. Hum Reprod Vol 6/9:1213–1219
2. Amiel SA, Caprio S, Sherwin RS, Plewe G, Haymond MW, Tamborlane WV (1991) Insulin resistance of puberty: a defect restricted to peripheral glucose metabolism. J Clin Endocrinol Metab 72:277–282
3. Amirikia H, Savoy-Moore RT, Sundareson AS, Moghissi KS (1986) The effect of long-term androgen treatment on the ovary. Fertil Steril 45:202–208
4. Barbieri RL (1990) The role of adipose tissue and hyperinsulinemia in the development of hyperandrogenism in women. In: Frisch RE (ed) Adipose Tissue and Reproduction. Karger, Basel
5. Barbieri R, Makris A, Randall R, Daniels G, Kistner RW, Ryan KJ (1986) Insulin stimulates androgen accumulation in incubations of ovarian stroma obtained from women with hyperandrogenism. J Clin Endocrinol Metab 62:904
6. Barbieri RL, Smith S, Ryan KJ (1988) The role of hyperinsulinemia in the pathogenesis of ovarian hyperandrogenism. Fertil Steril 50:197–212
7. Brailly S, Gougeon A, Milgrom E, Bomsel-Helmreich O, Papiernik E (1981) Androgens and progestins in the human ovarian follicle: differences in the evolution of preovulatory, healthy nonovulatory and atretic follicles. J Clin Endocrinol Metab 53:128–134
8. Buckler HM, McLachlan RI, MacLachlan VB, Healy DL, Burger HG (1988) Serum inhibin levels in polycystic ovary syndrome: Basal levels and responses to luteinizing hormone-releasing hormone agonist and exogenous gonadotropin administration. J Clin Endocrinol Metab 66:798
9. Burghen GA, Givens JR, Kitabchi AE (1980) Correlation of hyperandrogenism with hyperinsulinemia in polycystic ovarian disease. J Clin Endocrinol Metab 50:113–115
10. Cara JF, Rosenfield RL (1988) Somatomedin-C/insulin-like growth factors-I (IGF-I) enhances LH binding to rat ovarian theca-interstitial (TI) cells. Clin Res 36:901 A
11. Cataldo NA, Guidice LC (1992) Insulin-like growth factor binding protein profiles in human ovarian follicular fluid correlate with follicular functional status. J Clin Endocrinol Metab 74:821–829
12. Chang RJ, Mandel FP, Lu JKH, Judd HL (1982) Enhanced disparity of gonadotropin secretion by estrone in women with polycystic

ovarian disease. J Clin Endocrinol Metab 54: 490

13. Chang RJ, Nakamura RM, Judd HL, Kaplan SA (1983) Insulin resistance in nonobese patients with polycystic ovarian disease. J Clin Endocrinol Metab 57:356

14. Delforge JP, Thomas K, Roux F, Carneiro J, Ferin J (1972) Time relationships between granulosa cell growth and luteinization, and plasma luteinizing hormone discharge in human. I. A morphometric analysis. Fertil Steril 23:1–11

15. Dunaif A, Fraf M, Mandeli J (1987) Characterization of groups of hyperandrogenic women with acanthosis nigricans, impaired glucose tolerance, and/or hyperinsulinemia. J Clin Endocrinol Metab 65:499

16. Dunaif AM, Graf M (1989) Insulin administration alters gonadal steroid metabolism independent of changes in gonatropin secretion in insulinresistant women with the polycystic ovary syndrome. J Clin Invest 83:23–29

17. Dunaif A, Segal KR, Futterweit W, Dobrjanski A (1989) Profound peripheral insulin resistance, independent of obesity, in polycystic ovary syndrome. Diabetes 38:1165

18. Erickson GF (1992) Foliculogenesis in polycystic ovary syndrome. In: Dunaif A, Givens JR, Haseltine FP, Merriam GR (eds) Polycystic Ovary Syndrome. Blackwell, pp 111–128

19. Erickson GF, Garzo VG, Magoffin DA (1989) Insulin-like growth factor I regulates aromatase activity in human granulosa and granulosa luteal cells. J Clin Endocrinol Metab 69: 716–724

20. Erickson GF, Magoffin DA, Cragun JR, Chang RJ (1990) The effects of insulin, and insulin-like growth factors I and II on estradiol production by granulosa cells of polycystic ovaries. J Clin Endocrinol Metab 70:894–902

21. Erickson GF, Yen SSC (1984) New data on follicle cells in polycystic ovaries: a proposed mechanism for the genesis of cystic follicles. Sem Reprod Endocrinol 2:231

22. Futterweit W (1984) Hyperprolactinemia and polycystic: Ovarian disease. In: Polycystic Ovarian Disease. Springer, Berlin Heidelberg New York Tokyo, pp 97–111

23. Geffner ME, Kaplan SA, Bersch N, Chang JR (1986) Persistence of insulin resistance in polycystic ovarian disease after inhibition of ovarian steroid secretion. Fertil Steril 45:327–333

24. Goldzieher JW, Green JA (1962) The polycystic ovary. I. Clinical and histological features. J Clin Endocrinol 22:325–338

25. Gougeon A (1986) Dynamics of follicular growth in the human: a model from preliminary results. Hum Reprod 2:81–87

26. Hindmarsh PC, Brook CGD (1987) Effect of growth hormone on short normal children. Br Med J 295:573–577

27. Hughesdon PE (1982) Morphology and morphogenesis of the Stein-Leventhal ovary and of so-called "hyperthecosis". Obstet Gynecol Surv 37:59–77

28. Kuljis RO, Advis JP (1989) Immunocytochemical and physiological evidence of a synapse between dopamine and luteinizing hormone releasing hormone-containing neurons in the ewe median eminence. Endocrinology 124: 1579

29. Leranth C, MacLusky NJ, Shanabrough M, Naftolin F (1988) Catecholaminergic innervation of luteinizing hormone-releasing hormone and glutamic acid decarboxylase immunopositive neurons in the rat medial preoptic area. Neuroendocrinology 48:591

30. McNatty KP, Moore-Smith D, Osathanondh R, Ryan KJ (1979) The human antral follicle: functional correlates of growth and atresia. Ann Biol Anim Biochem Biophys 19:1547–1558

31. Nestler JE, Barlascini CO, Matt DW et al. (1989) Suppression of serum insulin by diazoxide reduced serum testosterone levels in obese women with polycystic ovary syndrome. J Clin Endocrinol Metab 68:1027–1032

32. Nobels F, Dewailly D (1992) Puberty and polycystic ovarian syndrome: the insulin/insulin-like growth factor I hypothesis. Fertil Steril 58:655–666

33. Orsini S, Salardi S, Pilu G, Bovicelli L, Cacciari E (1984) Pelvic organs in premenarcheal girls: real-time ultrasonography. Radiology 153:113–116

34. Pasquali R, Casimirri F, Venturoli S (1983) Insulin resistance in patients with polycystic ovaries: its relationship to body weight and androgen levels. Acta Endocrinol 104:110–115

35. Pekonen F, Laatikainen T, Ruyalos B, Rutanen EV (1989) Decreased 34K insulin-like growth factor binding protein in polycystic ovarian disease. Fertil Steril 51:972–975

36. Poretsky L, Kalin MF (1987) The gonadotropic function of insulin. Endocrin Rev 8:132

37. Quigley ME, Rakoff JS, Yen SSC (1981) Increased luteinizing hormone sensitivity to dopamine inhibition in polycystic ovary syndrome. J Clin Endocrinol Metab 52:231–234

38. Quigley ME, Yen SSC (1980) The role of endogenous opiates on LH secretion during the menstrual cycle. J Clin Endocrinol Metab 51:179

39. Rosenfield RL, Barnes RB, Cara JF, Lucky AW (1990) Dysregulation of cytochrome

P450c17α as the cause of polycystic ovarian syndrome. Fertil Steril 53:785

40. Rosenfield RL, Ehrmann DA, Barnes RB, Brigell DF, Chandler DW (1992) Ovarian steroidogenic abnormalities in polycystic ovary syndrome: evidence for abnormal coordinate regulation of androgen and estrogen secretion. In: Dunaif A, Givens JR, Haseltine FP, Merriam GR (eds) Polycystic Ovary Syndrome. Blackwell, pp 85–110

41. Sanyal MK, Taymor ML, Berger MJ (1976) Cytologic features of oocytes in the adult human ovary. Fertil Steril 27:501–510

42. Shimasaki S, Shimonaka M, Ui M, Inouy S, Shibata F, Ling N (1990) Structural characterization of a follicle-stimulating hormone action inhibitor in porcine ovarian follicular fluid. J Biol Chem 265:2198–2202

43. Singh A, Hamilton-Fairley D, Koistinen R, Seppälä M, James VH, Franks S (1990) Effects of insulin-like growth factor type I (IGF-I) and insulin on the secretion of sex hormone binding globulin and IGF-I binding protein (IBP-I) by human hepatoma cells. J Endocrinol 124: R1

44. Smith S, Ravnikar VA, Barbieri RL (1987) Androgen and insulin response to an oral glucose challenge in hyperandrogenic women. Fertil Steril 48:72–77

45. Stein IF, Leventhal ML (1935) Amenorrhea associated with bilateral polycystic ovaries. Am J Obstet Gynecol 29:181–191

46. Steinkampf MP, Mendelson CR, Simpson ER (1988) Effects of epidermal growth factor and insulin-like growth factor I on the levels of mRNA encoding aromatase cytochrome P450 of human ovarian granulosa cells. Mol Cell Endocrinol 59:93–99

47. Wilkes MM, Yen SSC (1980) Reduction by β-endorphin of efflux of dopamine and DOPAC from superfused medial basal hypothalamus. Life Sci 27:1387

Diagnostische Maßnahmen bei Fluor genitalis und Kolpitis

E. E. PETERSEN

Einleitung

Ausfluß, Geruch, Brennen oder Juckreiz sind häufige Symptome, die eine Frau zum Frauenarzt führen. Als Ursache kommen eine ganze Reihe von Störungen in Frage. Zum Teil lassen sich Erreger für die Beschwerden finden, zum Teil finden sich aber normale vaginale Verhältnisse, und mikrobiologische Untersuchungen bleiben ohne typischen Keimnachweis.

Trotzdem erwartet die Patientin eine Therapie mit Beseitigung der Beschwerden. Gelingt dies aber nicht, so kann für die Patientin auch hilfreich sein zu hören, daß es sich bei ihrer Störung um nichts Schlimmes handelt und daß auch keine Gefahr für ihren Sexualpartner besteht.

Normale Vaginalverhältnisse

Normalerweise ist die Vagina mit Laktobazillen besiedelt, welche auf Grund ihrer Milchsäureproduktion den pH-Wert auf unter 4,5 absenken. Der Fluor ist weiß, formbar und geruchsneutral. Mikroskopisch lassen sich nahezu ausschließlich große, unbewegliche Stäbchenbakterien, die Laktobazillen, nachweisen.

Die Zahl der Leukozyten pro Gesichtsfeld bei Benutzung eines 40er Objektives liegt unter 30 Leukozyten.

Bei großer Ektopie kann die Zahl der Leukozyten auch bis zu 50 oder 60 betragen.

Führt man mikrobiologische Untersuchungen durch, so lassen sich in niedriger Keimzahl eine Reihe von Bakterien, welche aus dem Perianal- und Hautbereich stammen, nachweisen, so z. B. Enterokokken (Streptokokken der Gruppe D), Streptokokken der Gruppe B, Gardnerella vaginalis und Ureaplasma urealyticum etc.

Ausflußbeschwerden

Klagt die Patientin neben Ausfluß auch über einen unangenehmen, fischartigen Geruch, so ist die Diagnose meist eindeutig. Es handelt sich um eine *Aminkolpitis/bakterielle Vaginose*.

Die Konsistenz des Fluors kann dabei sehr unterschiedlich sein von ganz dünnflüssig bis zu cremig. Auch die Farbe kann von weiß bis schmutzig grau variieren.

Eindeutiger ist jedoch der pH-Wert, der in diesen Fällen zwischen 5,0 und 5,5 liegt und der Amintest, durch den der fischartige Geruch des Fluors verstärkt wird.

Auch mikroskopisch kann das Bild sehr unterschiedlich sein. Immer finden sich aber clue-cells (Schlüssel-Zellen), das sind Epithelzellen, welche von kleinen Bakterien in unregelmäßiger Anordnung dicht bedeckt sind. Die Zahl der Bakterien im Fluor ist stark erhöht und man sieht oft große Anhäufungen dieser kleinen Bakterien, die zum Teil auch um die Epithelzellen herumgelagert sind. Einzelne Epithelzellen sind aber nahezu frei von Bakterien.

Bei etwa 30 % dieser Frauen findet man auch sehr mobile, sich kreiselnde, gebogenen Bakterien, welche inzwischen Mobiluncus heißen.

Die Zahl der Leukozyten ist hierbei nicht erhöht und liegt meist unterhalb von 30/Gesichtsfeld.

Bakteriologische Untersuchungen sind in diesen Fällen nicht sinnvoll.

Eine Therapie ist immer dann notwendig, wenn es die Patientin stört, die Patientin schwanger ist oder wenn operative Eingriffe bevorstehen.

Aber auch sonst wird man die Patientin auf diese Störung aufmerksam machen und mit ihrem Einverständnis eine Therapie durchführen.

Diese kann von der Ansäuerung über Laktobazillenpräparate und lokale Anwendung von Metronidazol bis hin zur oralen Therapie von Metronidazol gehen.

Eine Partnertherapie sollte nur in einzelnen Fällen, insbesondere bei häufigem Rezidiv, und auf Wunsch der Patientin durchgeführt werden.

Wird der Ausfluß von der Patientin als weißlich und fest beschrieben, so kann auch ohne das Symptom „Juckreiz" eine *Candidose* hierfür verantwortlich sein, wenn diese sich weitgehend auf den Vaginalbereich beschränkt.

Flockiger, zum Teil fest haftender Fluor ist typisch für die Candidose. Der pH-Wert ist meist normal, da in der Mehrzahl der Fälle die Vaginalflora normal ist. Die Diagnose läßt sich sichern durch das mikroskopische Bild.

Lassen sich hier Pseudomyzelien nachweisen, so ist die Diagnose eindeutig und eine kulturelle Absicherung und Typisierung der Hefen nicht erforderlich.

Finden sich jedoch nur Sproßzellen oder keine Hefen im mikroskopischen Bild, so ist eine Hefekultur und die Typisierung des Isolates unbedingt notwendig.

Die *Trichomoniasis* als klassische Ursache von Fluor ist selten geworden. Um so größer ist aber die Gefahr, daß sie übersehen wird, weil nicht genügend daran gedacht wird.

Häufig liegt gleichzeitig eine Aminkolpitis vor. Die Zahl der Leukozyten ist in diesen Fällen aber immer deutlich erhöht.

Die Diagnose wird durch den Nachweis der beweglichen Trichomonaden gestellt. Sind aber nur wenige davon vorhanden oder handelt es sich um sehr empfindliche Trichomonaden, die sehr rasch, besonders nach Zugabe von Methylenblau-Lösung, zugrunde gehen, so kann die Trichomoniasis in Einzelfällen durchaus übersehen werden. Die Verwendung von Kulturmedium zur Vermehrung der Trichomonaden ist wenig gebräuchlich, würde die Ausbeute bei der Trichomoniasis aber etwa verdoppeln.

Eine relativ seltene, aber schwer zu behandelnde Störung ist die *eitrige Kolpitis*, die besonders bei jungen Frauen vorkommt. Meist wird sie mit einer Trichomoniasis verwechselt, da der Fluor gelblich ist und im mikroskopischen Bild massenhaft (über 100 bis 200 Leukozyten/Gesichtsfeld) gesehen werden. Es fehlen allerdings die beweglichen Trichomonaden.

Die Vaginalflora ist in vielen dieser Fälle gestört, zum Teil liegen aber auch mikroskopisch Laktobazillen vor. Kulturell lassen sich verschiedene Bakterien nachweisen. Eine bakteriologische Kultur ist bei der Erstdiagnose immer erforderlich, da auch andere Kolpitisformen, z. B. durch Streptokokken der Gruppe A oder durch Staphylocuccus aureus, dahinterstecken können.

Typisch für die eitrige Kolpitis ist aber, daß trotz Antibiotikatherapie keine Besserung des eitrigen Ausflusses eintritt. Möglicherweise steckt eine virale Genese dahinter. Das klinische Bild spricht ein wenig für eine HPV-Infektion.

Durch Milchsäurepräparate läßt sich der vermehrte Ausfluß binden und die Flora in vielen Fällen normalisieren.

Insgesamt gesehen sind unsere diagnostischen und therapeutischen Möglichkeiten hier bisher aber noch begrenzt und unbefriedigend.

Streptokokken der Gruppe A finden sich in letzter Zeit wieder vermehrt im Vaginalbereich. Hier können sie eine Kolpitis auslösen. Sehr gefürchtet sind sie aber besonders in der Schwangerschaft oder bei operativen Eingriffen, wo sie auch heute noch zu einer rasch verlaufenden tödlichen Sepsis führen können.

Die Diagnose kann nur durch die bakteriologische Kultur gestellt werden.

Der Nachweis ist einfach und auch die Therapie. Die Zunahme der Streptokokken der Gruppe A ist meines Erachtens Grund genug, vermehrt bakteriologische Kulturen aus dem Vaginalbereich durchzuführen.

Bei eitrigem Fluor ist auch an einen Herpes genitalis zu denken. Handelt es sich um einen rezidivierenden Herpes genitalis, welcher sich auf der Zervix oder im oberen Scheidengewölbe abspielt, so hat die Patientin keine Schmerzen und sie bemerkt lediglich einen vermehrten, gelblichen Ausfluß.

Die Diagnose kann nur kolposkopisch vermutet und durch Viruskultur bestätigt werden.

Patientinnen mit Juckreiz und Brennen

Häufigste Ursache für Juckreiz und Brennen ist die Candidose. Ist der Juckreiz akut und heftig, so dürfte die Diagnose kein Problem sein und auch die Therapie ist heute einfach und sicher.

Problematisch jedoch sind Frauen mit einem leichten, chronischen Juckreiz. Hier kann eine rezidivierende Candidose dahinterstecken.

In der Mehrzahl der Fälle, insbesondere nach antimykotischer Therapie, sind aber andere Ursachen hierfür verantwortlich. Werden in diesen Fällen dennoch Sproßzellen gesehen, so kann es sich hier um eine apathogene Hefe handeln, z.B. Candida glabrata oder Saccharomyces cerevisiae, welche zwar nachweisbar sind, aber nicht die Ursache des Juckreizes sind.

In der Mehrzahl dieser Fälle steckt aller Wahrscheinlichkeit nach eine leichte Papillomvirusinfektion dahinter. Diese läßt sich erkennen durch die Essigsäureprobe im Vaginal- und Vulvabereich.

Nach einer mindestens 3minütigen Essigsäurebehandlung treten essigweiße Flecken auf, welche eine feine Punktierung besitzen. Ein Virusnachweis ist nur in Einzelfällen erforderlich.

Die Therapie ist allerdings sehr viel schwieriger als die Diagnosestellung.

Bei einem leukozytenhaltigen Fluor ist immer auch eine Zervizitis zu erwägen. Besonders ist an eine Chlamydieninfektion der Zervix und gelegentlich auch an eine Gonokokkeninfektion zu denken. Hier sind zwei Abstriche aus dem Zervixkanal zu entnehmen. Der erste für eine bakteriologische Kultur zum Ausschluß von Gonokokken und der zweite für den Nachweis der Chlamydien.

Vaginalflora und Schwangerschaft

Eine gestörte Vaginalflora bedeutet eine erhöhtes Risiko für Frühgeburtlichkeit und Infektion von Mutter und Kind. Etwa ein Drittel der frühen vorzeitigen Blasensprünge wird heute auf eine bakterielle Infektion zurückgeführt.

Die Beurteilung der Vaginalflora während der Schwangerschaft ist daher eine wichtige und billige Maßnahme zur Senkung der Frühgeburtlichkeit.

Die Beurteilung kann zunächst mittels pH-Wert und Mikroskopie erfolgen. In allen Fällen mit Mischflora und nicht behandelbarer Aminkolpitis oder Kolpitis sind bakteriologische Kulturen erforderlich, um pathogene Keime zu erfassen. Jeder Befund sollte in den Mutterpaß eingetragen werden, der normale, insbesondere aber der pathologische.

Da es sich, abgesehen von A Streptokokken, Gonokokken, Chlamydien, im Vaginalbereich um fakultativ pathogene Keime handelt, ist die Keimzahl entscheidend, ob es zu einer Infektion kommt. Die Konzentrationen der Bakterien im Vaginalbereich lassen sich am besten mikroskopisch erkennen. Auch bei bakteriologischen Kulturergebnissen sollte die Menge der angezüchteten fakultativ pathogenen Keime quantifiziert werden, um deren Bedeutung als Risikofaktor abschätzen zu können.

Gesamtverzeichnis der Beitragstitel aus Gießener Gynäkologische Fortbildung 1981 bis 1991

Stichwortverzeichnis GGF 81–91

SW = Stichwort
NG = laufende Nr. des Gesamtverzeichnisses
SJ = Seitenzahl und Jahrgang der Bände der Gießener Gynäkologischen Fortbildung